H. Knoche

Histologie und Histopathologie

Kurzlehrbuch
für medizinisch-technische Assistenten

Unter Mitarbeit von
K. Addicks   H. Themann   K.-M. Müller

Orientiert am Lehrinhaltskatalog
Mit 171 Tafeln in 473 Einzeldarstellungen

Springer-Verlag
Berlin Heidelberg New York 1980

Professor Dr. med. HERMANN KNOCHE†
Direktor des Anatomischen Institutes der Universität Münster
Vesaliusweg 2–4,
Leiter der Lehranstalt
zur Ausbildung technischer Assistenten in der Medizin
der Westfälischen Wilhelms-Universität, 4400 Münster/Westf.

Professor Dr. med. KLAUS ADDICKS
Anatomisches Institut der Universität Köln
Abteilung für Elektronenmikroskopie
Josef-Steltzmann-Straße 7, 5000 Köln-Lindenthal

Professor Dr. rer. nat. HERMANN THEMANN
Leiter des Lehrstuhles für med. Cytobiologie, Universität Münster
Westring 3, 4400 Münster/Westf.

Professor Dr. med. KLAUS MICHAEL MÜLLER
Pathologisches Institut der Universität Münster
Westring, 4400 Münster/Westf.

ISBN 3-540-09857-7 Springer-Verlag Berlin Heidelberg New York
ISBN 0-387-09857-7 Springer-Verlag New York Heidelberg Berlin

CIP-Kurztitelaufnahme der Deutschen Bibliothek
Knoche, Hermann: Histologie und Histopathologie: Kurzlehrbuch für MTA; orientiert am Lehrinhaltskatalog/
H. Knoche. Unter Mitarbeit von K. Addicks... – Berlin, Heidelberg, New York: Springer, 1980.

Das Werk ist urheberrechtlich geschützt. Die dadurch begründeten Rechte, insbesondere die der Übersetzung, des Nachdruckes, der Entnahme von Abbildungen, der Funksendung, der Wiedergabe auf photomechanischem oder ähnlichem Wege und der Speicherung in Datenverarbeitungsanlagen bleiben, auch bei nur auszugsweiser Verwertung vorbehalten.
Bei Vervielfältigungen für gewerbliche Zwecke ist gemäß §54 UrhG eine Vergütung zu zahlen, deren Höhe mit dem Verlag zu vereinbaren ist.
© by Springer-Verlag Berlin-Heidelberg 1980
Printed in Germany.

Die Wiedergabe von Gebrauchsnamen, Handelsnamen, Warenbezeichnungen usw. in diesem Buch berechtigt auch ohne besondere Kennzeichnung nicht zu der Annahme, daß solche Namen im Sinne der Warenzeichen- und Markenschutz-Gesetzgebung als frei zu betrachten wären und daher von jedermann benutzt werden dürften.

Satz, Druck und Buchbindearbeiten: Brühlsche Universitätsdruckerei, Gießen

Vorwort

Das vorliegende Kurzlehrbuch der Histologie, Histopathologie und Cytologie ist in erster Linie für den Gebrauch im theoretischen und praktischen Unterricht für das Fach Histologie, Histopathologie und Cytologie für Schüler der Lehranstalten zur Ausbildung technischer Assistenten in der Medizin gedacht. Stoffinhalt und Gliederung haben sich im wesentlichen am Lehrinhaltskatalog für die Ausbildung technischer Assistenten in der Medizin (Demeter Verlag, 1978), zusammengestellt und herausgegeben vom Deutschen Verband Technischer Assistenten in der Medizin e. V. orientiert. Die entsprechenden Ziffern wurden in eckigen Klammern unter der jeweiligen Überschrift eingefügt. So bedeutet z. B. Z. 1. Zelle Kapitel 1, oder H. 4. Histologie Kapitel 4, oder C. 1. Kapitel Cytologie 1. Die Abkürzungen LM, EM und ER heißen entsprechend lichtmikroskopisch, elektronenmikroskopisch und endoplasmatisches Reticulum.
Vielfach werden bestimmte Strukturen nach ihrem Entdecker bezeichnet wie z. B. Schwannsche Zellen, Leydigsche Zellen usw. Im vorliegenden Kurzlehrbuch wurde auf das Anhängen der Silbe „sche" an den Autorennamen verzichtet und die entsprechenden Strukturen z. B. Schwann-Zelle oder Leydig-Zelle genannt.
Wo es aus Gründen des besseren Verständnisses und der Vollständigkeit erforderlich erschien, wurden einige Kapitel ausführlicher behandelt. Die histologische Wiedergabe orientiert sich weitgehend am Originalbefund und ermöglicht durch leichte Vereinfachung in der Darstellung das Verständnis für das Fach Histologie. Einzelabschnitte wurden thematisch zu vergleichenden differentialdiagnostischen Tafeln zusammengestellt. In der Legende wird auf das Gemeinsame und Unterschiedliche der Schnitte aufmerksam gemacht.
Der Teil der Histopathologie umfaßt entsprechend des Lehrinhaltskataloges nur einzelne wichtige Kapitel aus der allgemeinen Pathologie. Wesentliche histopathologische Befunde sind in Schemata aufgenommen. Bei diesen schematischen Abbildungen wurde aus Gründen der Hervorhebung der wesentlichen morphologischen Kriterien auf eine detailliertere Darstellung verzichtet, um eine schnellere und informativere Orientierung zu erreichen. Soweit die normal histologischen Abbildungen nicht in der Legende mit Autorennamen versehen sind, entstammen sie dem Lehrbuch für Histologie für Studierende der Medizin (Springer-Verlag, 1979) von H. Knoche.
Bei der redaktionellen Abfassung des Buches und der biochemischen Aspekte war mir Herr Dr. rer. nat. J. Schindelmeiser, der auch die Korrekturen gewissenhaft gelesen hat, eine wertvolle Hilfe. Für die sorgfältige, technische Ausführung für einen großen Teil der histologischen Zeichnungen sei Herrn H. Brandt, Herrn E. van Briel, Herrn

K. J. Pfeiffer und Frau U. Wetzel gedankt. Sie haben die Abbildungen mit großer Ausdauer und gutem Einfühlungsvermögen erstellt. Die Zeichnungen des Kapitels Histopathologie wurden von Herrn E. Schallenberg angefertigt, wofür wir ihm herzlich danken.

Für die ausdauernde Hilfe in der Bezeichnung der Abbildungen in der Reinschrift des Manuskriptes gilt unser Dank Frau L. Wiese, Frau J. Kesseler, Frau B. Kerckhoff und Frau U. Linnarz.

Für die freundliche und entgegenkommende Zusammenarbeit sei Herrn Dr. J. Wieczorek, Herrn H. Matthies und Herrn H. Schwaninger vom Springer-Verlag, die den Wünschen der Autoren hinsichtlich der Illustration und der textlichen Gestaltung stets aufgeschlossen gegenüberstanden, Dank gesagt.

Münster, im Oktober 1979   H. Knoche

Während der Drucklegung dieses Bandes verstarb unerwartet Herr Professor Dr. H. Knoche. Wir werden das Buch in seinem Sinne fortführen.

Januar 1980   K. Addicks
                                              H. Themann
                                              K.-M. Müller

Inhaltsverzeichnis

1	*Aufbau der Zelle* [Z. 1.]	1
1.1	Zellkern (Nucleus) [Z. 1.1.]	1
1.1.1	Kernmembran	3
1.1.2	Chromatin	3
1.1.3	Kernkörperchen (Nucleolus)	4
1.2	Cytoplasma [Z. 1.2.]	4
1.3	Zellorganellen	5
1.3.1	Mitochondrien	5
1.3.2	Endoplasmatisches Reticulum	6
1.3.3	Golgi-Apparat	8
1.3.4	Lysosomen	10
1.3.5	Multivesicularbodies	12
1.3.6	Microbodies (Peroxisomen)	12
1.3.7	Ribosomen	12
1.3.8	Centriolen	13
1.4	Metaplasma	13
1.5	Paraplasmatische Substanzen	14
1.6	Zellmembran (Plasmalemm)	15
1.7	Glykocalix	16
1.8	Lamina basalis	17
1.9	Basalmembran	17
1.10	Stofftransport durch die Zellmembran	17
1.11	Oberflächendifferenzierungen der Zelle	19
1.11.1	Mikrovilli	19
1.11.2	Kinocilien	19
1.11.3	Stereocilien	19
1.12	Bewegungserscheinungen der Zelle (Kinetik)	21
1.13	Zellkontakte	21
1.14	Zellteilung [Z. 1.3.]	23
1.14.1	Mitose	23
1.14.2	Endomitose	23
1.14.3	Amitose (Kernwachstum, direkte Kernteilung)	25
1.14.4	Meiose, Reifeteilung	25
1.14.5	Zelltod	26

2	*Gewebe* [Z. 2.]	27
2.1	Zellkontakte	28
2.2	Intercellularraum	29
3	*Epithelgewebe* [H. 1.1.–1.3.]	30
3.1	Einschichtiges Plattenepithel	31
3.2	Einschichtiges, isoprismatisches oder kubisches Epithel	31
3.3	Einschichtiges prismatisches Epithel (früher Zylinderepithel genannt)	31
3.4	Mehrschichtiges Plattenepithel (Pflasterepithel)	33
3.5	Mehrschichtiges hochprismatisches Epithel	34
3.6	Mehrreihiges Epithel	34
3.7	Zweireihige Epithelien	34
3.8	Übergangsepithel	34
4	*Drüsengewebe* [H. 1.2.]	36
4.1	Endokrine Drüsen	36
4.2	Exokrine Drüsen	39
4.3	Endoepitheliale Drüsen	39
4.4	Exoepitheliale und extramurale Drüsen	40
4.5	Abgabe des Sekretes	41
4.5.1	Ekkrine Drüsen (ekkrine Extrusion)	41
4.5.2	Apokrine Drüsen (apokrine Extrusion)	41
4.5.3	Holokrine Drüsen (holokrine Extrusion)	42
4.6	Seröse und muköse Endkammern (Endstück)	42
4.6.1	Muköse Drüsenendstücke	43
4.6.2	Rein muköse Drüsen	43
4.6.3	Gemischte Drüsen	43
4.6.4	Myoepithelzellen (Korbzellen)	43
4.6.5	Ausführungsgangssystem der exokrinen Drüsen	44
4.6.6	Schaltstücke	44
4.6.7	Sekretrohre oder Streifenstücke	44
4.6.8	Ausführungsgänge	44
5 und 6	*Binde- und Stützgewebe* [H. 2. und H. 2.1.]	45
5	Bindegewebe	45
5.1	Bindegewebszellen [H. 2.2.]	45

5.1.1	Fixe (ortsansässige) Bindegewebszellen	45
5.1.1.1	Mesenchymzellen	45
5.1.1.2	Reticulumzellen	45
5.1.1.3	Fettzellen	47
5.1.1.4	Fibroblasten	47
5.1.2	Freie Bindegewebszellen	47
5.1.2.1	Histiocyten (ruhende Wanderzellen)	47
5.1.2.2	Monocyten	50
5.1.2.3	Granulocyten	50
5.1.2.4	Lymphocyten	50
5.1.2.5	Plasmazellen (Plasmocyten)	52
5.1.2.6	Mastzelle (Mastocyt)	53
5.1.2.7	Spezifische Leistungen freier Bindegewebszellen	53
5.2	Intercellularsubstanz	53
5.2.1	Grundsubstanz	53
5.2.2	Bindegewebsfasern	53
5.2.2.1	Kollagene Fasern	54
5.2.2.2	Elastische Fasern	54
5.2.2.3	Reticulinfasern	55
5.3	Formen des Bindegewebes [H. 2.3.–2.10.]	55
5.3.1	Mesenchym	55
5.3.2	Gallertiges Bindegewebe	55
5.3.3	Reticuläres Bindegewebe	55
5.3.4	Lockeres (kollagenes) und straffes (kollagenes) Bindegewebe	57
5.3.5	Sehnengewebe	59
5.3.6	Spino-celluläres Bindegewebe	60
5.3.7	Fettgewebe [H. 2.6.]	61
5.4	Morphologische Grundlagen der Abwehrleistungen des Bindegewebes	62
5.5	Abwehrsystem RES und RHS	63
6	*Stützgewebe*	64
6.1	Knorpelgewebe	64
6.1.1	Knorpelarten	64
6.1.1.1	Hyaliner Knorpel	64
6.1.1.2	Elastischer Knorpel	66
6.1.1.3	Faser- oder Bindegewebsknorpel	66
6.2	Knochengewebe	67
6.2.1	Grundstruktur des Knochengewebes	67
6.2.2	Bildung des Knochengewebes (Osteogenese)	72
6.2.3	Rotes Knochenmark	72
6.2.4	Gelbes Knochenmark	73

7	*Muskelgewebe* [H. 3.]	74
7.1	Glattes Muskelgewebe [H. 3.1.]	74
7.2	Quergestreiftes Skeletmuskelgewebe [H. 3.2.]	75
7.3	Herzmuskelgewebe [H. 3.3.]	81
8	*Nervengewebe* [H. 4.]	84
8.1	Nervenzellen [H. 4.1.]	84
8.2	Unterschiedliche Nervenzellformen	84
8.3	Neuron	86
8.4	Nervenfasern [H. 4.2.]	89
8.5	Synapsen (Ort der Erregungsübertragung) [H. 4.3.]	95
8.6	Neuronengliederung	101
8.7	Aufbau eines peripheren Nerven [H. 13.4.]	101
8.8	Gliagewebe [H. 4.4.]	103
8.9	Receptorische Nervenendorgane [H. 4.5.]	106
9	*Lymphatische Organe* [H. 5.]	112
9.1	Milz (Lien) [H. 5.2.]	112
9.2	Lymphknoten (Nodus lymphaticus) [H. 5.1.]	115
9.3	Thymus (Bries) [H. 5.4.]	118
9.4	Tonsilla palatina (Gaumenmandel) [H. 5.3.]	120
10	*Kreislaufsystem*	121
10.1	Herz (Cor) [H. 6.]	121
10.2	Blutgefäße	122
10.2.1	Capillaren [H. 6.2.4.]	122
10.2.2	Arteriolen	125
10.2.3	Postcapillare Venen (Venolen)	125
10.2.4	Arterien	125
10.2.5	Venen [H. 6.2.3.]	128
10.2.6	Arterio-venöse Anastomosen [H. 6.2.5.]	129
10.2.7	Lymphgefäße [H. 6.2.6.]	131
10.3	Funktionelle Gliederung des Gefäßsystems	133
10.4	Chemo- und Pressoreceptorareale an der Gefäßbahn	134

11	*Atmungsorgane* [H. 9.]	138
11.1	Nasenhöhle und Nasennebenhöhlen [H. 9.1.]	138
11.2	Kehlkopf (Larynx) [H. 9.2.]	139
11.3	Luftröhre (Trachea) [H. 9.3.]	141
11.4	Lunge (Pulmo) [H. 9.4.]	142
12	*Verdauungsorgane* [H. 8.]	149
12.1	Abschnitte des Kopfdarmes	149
12.1.1	Mundhöhle [H. 8.1.]	149
12.1.1.1	Lippe (Labium) [H. 8.1.1.]	149
12.1.1.2	Wangen (Buccae)	150
12.1.1.3	Gaumen (Palatum)	150
12.1.1.4	Zäpfchen (Uvula)	150
12.1.1.5	Zunge (Lingua) [H. 8.1.3.]	151
12.1.2	Mundspeicheldrüsen [H. 8.1.4.]	153
12.1.2.1	Glandula parotis	153
12.1.2.2	Glandula submandibularis	155
12.1.2.3	Glandula sublingualis	155
12.1.3	Zähne (Dentes) [H. 8.1.2.]	155
12.1.3.1	Hartsubstanzen	155
12.1.3.2	Weichsubstanzen	158
12.2	Rumpfdarmabschnitt	158
12.2.1	Vorderdarm	161
12.2.1.1	Oesophagus (Speiseröhre) [H. 8.2.]	161
12.2.1.2	Magen (Ventriculus, Gaster) [H. 8.3.]	163
12.2.2	Mitteldarm	168
	Dünndarm (Intestinum tenue) [H. 8.4.]	168
12.2.3	Enddarm	172
12.2.3.1	Colon (Dickdarm) [H. 8.5.]	172
12.2.3.2	Appendix (Processus vermiformis, Wurmfortsatz) [H. 8.5.1.]	174
12.2.3.3	Rectum (Mastdarm) [H. 8.5.3.]	176
12.3	Anhangsdrüsen des Magen-Darm-Kanals	176
12.3.1	Leber (Hepar) [H. 8.6–8.6.3.]	176
12.3.2	Gallenblase (Vesica fellea) [H. 8.6.4.]	182
12.3.3	Pankreas (Bauchspeicheldrüse) [H. 8.7.]	182
13	*Harnapparat* [H. 7.]	186
13.1	Niere (Ren, Nephros) [H. 7.1.–7.1.2.]	186
13.2	Ableitende Harnwege [H. 7.2.]	195
13.2.1	Pelvis renalis (Nierenbecken)	195
13.2.2	Harnleiter (Ureter) [H. 7.2.1.]	195
13.2.3	Harnblase (Vesica urinaria) [H. 7.2.2.]	195

14	*Geschlechtsorgane* [H. 10.]	198
14.1	Männliche Geschlechtsorgane [H. 10.2.]	198
14.1.1	Hoden (Testis) [H. 10.2.1.]	198
14.1.2	Ableitende Samenwege	205
14.1.3	Nebenhoden (Epididymis)	205
14.1.4	Ductus deferens (Samenleiter) [H. 10.2.2.]	207
14.1.5	Funiculus spermaticus (Samenstrang)	207
14.1.6	Glandula vesiculosa (Samenblase, Bläschendrüse)	207
14.1.7	Prostata (Vorsteherdrüse) [H. 10.2.3.]	207
14.1.8	Glandula bulbo-urethralis (Cowper'-Drüsen)	211
14.1.9	Penis (Glied) [H. 10.2.4.]	211
14.2	Weibliche Geschlechtsorgane [H. 10.1.]	213
14.2.1	Ovarium (Eierstock, weibliche Keimdrüse) [H. 10.1.1.]	213
14.2.2	Tuba uterina (Eileiter) [H. 10.1.2.]	219
14.2.3	Uterus (Gebärmutter) [H. 10.1.3.]	220
14.2.4	Vagina (Scheide) [H. 10.1.4.]	225
14.2.5	Äußere weibliche Genitalorgane	227
14.2.6	Placenta (Mutterkuchen) [H. 10.1.3.]	227
14.2.7	Funiculus umbilicalis (Nabelschnur)	231
15	*Endokrine Drüsen*	232
15.1	Hypothalamus-Hypophysensystem	232
15.2	Epiphyse (Corpus pineale, Zirbeldrüse)	240
15.3	Schilddrüse (Glandula thyreoidea)	242
15.4	Epithelkörperchen (Glandulae parathyreoideae, Nebenschilddrüse)	244
15.5	Langerhans-Inseln (endokriner Pankreasteil, Inselapparat)	244
15.6	Nebenniere (Glandula suprarenalis)	245
16	*Zentrales Nervensystem* [H. 13.]	250
16.1	Rückenmark (Medulla spinalis) [H. 13.3.]	250
16.2	Gehirn	256
16.2.1	Großhirnrinde (Cortex) [H. 13.1.]	256
16.2.2	Kleinhirn (Cerebellum) [H. 13.2.]	260
17	*Sinnesorgane*	266
17.1	Sehorgan, das Auge	266
17.2	Statoakustisches Organ, Organum vestibulo-cochlearis, das Gleichgewichts- und Gehörorgan	276

17.2.1	Innenohr	276
17.2.2	Äußeres Ohr	282
17.3	Geruchsorgan (Regio olfactoria)	282
17.4	Geschmacksorgan, Geschmacksknospen	285
18	*Haut (Cutis)* [H. 12.]	286
18.1	Epidermis	286
18.2	Corium (Lederhaut)	290
18.3	Subcutis (Stratum subcutaneum, Unterhautfettgewebe)	290
18.4	Haare (Pili) [H. 12.3.]	292
18.5	Nägel [H. 12.2.]	293
18.6	Drüsen der Haut [H. 12.4.]	293
18.6.1	Talgdrüsen [H. 12.4.1.]	293
18.6.2	Schweißdrüsen mit ekkriner Extrusion [H. 12.4.2.]	293
18.6.3	Große Schweißdrüsen oder Duftdrüsen mit apokriner Extrusion [H. 12.4.3.]	295
18.7	Milchdrüse (Glandula mammaria, Corpus mammae) [H. 12.4.4.]	295
19	*Histopathologie, Cytologie*	299
19.1	Degeneration (Dystrophie) von Zellen [H. P. 14.]	299
19.1.1	Wasserstoffwechselstörungen [H. P. 14.1.]	299
19.1.2	Eiweißstoffwechselstörungen [H. P. 14.2.]	299
19.1.2.1	Amyloid	300
19.1.2.2	Fibrinoid	302
19.1.3	Fettstoffwechselstörungen [H. P. 14.3.]	302
19.1.4	Kohlenhydratstoffwechselstörungen [H. P. 14.4.]	304
19.1.5	Pigmente [H. P. 14.5.]	304
19.1.6	Nekrose [H. P. 14.6.]	306
19.2	Kreislaufstörungen [H. P. 15.]	307
19.2.1	Kardiale Kreislaufstörungen [H. P. 15.1.]	307
19.2.2	Vasculäre Kreislaufstörungen [H. P. 15.2.]	308
19.2.2.1	Thrombosen [H. P. 15.2.1.]	308
19.2.2.2	Embolie	310
19.2.2.3	Arteriosklerose [H. P. 15.2.2.]	311
19.3	Entzündung [H. P. 16.]	312
19.3.1	Akute Entzündung [H. P. 16.1.]	314
19.3.2	Chronische Entzündungen [H. P. 16.2.]	314
19.3.3	Spezifische Entzündungen [H. P. 16.3.]	315
19.3.4	Unspezifische Entzündungen [H. P. 16.4.]	317
19.4	Progressive Veränderungen [H. P. 17.]	317
19.4.1	Hypertrophie [H. P. 17.1.]	317

19.4.2	Hyperplasie [H. P. 17.2.]	319
19.4.3	Regeneration [H. P. 17.3.]	319
19.5	Geschwulstlehre [H. P. 18.]	320
19.5.1	Tumorkennzeichen [H. P. 18.1.]	320
19.5.2	Merkmale gutartiger Tumoren [H. P. 18.2.]	320
19.5.3	Merkmale bösartiger Tumoren [H. P. 18.3.]	320
19.5.4	Metastasierungen [H. P. 18.4.]	320
19.5.5	Systematik der Tumoren	320
19.6	Cytologie [H. P. 19.]	325
19.6.1	Gewinnung von Zellmaterial	326
19.6.2	Exfoliative Cytologie [H. P. 19.1.]	326
19.6.3	Punktats- und Aspirationscytologie [H. P. 19.2.]	326
19.7	Gynäkologische Cytologie [C. 20.]	326
19.7.1	Epitheliale Bestandteile im Vaginal- und Cervixabstrich [C. 20.1.]	326
19.7.2	Nicht-epitheliale Bestandteile [C. 20.2.]	328
19.7.3	Hormonalbedingte Zellbilder in verschiedenen Lebensaltern [C. 20.3.]	328
19.7.4	Zeichen der Entzündung [C. 20.4.]	329
19.7.4.1	Infektionen im Bereich der Vagina [C. 20.4.1.]	329
19.7.4.2	Reinheitsgrade der Vagina [C. 20.4.2.]	329
19.7.4.3	Zellschädigungen [C. 20.4.3.]	329
19.7.5	Dysplasien [C. 20.5.]	331
19.7.6	Kriterien von Tumorzellen [C. 20.6.]	331
19.7.7	Gruppeneinteilungen nach Papanicolaou [C. 20.7.]	332
19.8	Nicht-gynäkologische Cytologie [C. 21.]	332
19.8.1	Weitere Möglichkeiten der Cytodiagnostik	332
20	*Literatur*	335
21	*Sachverzeichnis*	337

1 Aufbau der Zelle [Z.1.]

Die Zellen und die Zwischenzellstubstanzen (Intercellularsubstanzen) als Produkte der Zellen bauen die Gewebe und Organe des menschlichen und tierischen Organismus auf. Die Zellen sind die kleinsten selbständigen, vermehrungsfähigen Elementareinheiten, bestehen in einem gleichen Bauplan aus Cytoplasma und einem Zellkern und sind durch eine Membran (Plasmalemm) von der Umgebung abgegrenzt. Cytoplasma (Zelleib) und Zellkern (Nucleus) werden unter der Bezeichnung Protoplasma zusammengefaßt. Der Kern enthält das Chromatin (Träger der Erbeigenschaften) und mindestens ein Kernkörperchen (Nucleolus). Die Zelle ist ein mit den Eigenschaften des Lebens begabtes Klümpchen Protoplasma, in dem sich alle wesentlichen Grundfunktionen des Lebens abspielen (morphologische und funktionelle Einheit).

Unter Eucyten versteht man die Zellen der Eukaryonten mit einem Zellkern, während die Prokaryonten als einzellige Organismen keinen mit Chromatin (bzw. Chromosomen) ausgestatteten und gegen das Cytoplasma abgrenzbaren Kern besitzen. Sie weisen jedoch DNA als Kernäquivalent auf. Bakterien und Blaualgen sind Prokaryonten.

Im menschlichen und tierischen Organismus treten Zellen verschiedener Größe, Form und Zusammensetzung auf. Kugelige Zellen sind z. B. die weißen Blutzellen und die Eizelle, spindelförmige Zellen werden durch die glatten Muskelzellen der Eingeweide verkörpert. Zellen mit unterschiedlich langen Cytoplasmaausläufern (Fortsätze) heißen verzweigte oder verästelte Zellen und kommen z. B. im Binde- und Nervengewebe vor. Prismatische oder isoprismatische (kubische) Zellen finden sich im Epithelgewebe (Abb. 1.1).

Die Zellgröße ist bei vielzelligen, ausgewachsenen Organismen unterschiedlich, unabhängig von der Körpergröße, variiert sehr und beträgt durchschnittlich etwa 10–100 µm. Zu den kleinsten Zellen gehören rundkernige weiße Blutzellen (Lymphocyten ⌀ 6–9 µm), während manche Nervenzellen die Größe von 150 µm erreichen können. Die größte Zelle des menschlichen und tierischen Organismus ist die Eizelle mit einem mittleren Durchmesser von 0,25 mm.

Quergestreifte Muskelzellen (Skeletmuskelzellen) können bis zu 150 mm, ein bestimmter Fortsatz (Neurit, Axon) von Nervenzellen bis zu 1 m lang werden (Abb. 1.1).

Die *Kern-Plasma-Relation* bezeichnet ein bestimmtes Größenverhältnis zwischen Cytoplasma und Kern. Die Kern-Plasma-Relation ist für jedes Gewebe und Organ spezifisch und kann sich bei Erkrankung der Zellen oder bei Aktivitätssteigerung oder -minderung verändern.

1.1 Zellkern (Nucleus) [Z.1.1.]

Der Kern ist als Koordinations- und Regulationszentrale ein obligater Bestandteil der Zelle. Er reguliert alle Vorgänge im Cytoplasma (Chef der Zelle). Im LM Präparat zeigt der Kern infolge seines hohen DNA- und RNA-Gehaltes eine Basophilie und läßt die Kernmembran als Abgrenzung zum Cytoplasma und in der mikroskopisch nicht faßbaren Karyolymphe (Kernsaft) ein fädiges oder körniges Chromatingerüst und mindestens ein Kernkörperchen erkennen.

Kernlose Zellen sind die nur etwa 100 Tage lebensfähigen roten Blutzellen höherer Wirbeltiere und des Menschen sowie verhornte Epithelzellen der Haut. Als Teilungskern bezeichnet man den Kern einer in Teilung begriffenen Zelle, der die Chromosomen als Träger der Erbsubstanz erkennen läßt. Interphasen- oder Arbeitskern nennt man den Kern einer arbeitenden sich nicht teilenden Zelle, der basophile Chromatinstrukturen (ungeordnete Chromosomen) zeigt. Der Kern ist vorwiegend kugelig, kann aber auch eine andere Form annehmen (z. B. länglich in glatten Muskelzellen, scheibenförmig in Skeletmuskelzellen oder segmentiert in granulierten weißen Blutzellen, Abb. 1.2). Der Durchmesser der Kerne liegt zwischen 4 und 30 µm.

Bei erhöhter Zellaktivität kann eine Vergrößerung des Kernes eintreten (funktionelle Kernschwellung). Eine andere Vergrößerung des Kernes ist auf eine Vermehrung der Chromosomen zurückzuführen (doppelter bis mehrfacher Chromosomensatz, Poliploidie), findet sich

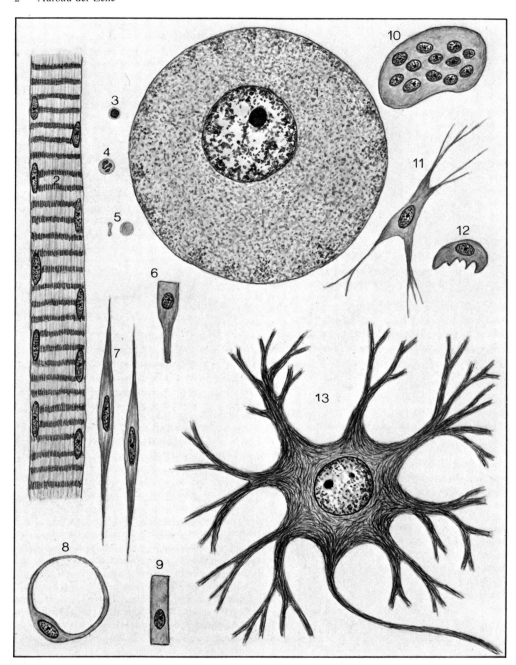

Abb. 1.1. Zusammenstellung von unterschiedlichen Zellformen und Zellgrößen. *1* = Eizelle als kugelige Zelle, *2* = Skeletmuskelzelle mit mehreren Zellkernen, *3* = rundkernige, weiße Blutzelle (Lymphocyt), *4* = segmentkernige, weiße Blutzelle, *5* = rote Blutkörperchen in der Profil- und Flächenansicht, *6* = Epithelzelle mit schmalem Fußstückchen, *7* = glatte Muskelzelle (spindelförmig), *8* = Fettzelle mit randständigem Zellkern (Siegelringform), *9* = Schnittbild einer prismatischen Epithelzelle, *10* = mehrkernige Zelle (z.B. Osteoclast), *11* = verästelte Bindegewebszelle, *12* = isolierte Epithelzelle aus der Hornhaut des Auges, *13* = Nervenzelle mit mehreren Fortsätzen. (In Anlehnung an STÖHR-MÖLLENDORF)

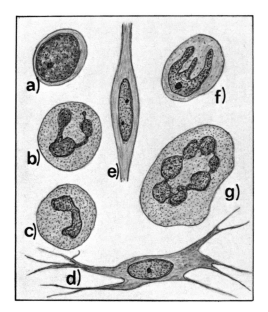

Abb. 1.2. LM-Erscheinungsbild von Kernformen. **a** Lymphocyt mit kugeligem Zellkern. **b** Granulocyt mit segmentiertem Zellkern, **c** Stabkerniger Granulocyt. **d** Bindegewebszelle mit scheibenförmigem Kern. **e** Muskelzelle mit länglichem Zellkern, **f** Stark zerklüfteter Kern aus der Zirbeldrüse (Destruktionsmerkmal?). **g** Knochenmarksriesenzelle mit kranzförmigem Kern

z. B. bei Knochenmarksriesenzellen (Abb. 1.2.), aus denen die Blutplättchen hervorgehen, und ist ebenfalls als eine Steigerung der Zellaktivität zu deuten.

Lebendbeobachtungen zeigen, daß der Zellkern eine rotierende oder schaukelnde Bewegung durchführen kann.

1.1.1 Kernmembran

Die Kernmembran (Abb. 1.6) grenzt als LM faßbarer, feiner, basophiler Saum den Kerninhalt gegen das Cytoplasma ab und stellt ELM eine Doppelmembran (Kernhülle) dar (Abb. 1.9). Der sog. perinucleäre, etwa 10–15 nm breite Raum liegt zwischen der äußeren und inneren Kernmembran (jeweils 6–8 nm dick) und ist erweiterungsfähig. Die äußere Kernmembran steht mit dem endoplasmatischen Retikulum (ELM nachweisbar, Abb. 1.6, s. S. 8) in Verbindung und ist oft mit Ribosomen (Abb. 1.6) besetzt. Die Kernhülle enthält etwa 30–60 nm große Nucleoporen, die als wahrscheinlich labile Strukturen einen Stoffaustausch zwischen Kern und Cytoplasma erlauben. In den Kernporen breitet sich an der Übergangsstelle von äußerer in innere Kernmembran ein etwa 5–10 nm dünnes Häutchen, das Diaphragma, aus (Abb. 1.9).

1.1.2 *Chromatin*

Das basophile, DNA-haltige Chromatin läßt LM eine körnige oder fädige Struktur erkennen und sich ELM in ein elektronendichtes (dunkel) vorwiegend der Kernhülle und dem Kernkörperchen angelagertes körniges Heterochromatin und in das schwach elektronendichte (helle) Euchromatin (Interchromatin) unterscheiden (Abb. 1.6).

Das Chromatin ist mit den Chromosomen als Träger der Erbsubstanz identisch, die während der Zellteilung als solche sichtbar werden. Die Chromosomen sind die Träger der genetischen Informationen; Zahl und Länge der einzelnen eukariotischen Chromosomen sind artspezifisch. Die menschliche Körperzelle besitzt in der Regel 46 Chromosomen (diploider Chromosomensatz), unter denen sich 22 Paare Autosomen und 1 Paar Geschlechtschromosomen (Gonosomen oder Heterosomen) unterscheiden lassen. Weibliche Körperzellen haben 44 Autosomen und 2 X-Chromosomen, männliche Zellen 44 Autosomen und ein X- und Y-Chromosom. (Die Bezeichnung X und Y ist willkürlich und soll nicht die Gestalt der Chromosomen beschreiben). Die Länge der menschlichen Chromosomen liegt in der Größenordnung von etwa 1–6 μm.

Die Chromosomen ändern im Verlauf der Kernteilung ihre Form und werden während der Mitose (s. S. 23) und Meiose (s. S. 25) LM sichtbar. Sie bestehen aus zwei gleichen, fädigen Einheiten, den Chromatiden, die überkreuzt liegen. Diese werden durch die sog. Spindelansatzfaserstelle, das Centromer, zusammengehalten und in zwei meist unterschiedlich lange Schenkel geteilt. Die Chromosomen enthalten ELM erkennbare Spiralfäden (Chromonemen). Die Chromosomen werden als solche sichtbar, wenn der Grad der Spiralisierung der Chromonemen zunimmt. Sie erscheinen als Chromatin, wenn eine Entspiralisierung ihrer DNS-haltigen Chromonemen eintritt. Außer dem Centromer (primäre Einschnürung) besitzen ein oder mehrere Chromosomen des Zellkernes eine sekundäre Einschnürung. Diese trägt die genetische Information für die Nucleolusneubildung am Ende der Kernteilung und wird daher als Nucleolus-Organisator (Satellit) bezeichnet.

Spezifische Färbetechniken ermöglichen an jedem Chromosomenpaar charakteristische und reproduzierbare Färbeeigenschaften nachzuweisen. Diese Eigenschaften bestehen aus einem Muster von hellen und dunklen Querstreifen („Banden"), die ein für jedes Chromosomenpaar spezifisches Bandenmuster aufweisen (s. Lehrbücher der Biologie).

Der Kern gibt genetische Informationen durch Transkription an das Cytoplasma und reguliert somit Stoffwechsel-, Wachstums- und Entwicklungsabläufe im Zellplasma. Außerdem gibt er Informationen von Zelle zu Zelle durch Replikation seiner DNA weiter und ist für die Kern- und Zellteilung von großer Bedeutung.

In zahlreichen weiblichen Zellen (z. B. der Mundhöhlenepithelien, in Kernen von Nervenzellen) entwickelt ein X-Chromosom ein besonderes, dem Kernkörperchen oder der Kernmembran von innen anliegendes LM-faßbares Chromatinteilchen, das als „Sex-Chromatin" (Barr-Körperchen, Abb. 1.5) bezeichnet wird. In granulierten weißen Blutzellen kann es als trommelschlegelförmiger Anhang des segmentierten Kernes auftreten (drumstick).

1.1.3 Kernkörperchen (Nucleolus)

Die Nucleolen kommen im Kern meist in peripherer Lokalisation in der Ein- oder Mehrzahl vor und zeigen sich im LM Präparat als stark basophile, homogen aussehende oder granulierte Körperchen (Abb. 1.5). Sie werden aus speziellen Chromosomen entwickelt, die einen sog. Nucleolusorganisator besitzen (s. oben). Der Durchmesser eines Kernkörperchens kann mehr als ein Viertel des Kerndurchmessers betragen.

Während die DNA der Chromosomen (Chromatin) mit der Feulgenschen Nuclealreaktion in einem rötlich-violetten Farbton nachweisbar ist, färbt sich das Kernkörperchen nicht an. Bei einer Gegenfärbung mit Lichtgrün tritt der Nucleolus in einem grünlichen Farbton in Erscheinung.

ELM (Abb. 1.3) läßt das Kernkörperchen helle, aus 5 nm dicken Filamenten (fädigen Struktu-

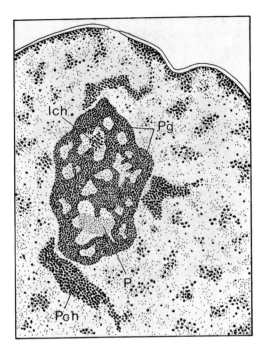

Abb. 1.3. ELM-Bild eines Kernkörperchens (Nucleolus). Pg = Pars granulosa, P = Pars fibrosa, Pch = perinucleoläres Chromatin, Ich = intranucleoläres Chromatin (in das Netzwerk der Pars granulosa vorgeschobenes Heterochromatin)

ren) bestehende Abschnitte (Pars fibrosa oder amorpha) und aus 15 nm großen Granula zusammengesetzte dunklere Bereiche (Pars granulosa oder Nucleolonema) erkennen. Die Nucleolen sind der Bildungsort der RNA und der Ribosomen (s. S. 12) und regulieren die Proteinbiosynthese im Cytoplasma. Während der Kernteilung ist ein Nucleolus nicht sichtbar. Nucleolus und Chromatin des Kernes sowie das granuläre endoplasmatische Reticulum (s. S. 8) im Cytoplasma stellen als funktionelle Einheit das Protein-Biosynthese – System dar.

Die *Karyolymphe* (Grundplasma des Zellkernes, Kernsaft) enthält das Chromatin, die Kernkörperchen, ist lichtbrechend und weist zahlreiche Enzyme (Enzyme der Glykolyse, des Citratcyclus und der NAD-Synthese) auf.

1.2 Cytoplasma [Z.1.2.]

Das Cytoplasma (Zelleib) besteht aus dem Grundplasma (Hyaloplasma) und den Zellorganellen (s. S. 5) und enthält außerdem meta- und paraplasmatische Strukturen (s. S. 13).

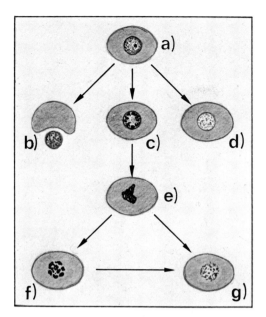

Abb. 1.4. Kernveränderungen (Degeneration, Zelltod). **a** Zelle mit intaktem Zellkern, **b** Kernausstoßung (Erythrocytenreifung), **c** Kernwandhyperchromatose, **d** Chromatolyse, **e** Kernpyknose, **f** Karyorrhexis, **g** Karyolyse, siehe auch Kap. 1.14.5., S. 26

Das *Grundplasma* stellt die strukturarme Matrix des Cytoplasma nach Abzug aller membranbegrenzten Strukturen (Zellorganellen), metaplasmatischer und paraplasmatischer Anteile dar.

Bei hoher ELM Vergrößerung zeigt es eine fädige, wabige oder netzartige Beschaffenheit. Das Grundplasma verkörpert ein kolloidales Gemisch, das als zweiphasisches disperses System vom Sol- in den Gelzustand in einem reversiblen Vorgang übergehen kann.

Das im Grundplasma befindliche Wasser ist ein Lösungsmittel für zahlreiche Stoffe und bildet um Moleküle und Molekülgruppen von Proteinen (z. B. auch Enzymen) einen Hydratationsmantel. Bei Entzug des Hydratationswassers um die Enzymproteine werden diese Enzyme inaktiviert. Die Wassermenge (Gewichtsprozent) in der Zelle beträgt etwa 60–90%, manchmal sogar 98%. Die Trockensubstanz setzt sich aus Proteinen (40–50%), aus Lipiden (2–3%), aus Kohlenhydraten und ionisierten anorganischen Stoffen zusammen (z. B. Calcium, Natrium, Kalium und Magnesium).

1.3 Zellorganellen

Die Zellorganellen sind corpusculäre Bestandteile, die für die Aufrechterhaltung der Zellaktivität, des Zellstoffwechsels und des Bestandes der Zelle unentbehrlich sind. Zu den Zellorganellen rechnet man die Mitochondrien, den Golgiapparat, Centriolen, Ribosomen, Lysosomen, Microbodies und das endoplasmatische Reticulum.

1.3.1 *Mitochondrien*

Die Mitochondrien (Energieproduzenten der Zelle) sind LM-sichtbare, rundliche bis stäbchenförmige formveränderliche und bewegliche Gebilde, die durch die Färbung mit Janusgrün B LM nachweisbar sind. Ihre durchschnittliche Länge beträgt 1–10 µm und ihre Breite etwa 0,5–1,0 µm. ELM besteht ihre Wand aus einer jeweils 7–8 nm (70–80 Å) dikken Innen- und Außenmembran, zwischen denen sich die 8–15 nm breite ELM leere äußere Mitochondrienmatrix erstreckt.

Die Membranen der Mitochondrien sind halbdurchlässig (semipermeabel, z. B. für Kohlenhydrate, Succinat, Natrium- und Kaliumionen), stellen Einheitsmembranen dar (s.S. 16) und bestehen demnach aus zwei proteinhaltigen Lamellen, die eine mittlere lipidhaltige Zone (Doppelschicht) begrenzt.

Die Mitochondrieninnenmembran entwickelt Differenzierungen, die sich in Form von Leisten (Cristae), Schläuchen (Tubuli), Säckchen (Sacculi) oder Prismen in die innere Matrix einsenken, in der wahrscheinlich u. a. die Enzyme des Citratcyclus, des Fettsäureabbaues und der Proteinsynthese enthalten sind. Nach der Binnenstruktur lassen sich folgende Mitochondrientypen unterscheiden:

1. Mitochondrien vom Cristaetyp kommen am häufigsten vor.
2. Mitochondrien vom Tubulustyp finden sich in Zellen, die Steroide produzieren, z. B. Thecazellen des Ovars (s. S. 216) Zellen der Nebennierenrinde (s. S. 245), Leydig-Zwischenzellen des Hodens (s. S. 205).
3. Mitochondrien vom Sacculustyp enthalten kleine Bläschen und treten in Zellen der Nebennierenrinde auf.
4. Mitochondrien vom Prismentyp besitzen prismenartige Röhrchen und finden sich in

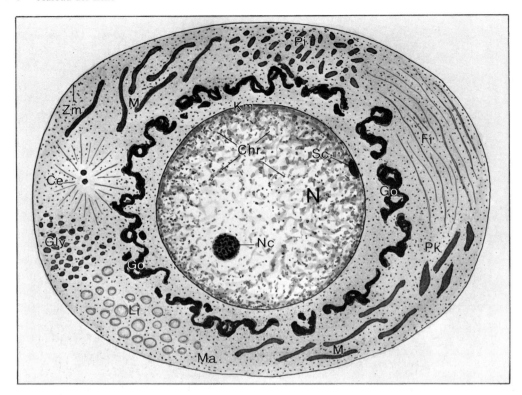

Abb. 1.5. Halbschematische Darstellung des lichtmikroskopischen (LM) Aufbaus einer menschlichen Zelle (zur Darstellung der wiedergegebenen Strukturen ist die Anwendung verschiedener Spezialtechniken erforderlich). N = Nucleus (Zellkern), Nc = Nucleolus, Chr = Chromatin, Km = Kernmembran, Sc = Sex-Chromatin, M = Mitochondrien, Go = Golgi-Apparat, Pi = Pigmente, Ce = Centriolen, Gly = Glykogen, Li = Lipidtröpfchen, Pk = Proteinkristalle, Fi = Fibrillen, Ma = Matrix, Zm = Zellmembran

Gliazellen des Zentralnervensystems (s. S. 258).

Bei den Mitochondrien vom Cristaetyp (Abb. 1.8) senken sich von der Innenmembran, meisten senkrecht zur Längsachse der Mitochondrien, unterschiedlich lange Leisten in verschiedener Zahl zur Oberflächenvergrößerung in die Innenmatrix.

Die innere Mitochondrienmatrix ist ELM fein granuliert und enthält häufig aus Lipiden bestehende elektronendichte Granula (Granula intramitochondrialia, ⌀ 50 nm), DNA, Ribosomen und Filamente. Die Mitochondrien können Proteine synthetisieren.

In den Mitochondrienmembranen sind die Enzyme der Atmungskette (Cytochromoxidase, Cytochrome, Dehydrogenasen) und der oxidativen Phosphorylierung (ATP-Synthetase, Dehydrogenasen) als geordnete Multienzymsysteme lokalisiert. Die Mitochondrien sind infolge dieser Enzymausstattung für die intracelluläre Energiegewinnung verantwortlich. Die Mitochondrien werden als Energieträger, in der Gesamtheit (Chondriom) als Kraftwerk der Zelle bezeichnet. Je mehr Mitochondrien die Zelle enthält und je mehr mitochondriale Binnenstrukturen vorhanden sind, um so leistungsfähiger ist die entsprechende Zelle.

Die Mitochondrien können sich als halbautonome Zellorganellen aus Membransystemen der Zelle, aus Vorläufern der Mitochondrien oder durch Knospung vermehren. Alte oder erschöpfte Mitochondrien werden im lysosomalen Apparat der Zelle (s. S. 10) abgebaut und durch neue ersetzt.

1.3.2 Endoplasmatisches Reticulum

Das endoplasmatische Reticulum (Abb. 1.8) ist nur ELM nachweisbar und stellt ein dreidimen-

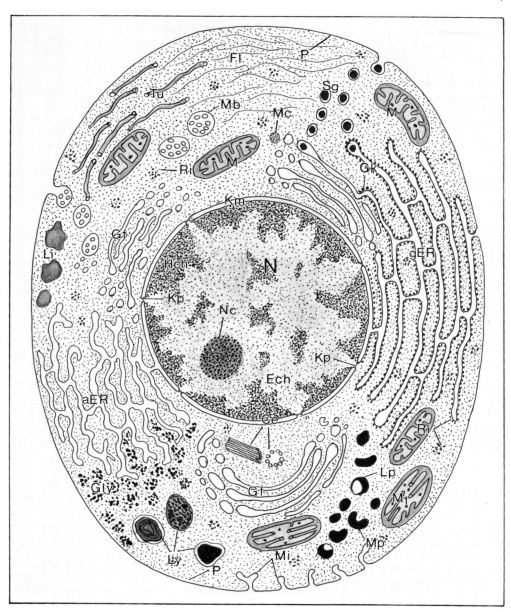

Abb. 1.6. Halbschematische Darstellung des elektronenmikroskopischen (ELM) Aufbaus einer menschlichen Zelle. N = Nucleus, Nc = Nucleolus, Kp = Kernpore mit Diaphragma, Hch = Heterochromatin, Ech = Euchromatin, Km = innere und äußere Kernmembran (= Kernhülle) begrenzen den perinucleären Raum, M = Mitochondrien vom Cristae-Typ, M_1 = Mitochondrien vom Tubulus-Typ, Gf = Golgi-Feld, gER = granuläres endoplasmatisches Reticulum, aER = agranuläres endoplasmatisches Reticulum, Ce = Centriolen, Fl = Filamente, Tu = Tubuli, Sg = Sekretgranula, Gly = Glykogen, Mb = multivesicular bodies, Ri = Ribosomen, Ly = Lysosomen, Mp = Melaninpigmente, Lp = Lipofuscinpigmente, Li = Lipidtröpfchen, P = Plasmalemm, Mi = Membraninvaginationen, Mc = Microbodies, Gk = Gerlscher Komplex

sionales, membranbegrenztes Hohlraumsystem in Gestalt von miteinander kommunizierenden Spalträumen, Kanälchen oder Bläschen dar. Die Begrenzungen des Hohlraumsystems werden Cytomembranen oder Lamellen genannt. Es ist in den einzelnen Zellen verschieden stark ausgeprägt, stellt ein dynamisches Gefüge dar und steht einerseits mit der äußeren Kernmembran, somit mit dem perinucleären Raum, und andererseits mit der Zellmembran in Verbindung.

Man unterscheidet ein *granuläres* (rauhwandiges, Abb. 1.8) *endoplasmatisches Reticulum,* bei dem die Außenfläche der Cytomembranen mit RNA-haltigen Ribosomen (Körnchen mit einem Durchmesser von 12–25 nm) besetzt ist, von einem ribosomenfreien agranulären (glattwandigen, Abb. 1.6) Reticulum. Beide Arten der Reticula können in verschiedenen Zellen oder in ein und derselben Zelle auftreten und miteinander in Verbindung stehen (z. B. in der Leberzelle).

Besonders typisch für das *granuläre endoplasmatische Reticulum* ist die paarweise Anordnung der Cytomembranen oder Lamellen (Doppelmembranen) mit einer Breite von etwa 50 nm und sein Auftreten in Zellen mit starker Proteinsynthese (z. B. in aktiven exokrinen Pankreaszellen, Plasmazellen, motorischen Nervenzellen). Ein gut entwickeltes granuläres endoplasmatisches Reticulum wird auch als Ergastoplasma bezeichnet und ist durch den Reichtum an RNA LM basophiler Natur.

Die Hauptfunktion des granulären ER ist die Proteinbiosynthese, die an den Ribosomen abläuft. Es steht außerdem im Dienst des intracellulären Transportes, hat enge Beziehungen zum Golgiapparat (s.S. 8), entwickelt lysosomale Enzyme (s.S. 10) und hat als Membrandepot für andere Membranstrukturen der Zelle zu gelten. Bei starker Proteinsynthese sind die Räume des granulären ER erweitert und beinhalten feinkörniges, schwach osmiophiles Material.

Die LM durch Färbungen faßbare Basophilie der Zellen ist auf die Anwesenheit eines gut entwickelten granulären endoplasmatischen Reticulum oder auf zahlreiche freie Ribosomen zurückzuführen.

Das *agranuläre* oder *glattwandige ER* (Abb. 1.6) findet sich in Form von unregelmäßig konfigurierten Schläuchen in Zellen mit einem hohen

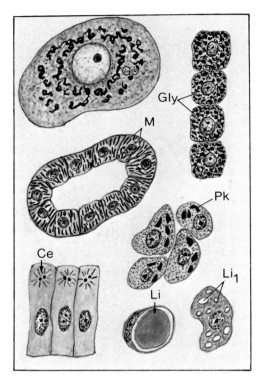

Abb. 1.7. LM-Darstellung von Zellorganellen und Zelleinschlüssen, Go = Golgi-Apparat (in einer Nervenzelle), M = Mitochondrien (in den Epithelzellen eines Nierenkanälchens), Ce = Centriolen (Diplosom, im streifigen Centroplasma von Epithelzellen), Gly = Glykogengranula und -schollen (in Leberepithelzellen), Pk = Proteinkristalle (in Leydigschen Zwischenzellen), Li = Lipidtropfen (in einer Fettzelle), Li_1 = unterschiedlich große Lipidtröpfchen

Lipid- oder Steroidstoffwechsel. Die hierfür erforderlichen Enzyme sollen im agranulären ER lokalisiert sein. Die Steroid- und Lipidsynthesen laufen im agranulären ER ab. Glykogen wird ebenfalls im agranulären ER aus Glucose synthetisiert.

1.3.3 Golgi-Apparat

Der *Golgi-Apparat* (Abb. 1.8) läßt sich LM durch Behandlung der Zellen mit Osmiumsäure darstellen und zeigt sich dann in Gestalt von ringartigen oder welligen, fädigen schwarzgrauen Strukturen oder in Form eines zusammenhängenden sich mehrfach verschlingenden Kranzes. Der Golgi-Apparat kann circulär um den Kern gelagert sein (Abb. 1.5). In Drüsenzellen erstreckt er sich zwischen Kern und Spitzen-

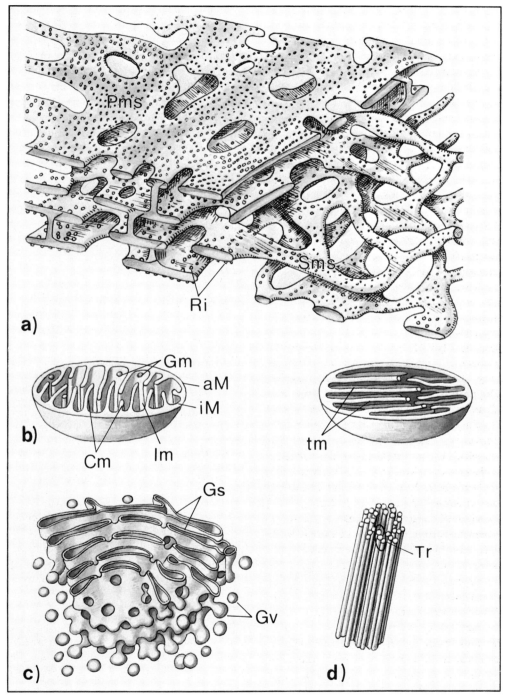

Abb. 1.8. a Halbschematische Darstellung (ELM) vom a) granulären endoplasmatischen Reticulum (*Pms* = plattenförmiges und *Sms* = schlauchförmiges Membransystem, *Ri* = Ribosomen; in Anlehnung an FAWCETT). **b** von Mitochondrien des Cristae- und Tubulus-Typs (*Cm* = Cristae mitochondriales, *aM* = äußere und *iM* = innere Mitochondrienmembran, *Gm* = Granula intramitochondriales, *Im* = innere Mitochondrienmatrix, *tm* = Tubuli mitochondriales). **c** eines Golgi-Feldes (Dictyosom; *Gs* = Golgi-Säckchen, *Gv* = Golgi-Vesikel) und **d** eines Centriols (*Tr* = Triplett: drei Hohlcylinder)

abschnitt der Zelle (supranucleäre Lagerung), bei stoffaufnehmenden Zellen (Resorption) liegt er zwischen Kern- und Zellbasis (infranucleär).
ELM besteht der Golgi-Apparat aus einzelnen Golgi-Feldern, den Dictyosomen (Abb. 1.6), die als funktionelle Einheiten zu betrachten sind. Jedes Dictyosom setzt sich aus mehreren, meist parallel gelagerten, membranbegrenzten Cisternen und Vesikeln zusammen (Abb. 1.6). Diese sog. Golgi-Cisternen bestehen aus einem zentralen scheibenartigen Abschnitt, dem Sacculus, der mit einem peripheren System von Vesikeln $\varnothing$ 30–100 nm in Verbindung steht. Alle Dictyosomen sind durch dünne Schläuche (Tubuli) untereinander verbunden, so daß der Golgi-Apparat in der Gesamtheit ein netzartiges Gefüge darstellt. Die Membranen der Golgi-Cisternen sind Einheitsmembranen (s. S. 16).

Am Dictyosom läßt sich eine Sekretionsseite (Produktion von Sekreten) und eine Bildungsseite, die an die Kernmembran oder an das granuläre ER angrenzt, unterscheiden. An der Sekretionsseite entstehen durch Abschnürungsvorgänge die Sekretgranula (Vesikel, Abb. 1.6). Der hierbei auftretende Membranen- oder Cisternenverlust wird gleichzeitig durch Neubildung an der Bildungsseite kompensiert, so daß die Zahl der Cisternen in einem Dictyosom konstant bleibt.
Die Golgi-Membranen setzen sich aus Lipoproteinen und einigen Enzymen (z. B. saure Phosphatase) zusammen.
Einzelne Cisternen der Dictyosomen stehen durch Röhrchen mit dem endoplasmatischen Reticulum als sog. Gerl-Komplex in Verbindung.
Von den Golgi-Bläschen sind sog. „Coated-" oder Stachelsaumvesikel, die mit feinen Härchen besetzt sind, zu unterscheiden, die am Rande von Dictyosomen liegen können und dem Transport von hydrolytischen Enzymen dienen sollen. Diese Transportvesikel lösen sich von den Membranen des granulären ER ab und bringen den Golgi-Cisternen Proteine, indem sie mit den Sacculi verschmelzen.

Die funktionelle Bedeutung des Golgi-Apparates ist in einem Transport und in einer Konzentration von Flüssigkeitsprodukten (Sekretion) in einer eigenen Synthese von proteinreichen Sekreten, in einer Lieferung von Membranen, z. B. für Sekretkörnchen oder Lysosomen (s. S. 12), in einer Bereitstellung von Membranmaterial für die Zellmembran und einer dauernden Ergänzung der Glykokalix (s. S. 16) zu sehen.

Der Golgi-Apparat ist in Drüsenzellen besonders gut ausgeprägt.

1.3.4 Lysosomen

Die Lysosomen (Abb. 1.12) sind membranbegrenzte, meist unregelmäßig gestaltete corpusculäre Bestandteile mit homogenem, fein granulierten, vesikulären oder lamellären Inhalt unterschiedlicher Elektronendichte und sind meist nur ELM nachweisbar. Sie enthalten hydrolytische Enzyme (saure Hydrolasen) und stellen den intracellulären Verdauungsapparat dar. Sie können abgenutztes zelleigenes Material (z. B. alte Mitochondrien) oder von der Zelle aufgenommene Substanzen abbauen.

Bei dem lysosomalen Verdauungscyclus werden vier aufeinanderfolgende Funktionszustände der Lysosomen anhand morphologischer Kriterien unterschieden: Primärlysosomen – Sekundärlysosomen – Telolysosomen und Residualbodies (Restkörper).

Abb. 1.9. Halbschematische Darstellung (ELM) von Zellorganellen, Zellkern, Zellmembran und Kinocilien. (In Anlehnung an CHEVREMONT und KRSTIC). **a** Schematische räumliche Darstellung eines durchgeschnittenen Mitochondriums vom Cristaetyp. Cm = Cristae mitochondriales, aM = äußere Mitochondrienmembran, iM = innere Mitochondrienmembran, Im = innere Mitochondrienmatrix, Am = äußere Mitochondrienmatrix, As = ATPosomen. b_1 Dreidimensionale Wiedergabe der Kernhülle mit Kernporen (Pfeile weisen auf Kernporen hin). Ri = Ribosomen, Chr = Chromatin, Km = Kernmembranen (Kernhülle) mit perinucleärem Raum. b_2 Strukturmodell von Kernporen. Die kugelförmigen Strukturen (Kg) bestehen aus Knäueln von fadenförmigen Molekülen und zeigen eine octogonale Anordnung. Dp = Diaphragma, Km = innere Kernmembran. **c** Modell der Zellmembran und vermutliche Molekularstruktur (trilaminärer Bau). Pr = Proteinlamellen, Lil = Lipidlamelle, GP = Gerüst- bzw. Enzymproteine (können durch alle Schichten hindurchgehen). (In Anlehnung an FOX, SINGER und NICOLSON). **d** Dreidimensionale Darstellung eines Centriols. Wandung bestehend aus Tripletts (Tr, Dreieranordnung von Tubuli) mit Satelliten (Sa). (In Anlehnung an KRSTIC). **e** ELM-Bild von Kinocilien mit Längs- und Querschnitt (Ausschnitt rechts unten). Kc = Kinocilium, zMt = zentrale Mikrotubuli, pMt = periphere Mikrotubuli, Kt = Kinetosom, Wf = Wurzelfüßchen, Tu = Tubuli, F = Fortsätze von Kinetosomen. Ausschnitt: Querschnitt der Binnenstruktur eines Kinociliums mit 9n +2 (n = 1, 2, 3) Mikrotubuli (9 periphere Gruppen von Mikrotubuli, 2 zentrale Mikrotubuli)

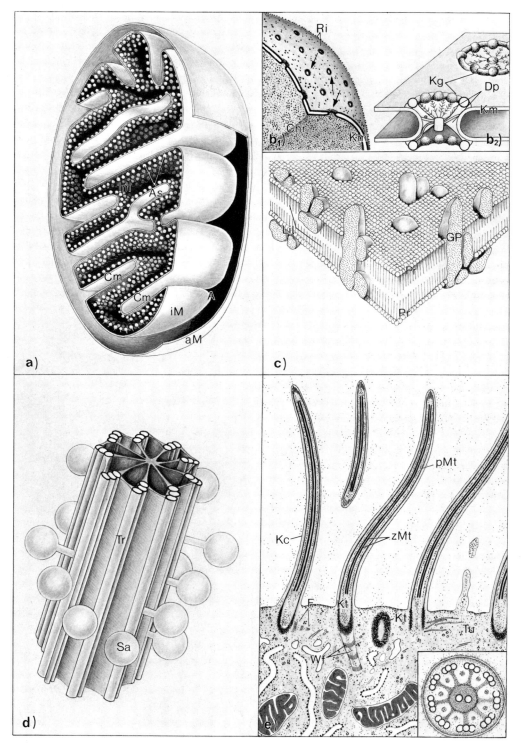

Abb. 1.9

Das Primärlysosom ist eine membranumschlossene Vakuole mit gleichmäßig dichter Matrix, die zahlreiche Enzyme, vornehmlich Hydrolasen enthält. Die Membran des Primärlysosoms wird vom Golgi-Apparat geliefert, während die lysosomalen Enzyme am granulären ER synthetisiert werden, in die Cisternen des Reticulums gelangen, von hier aus über Vesikel den Golgi-Cisternen zugeleitet werden und mit ihnen verschmelzen. Aus den Cisternen der Dictyosomen schnüren sich dann membranbegrenzte Vesikel als Primärlysosomen ab.

Das Sekundärlysosomen (Abb. 1.12) entsteht, wenn ein Primärlysosom mit dem zu verdauenden Material verschmilzt und somit der Verdauungsprozeß eingeleitet ist. Primärlysosomen können sich mit Autophagosomen (autophagische Vakuole) oder Heterophagosomen (heterophagische Vakuole) verbinden. Ein Autophagosom ist eine membranbegrenzte Vakuole in der nur zelleigenes, abgenutztes Material (z. B. Mitochondrienbestandteile) eingeschlossen ist. Ein Heterophagosom beinhaltet von der Zelle durch Phagocytose (s. S. 18) oder Pinocytose (s. S. 18) aufgenommenes Material. Die entsprechenden Vorgänge heißen Auto- bzw. Heterophagie.

Ein Autolysosom ist ein mit einem Autophagosom verschmolzenes Sekundärlysosom; ein Heterolysosom ist ein Sekundärlysosom, das mit einem Heterophagosom verschmolzen ist. Phagolysosomen sind Primärlysosomen, die mit Phagosomen (membranbegrenztes zelleigenes oder zellfremdes Material) zu Sekundärlysosomen verschmolzen sind.

Die Telolysosomen entstehen aus Sekundärlysosomen als Ergebnis lysosomaler Verdauung und können noch relativ aktiv am Verdauungsvorgang teilnehmen, da ihre Enzymausstattung noch funktionstüchtig ist. Ist ihre Verdauungskapazität erschöpft, können sie sich nicht mehr am Verdauungscyclus beteiligen, und heißen jetzt Restkörper oder „Residualbodies". Diese sind unterschiedlich große, granulierte oder lamellierte Körper, die wahrscheinlich als Reste von Phospholipiden zu betrachten sind. Telolysosomen und Residualbodies können von der Zelle durch Extrusion ausgeschleust werden (s. Abb. 1.12).

Die in der Herzmuskelzelle und in Nervenzellen relativ frühzeitig auftretenden Lipofuscingranula (Abnutzungspigmente) zählt man zu den Residualbodies.

1.3.5 Multivesicularbodies

Sog. „Multivesicularbodies" (Abb. 1.6) werden zum Teil zu den Lysosomen gezählt und bestehen aus mehreren Vesikeln, die insgesamt von einer Membran umgeben sind ($\varnothing$ bis 0,5 µm). Sie werden auch als Vorstufen von Lysosomen oder als Hormonspeicher gedeutet und sind nur ELM nachweisbar.

1.3.6 Microbodies (Peroxisomen)

Microbodies sind ELM-erkennbare, kugelige oder ellipsoide, membranumgebene Gebilde ($\varnothing$ 0,2–0,6 µm) mit feingranulärer Matrix. Sie enthalten die H_2O_2-spaltende Katalase und sind in einer Schutzfunktion gegen das Zellgift Wasserstoffperoxid von Bedeutung. Die Peroxisomen entwickeln sich aus sackförmigen Vorwölbungen des granulären ER durch Abschnürung.

1.3.7 Ribosomen

Die Ribosomen sind ELM-sichtbare, RNA-haltige Körnchen mit einem $\varnothing$ von 12–25 nm und kommen zahlreich frei im Grundplasma (freie Ribosomen) oder an der Außenfläche der Membranen des granulären ER, in geringer

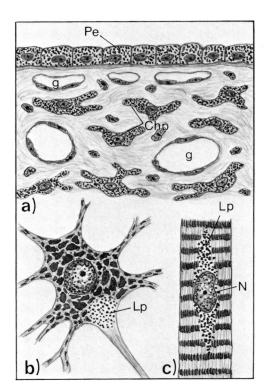

Abb. 1.10. Verteilung von Pigmenten in unterschiedlichen Zellen (*LM*). **a** Ausschnitt aus der Augenwand. *Pe* = Pigmentepithelzellen der Retina mit Melaninpigmenten, *Chp* = Chromatophoren (Zellen mit Pigmentkörnchen in der Chorioidea), *g* = Gefäß. **b** Lipofuscinpigmente (*Lp*) im Abgang des Fortsatzes (Neurit) einer Nervenzelle. **c** Herzmuskelzelle (kernhaltiger Abschnitt) mit perinucleär gelagerten Lipofuscinpigmenten (*Lp*); *N* = Nucleus

Zahl im Zellkern und in Mitochondrien vor. Die Ribosomen setzen sich aus Proteinen und Ribonucleinsäuren zusammen und sind der Ort der Proteinbiosynthese. Während der Proteinsynthese lagern sie sich im Grundplasma an einem dünnen aus Messenger-RNA (Boten-Ribonucleinsäure) bestehenden Faden zu Rosetten oder Spiralen zusammen und werden dann Polysomen (Polyribosomen) genannt. Ribosomenreichtum der Zelle führt zur LM faßbaren Basophilie des Plasma.

An den freien Ribosomen werden zelleigene Strukturproteine und Enzyme, an den Ribosomen des granulären ER hauptsächlich solche Proteine synthetisiert, die ausgeschleust werden (z. B. Sekrete von Drüsenzellen).

1.3.8 *Centriolen*

Centriolen (Zentralkörperchen, Abb. 1.5) sind zwei stets zusammenliegende schon LM erkennbare Körnchen (mit Eisenalaun darstellbar), die in einem radiärstreifig differenzierten Cytoplasmaabschnitt (Centroplasma oder Centrosphäre) liegen und während der mitotischen Zellteilung sichtbar werden. Die in Kernnähe oder im Bereich von Golgi-Feldern befindlichen Centriolen (auch Diplosomen genannt) stellen ELM (Abb. 1.9) je einen Hohlzylinder dar ($\varnothing$ 0,15 µm, Länge 0,4–0,5 µm), dessen Wandung aus neun in Dreiergruppen (Tripletten) angeordneten Mikrotubuli besteht. Auf der Außenseite einer Dreiergruppe finden sich kleine Granula, die man Satelliten nennt (Abb. 1.9). Die beiden Hohlzylinder stehen senkrecht zueinander.

Die Hauptfunktion der Centriolen wird in der Entwicklung und anschließenden Verkürzung der Mikrotubuli des Spindelapparates während der mitotischen Zellteilung und in ihrer Beteiligung an der Ausbildung der Basalkörnchen von Flimmerhärchen (Kinocilien) gesehen.

Infolge ihres DNA-Gehaltes sind die Centriolen bei der Zellteilung selbst teilungsfähig (halbautonome Zellorganellen).

1.4 Metaplasma

Unter der Bezeichnung Metaplasma kann man solche Strukturen zusammenfassen, die die morphologische Grundlage für eine spezifische Leistung der Zelle verkörpern (Berufsstrukturen), z. B. fädige Strukturen als Tonofibrillen (Abb. 1.17) zur Aufrechterhaltung der Zellform oder contractile Myofibrillen für die Zusammenziehung der Muskelzellen (Abb. 7.1).

Die LM sichtbaren *Tonofibrillen* (z. B. in Epithelzellen der Haut, Abb. 1.17) setzen sich aus zahlreichen ELM erkennbaren fadenförmigen Proteinstrukturen, den Tonofilamenten mit einem Durchmesser von 6 nm zusammen. In Nervenzellen treten Neurofilamente, in Gliazellen (s. S. 103) Gliafilamente und in Muskelzellen Myofilamente auf.

Filamente sollen als aktive Filamente zum sog. Cytoskelet der Zelle gehören und kommen besonders zahlreich in Mikrovilli (Abb. 1.16) vor. In den Muskelzellen verkörpern 6 nm dicke Aktin- und 12 nm dicke Myosinfilamente die morphologische Grundlage der Contractilität und bauen die LM erkennbare Myofibrillen auf.

Zum Metaplasma kann man auch *Mikrotubuli* zählen, die nur ELM sichtbare unverzweigte Schläuche von unterschiedlicher Länge mit einem Durchmesser von 20–30 nm darstellen. Ihre Wandung besteht aus Protofilamenten (globuläre Proteinmoleküle).

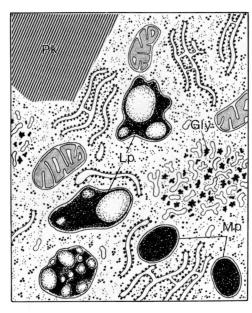

Abb. 1.11. ELM-Bild von paraplasmatischen Zelleinschlüssen. *Lp* = Lipofuscinpigmente, *Mp* = Melaninpigmente, *Gly* = Glykogen, *Pk* = Proteinkristall (Anschnitt)

Labile Tubuli sind solche, die bei der Zellteilung auftreten und bei Abschluß des Teilungsprozesses wieder abgebaut werden. Sie erscheinen auch bei Cytoplasmabewegungen, bei Änderung der Zellform sowie bei der amöboiden Eigenbewegung.

Stabile Tubuli sind ständig in der Zelle vorhanden, sind für die Aufrechterhaltung der Zellform verantwortlich und werden in der Gesamtheit als Cytoskelet bezeichnet. Sie sollen auch dem intracellulären Transport dienen.

1.5 Paraplasmatische Substanzen

Paraplasmatische Substanzen sind Zelleinschlüsse, die als morphologisches Substrat des Zellstoffwechsels zu betrachten sind. Hierzu zählt man Lipide, Pigmente, Glykogen und Proteinkristalloide.

Glykogen läßt sich LM in Form von Schollen oder Granula mit der Karminfärbung nach Best in einem leuchtend roten Farbton nachweisen, ist ein ubiquitärer Bestandteil fast aller Zellen und kommt in größeren Mengen in der Leber- und Muskelzelle vor. Der histochemische Nachweis erfolgt mit der Perjodsäure-Schiff-Reaktion (PAS-Färbung). Das Glykogen ist die Speicherform der Glucose, als Reservestoff für den Energiehaushalt der Zelle von großer Bedeutung und kann in Stoffwechselprozessen schnell mobilisiert werden.

ELM ist Glykogen durch Kontrastierung der Schnitte mit Bleicitrat in Form dichter, oft unregelmäßig begrenzter Glykogenpartikel in einer Größenordnung von 20–40 nm darstellbar. Als α-Glykogenpartikel liegen sie rosettenförmig, als β-Glykogen isoliert.

Lipide sind LM als unterschiedlich große Tropfen nach Formalinfixierung, Herstellung von Gefrierschnitten und nach Anfärbung mit Sudanschwarz in einem schwarzen oder mit Scharlachrot in einem roten Farbton nachweisbar. In Paraffin- oder Celloidinschnitten sind die Lipidtröpfchen herausgelöst, so daß an ihrer Stelle Vacuolen oder Löcher erscheinen.

Lipidtröpfchen unterschiedlicher Größe finden sich in den Zellen des Gelbkörpers (s. S. 218) der Talgdrüsen (Abb. 4.4), der Nebennierenrinde (Abb. 5.9), in Fettzellen des plurivacuolären Fettgewebes (Abb. 5.9) und als einheitlich großer Fett-Tropfen in den Zellen des univacuolären Fettgewebes (Abb. 5.9). ELM erscheinen die Lipide als dunkle rundliche Tropfen.

Gespeicherte *Proteinkristalle* treten in typischer Weise als Reinke-Kristalle in den Leydig-Zwischenzellen (Abb. 1.11) des Hodens auf.

Bei den *Pigmenten*, den Farbstoffträgern der Zelle, unterscheidet man endogene (im Körper entstandene) und exogene (von außen in den Körper gebrachte) Pigmente. Die endogenen Pigmente umfassen das Melanin, Lipofuscin, das Hämosiderin und Ferritin und liegen als rundliche ovoide oder stäbchenförmige Partikel, auch Granula genannt, vor. Hämosiderin und Ferritin sind aus dem Blut stammende, sog. hämatogene Pigmente.

Die braunen bis schwarzen, schon im ungefärbten Präparat sichtbaren *Melaningranula* (Melanosomen) werden in Melanoblasten (melaninbildende Zellen, Abb. 5.1 u. 18.2) und im Pigmentepithel der Netzhaut des Auges produziert. Sie finden sich außerdem im Epithel der Haut, in Haaren, in Melanophoren der mittleren Augenhaut und in den Nervenzellen des Nucleus (Ansammlung von Nervenzellen), weniger im Mittelhirn. Die Melanoblasten oder -cyten produzieren Melaninpigmente und geben sie z. B. an die Zellen der Haut und der Haare ab.

Die gelblichen bis braunen *Lipofuscingranula* enthalten eine Protein-Lipidverbindung und sind als Endprodukte einer lysosomalen Verdauung (Residualbodies) zu bezeichnen (s. S. 12). Sie treten häufig und relativ frühzeitig in Herzmuskel- und Nervenzellen auf (Abb. 1.10) und werden auch als Abnutzungspigmente bezeichnet. Im Alter erscheinen sie auch in Leberzellen, in Drüsenzellen der Nebennierenrinde und in glatten Muskelzellen.

ELM zeigen sie eine unregelmäßige Oberfläche und im Innern einer dunklen Matrix unterschiedlich große Aufhellung (Abb. 1.11).

Das eisenhaltige Hämosiderin entsteht intracellulär aus Hämoglobin bei Blutungen und bei gesteigertem Abbau von Erythrocyten in den Endothel- und Reticulumzellen von Leber, Milz, Lymphknoten und Knochenmark sowie in Makrophagen (s. S. 63) und in Zellen des RES (s. S. 63).

Unter exogenen Pigmenten hat man Metall-, Kohle-, Ruß- oder Staubteilchen zu verstehen, die mit der Atemluft in die Lungenbläschen gelangen, dort von Zellen der Lungenbläschenwandung aufgenommen

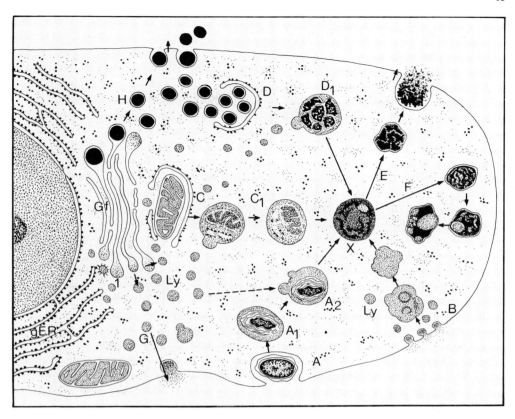

Abb. 1.12. ELM-Zustandsbilder einer lysosomalen Verdauung. Gf = Golgi-Feld, gER = granuläres endoplasmatisches Reticulum. 1 = Entstehung der Primärlysosomen aus Golgi-Säckchen. A = Phagocytose corpusculären Materials, A_1 = Heterophagosom, A_2 = Verschmelzung von Lysosomen mit dem Heterophagosom zum Sekundärlysosom (X). B = Mikropinocytose und Verschmelzung mit Lysosomen (Ly) ebenfalls zum Sekundärlysosom (X). C = Autophagischer Abbau eines Mitochondriums, C_1 = Verschmelzung des Autophagosoms mit Lysosomen zum Sekundärlysosom (X). D = Lysosomaler Abbau von überschüssigen Sekretgranula, D_1 = Verschmelzung der Sekretgranula mit Lysosomen über Autolysosom zum Sekundärlysosom (X). E = Umwandlung des Sekundärlysosoms in einen Restkörper und dessen Ausschleusung durch Krinocytose. F = Umwandlung des Sekundärlysosoms in einen Restkörper und Lipofuscingranula. G = Ausschleusung von lysosomalen Enzymen aus der Zelle, H = Krinocytose von Sekretgranula. Die Membranen von Autophagosomen stammen vom gER ab. (In Anlehnung an DE DUVE)

(phagocytiert) und durch den Lymphstrom an der Lungenoberfläche oder in regionären Lymphknoten abgelagert werden. Zu den exogenen Pigmenten zählt man auch die bei Tätowierungen in die Haut eingebrachten Farbstoffe, die von Bindegewebszellen aufgenommen werden.

1.6 Zellmembran (Plasmalemm)

Die LM und ELM gut erkennbare Zellmembran grenzt das Cytoplasma gegen das umgebende Medium ab und ist durch eine selektive Durchlässigkeit für ein- oder austretende Stoffe charakterisiert. Sie ist semipermeabel (halbdurchlässig) und stellt andererseits eine Schranke dar, die ein Herausdiffundieren von Zellinhaltsstoffen verhindern kann. Durch aktive Leistung von Transportmechanismen (Membranpumpe, Carrier-System, s. Lehrbücher der Physiologie und Biochemie) können Stoffe, die außerhalb der Zelle in einer geringeren Konzentration als im Cytoplasma vorliegen, dennoch in die Zelle gelangen.

Im LM Präparat sieht man die Zellmembran als eine feine, die Zelloberfläche abgrenzende, meist dunkle Linie (Abb. 1.5), die allerdings bei

16 Aufbau der Zelle

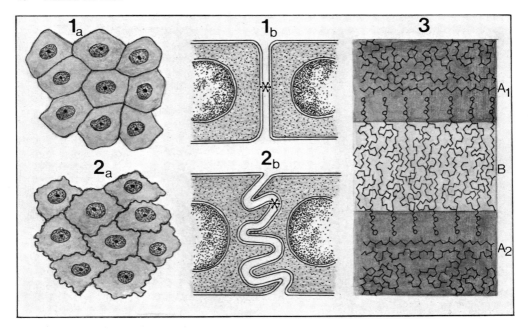

Abb. 1.13. Darstellung von Zellgrenzen, elektronenmikroskopischer und chemischer Bau der Zellmembran. *1* = Geradliniger Verlauf der Zellgrenzen [*1a* = LM, *1b* = ELM]. *2* = Unregelmäßiger, zum Teil wellenförmiger Verlauf der Zellgrenzen [*2a* = LM, *2b* = ELM]. In 1b) und 2b) wird der trilaminäre Bau (äußere und innere Proteinlamelle, mittlere Lipidzone) sichtbar. *3* = Molekularer Aufbau der Zellmembran als Elementarmembran. Trilaminärer Aufbau aus äußerer (A_1) und innerer (A_2) Proteinschicht (osmiophil) sowie dazwischenliegender (B) Lipidschicht (osmiophob). * = Intercellularraum. (In Anlehnung an BUCHER)

manchen Färbungen nicht immer deutlich hervortritt. ELM erscheint das Plasmalemm regelmäßig als kontrastreiche Linie (Abb. 1.6), die sich bei sehr hohen Vergrößerungen als eine aus drei Schichten aufgebaute Struktur (trilaminärer Bau) von einer durchschnittlichen Dicke von etwa 7–10 nm erweist. Innen und außen findet sich jeweils eine dunkel erscheinende, stark elektronendichte, 2,5 nm breite Schicht (Proteine). In der Mitte ersteckt sich eine helle, elektronendurchlässige, osmiophobe, etwa 3 nm breite Zone (Lipide). Das Plasmalemm wird auch als eine Doppelmembran bezeichnet, da die beiden Proteinschichten sehr elektronendicht und gut erkennbar sind (Abb. 1.9). Nicht nur die Zellmembran, sondern alle im Cytoplasma der Zelle befindlichen Membransysteme (z. B. Membranen der Mitochondrien und des ER) zeigen diesen typischen dreischichtigen Aufbau. Dieses einheitliche morphologische Bild legt die Vermutung nahe, daß sämtliche Membransysteme gleichartig aufgebaut sind.

Aus diesem Grunde wurde der Begriff „Unit-Membrane" (Einheitsmembran, Elementarmembran) geprägt.

Die Zellmembran ist die Steuerungsstelle für Wachstum, Teilung, Entwicklung und Kommunikation. Es wird die Anwesenheit spezifischer Membranreceptoren angenommen.

1.7 Glykocalix

An zahlreichen Zellen (z. B. Epithelzellen, rote und weiße Blutzellen) läßt sich an der Außenfläche der Zellmembran ein filzartiges, aus verzweigten, teilweise miteinander verflochtenen Filamenten ($\varnothing$ 2,5–5,0 nm) bestehendes Häutchen erkennen, das aus Glykoproteinen und Glykolipiden zusammengesetzt ist und als Glykocalix bezeichnet wird (Abb. 1.17). Die Glykocalix hat die Wirkung von Antigenen und stellt das Erkennungszeichen (Erkennung anderer Zellen) dar. Die verschiedenen Blutgruppen basieren auf der Unterschiedlichkeit der chemischen Zusammensetzung der Glykocalix von

Erythrocyten. Außerdem ist die Glykocalix Receptor und Ort der Fixierung von Viren an der Zelloberfläche. Die chemische Zusammensetzung ist art- und immunospezifisch und wird genetisch kontrolliert. Die Glykocalix ist für die selektive Permeabilität der Zellmembran verantwortlich.

1.8 Lamina basalis

An verschiedenen Zellverbänden (z. B. an Epithel- und Muskelgewebe, unter Endothelzellen von Blutgefäßen und an Schwann- und Hüllzellen des Nervengewebes) ist ELM eine etwa 50–80 nm breite Lamina basalis zu erkennen, die sich aus einem Filzwerk von etwa 3 nm langen Filamenten zusammensetzt. Sie enthält Proteoglycane, soll Aufgaben beim Stoffaustausch zwischen Zellen und Blutgefäßen übernehmen und auch stabilisierende Eigenschaften für die Zellmembran besitzen (Abb. 1.16).

1.9 Basalmembran

Die z. B. unter jedem Epithel (s. S. 30, Abb. 2.1) gelegene, etwa 0,5 bis 1,5 µm dicke Basalmembran ist LM faßbar und setzt sich aus der Lamina basalis und ihr angelagerten Reticulinfasern (s. S. 55) zusammen, so daß die Lamina basalis als ein Bestandteil der Basalmembran zu betrachten ist.

1.10 Stofftransport durch die Zellmembran

Ein Stofftransport durch die Zellmembran hindurch kann erfolgen:
1. durch *Transmembrantransport* (Transport von Ionen und kleineren Molekülen),
2. durch *Membranflußmechanismen* (Aufnahme von größeren Molekülen und partikulären Substanzen).

Beim Transmembrantransport lassen sich ein passiver Transport- und ein aktiver Transportmechanismus unterscheiden. Beim passiven Transport kommt es zu einer Diffusion von Ionen oder kleineren Molekülen durch die Zellmembran hindurch in Richtung eines Konzentrationsgradienten bis zum Ausgleich der Konzentration zwischen dem Zellinneren und dem umgebenden Medium.

Ein aktiver Transport von Stoffen erfolgt durch die Zellmembran gegen einen Konzentrationsgradienten, wie er für die Aufrechterhaltung der

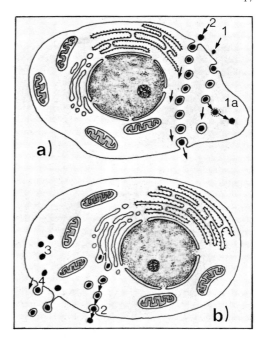

Abb. 1.14. a Halbschematische Darstellung der Pinocytose und Cytopempsis. *1* = Pinocytose (Aufnahme von Flüssigkeitströpfchen durch Membranumscheidung). Die Membran der Pinocytosevesikel kann sich auflösen (*1a*). *2* = Cytopempsis (Durchschleusung von Flüssigkeitströpfchen durch das Cytoplasma; beginnt mit Pinocytose, anschließend Durchschleusung des membranbegrenzten Materials durch das Cytoplasma, dann Ausschleusung durch umgekehrte Pinocytose). (In Anlehnung an LEONHARDT). **b** Halbschematische Darstellung der Exocytose (Extrusion). *1* = Produktion von membranbegrenzten Sekretgranula in Golgi-Säckchen und Ausschleusung durch ekkrine Extrusion (*2* = Krinocytose) mit Einbau der Granulamembran in die Zellmembran, *3*, *4* = Apokrine Extrusion, nicht membranbegrenzte Granula (3) erhalten eine Membran aus dem Plasmalemm (4) und werden durch Abnabelung ausgeschleust. (In Anlehnung an LEONHARDT)

Stoffwechselfunktion für die Zelle unerläßlich ist.

Größere Moleküle und partikuläre Substanzen werden durch sog. Membranflußmechanismen, den sog. Cytosen, in die Zelle aufgenommen. Hierbei schnürt die Zellmembran kleine Bläschen ab (Membranvesiculation), die gleichzeitig das zu transportierende Partikelchen einschließen und mit ihm in das Cytoplasma wandern. Dieser Transport in das Cytoplasma heißt *Endocytose*. Eine Ausschleusung von Partikeln

18 Aufbau der Zelle

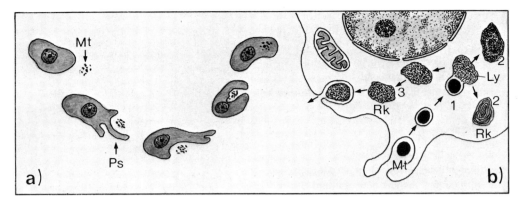

Abb. 1.15. a Zustandsbilder (LM) der amöboiden Eigenbewegung (Aus- und Rückbildung von Pseudopodien, *Ps*) und Phagocytose (Aufnahme größerer corpusculärer Bestandteile in das Cytoplasma). *Mt* = Material, das phagocytiert werden soll. **b** Zustandsbild (ELM) der Phagocytose. *1* = Material, das phagocytiert werden soll (Mt), wird mit einer Membran umscheidet, gelangt in das Plasma und verschmilzt mit einem Lysosom (Ly), *2* = Ein Verdauungsprozeß beginnt, der zu einem nicht verdaulichen Restkörper (Rk) führt, *3* = Dieser Restkörper kann ausgeschleust werden. (In Anlehnung an LEONHARDT)

aus der Zelle durch Membranflußmechanismen (z. B. bei Drüsen, s. S. 41) bezeichnet man als *Exocytose* bzw. als Extrusion.
Bei den Endocytosen lassen sich je nach Größe der durch die Zellmembran zu transportierenden Partikel drei Arten unterscheiden, die im Prinzip alle gleichartig ablaufen:
1. *Pinocytose*,
2. *Phagocytose*,
3. *Cytopempsis*.
Bei der *Pinocytose* (Abb. 1.14) handelt es sich um die Aufnahme von Flüssigkeitströpfchen, in denen Substanzen gelöst sind. Hierbei senkt sich die Zellmembran über den Flüssigkeitstropfen, der pinocytiert werden soll, ein, trennt sich dann von der Zellmembran ab, umschließt das Flüssigkeitströpfchen vollständig und gelangt mit ihm in das Cytoplasma. Dieser Vorgang ist ELM am besten nachweisbar und ist eine generelle Eigenschaft der Zelle. An Stellen intensiven Stoffaustausches (z. B. Endothelzellen der Blutgefäße) treten zahlreiche Pinocytosevesikel auf.
Die *Phagocytose* ist vom Prinzip her der Pinocytose nahe verwandt und bedeutet eine Aufnahme von größeren corpusculären Bestandteilen in die Zelle. Die Zelle umfließt hierbei mit ihrem Plasma die Fremdkörper (z. B. Bakterien) und nimmt sie unter Einsenkung der Zellmembran und anschließender Abschnürung in

sich auf (Abb. 1.15). Das jetzt im Cytoplasma gelegene phagocytierte Material ist damit von einer Membran, die von der Zellmembran abstammt, umgeben. Der Abbau des phagocytierten Materials (Heterophagosom) erfolgt durch Lysosomen (s. S. 10). Die Phagocytose ist LM und ELM nachweisbar und ist eine Eigenschaft der granulierten weißen Blutzellen (Granulocyten) und der Zellen des reticulo-endothelialen Systems (s. S. 63). Phagocytierende Zellen werden auch Phagocyten, Mikro- oder Makrophagen (s. S. 63) genannt.
Die *Cytopempsis* (Abb. 1.14) unterscheidet sich von der Phago- und Pinocytose dadurch, daß pinocytierte Stoffe mit ihrer von der Zellmembran gelieferten Membran durch die Zelle hindurchgeschleust und auf der anderen Seite ausgeschleust werden. Dabei verbindet sich die Membran des durchgeschleusten Materials mit der Zellmembran, wobei die Membran des Vesikels in das Plasmalemm eingebaut und das transportierte Material ausgeschleust wird (umgekehrte Pinocytose, Exocytose). Die Cytopempsis wird besonders in den Endothelzellen von Gefäßen beobachtet.
Von einer *Exocytose* oder Extrusion (Abb. 1.14) spricht man, wenn Substanzen aus der Zelle herausgeschleust werden. Hierbei unterscheidet man 1. eine *ekkrine Extrusion* (Krinocytose), wenn z. B. die Membran eines Se-

kretgranulum mit dem Plasmalemm im Sinne einer umgekehrten Pinocytose verschmilzt und sein Inhalt aus der Zelle heraustritt. 2. Eine *apokrine Extrusion*, wenn eine Ausschleusung von Zellmaterial (z. B. Sekrettropfen) mit Abgabe einer Membran, die vom Plasmalemm abstammt, erfolgt, und 3. eine *holokrine Extrusion*, bei der die Zelle mit ihrem Kern abstirbt und als Sekret aus der Drüse transportiert wird, (z. B. Talgdrüse, s. S. 42, Abb. 4.4).

Schließlich kommt eine Stoffaufnahme oder -abgabe und ein Stofftransport durch die Zelle mittels Permeation in Betracht.

1.11 Oberflächendifferenzierungen der Zelle

Gleich oder unterschiedlich lange, etwa fingerförmige Vorwölbungen der Zellmembran – zusammen mit Cytoplasma – stellen Differenzierungen der Oberfläche der Zelle dar und sind von unterschiedlicher funktioneller Bedeutung. Hierzu zählt man die Mikrovilli (ELM nachweisbar), Kinocilien oder Flimmerhärchen und Stereocilien (schon LM sichtbar).

1.11.1 *Mikrovilli*

Die Mikrovilli können an manchen Zellen (z. B. Endothelzellen von Lymphcapillaren, Leberzellen) in unterschiedlicher Länge und Zahl, an anderen Zellen (Darmepithel, Nierenkanälchen) in großer Zahl und gleich lang auftreten (Abb. 1.16). Die etwa 0,6–0,8 µm langen und 50–100 nm dicken Mikrovilli bedeuten eine erhebliche Oberflächenvergrößerung der Zelle und werden in ihrer Gesamtheit (LM mit Eisenalaun oder HE-Färbung darstellbar) als LM faßbarer Cuticular-, Bürsten-, Stäbchen- oder Resorptionssaum (Abb., 1.16) sichtbar, der homogen oder streifig differenziert aussehen kann und der Resorption (Stoffaufnahme) dient.

Die Mikrovilli können kleine Bündel von etwa 6 nm dicken, dem Stofftransport oder der Stabilisierung dienenden Mikrofilamente enthalten, die parallel zur Längsachse der Mikrovilli gestellt sind. An der Oberfläche der Mikrovilli erstreckt sich häufig eine Glykocalix (Abb. 1.16), die eine selektive Permeabilität verursacht und sich zusammen mit den im Cuticularsaum befindlichen Enzymen (saure Phosphatase, ATPase und Esterasen) an der Resorption beteiligt.

1.11.2 *Kinocilien*

Kinocilien oder Flimmerhärchen sind bewegliche, unterschiedlich lange Cilien und kommen besonders zahlreich am Epithel der Luftröhre vor. LM sieht man die aus der Zelle herausragenden Flimmerhärchen, die mit einem in der Zellspitze befindlichen Basalkörnchen (Kinetosom) in Verbindung stehen. An das Kinetosom schließt sich eine sog. Wimpernwurzel (Abb. 1.9 u. 1.16) an.

ELM-Befunde ergeben folgende bauliche Einzelheiten (Abb. 1.9): Ein Kinocilium ist eine fingerförmige Vorwölbung des Plasmalemm und des Cytoplasma, enthält regelmäßig ein System charakteristisch angeordneter Tubuli und weist an der Basis ein Kinetosom auf (baulich mit den Centriolen vergleichbar), an das sich eine in das Plasma fortsetzende quergestreifte Wimpernwurzel mit einer Periodizität von 65 nm (650 Å) anschließt. Die etwa 0,2 µm dicken und 3–20 µm langen Kinocilien weisen regelmäßig 9 periphere Dreiergruppen (Tripletts) von Mikrotubuli und ein Zentralpaar, das Doublette genannt wird, auf. Die peripheren Tubuli stehen mit dem Kinetosom in kontinuierlicher Verbindung.

Ein Querschnitt durch Kinocilien zeigt ein Muster, das einem Rad mit 9 Speichen vergleichbar ist. Zwischen den peripheren Tubuli und einer um die zentrale Doublette gelegenen, helikalen Zentralscheibe sind Verbindungsstücke vorhanden, die das Protein Dynein mit Adenosintriphosphatase-Aktivität enthalten. Die Cilienbewegung wird durch eine Reaktion zwischen Dynein und dem mikrotubulären Tubulin verursacht. Die Flimmerhärchen schlagen auf einen Epithelzellverband, alle in der Weise, indem ein schneller, meist körperauswärts gerichteter Schlag mit einer langsamen Rückholbewegung abwechselt. In einer koordinierten Bewegung läuft die Flimmerbewegung wellenförmig (metachron) über größere Zellareale, organspezifisch und genetisch fixiert, ab. Da in einem Flimmerepithel (Abb. 3.1) meist einzellige Drüsen vorhanden sind, die ein Sekret an die Epitheloberfläche abgeben, entsteht durch den Flimmerschlag ein Flüssigkeitsstrom, mit dem Fremdpartikel fortbewegt werden können.

1.11.3 *Stereocilien*

Unter Stereocilien (Abb. 1.16) hat man unterschiedlich, meist 5–7 µm lange fingerförmige Fortsätze am Spitzenabschnitt der Epithelzellen des Nebenhodenganges und des Samenleiters zu verstehen, die als unbewegliche, LM als

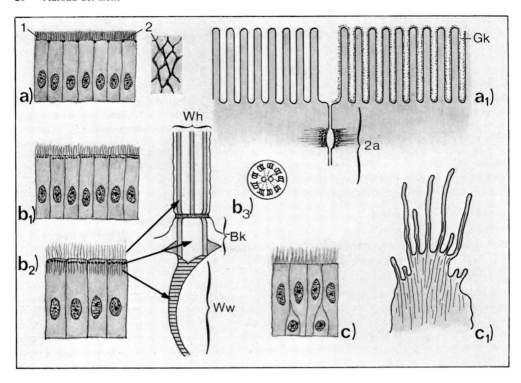

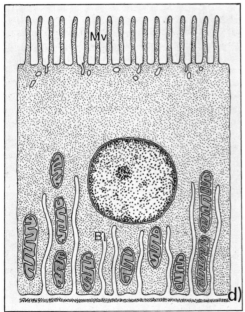

Abb. 1.16. LM- und ELM-Schema von Oberflächendifferenzierungen der Zellen. **a** Dünndarmepithel mit Cuticularsaum (*1*) und Schlußleistennetz (*2*), quer und flach geschnitten (*LM*). *2a* = ELM-Äquivalent des Schlußleistennetzes mit Zellkontakten (s. auch Abb. 1.17). a_1 Mikrovilli als Vorstülpungen des Cytoplasmas (Oberflächenvergrößerung) mit längs gerichteten Filamenten. *Gk* = Glykokalix. **b** Epithel mit Kinocilien (Flimmerepithel). b_1 Flimmerepithel im Routinepräparat (*LM*). b_2 Flimmerepithel bei stärkster Vergrößerung (*LM*). b_3 ELM-Schema eines Kinociliums mit Wimperhärchen (*Wh*), Basalkörnchen (*Bk*, Kinetosom) und Wimpernwurzeln (*Ww*). (In Anlehnung an LEONHARDT). **c** Stereocilientragendes Epithel, zweireihig (*LM*). c_1 ELM ungleich lange Stereocilien. **d** Oberflächendifferenzierung einer resorbierenden Zelle (Hauptstück der Niere) (*ELM*). *Mv* = Mikrovilli, *Bl* = basales Labyrinth (Membraninvaginationen und Reihenstellung der Mitochondrien in den basalen Zellfortsätzen)

häufig verklebte härchenartige Oberflächendifferenzierungen sichtbar werden.

ELM lassen sich in den Stereocilien gebündelte Filamente nachweisen (Abb. 1.16). Die von den Epithelzellen in den zwischen den Stereocilien befindlichen Raum abgegebenen Sekretgranula sollen nach einer kurzen Verweildauer ihre endgültige Ausreifung erfahren.

Als weitere Oberflächendifferenzierung der Zellen sind auch unterschiedliche lange Einsenkungen des basalen Plasmalemms zur Vergrößerug der Zelloberfläche an den Zellen des Hauptstückes der Niere zu betrachten, die in ihrer Gesamtheit „basales Labyrinth" heißen (Abb. 1.16).

1.12 Bewegungserscheinungen der Zelle (Kinetik)

Bewegungserscheinungen der Zelle sind bei Lebendbeobachtungen, z. B. in Gewebekulturen unter Anwendung eines Phasenkontrast- oder Interferenzmikroskopes, auch mit Hilfe der Mikrokinematographie, nachweisbar. Bei den Bewegungserscheinungen unterscheidet man:

1. *die Brown-Molekularbewegung,*
2. *eine innere Plasmabewegung,*
3. *die amöboide Eigenbewegung,*
4. *die Bewegung der Kinocilien.*

1. Die *Brown-Molekularbewegung* ist ein physikalisches Phänomen und auf Zusammenstöße von Molekülen zurückzuführen, durch die gelöste Bestandteile des Grundplasmas in eine ungeordnete, zitternde Bewegung versetzt werden. Die Bewegung des Grundplasmas ihrerseits bewirkt eine Bewegung von Zellorganellen und paraplasmatischen Substanzen, die, wie z. B. die Mitochondrien, dadurch eine kreiselnde oder schlängelnde Bewegung ausführen. Die Brown-Molekularbewegung gewährleistet auch eine Versorgung der Zellorganellen mit solchen für sie lebenswichtigen Substanzen.

2. Die *innere Plasmabewegung* wird durch Mikrotubuli hervorgerufen und ist eine Strömung, durch die eine passive Verlagerung von paraplasmatischen Einflüssen und anderen Zellsubstanzen (z. B. Sekretgranula von Drüsenzellen, Cytoplasmastrom in Nervenzellen) abläuft.

3. Bei der *amöboiden Eigenbewegung* kommt es ähnlich wie bei Amöben zu einer Aus- und wieder Rückbildung von Cytoplasmafortsätzen (Pseudopodien). Ein ständiges Ausbilden von Cytoplasmaausläufern und ihrer anschließenden Einziehung führt zur Ortsveränderung der Zellen, wobei sie sich ihrer Umgebung anpassen.

Bei der amöboiden Eigenbewegung beteiligen sich Mikrofilamente, die wie die kontraktilen Myofilamente der Muskelzellen die Proteine Actin und Myosin enthalten. Die meisten embryonalen Zellen haben die Fähigkeit der amöboiden Eigenbewegung, die für die Entwicklung und Gestaltung des wachsenden Organismus bedeutsam ist.

Im erwachsenen Organismus sind nur bestimmte Zellen, die Histiocyten (s. S. 47), Monocyten (s. S. 50), granulierte weiße Blutzellen (s. S. 50), Lymphocyten (s. S. 50) und Osteoclasten (s. S. 72) amöboid beweglich. Histio-, Granulo- und Monocyten wandern amöboid im Gewebe (Migration), um Fremdstoffe phagocytieren zu können. Dabei können sie durch chemische Stoffe angelockt werden (Chemotaxis). Der Durchtritt von Blutzellen durch das Endothel von Blutgefäßen heißt Diapedese.

Bewegung der Kinocilien s. S. 19.

1.13 Zellkontakte

Besonders enge Kontakte von Membranen benachbarter Zellen können in unterschiedlicher Form und Bauweise auftreten. Sie sind unter der Bezeichnung *Desmosomen* (Maculae adhaerentes), *Zonula occludens* ("tight junction") und *Zonula adhaerens* bekannt und ELM gut nachweisbar.

Desmosomen lassen sich an den Fortsätzen der Epithelzellen des Stratum spinosum in der Epidermis erkennen (Abb. 1.17). An den Bezirken, an denen sich die fingerförmigen Fortsätze gegenüberstehen, wird das Plasmalemm von elektronendichtem, feinkörnigem, osmiophilem Material unterlagert, so daß die Zellmembran örtlich verdickt erscheint (Abb. 1.17) und als Haftplatte bezeichnet wird (10 nm dick). Zwei Haftplatten von benachbarten Zellen mit einer glykoproteidhaltigen, feingranulären Interzellularsubstanz nennt man zusammen Desmosom oder Macula adhaerens.

Fädige Strukturen und für die Festigkeit der Epithelzellen verantwortliche Tonofilamente (s. S. 13, Abb. 1.17) schieben sich in die Fortsätze vor, sind an den Haftplatten befestigt oder können haarnadelförmig umbiegen (Abb. 1.17). Bündel von Tonofilamenten, werden LM als Tonofibrillen (Abb. 1.17) sichtbar. Im LM-Präparat wird ein kontinuierliches Übergehen der Tonofibrillen von benachbarten Epithelzellen lediglich vorgetäuscht; die dunkle Anfärbung im Intercellularraum (Abb. 1.17) entspricht der desmosomalen Verknüpfung. Die sich gegenüberstehenden Fortsätze der Epithelzellen werden auch Intercellularbrücken genannt.

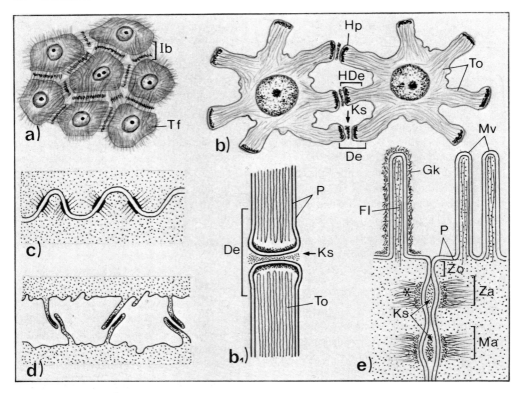

Abb. 1.17. Darstellung von Zellkontakten. **a** LM-Bild von sog. Intercellularbrücken zwischen Epithelzellen (mehrschichtiges Plattenepithel), *Ib* = Intercellularbrücke, *Tf* = Tonofibrillen (ein kontinuierliches Übergehen der Tonofibrillen von benachbarten Epithelzellen wird LM vorgetäuscht). **b** ELM-Darstellung von Desmosomen (*De*). An den Enden der Fortsätze von Epithelzellen bilden sich Haftplatten (Hp, körnig verdichtetes Plasmalemm). Zwischen den Haftplatten glykoproteidhaltige Kittsubstanz (Ks). *HDe* = Halbdesmosom, *To* = Tonofilamente. **b₁** ELM-Darstellung eines Desmosoms (*De*) unter Berücksichtigung des trilaminären Plasmalemm (*P*) und einstrahlender Tonofilamente (*To*). *Ks* = Kittsubstanz. (In Anlehnung an v. MAYERSBACH). **c, d** Formvarianten von Desmosomen. (In Anlehnung an BUCHER). **e** ELM-Darstellung von Zellkontakten zwischen benachbarten Epithelzellen. *Zo* = Zonula occludens ("tight junction"), Verschmelzung der äußeren Schichten benachbarter trilaminärer Plasmalemmata (*P*); *Za* = Zonula adhaerens; *Ma* = Macula adhaerens; *Ks* = Kittsubstanz (glykoproteidhaltig), * = unter dem Plasmalemm gelegenes, feinkörniges (glykoproteidhaltig) und filamentöses (proteinhaltig) Material, *Mv* = Mikrovilli, *Gk* = Glykokalix, *Fl* = Filamente

Unter Hemidesmosomen versteht man eine Desmosomenhälfte. Mitunter findet sich die Ausbildung von Halbdesmosomen nur an einem Zellpol (z. B. die basalen Halbdesmosomen an den basalen Epithelzellen der Epidermis).

Im Verband prismatischer Epithelzellen (z. B. Dünndarmepithel, Abb. 1.16 u. 3.1) läßt sich bei Flachschnitten LM ein dunkel gefärbtes Gitter als sog. *Schlußleistennetz* erkennen. Bei Längsschnitten durch das Epithel werden die Leisten des Gitters als Punkte sichtbar. Dem LM sichtbaren Schlußleistennetz entsprechen, vom Spitzenabschnitt der Zelle basalwärts betrachtet, folgende ELM erkennbare Komponenten:

1. *Zonula occludens* ("tight junction"): Hier tritt eine Verschmelzung der äußeren Schichten des trilaminären Plasmalemms ein (Abb. 1.17), so daß eine pentalamelläre Kontaktstelle entsteht (5 schichtig).

2. Die *Zonula adhaerens* erstreckt sich unterhalb der Zonula occludens; eine Verschmelzung der äußeren Plasmalamellen (Proteinschichten) bleibt aus. Der 25 nm breite Intercellularspalt

beinhaltet eine feinkörnige, osmiophile Kittsubstanz. Unter dem Plasmalemm findet sich intracellulär filamentöses und granuläres Material (Glykoproteine).

3. Die *Macula adhaerens* ist der Zonula adhaerens ähnlich gebaut, liegt in einer Ausdehnung von 0,3–0,5 µm etwas unterhalb der Zonula adhaerens und wird auch als Desmosom bezeichnet. Feingranuläres, filamentöses Material liegt von innen her dem Plasmalemm an.

Die Zonula occludens und adhaerens umschlingen die Zelle in ihrem gesamten Umfang, während die Desmosomen (Maculae adhaerentes) knotenförmige, lokale Verbindungen darstellen. Die genannten Strukturen sorgen für den Zusammenhang der Zellen untereinander und begünstigen auch den Stoffaustausch sowie die Übertragung elektrischer Reize (elektrische Koppelung).

1.14 Zellteilung [Z.1.3.]

Die Arten der Zellteilungen seien nur kurz besprochen, da sie in den Lehrbüchern der Biologie ausführlich behandelt werden.

Das Wachstum von Geweben und somit des Organismus ist auf eine fortlaufende Teilung von Zellen zurückzuführen, bei der eine identische Replikation stattfindet. Zellen von kurzer Lebensdauer (einige Tage bis wenige Wochen) können durch ständige Teilung während der Entwicklung und beim Erwachsenen wieder ersetzt werden (Ausnahme Nervenzellen, Muskelzellen).

Man unterscheidet folgende Arten der Teilung:
1. *Mitose*,
2. *Endomitose*,
3. *Amitose*,
4. *Meiose*.

1.14.1 *Mitose*

Die Mitose ist eine indirekte Kern- und Zellteilung und für die Vermehrung von Körperzellen charakteristisch. Eine normale Mitose führt zur Ausbildung von zwei Tochterzellen, die quantitativ und qualitativ den gleichen Bestand an Chromosomen (DNA-haltiges, genetisches Material) wie die Mutterzellen aufweisen (identische Reduplikation). Die Mitose beginnt mit einer erhöhten Proteinsynthese im Plasma, im Kern erfolgt eine Verdoppelung der DNA durch Replikation, der sich eine Längsspaltung der Chromosomen anschließt. Der Teilung des Zellkernes (Karyokinese) folgt die Zellteilung (Cytokinese).

Nach jeder Mitose tritt eine Interphase (Intermitose) bis zur nächsten Zellteilung ein. In der Interphase erfüllen die Zellen ihre Arbeitsfunktionen (Arbeits- oder Interphasekern). Die Interphase gliedert sich in die G_0-, G_1-, S- und G_2-Phase.

In der G_0-Phase vollbringt die Zelle ihre gewebsspezifischen Leistungen; in der G_1-Phase beginnt die Vorbereitung auf die Kern- und Zellteilung; in der folgenden S-Phase vollzieht sich eine Replikation (Verdoppelung der DNA). Die G_2-Phase ist durch eine Vorbereitung der Teilungsvorgänge und durch Einleitung der Mitosephasen wie Prophase, Metaphase, Anaphase und Telophase gekennzeichnet.

In der Prophase kommt es zur Chromatinentmischung und zu einer Zusammenlagerung, zu einem Konvolut von 46 entspiralisierten Chromosomenfäden bzw. 92 Spalthälften (Chromatiden), die am Centromer zusammengehalten werden. Am Ende der Prophase werden die Chromosomenfäden durch zunehmende Spiralisierung (Kondensierung) kürzer und dicker und erreichen eine kompakte Transportform.

In der Metaphase lösen sich Kernmembran und Nucleolus auf, und es vollzieht sich die Wanderung der Centriolen zu entgegengesetzten Zellpolen und die Ausbildung eines Spindelapparates. Die Spindelfasern (Tubuli) setzen an den Chromosomen (typische X-Form der Metaphasechromosomen) an, die sich zur Äquatorialplatte formieren.

In der Anaphase teilt sich das Centromer in der Längsachse des Chromosoms, so daß die Tochterchromatiden vollständig getrennt sind, die vom Spindelapparat zu den Centriolen hinbewegt werden. Am Ende der Anaphase liegt im Bereich der neuzubildenden Zellkerne je ein diploider Chromosomensatz vor. In der Telophase beginnen sich die individuellen Chromosomen zu entspiralisieren und werden wieder als Chromatin sichtbar. Außerdem tritt eine Neuformation der Nucleolen und eine Entwicklung einer Kernhülle ein. Die am Ende der Telophase vorhandenen Tochterkerne sind in der Chromosomenzahl und in ihrer genetischen Information mit dem Kern der Mutterzelle identisch.

An die geschilderte Karyokinese schließt sich die Durchschnürung des Cytoplasmas (Cytokinese) im Bereich der früheren Äquatorialplatte an.

1.14.2 *Endomitose*

Unter Endomitose versteht man eine nicht abgeschlossene Form des Zellcyclus. Nach einer regelrechten G_1- und S-Phase, die zur Verdoppelung aller Chromosomen führt, unterbleibt die Spindelbildung, und die Kernmembran löst sich nicht auf. Kernteilung (Mitose) und Zellteilung (Cytokinese) fallen aus. Die Verdoppelung des diploiden Chromosomensatzes (2 n = 46) führt zur Tetraploidie (4 n = 92) und dann zu Poliploidiegraden (8 n, 16 n etc.). Die endomitotische Poliploidisierung bedingt eine Vergrößerung des Kern- und Zellvolumens. Eine Poliploidie findet sich z. B. bei Knochenmarksriesenzellen (Abb. 1.2).

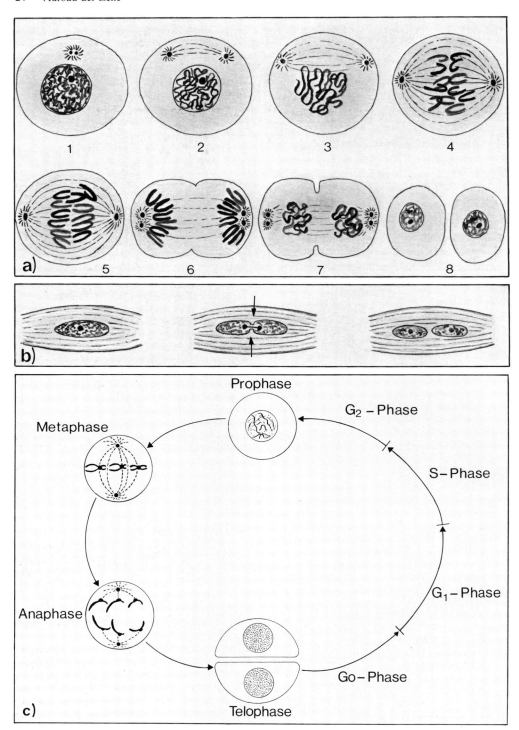

Abb. 1.18. Mitose, 1–3 Prophase, 4 Metaphase, 5–6 Anaphase, 7–8 Telophase, **b** Amitose. Die *Pfeile* weisen auf die beginnende Kerndurchschnürung hin, Verdoppelung des Nucleolus, **c** Schematische Darstellung der einzelnen Phasen bei der Mitose

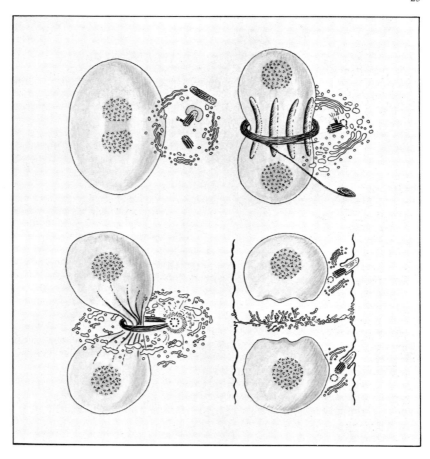

Abb. 1.19. Amitose (Beschreibung siehe Text. Abb. nach PEHLEMANN, Handbuch der allgemeinen Pathologie, 2. Band, 2. Teil, Springer 1971)

1.14.3 *Amitose* (Kernwachstum, direkte Kernteilung)

Unter einer Amitose versteht man eine Kerndurchschnürung ohne Sichtbarwerden der Chromosomen, ohne Auflösung der Kernmembran und ohne Ausbildung eines Spindelapparates. Da meistens eine Zellteilung ausbleibt, führt die direkte Kernteilung zu zwei- oder mehrkernigen Zellen. Amitotische Kernteilungen lassen sich besonders häufig in der Leber, im Tubulusapparat der Niere, in der Nebenniere sowie an Muskelzellen und gelegentlich an sympathischen Nervenzellen beobachten. Die Entstehung mehrkerniger Zellen, z. B. von Fremdkörperriesenzellen (Abb. 1.20), ist viel häufiger auf Amitosen als auf Mitosen mit Ausbleiben der Cytokinese zurückzuführen. Die Amitose bedeutet die Folge einer Vergrößerung der Kernoberfläche, eine Leistungssteigerung der Zelle. Eine Unterbrechung der spezifischen Arbeitsleistung der Zelle, wie bei der Mitose, scheint bei der Amitose nicht einzutreten.

1.14.4 *Meiose*, Reifeteilung

Die Meiose ist eine hochspezialisierte Form der Zellteilung. Sie kommt bei Menschen nur in Keimdrüsen (Eierstock, Hoden) vor und ist der wichtigste Abschnitt der Keimzellreifung: in der Meiose laufen die entscheidenden cytologischen Prozesse der geschlechtlichen Fortpflanzung ab, und sie führen zur Bildung befruchtungsfähiger männlicher bzw. weiblicher Keimzellen.

Die Bezeichnung „Reifeteilung" soll veranschaulichen, daß nicht befruchtungsfähige Zellstadien (Spermatogonien, Oogonien) zu befruchtungsfähigen Keimzellen (Spermien, Eizellen) „heranreifen"; der Begriff „Reduktionsteilung" besagt, daß bei der Meiose der diploide Chromosomensatz (2 n = 46) der Spermatogonien und Oogonien auf den haploiden Chromosomensatz (1 n = 23) in Spermien und reifen Eizellen (1 n = 23) reduziert wird. Die Halbierung der Chromosomenzahl erklärt den Begriff „Meiose" (griech. = Verminderung).

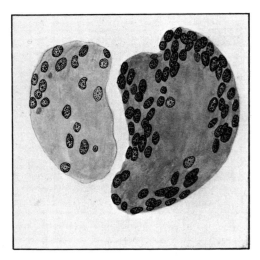

Abb. 1.20. Fremdkörperriesenzellen (Plasmodium, mehrkernig), z. B. aus einem Fadengranulom.

Eine wesentliche Bedeutung der regelrechten Meiose beruht auf Mechanismen, die eine Vermischung von väterlichem und mütterlichem Erbgut gewährleisten. Dies ist einer der Gründe, warum sich Menschen genetisch unterscheiden.

Regelwidrige Meiosen sind nicht selten und von medizinischer Bedeutung, da sie zu Chromosomenstörungen und damit zu körperlichen und/oder geistigen Schäden führen.

1.14.5 Zelltod

Die Zellen eines Gewebes bzw. Organismus haben eine sehr unterschiedliche Lebenszeit, die nach ihrer Abnutzung oder Erschöpfung im Zelluntergang endet (physiologische Zellmauserung, z. B. Epithelzellen und rote Blutzellen). Diese Lebenszeit ist bei einem großen Teil der Zellen deutlich niedriger als die Lebenszeit des Organismus; sie werden dann durch neue Zellen ersetzt (physiologischer Zelluntergang und Regeneration). Durch permanente Stoffwechselleistungen werden täglich die Epithelzellen des Magen-Darm-Traktes so beansprucht, daß für ihren Ersatz etwa eine Menge von 100 g Epithelzellen pro Tag erforderlich ist. Ihre mittlere Lebensdauer beträgt ca. 3 Tage. Es gibt jedoch Ausnahmen wie z. B. die Nervenzellen, deren Lebensdauer unter nicht pathologischen Bedingungen zum Teil erst mit dem Tod des Organismus enden kann. Es können nicht immer abgestorbene Zellen durch die gleiche Zellart ersetzt werden (so treten an Stelle von zugrundegegangenen Nervenzellen stets Gliazellen). Beim Zelltod zeigen sich eine Homogenisierung und verstärkte Acidophilie des Plasmas sowie charakteristische Kernveränderungen, die unter den Bezeichnungen Chromatolyse, Kernpyknose, Karyorrhexis und Karyolyse (Abb. 1.4) bekannt sind. Beim chromatolytischen Kern tritt eine Auflösung des Chromatins in Erscheinung, das dadurch schwächer anfärbbar wird. Die *Kernpyknose* ist an einer Zusammenballung des Chromatins und an einem infolgedessen kompakten und stark eingefurchten Kern (geschrumpft aussehender Kern) zu erkennen. Ein pyknotischer Kern zeigt eine starke Basophilie. Tritt eine schollige Zersplitterung des Chromatins auf, so spricht man von einer *Karyorrhexis*. Die *Karyolyse*, die enzymatische Auflösung des Kernes, kann eine Folge von *Chromatolyse*, Kernpyknose oder Karyorrhexis sein oder unmittelbar eintreten. Die genannten Kernveränderungen führen zum Zelltod und treten bei erschöpften oder abgenutzten Zellen auf. Bei der Tätigkeit der Talgdrüse (holokrine Sekretion) gehen nach Produktion der Talgtröpfchen die Drüsenzellen unter den Erscheinungen der Chromatolyse, Kernpyknose und Karyolyse zugrunde.

Aufgrund elektronenmikroskopischer Befunde kann der Zelltod durch primäre Veränderungen von Zellorganellen (Mitochondrien, endoplasmatisches Reticulum) eintreten (z. B. trübe Schwellung, siehe Lehrbücher der Pathologie).

Unter einer *Nekrose* versteht man den unter pathologischen Bedingungen eintretenden lokalen Gewebstod, der unter anderem auch durch die geschilderten Kernveränderungen gekennzeichnet ist. Bei der Nekrose geht auch die selektive Durchlässigkeit der Zellmembran verloren, im Plasma können eine Verflüssigung, Vacuolisierung, Schwellung u. a. auftreten.

2 Gewebe [Z.2.]

Unter einem Gewebe versteht man einen Verband überwiegend gleichartig differenzierter Zellen von etwa gleicher Funktion mit einer Intercellularsubstanz. Die Intercellularsubstanz kann fest (Knochengewebe), weich (gallertiges Bindegewebe) oder flüssig (Blut) sein und im geformten oder ungeformten Zustand vorliegen. Die ungeformte Intercellularsubstanz ist eine proteinhaltige Flüssigkeit, die auch die Aufgabe des Stofftransportes übernimmt. Die geformten Intercellularsubstanzen erscheinen in Form von Fasern, besonders im Bindegewebe.

In manchen Gewebsarten können auch mehrkernige Zellen auftauchen, die man als Plasmodien oder Syncytien bezeichnet. Die Vielkernigkeit der *Plasmodien* kommt durch eine vielfache amitotische Kernteilung ohne nachfolgende Zellteilung zustande (z. B. Osteoclasten, die für den Abbau neugebildeten Knochengewebes sorgen). Mehrkernige *Syncytien* entstehen durch Verschmelzung benachbarter Zellgrenzen (Syncytiotrophoblast der Placenta). Die früher als Plasmodien bezeichneten mehrkernigen Skeletmuskelzellen entwickeln sich sehr wahrscheinlich durch Verschmelzung von jungen Muskelzellen (Myoblasten).

Als *Parenchym* betrachtet man die Einheit der spezifischen Zellen eines Organes, die für seine Funktion verantwortlich sind. Ein *Stroma* besteht meist aus kollagenem Bindegewebe und dient als Stützgerüst der Versorgung eines Organes mit Blutgefäßen und Nervenfasern.

Das *Wachstum* von Zellen ist auf eine gesteigerte Proteinsynthese, das Wachstum des Körpers und seiner Organe auf ständig ablaufende mitotische Zellteilung und Bildung von Zwischenzellsubstanzen zurückzuführen. Genetische und entwicklungsphysiologische Faktoren, Hormone der endokrinen Drüsen sowie exogene Faktoren (z. B. Ernährung, Vitamine, Einfluß des Lichtes usw.) spielen bei dem in einzelnen Schüben ablaufenden Wachstum eine entscheidende Rolle.

So kann eine vermehrte Produktion von Wachstumshormonen bei Jugendlichen zu einem Riesenwuchs (Gigantismus) oder bei Erwachsenen zu einem Knochenwachstum der Spitzen (Acren) an Nase, Kinn und Fingern zu einer Acromegalie führen.

Während des Wachstums tritt sehr schnell eine *Differenzierung* von Zellen, Organen und ganzen Organsystemen ein. Die Zellen und Organe haben sich auf eine ganz bestimmte Aufgabe (Funktion) spezialisiert, die oft mit der Ausbildung von ganz spezifischen Zellstrukturen einhergeht. Aus gleichen Zellen werden ungleichartige Zellen.
So hat z. B. die Dünndarmepithelzelle die Hauptaufgabe der Resorption (Stoffaufnahme) und bildet hierzu zahlreiche Mikrovilli.
Omni- oder totipotente Zellen im embryonalen 2–8-Zellenstadium haben „die allmächtige" Fähigkeit (Potenz), sich zu allen Zellarten zu entwickeln; mit Ausbildung der Keimblätter (Ektoderm, Mesoderm, Entoderm) können sie sich nur noch zu bestimmten Zellarten differenzieren, sie sind „pluripotent" geworden. Auch diese Fähigkeit erhält während der weiteren Entwicklung und Differenzierung eine erhebliche Einschränkung, so daß schließlich mit wenigen Ausnahmen (einige Epithel- und Bindegewebszellen) eine „Unipotenz", eine Entwicklung nur in einer Richtung, besteht.

Als eine Grundeigenschaft des Körpers ist seine Fähigkeit der *funktionellen Anpassung* zu sehen. So kann sich der Organismus einer erhöhten Belastung durch Hyperplasie und Hypertrophie und bei verminderter Belastung durch Hypoplasie funktionell anpassen. Unter einer *Hyperplasie* ist eine Vermehrung der Zellen zu verstehen, sie ist ein bedeutsamer Anpassungsvorgang an vermehrte Leistungsanforderungen. Nur Gewebe und Organe mit guter Regenerationsfähigkeit können sich durch zahlenmäßige Vermehrung der Zellen und Fasern anderen Umständen anpassen. Man denke hierbei an die Vermehrung der Erythrocyten infolge relativen O_2-Mangels bei Aufenthalt in Höhen. Die Abnahme der Zellzahl ist die *Hypoplasie* oder Involution. Abbauvorgänge im Alter führen zur Hypoplasie. Die im jugendlichen Alter physiologisch ablaufende Thymusrückbildung wird als „Thymusinvolution" bezeichnet. Die *Aplasie* kennzeichnet eine fehlende oder unvollkommene Entwicklung von Geweben oder Organen. Die Größenzunahme von Zellen heißt *Hypertrophie*. Sie tritt normalerweise in Organen mit nur geringer oder keiner Regenerationsfähigkeit auf (Herzmuskel- oder Skeletmuskelzellen bei erhöhter Arbeitsbeanspruchung). Bei der Vergrößerung des schwangeren Uterus können physiologische Hyperplasie und Hypertrophie gemeinsam einhergehen. Die Massenzunahme länger trainierter Muskeln ist zunächst durch Hypertrophie bedingt, der sich später auch Hyperplasien anschließen können. Unter

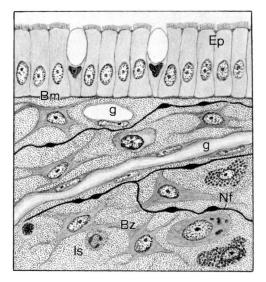

Abb. 2.1. Darstellung unterschiedlicher Gewebsarten (Zellen und Intercellularsubstanz, LM). *Ep* = Epithelgewebe (zahlreiche, dicht gelagerte Zellen). *Bz* = Bindegewebszellen (lockerer Verband von verzweigten Bindegewebszellen mit viel Intercellularsubstanz, *Is*): Blutgefäße (*g*) und Nervenfasern (*Nf*) zur Versorgung und Stoffwechselregulation des Gewebsverbandes. *Bm* = Basalmembran

Atrophie versteht man die Volumenabnahme von Zellen, gelegentlich auch eine Kernverkleinerung, die z. B. durch ungünstige Gefäßversorgung, durch Inaktivität (Inaktivitätsatrophie der Muskeln) oder infolge von Nervenlähmung bei zur versorgenden Skeletmuskulatur eintritt. Bei der Altersatrophie stehen katabole (abbauende) gegenüber anabolen (aufbauenden) Prozessen im Vordergrund.

Beim Zugrundegehen nicht-regenerierender Gewebe erfolgt ein hyperplastischer Ersatz durch Binde- oder Fettgewebe. So werden die nach einem Herzinfarkt zugrundegehenden Herzmuskelzellen durch neu gebildetes Bindegewebe ersetzt (Herzschwiele). Diese Erscheinung nennt man „Ersatzhyperplasie" bzw. „Hypertrophie".

Die *Proliferation* ist eine Gewebswucherung, die auf eine Vermehrung von Zellen, von z. B. ganzen Drüsenkammern, Capillaren oder Systemen (Osteon, Nephron, s. S. 188) zurückzuführen ist. Ein gutes Beispiel für die Proliferation ist auch die Wundheilung, die in 3 Phasen (exsudative, proliferative Phase, Narbenbildung) abläuft, und bei der verschiedene Zelltypen, wie Fibroblasten, Histiocyten, Plasmazellen, Leukocyten, Mastzellen, vermehrt auftreten.

Unter einer *Degeneration* versteht man eine krankhafte Veränderung der Zelle, die mit Alterationen (Abänderung der Zellstruktur) des Zellplasmas und/oder des Zellkernes einhergeht, und die zu einer Funktionseinbuße bis zum vollständigen Funktionsverlust führen kann. Degenerative Erscheinungen können reversibel sein.

Bei einer *Regeneration* handelt es sich um den Ersatz verlorengegangenen Gewebes oder Zellen. Sie ist wie die Anpassung ebenfalls eine Grundeigenschaft des Organismus. So müssen schon normalerweise die nur etwa 100–120 Tage lebensfähigen Erythrocyten ständig erneuert werden. Auch abgenutzte und abgestoßene Epithelien der Haut und des Darmes werden dauernd ersetzt. Im allgemeinen verwendet der Organismus als Ersatz für ein zugrundegegangenes Gewebe die gleiche Gewebsart: Epithel wird stets durch Epithelgewebe, verlorengegangenes Bindegewebe durch Bindegewebe ersetzt. Während die Regenerationskraft der genannten Gewebsarten gut ist, zeigen Muskel- und Nervengewebe nur eine geringe Regenerationsfähigkeit. Bei einem Herzinfarkt entstehen an Stelle von zugrundegegangenen Herzmuskelzellen neue bindegewebige Anteile (Narbe bzw. Schwielen). Die nach Verletzung (Durchtrennung) des versorgenden Nerven langsam degenerierenden Muskelzellen (Inaktivitätsatrophie) können sich bei Reinnervation wieder voll ausbilden. Das hochdifferenzierte Nervengewebe hat die Fähigkeit zur Regeneration fast völlig verloren. Ein Ersatz degenerierender Nervenzellen scheint nicht möglich zu sein. An Stelle zugrundegegangener Nervenzellen breitet sich Gliagewebe aus. Die Regenerationskraft des Nervengewebes ist auf ein Neuriten- und Dendritenwachstum (Nervenfaserwachstum) beschränkt, so daß nach Verletzung von Nervenfasern bei Anlegung einer Nervennaht wieder Neuriten als periphere Nervenfasern aussprossen, die die alte Nervenbahn durchwachsen und das ehemalige Erfolgsgewebe, z. B. Skeletmuskulatur, unter Ausbildung von Nervenendigungen (Synapsen) erreichen. Dabei kann teilweise eine nahezu vollständige Funktionstüchtigkeit des betreffenden Muskels eintreten.

2.1 Zellkontakte

Verknüpfung von Zellen untereinander. Bei Flachschnitten durch die Spitzenabschnitte bestimmter Epithelzellen (z. B. Dünndarmepithel) erkennt man, besonders bei Eisenalaunfärbungen, ein dunkel gefärbtes Gitter, das in seiner Gesamtheit Schlußleistennetz heißt. Bei parallel zur Längsachse der prismatischen Zelle geführter Schnittrichtung werden die Querschnitte der Leisten des Netzes als Punktierungen sichtbar. Diese lichtmikroskopisch nachweisbare Struktur kann durch folgende elektronenmikroskopische Einzelheiten hervorgerufen werden:

1. Zonula occludens: In diesem Bereich kommt es zu einem Verschluß des Intercellularspaltes, indem die äußeren Schichten des dreischichtigen Plasmalemms benachbarter Epithelzellen miteinander verschmelzen ("tight junction").

2. Zonula adhaerens: Beim Ausbleiben der Verschmelzung wie bei der Zonula occludens bleibt ein etwa 2–4 nm (20–40 Å) breiter Spalt, Nexus ("gap junction"), erhalten. An diesem Ort besteht die Möglichkeit eines Übertrittes von größeren Molekülen

und Ionen in den Intercellularspalt. Diese Nexen finden sich nicht nur an Epithel – sondern z. B. auch an Herzmuskelzellen und sollen auch für die Weiterleitung von Erregungen bedeutsam sein.

Die Zonula adhaerens liegt etwas unterhalb der Zonula occludens und bildet einen etwa 25 nm (250 Å) breiten Intercellularspalt, der eine feinkörnige, osmiophile Kittsubstanz beinhaltet. Die Plasmalemmata zeigen wieder eine Doppelkonturierung. In Annäherung an das Plasmalemm befinden sich intracellulär elektronendichtes, filamentöses und granuläres Material (Glykoproteine).

3. Macula adhaerens: Die in ähnlicher Weise gebauten Maculae adhaerentes liegen in geringer Entfernung unterhalb der Zonulae adhaerentes mit einer Ausdehnung von 0,3–0,5 µm. Sie werden auch als Desmosomen (Haftplatten) bezeichnet und finden sich besonders an den Fortsätzen der Zellen von mehrschichtigen Plattenepithelien. Ein Desmosom besteht aus Halbdesmosomen. An diesen enden intracelluläre Tonofilamente, die in Form von Bündeln lichtmikroskopisch als Tonofibrillen sichtbar werden.

Zonulae adhaerentes und Desmosomen sorgen für den Zusammenhalt der Zellen und dienen auch dem Stoffaustausch zwischen den Zellen.

Zellkontakte ohne spezifische Haftstrukturen sind Annäherungen von Zellen oder ihrer Fortsätze bis auf einen Abstand von 20 nm (200 Å), z. B. Kontakte der Fortsätze von Bindegewebszellen.

2.2 Intercellularraum

Der zwischen den Zellen befindliche, von Intercellularsubstanz angefüllte Intercellularraum ist in den einzelnen Gewebsarten unterschiedlich breit und verschieden geformt. Während das Bindegewebe größere Intercellularräume mit Bindegewebsfasern und Grundsubstanz aufweist, ist der Intercellularraum im Epithelgewebe sehr schmal, oft nur 20 nm (200 Å) breit, kann im Bereich der "tight junctions" der Zonulae occludentes vollständig fehlen und ist frei von Fasern. Im Muskelgewebe breiten sich in den Intercellularräumen z. T. bindegewebige Anteile aus. Als Extracellularraum bezeichnet man das Gebiet unmittelbar an der Oberfläche der jeweiligen Zelle.

Man unterscheidet aus Gründen der Systematik vier Gewebsarten:

1. *Epithelgewebe,*
2. *Binde- und Stützgewebe,*
3. *Muskelgewebe,*
4. *Nervengewebe.*

Alle Gewebsarten stehen in funktioneller Abhängigkeit vom Gefäß- und vom Nervensystem. Beim Nervengewebe ist eine gegenseitige Beeinflussung von Nervenzellen untereinander im Sinne einer Modulation zu verzeichnen.

3 Epithelgewebe [H.1.1.–1.3.]

Das Epithelgewebe ist ein auf bindegewebiger Grundlage ruhender, aus zahlreichen, dicht beieinanderliegenden Zellen zusammengesetzter Komplex mit wenigen Intercellularsubstanzen.

Das Epithelgewebe kleidet als Deckschicht (Deckepithel) und plasmatische Schutzwand die inneren und äußeren Oberflächen des Organismus aus und findet sich demnach an der Haut, Mund- und Nasenhöhle, Speiseröhre, Schleimhaut des Magen-Darmkanals, in der Wand des Respirationsapparates, im Urogenitalapparat, an der Hornhaut des Auges sowie in den serösen Häuten und als Innenwand der Blut- und Lymphgefäße. Es schützt daher den Organismus gegen die Umwelt, nimmt jedoch andererseits durch die Anwesenheit von Sinneszellen (Riechschleimhaut, Geschmacksknospen in der Mundhöhle) durch die in der Peripherie verankerten receptorischen Nervenendigungen (Epidermis, mehrschichtiges und mehrreihiges Schleimhautepithel) Kontakt mit der Umwelt auf. Es schützt den Organismus außerdem vor Austrocknung und z. B. vor dem Eindringen von Bakterien. Weitere Aufgaben des Epithels sind in der Fähigkeit der Resorption, Sekretion und Exkretion zu sehen. Andere Funktionen sollen bei der Besprechung der einzelnen Epithelarten erwähnt werden.
Zuordnung morphologischer Charakteristika zu Leistungen des Epithelgewebes: Die vorwiegend dem Schutz (Protektion) dienenden Epithelien sind meist mehrschichtig, z. B. in der Haut verhornt und besitzen in ihrem oder unter ihrem Zellverband nervöse Schutzeinrichtungen wie Temperatur-, Schmerz- und Mechanoreceptoren. Diejenigen Epithelzellen, die sich für die Resorption spezialisiert haben, besitzen einen an ihrem Spitzenabschnitt befindlichen, aus Mikrovilli bestehenden Cuticularsaum; Zellen, die Stoffe an die Blutbahn abgeben (wie z. B. Nierenepithelzellen des Tubulus contortus I), zeigen an ihrer Basis Membraninvaginationen ebenfalls zur Oberflächenvergrößerung. Morphologische Kriterien für Zellen, die sezernieren, sind ein gut ausgebildetes granuläres endoplasmatisches Reticulum, zahlreiche Golgifelder und Sekretgranula.

Oberflächendifferenzierung: Zu den Oberflächendifferenzierungen des Epithelgewebes gehören der aus 1–2 µm langen Mikrovilli bestehende Bürsten- oder Cuticularsaum (Resorption), der aus kürzeren und dicht gestellten Mikrovilli zusammengesetzte Stäbchensaum, die Kinocilien oder Flimmerhärchen, unbewegliche Stereocilien, die sog. Crusta in den Deckzellen des Übergangsepithels als Plasmaverdichtung im Spitzenabschnitt der Zelle und eine Cuticula an der Oberfläche von Zellen, die man als gut abgrenzbare Abscheidung der entsprechenden Zellen anzusehen hat.

Alle drei Keimblätter (Ektoderm, Mesoderm, Entoderm) sind zur Entwicklung von Epithelgewebe befähigt.
Das aus dem Mesoderm hervorgegangene Mesenchym vermag eine epithelartige Haut zu entwickeln, die die Innenwand der Blut- und Lymphgefäße als Angioepithel oder Endothel sowie die inneren Oberflächen von Gelenkkapseln, Sehnenscheiden und Schleimbeuteln als einschichtiges Plattenepithel auskleidet.
Das Epithel besitzt die Fähigkeit, bei veränderter Beanspruchung oder bei entzündlichen Prozessen sich der neuen Situation anzupassen. Unter bestimmten Bedingungen kann sich z. B. prismatisches Epithel in ein Plattenepithel umbilden. Diese Fähigkeit des Epithels einer Umdifferenzierung von einer differenzierten in eine andere differenzierte Form wird als *Metaplasie* bezeichnet. Diese Potenz zeigt auch das Binde- und Stützgewebe.

In allen Epithelien kommt es laufend zur Abnutzung von Zellen und somit zu ihrer Abstoßung aus dem Zellverband. Die gute regenerative Fähigkeit des Epithels sorgt ständig für einen Zellersatz.

Die Bezeichnung der einzelnen Epithelien richtet sich nach der Zellform, nach der Anzahl der übereinanderliegenden Zellagen und bei mehrschichtigen Epithelien auch nach der Gestalt der oberflächlich gelegenen Zellen.

Danach unterscheidet man:

1. Einschichtiges Plattenepithel
2. Einschichtiges isoprismatisches oder kubisches Epithel
3. Einschichtiges hochprismatisches oder Zylinder-Epithel

} Einschichtige Epithelien

4. Mehrschichtiges Platten- oder Pflasterepithel
5. Mehrschichtiges prismatisches Epithel
6. Zwei- und mehrreihiges Epithel
7. Übergangsepithel

} Mehrschichtige und mehrreihige Epithelien

Bei einem mehrschichtigen Epithel liegen mehrere Zellreihen übereinander, nur die basalen Zellen sitzen der Lamina basalis auf. Bei einem mehrreihigen Epithel erreichen alle Zellen, oft nur durch schmale Fußstückchen, die Lamina basalis.

Das unter dem Epithel befindliche Bindegewebe heißt Lamina (Tunica) propria und führt Blutgefäße und Nervenfasern. Von hier aus erfolgt die Ernährung des Epithels. Mit wenigen Ausnahmen (äußere Wand des Ductus cochlearis, Fossa navicularis der männlichen Urethra) sind alle Epithelien gefäßlos.

Die wahrscheinlich auch dem Stofftransport dienenden Intercellularspalten enthalten eine sog. Kittsubstanz, die Mucopolysaccharide aufweist. Die Intercellularlücken sind im mehrschichtigen Epithel der Haut lichtmikroskopisch sichtbar, sonst nur elektronenoptisch nachweisbar.

Unter jedem Epithel breitet sich eine 0,5–1,5 μm dicke Basalmembran aus. Sie ist lichtmikroskopisch faßbar und setzt sich aus einer Lamina basalis und Reticulinfasern zusammen, so daß die Lamina basalis als Bestandteil der Basalmembran anzusehen ist. Die etwa 50–80 nm (500–800 Å) dicke Lamina basalis (früher fälschlich auch als Basalmembran bezeichnet) liegt der Epithelunterfläche direkt an und ist nur elektronenmikroskopisch erkennbar.

Sie setzt sich aus einem Filzwerk von etwa 3 nm (30 Å) langen Filamenten zusammen. In ihr sind Proteoglykane (Mucopolysaccharide, zu den Glykosaminoglykanen gehörend, mit einem besonders hohen Gehalt an Chondroitinsulfat) nachweisbar. Die Lamina basalis soll Aufgaben beim Stoffaustausch (Stofftransport) zwischen den Zellen und den Blutgefäßen in gegenseitiger Richtung übernehmen. Schließlich werden ihr wichtige stabilisierende Eigenschaften für die Zellmembran der jeweiligen Zellen zugeschrieben.
Auch Zellen anderer Gewebsarten besitzen an ihrer Oberfläche eine Lamina basalis: z.B. Muskelzellen, Schwann- und Hüllzellen des peripheren Nervengewebes, Endothelzellen.

3.1 Einschichtiges Plattenepithel

Das einschichtige Plattenepithel setzt sich nur aus einer einzigen Lage dicht beieinanderliegender, flachgestellter, plattenförmiger Zellen zusammen. Bei vertikaler Schnittführung (senkrecht zur Epithelunterlage) erkennt man eine dünne Schicht nebeneinanderliegender flacher Zellen, deren Kerne rundlich-oval oder länglich gestaltet sein können. Vier- bis sechseckige Zellen kommen vor.

Vorkommen: Bowman-Kapsel der Nierenkörperchen, Alveolarepithel der Lunge, Rete testis des Hodens, hinteres Hornhautepithel des Auges, in der Schleimhaut der Paukenhöhle und in den Schaltstücken der Drüsen, als Endothel oder Angioepithel von Blut- und Lymphgefäßen und der Herzräume sowie als Mesothelzellen bindegewebiger Herkunft in den serösen Häuten, Bauchfell (Peritoneum), Brustfell (Pleura), Herzbeutel (Perikard). Das Plattenepithel der serösen Häute ist zur Absonderung einer serösen Flüssigkeit befähigt und besitzt stellenweise einen Cuticularsaum für die Resorption. Beim Endothel der Gefäße können die Zellkerne den sehr flachen Zellkörper lumenwärts vorwölben.

3.2 Einschichtiges, isoprismatisches oder kubisches Epithel

Diese Zellen zeigen sich von nahezu quadratischer Form bei einer senkrecht zur Oberfläche geführten Schnittrichtung; von der Oberfläche her betrachtet erscheinen die Zellen polygonal (isoprismatisches Epithel).

Vorkommen: Amnionepithel, Linsenepithel, kleine Gallengänge, Urogenitalapparat, Pigmentepithel der Retina, Plexus chorioideus und je nach Funktionsstand auch die Wand der Schilddrüsenfollikel, z.T. Schaltstücke von Drüsen, Schleimhaut der Paukenhöhle.

3.3 Einschichtiges prismatisches Epithel
(früher Zylinderepithel genannt)

Das prismatische Epithel besteht aus hohen polygonalen Zellen, deren Längsachse wesentlich größer als der Querdurchmesser ist.

Die Bezeichnung „Zylinder"-Epithel ist irreführend, da in diesem Epithel keine Zelle wie ein Zylinder geformt ist. Sie erwecken bei senkrechter Schnittführung lediglich den Eindruck eines Zylinders, zeigen jedoch in der Aufsicht und im Querschnitt 5–6eckige Gestalt.

Die Kerne der Zellen sind rundlich bis oval. Einschichtige prismatische Epithelien sind mit

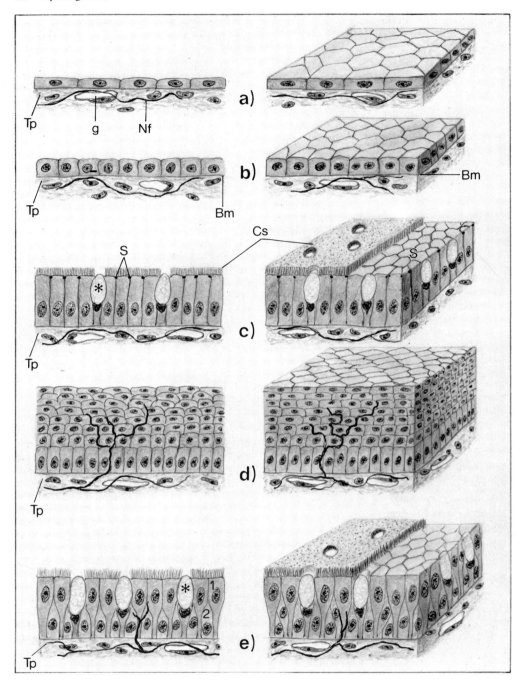

Abb. 3.1. Epithelarten (links Schnittbild, rechts dreidimensionale Rekonstruktion). **a** Einschichtiges Plattenepithel. **b** Einschichtiges isoprismatisches Epithel. **c** Einschichtiges hochprismatisches (Zylinder-) Epithel mit Becherzellen (∗) und Cuticularsaum (*Cs*), *S* = Schlußleistennetz. **d** Mehrschichtiges, unverhorntes Plattenepithel. **e** Mehrreihiges Flimmerepithel, bestehend aus *1* = Flimmerepithelzelle, *2* = Basalzellen, ∗ = Becherzellen. *Tp* = Bindegewebige Tunica propria mit Nerven (*Nf*) und Blutgefäßen (*g*), *Bm* = Basalmembran

den Aufgaben der Stoffaufnahme (Resorption) und der Stoffabgabe (Sekretion) betraut. In einer Spezialisierung für eine fortlaufende Resorption haben sie einen aus gleichlangen Mikrovilli bestehenden Cuticularsaum entwickelt. An der Oberfläche der Mikrovilli ist regelmäßig eine aus Glykoproteinen bestehende Glykokalix vorhanden. Durch gelegentliche Ausbildung von Kinocilien dienen die Epithelzellen auch dem Abtransport kleiner Partikelchen.

Vorkommen: Magen; Dünn- und Dickdarm mit Mikrovilli als Resorptionszellen und einzellige Drüsen (z. B. Becherzellen), Gallenblase, verschiedene Drüsenausführungsgänge, Uterus (Gebärmutter) stellenweise mit Kinocilien oder Mikrovilli. Die im Darmepithel befindlichen kelchförmigen, schleimproduzierenden Becherzellen sind leicht an ihrer hellen Anfärbbarkeit und der wabenförmigen Struktur im Becher (Routinepräparat) zu erkennen. Duch Mucicarmin lassen sich die Mucingranula in den Becherzellen rot, durch die Azanfärbung blau darstellen. Becherzellen entwickeln sich aus Epithelzellen.

3.4 Mehrschichtiges Plattenepithel
(Pflasterepithel)

Mehrschichtige Plattenepithelien weisen in ihrer Wand unterschiedliche Zellformen auf. Die basalen Zellen dieses Epithelverbandes haben eine isoprismatische oder hochprismatische Form, während die mehr oberflächlich lokalisierten Zellen allmählich an Höhe abnehmen und schließlich zu echten platten Epithelzellen (Stratum superficiale) werden. Die basalen Zellreihen sind als Regenerationsschicht (Stratum basale, Stratum germinativum) anzusehen. Von hier aus gelangen Zellen in die oberen Lagen des Epithels, um die oberflächlichen abgenutzten und abgestoßenen Zellen zu ersetzen. In allen Regionen besitzen die Zellen Tonofibrillen, die in den oberflächlichen Zellagen an Zahl zunehmen und der Festigkeit des Epithels dienen. Diese Zellen haben kleine Fortsätze, die sich fingerförmig gegenüberstehen, und werden wegen ihres stacheligen Aussehens bei Isolation als Stachelzellen, in ihrer Gesamtheit als Stratum spinosum bezeichnet. Die relativ weiten Intercellularspalten enthalten eine Gewebsflüssigkeit und dienen dem besseren Stoffaustausch. Zwischen den Fortsätzen benachbarter Zellen kommt es zu desmosomenartigen Verknüpfungen. Mit Abnahme der Zellhöhe zur Epithel-

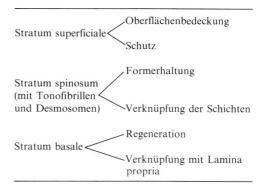

Zonen des mehrschichtigen Plattenepithels

Stratum superficiale — Oberflächenbedeckung / Schutz

Stratum spinosum (mit Tonofibrillen und Desmosomen) — Formerhaltung / Verknüpfung der Schichten

Stratum basale — Regeneration / Verknüpfung mit Lamina propria

oberfläche hin ändert sich die Kernform (von rundlich bis flach). Das mehrschichtige Plattenepithel kann im unverhornten oder im verhornten Zustand auftreten.

Vorkommen: a) unverhornt; Mundhöhle, Pharynx, Analring, Vagina, Plica vocalis, Endabschnitt der weiblichen Urethra. Das Plattenepithel der Vorderwand der Cornea (vorderes Hornhautepithel) besteht meistens aus fünf übereinandergeschichteten Zellagen.

b) verhornt; Epidermis (Haut), äußerer Gehörgang, Vestibulum nasi, Papillae filiformes der Zunge, Zahnfleisch.

Der Verhornungsprozeß beginnt in den obersten Schichten des Stratum spinosum, in dem basophile Keratohyalingranula auftreten, diese verbacken mit den Tonofilamenten. Nach Abscheidung einer dichten Intercellularsubstanz und Kernuntergang kommt es in den oberflächlichen Zellagen des Stratum superficiale zum stufenweisen Absterben von Zellen und Abstoßung von Hornschuppen. Beim Verhornungsprozeß treten zunächst im Stratum spinosum intracellulär lamellenartige, mitochondrienähnliche Gebilde als sog. Keratosomen auf, die im Stratum granulosum zahlenmäßig zunehmen. Es wird angenommen, daß die Keratosomen in Verbindung mit den Hyalingranula für das Bild der homogenen Zellagen im Bereich des Stratum corneum verantwortlich sind. Diese sind gegen Säuren widerstandsfähig. Das verhornte mehrschichtige Plattenepithel stellt somit eine gute Schutzwand gegen mechanische, chemische und thermische Einflüsse dar (s. auch Kap. 18).

Das mehrschichtige Plattenepithel weist an seiner Unterfläche regelmäßig oder unregelmäßig ausgebildete Vorwölbungen in die daruntergelegene bindegewebige Lamina propria auf. Zwischen diesen Epithelpapillen breiten sich Bindegewebspapillen aus, die in ihrer Gesamtheit als Stratum papillare bezeichnet werden. Beide Papillenarten bedeuten eine erhebliche Oberflächenvergrößerung beider Gewebsarten. Hierdurch kann eine gute gegenseitige Verknüpfung von Epithel und Bindegewebe und ein besserer Stoffaustausch zwischen Epithel und Gefäßsystem stattfinden. Die ernährenden Blutgefäße bleiben in den Bindegewebspapillen, während marklose Nervenfasern, vielfach receptiver Art, als intraepitheliale Fasern in das Epithel eindringen.

Die Zusammensetzung des verhornten Pflasterepithels der Haut und die morphologischen Substrate des Verhornungsprozesses werden bei der Besprechung der Haut näher erläutert (s. S. 286).

3.5 Mehrschichtiges hochprismatisches Epithel

Es breitet sich nur an wenigen Stellen aus: z. B. Fornix conjunctivae, Ductus parotidicus.

3.6 Mehrreihiges Epithel

Dieses setzt sich aus Zellen zusammen, die im Gegensatz zu den Zellen des mehrschichtigen Epithels alle der Lamina basalis aufsitzen. Die Mehrreihigkeit wird durch eine unterschiedlich hohe Lagerung der Zellkerne in den verschiedenen Zellen lediglich vorgetäuscht. Folgende verschiedene Zelltypen bauen das Epithel auf:
a) Hochprismatische Zellen mit Kinocilien. Ihr Kern liegt mehr am apicalen Zellbereich, so daß dadurch eine obere Kernreihe entsteht.
b) Schleimproduzierende Becherzellen, deren im Schnitt meist dreiseitige, dunkel anfärbbare Kerne eine mittlere Reihe verkörpern. Beide Zelltypen, hochprismatische- und Becherzellen, reichen mit schmalen Zellabschnitten bis zur Lamina basalis.
c) Sog. Basalzellen liegen der Lamina basalis breitflächig auf und erreichen nicht die Oberfläche des Epithels. Sie werden als Regenerationszellen angesehen. Ihre Kerne verkörpern eine basale Reihe.

Das mehrreihige Epithel wird wegen seines Besitzes an Kinocilien auch Flimmerepithel genannt.

Im mehrreihigen Flimmerepithel von Luftröhre und Bronchien tauchen außerdem im gewöhnlichen Kurspräparat hell erscheinende, mit einer Silberimprägnation schwärzlich dargestellte, argentaffine Zellen auf, die nach elektronenmikroskopischen Befunden Sekretgranula aufweisen. Sie sollen das Serotonin produzieren. Als ein weiterer Zelltyp in diesem Epithel ist eine hochprismatische, mit unregelmäßig dicht stehenden Mikrovilli versehene Zelle (Bürstenzelle) anzusehen. Sie stehen meist mit mitochondrienreichen Nervenendigungen receptiver Natur in Kontakt und werden als mögliche chemoreceptive Sinneszellen gedeutet. Eine besondere Leistung des Flimmerepithels ist der Partikeltransport durch Kinocilien.

Die Bewegung der Kinocilien an den Flimmerepithelzellen läßt sich in einen schnellen, körperauswärts gerichteten Schlag und in eine langsame Aufwärtsbewegung gliedern. Dadurch entsteht ein organspezifischer Flimmer- und Flüssigkeitsstrom.

Die Flimmerhärchen schlagen nicht alle auf einmal, sondern synchron nacheinander.

Vorkommen: Regio respiratoria der Nasenhöhle, Pars nasalis pharyngis, Kehlkopf, Trachea, Bronchien, Nasennebenhöhlen.

3.7. Zweireihige Epithelien

Sie bestehen aus Basalzellen und prismatischen Zellen und finden sich im Nebenhodengang (Ductus epididymidis) und dem Samenleiter (Ductus deferens). Ihre hohen prismatischen Zellen tragen Stereocilien und können Sekretgranula hervorbringen, die sie zwischen den Stereocilien an die Zelloberfläche abgeben. Die Stereocilien beinhalten Filamente. Die Basalzellen sind als Regenerationszellen anzusehen. Den stereocilientragenden Zellen wird auch Phagocytosetätigkeit zugeschrieben.

3.8 Übergangsepithel

Das im lichtmikroskopischen Bild eine gewisse Ähnlichkeit mit dem Pflasterepithel aufweisende Übergangsepithel ist nach elektronenmikroskopischen Befunden ein mehrreihiges Epithel, d. h. alle Zellen erreichen durch Ausbildung dünner Fortsätze die Lamina basalis. Die Möglichkeit seiner Zellen, je nach Füllungszustand der Harnblase von einer hohen in eine niedrige Form überzugehen, hat zu der Bezeichnung „Übergangsepithel" geführt. Im Dehnungszustand der Harnblasenwandung flachen sich die Zellen ab (gefüllte Harnblase) und das Epithel erscheint zwei- bis dreireihig, bei entleerter Harnblase mehrreihig. Hierbei kann sich die Form der Zellen ändern (platt, kubisch, hochprismatisch). Alle Zellen des Übergangsepithels besitzen zahlreiche Mitochondrien, Ribosomen, Golgifelder, unterschiedlich große, z. T.

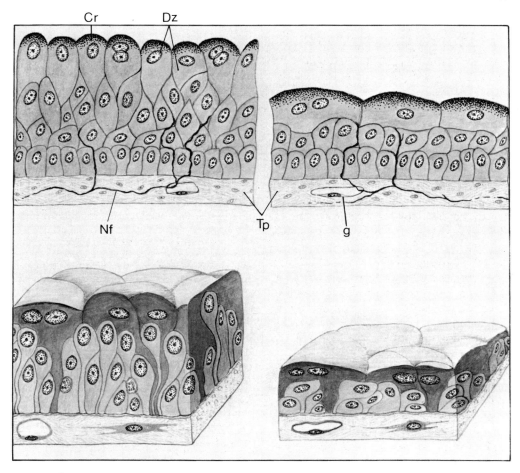

Abb. 3.2. Übergangsepithel (mehrreihiges Epithel). *Links:* ungedehnter, *rechts:* gedehnter Zustand; *oben:* LM-Schnittbild, *unten:* ELM-dreidimensionale Rekonstruktion. Dz = Deckzellen mit Crusta (Cr). Crusta = oberflächliche Verdichtung und Ansammlung von Vesiculae und Filamenten. Alle Zellen erreichen die Basalmembran (ELM-Befund). Nf = Nervenfasern, g = Blutgefäße, Tp = Tunica propria (in Anlehnung an Petry)

sehr dickwandige Vesikel und mucinhaltige Granula. Es zeigen sich in der Mitte des Epithels mannigfach gestaltete Zellen, während die untere Zellage einem prismatischen Epithel ähnlich sieht. An der Oberfläche des Übergangsepithel kommen charakteristische, ziemlich hell anfärbbare „Deckzellen" vor, die z.T. durch Amitose zweikernig sein können. Eine körnige, glykoproteidhaltige Verdichtung ihres apicalen Zellabschnittes wird als Crusta bezeichnet. Auch die polyploiden Deckzellen unterliegen bei unterschiedlicher Füllung der Harnblase einer Formveränderung. In ihnen und in anderen Zellen des Epithels sind in unterschiedlichen Mengen Glykogen, Hyaluronsäure und Phosphate nachweisbar. Den Deckzellen wird die Produktion eines alkalischen Harnmucoids zugeschrieben, welches das Epithel vor einer Zersetzung durch den hypertonischen Harn schützt. Die Deckzelle ist sehr breitflächig, kann mehrere darunter gelegene Epithelzellen gleichzeitig bedecken und reicht mit schmalen Zellausläufern zwischen den anderen Epithelzellen bis zur Lamina basalis.

Vorkommen: Nierenbecken, Nierenkelche, Ureter, Harnblase, Anfangsteil der Urethra.

4 Drüsengewebe [H.1.2.]

Das Drüsengewebe ist vorwiegend ein Differenzierungsprodukt des Epithels und besteht somit meist aus Epithelzellen, die die Fähigkeit der Sekretion (Produktion und Absonderung von spezifischen Stoffen) erhalten haben. Als morphologischer Ausdruck der sekretorischen Tätigkeit erscheinen in der Drüsenzelle Sekretgranula bzw. deren Vorstufen. Unter Sekretion hat man die Produktion und Abgabe zellspezifischer, zur Ausschleusung synthetisierter Stoffe zu verstehen (E. LINDNER).

Man unterscheidet je nach Abgabe der Sekretgranula an eine freie Oberfläche (z. B. Haut, Oberfläche der Magen-Darmschleimhaut) *exokrine* Drüsen oder an die Blutbahn, seltener an Lymphgefäße, *endokrine* Drüsen. Die Produkte exokriner Drüsen werden Sekrete, die von endokrinen (innersekretorischen) Drüsen Hormone oder Inkrete genannt. Exokrine Drüsen besitzen Drüsenendkammern bzw. Endstücke und einen Ausführungsgang bzw. ein Ausführungsgangsystem. Endokrine Drüsen setzen sich aus massiven oder soliden Epithelzellhaufen oder Strängen zusammen, wobei eine Lichtung (Ausnahme: Schilddrüse) und ein Ausführungsgang fehlen.

Endo- und exokrine Drüsen entstehen durch Auswanderung von Epithelzellen aus dem Oberflächenepithel in das Bindegewebe hinein, in dem sie einen Drüsenkörper entwickeln. Die exokrinen Drüsen bleiben auf jeden Fall mit dem Oberflächenepithel (Deckepithel), aus dem sie ausgewachsen sind, durch einen Ausführungsgang verbunden. Die Einmündung des Ausführungsganges in das Deckepithel kennzeichnet den Ursprungsort der ausgewanderten und zu Drüsen gewordenen Epithelzellen. Bei den endokrinen Drüsen geht jede Verbindung zwischen der Drüse und dem Mutterepithel gewöhnlich verloren. Drüsen entstammen dem ento- oder ektodermalen Keimblatt.

Jede Drüse ist gut durchblutet, enthält demnach ein dichtes Capillarnetz und arterio-venöse Anastomosen. Die Drüsen sind durch Nervengeflechte gut nervös versorgt. Gelegentlich sind kleine Ansammlungen von Nervenzellen vorhanden.

Die Sekretbildung oder Abgabe kann kontinuierlich (Produktion von Magenschleim) oder diskontinuierlich erfolgen.

Man denke an eine erhöhte Adrenalinausschüttung aus dem Nebennierenmark oder an eine plötzliche und erhöhte Schweißsekretion bei Streßsituationen (Einfluß des Nervensystems und des Endokrinium).

4.1 Endokrine Drüsen

Sie sind aus dem Oberflächenepithel entstanden, haben jedoch ihre Verbindung mit dem Mutterepithel verloren. Ihre Hormone werden über den Intercellularraum an die Blutbahn abgegeben und entfalten ihre Wirksamkeit meistens an anderen Stellen des Körpers.

Die endokrinen Zellen entnehmen die für die Produktion von Hormonen bedeutsamen Stoffe durch Pinocytose oder Diffusion den Capillaren, stellen im granulären endoplasmatischen Reticulum die Sekretproteine und im Golgiapparat die Sekretgranula her, die sie durch umgekehrte Pinocytose (Krinocytose) an die Blutbahn abgeben.

a) Den typischen Aufbau aus massiven Epithelzellhaufen, zahlreichen Capillaren und Nervenfasern zeigen:
Die Adenohypophyse (Vorderlappen der Hirnanhangsdrüse), Epithelkörperchen (Glandula parathyreoidea), Nebenniere (Corpus suprarenale), Langerhanssche Inseln in der exokrinen Bauchspeicheldrüse (Pankreas), Thekazellen der Follikel und die Zellen des Corpus luteum (Gelbkörper) im Ovarium (Eierstock).

b) Die ebenfalls endokrine Schilddrüse (Glandula thyreoidea) weicht durch Ausbildung von Follikeln (durch Epithel begrenzte Hohlräume) vom geschilderten Bauplan der endokrinen Drüsen ab.
Das Inkret gelangt zur Speicherung zunächst in die Lichtung der Follikel, um es bei Bedarf nach Durchschleusung durch die Drüsenzelle an die Gefäßbahn abzugeben.

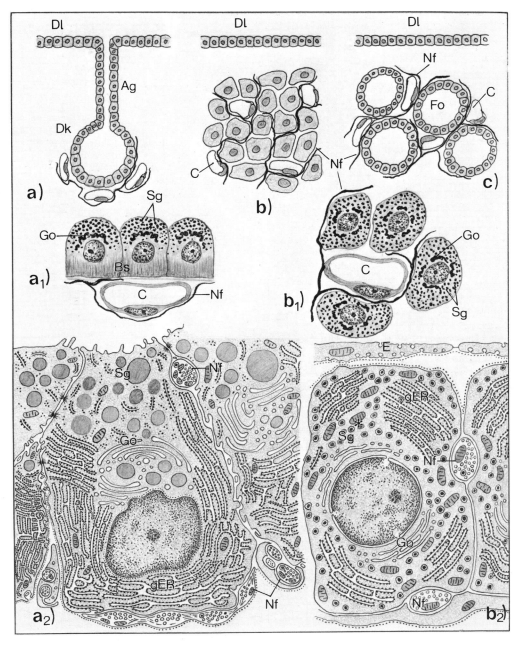

Abb. 4.1. Exo- und endokrines Drüsengewebe.
a Exokrine Drüse, durch Ausführungsgang (*Ag*) mit Deckepithel (*Dl*) in Verbindung; *Dk* = Drüsenendkammer. **a₁** Exokrine Drüsenzellen mit polarer Differenzierung (*LM*). Apikal: Golgi-Apparat (*Go*) und Sekretgranula (*Sg*). **a₂** ELM-Bild von exokrinen Drüsenzellen. *gER* = granuläres endoplasmatisches Reticulum (ELM-Äquivalent für Basalstreifung). Man beachte die polare Differenzierung (*apikal*: Sekretgranula, Golgi-Apparat; *basal*: Ergastoplasma). **b** Endokrine Drüse (ohne Follikelbildung). Massive Epithelzellhaufen mit Capillaren (*C*). **b₁** Endokrine Drüsenzellen ohne polare Differenzierung (*LM*). **b₂** ELM-Bild von endokrinen Drüsenzellen. *Sg** = Sekretgranula (inkretorisch). **c** Endokrine Drüse (mit Follikelbildung). *E* = Endothel von Capillaren, *Fo* = Follikel, *C* = Capillare, *Nf* = Nervenfaser, *Bs* = Basalstreifung

38 Drüsengewebe

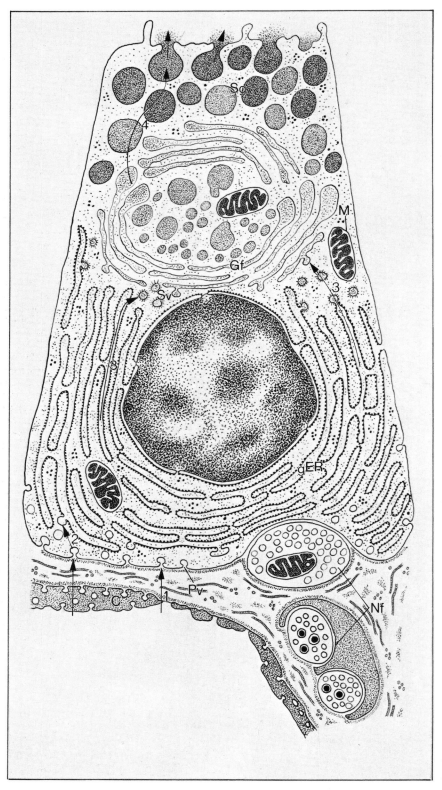

Abb. 4.2

c) Schließlich sind einzellige endokrine Drüsen zu nennen. Hierzu gehören z. B. enterochromaffine Zellen des Darmkanals und andere im Epithel des Magen-Darmkanals und im exokrinen Pankreas gelegene Zellen des sog. GEP-System („Gastero-entericpancreatic system"). Siehe hierzu Kapitel „Endokrine Drüsen" und „Magen-Darm-Kanal" (epithelialer Herkunft).

d) Zu den endokrinen Drüsen zählt man auch die Leydig-Zwischenzellen im Hoden und die Thecazellen im Ovar, die ebenfalls aus massiven Epithelzellhaufen und zahlreichen Capillaren bestehen, sich aber nicht wie die Drüsen unter a) und b) aus dem Ekto- oder Entoderm, sondern aus Mesenchymzellen entwickelt haben. Mesenchymaler Herkunft sind z. B. auch die nicht ortsbeständigen Mastzellen.

4.2 Exokrine Drüsen

Die exokrinen Drüsenepithelzellen können als einzellige oder mehrzellige Drüsen im Deckepithel liegen (endoepitheliale Drüsen, z. B. Becherzellen im Dünn- und Dickdarmepithel) oder während der Entwicklung den Epithelverband (Muttergewebe) verlassen und sich in der Lamina propria ansiedeln (exoepitheliale Drüsen, z. B. Haupt- und Belegzellen des Magens). Sie können aber auch die Wandung des entsprechenden Organes verlassen und außerhalb davon einen Drüsenkörper entwickeln (extramurale Drüsen, z. B. große Mundspeicheldrüsen, Pankreas). Ein Drüsenschlauch oder Ausführungsgang verbindet exoepitheliale und extramurale Drüsen mit dem Oberflächenepithel und bringt das Sekret auf eine äußere oder innere Oberfläche.

◄ **Abb. 4.2.** ELM-Schema der Sekretion exokriner Drüsenzellen. *1* = Aufnahme von Grundstoffen für die Sekretbereitung aus der Capillare in Form von Pinocytose. *2* = Transport und Verschmelzung von Pinocytosevesikeln (*Pv*) mit dem ER. *3* = Synthese im ER und Transport über Stachelsaumvesikel (*Sv*) von Sekretproteinen zu den Golgi-Feldern (*Gf*). *4* = Kondensation des Proteinmaterials in den Dictyosomen, anschließend Membranumscheidung, Ablösung von den Golgi-Feldern und Extrusion durch Krinocytose (Verschmelzung der Granulummembran mit der Zellmembran). Die Sekretion wird nervös gesteuert (*Nf* = Nervenfaser). *gER* = granuläres endoplasmatisches Reticulum, *M* = Mitochondrien, *Gf* = Golgi-Felder, *Sg* = Sekretgranula, *C* = Capillare (Wand). (In Anlehnung an KRSTIC)

Exokrine Drüsen sind: *Kleine und große Schweißdrüsen, Talgdrüsen der Haut, Tränendrüsen, Mundspeicheldrüsen,* die *Drüsen des Magen-Darm-Kanals, des Respirations-Apparates* (Atemtrakt) und *des Genitalsystems.*

Die exokrinen Drüsenzellen zeigen z. T. eine deutliche morphologische und funktionelle polare Differenzierung. Im basalen Zellabschnitt sieht man häufig lichtmikroskopisch eine basophile Basalstreifung, während das apicale Zellplasma die meist acidophilen Sekretgranula enthält.

Die basophile Basalstreifung wird durch ein geordnetes granuläres endoplasmatisches Reticulum hervorgerufen (siehe Pankreas). Der Golgi-Appart befindet sich zumeist lumenwärts oberhalb des Zellkernes.

Die erforderlichen Grundstoffe (z. B. Aminosäuren) werden der Drüsenzelle aus der Gefäßbahn zugeführt. Dabei müssen sie die Capillarwand, die Laminae basales der Capillare, der Drüsenzelle und das Intercellulargebiet zwischen Capillare und Drüsenzelle passieren. Die Aufnahme der Grundstoffe erfolgt durch Diffusion und Pinocytose. Die in die Drüsenzelle eingedrungenen Pinocytosevesikel verschmelzen mit den Membranen des granulären endoplasmatischen Reticulum, wo die Proteinbiosynthese stattfindet. Die im endoplasmatischen Reticulum nachweisbaren Proteine werden durch Transportvesikel (Stachelsaumvesikel), die sich von den Membranen des endoplasmatischen Reticulum ablösen, den Golgi-Feldern zugeleitet, mit deren Membranen sie verschmelzen.

Hier läuft die Kondensation des Sekretproduktes ab. Aus den Golgi-Feldern trennen sich Vesikel ab, die osmiophile Sekretionssubstanzen beinhalten. Die membranbegrenzten Sekretgranula gewinnen nunmehr Kontakt mit dem apicalen Plasmalemm, verschmelzen mit ihm und schleusen ihren Inhalt aus. Diese nach Art einer umgekehrten Pinocytose ablaufenden Ausschleusung des membranfreien Sekrets wird auch Krinocytose genannt.

Während der Stofftransport bei der Tätigkeit der endokrinen Drüsen in zwei entgegengesetzten Richtungen abläuft, weist der Stofftransport der exokrinen Drüsenzellen nur in eine Richtung.

4.3 Endoepitheliale Drüsen

Die Becherzelle (becherförmige Gestalt) ist eine intraepitheliale einzellige Drüse, die mit ihrem Cytoplasma die Ansammlung des Sekretes umfaßt und nur ein schmales Fußstückchen besitzt. An der Basis der Anhäufung des Sekretes liegt im Cytoplasma der dunkel anfärbbare, napfförmige Kern. Die Becherzellen befinden sich in größerer Zahl im Epithel des Darmes, des Respirationsapparates oder in Gruppen zusammengelagert im respiratorischen Epithel der Nasenhöhle. Bei Anwendung einer gewöhnlichen Kursfärbung (z. B. Hämatoxylin-Eosin) erscheinen sie durch mangelnde Darstellung hell und vacuolisiert. Hierbei sind die Schleimkörnchen durch die angewandte Technik entweder nicht fixiert, ungefärbt oder herausgelöst worden. Mit Mucicarmin oder der PAS-Färbung lassen sich die Schleimsubstanzen leuchtend rot, durch die Azanfärbung schwach blau färben. Das abgegebene Sekret dient als Transportschleim oder als Schutzfilm gegen chemische Einflüsse. Das lichtmikroskopische Bild der Becherzelle ist aus den Abb. 12.11 u. 3.1, das elektronenmikroskopische Abbild aus Abb. 12.10 ersichtlich. Ein Ausführungsgang ist nicht erforderlich.

4.4 Exoepitheliale und extramurale Drüsen

Nach Gestalt und Art der Verzweigung der Drüsenendkammern bzw. Endstücke und auch ihres Ausführungsgangssystemes unterscheidet man folgende Formen exokriner, exoepithelialer und extramuraler Drüsen: Unverzweigt:
1. *Tubulöse* (schlauchförmige) Drüsen.
Corpus- und Fundusdrüsen des Magens, Colondrüsen, Uterusdrüsen, ekkrine (tubulös geknäuelt) und apokrine Schweißdrüsen. Magen-Darm- und Uterusdrüsen haben keinen Ausführungsgang.
2. *Tubulo-alveoläre Drüsen:* Sie haben bläschenartig erweiterte Endkammern mit einem Ausführungsgang, z. B. die mehrschichtige (polyptyche) holokrine Talgdrüse. Reine alveoläre Drüsen sind z. B. die Talgdrüsen im Labium minus.
Verzweigt: 3. *Tubulo-verzweigte Drüsen*. Kardia- und Pylorusdrüsen des Magens. Die in der Schleimhaut des Uterus vorhandenen Drüsen stellen meist unverzweigte tubulöse Drüsen dar.
4. *Verzweigte tubulo-acinöse* (alveoläre) Drüsen: Sie besitzen an einem schlauchförmigen Ausführungsgangssystem beerenförmige Endstücke (bzw. Endkammern), z. B. Mundspei-

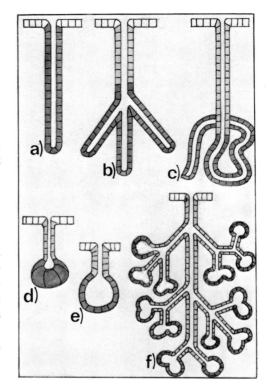

Abb. 4.3. Exokrine Drüsenformen, **a** tubulös, **b** tubulös-verzweigt, **c** tubulös-geknäuelt, **d** tubulo-acinös, **e** tubulo-alveolär, **f** verzweigt tubulo-alveolär. (*Deckepithel;* weiß, *Ausführungsgang:* grau, *Endkammern:* dunkelgrau)

cheldrüsen. Da sich ihr Ausführungsgangsystem stark verzweigt, werden sie auch als tubulo-acinös-verzweigte Drüsen bezeichnet. Die Drüsenendstücke sind der Ort der Sekretzubereitung und bestehen ausschließlich aus Drüsenzellen. Die Wandung der in das Deckepithel einmündenden tubulösen Drüsen setzt sich aus Epithelzellen zusammen. Tubulo-alveoläre und tubulo-acinöse Drüsen besitzen Drüsenendstücke und Ausführungsgänge bzw. ein Ausführungsgangssystem. Das Ausführungsgangsystem setzt sich, wie auf S. 44 beschrieben, aus Schaltstücken, Sekretrohren und Ausführungsgängen zusammen.

Diese Klassifizierung ist für die Histologie von untergeordneter Bedeutung. Die Verzweigungen des Ausführungsgangssystems lassen sich keineswegs in *einem* histologischen Schnitt, sondern durch Rekonstruktion nach Anfertigung von Serienschnitten oder durch Ausgußpräparate nachweisen.

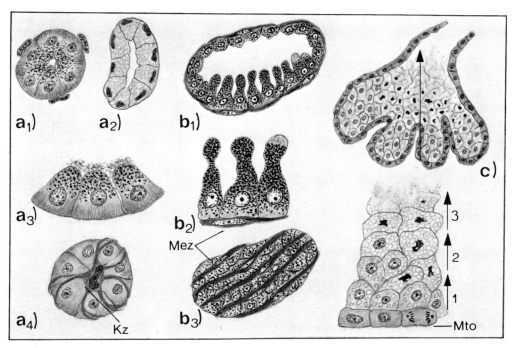

Abb. 4.4. Extrusionsformen. **a** Ekkrine Extrusion. **a₁** Seröses Endstück mit Sekretgranula. **a₂** Muköses Endstück ohne sichtbare Sekretgranula. **a₃** Ausschleusungsvorgang. **a₄** Korbzelle (Kz) an serösem Endstück für Entleerungsmechanismus. **b** Apokrine Extrusion. **b₁** Endstück einer großen Schweißdrüse (Duftdrüse) mit verschiedenen Zustandsbildern der Sekretstapelung. **b₂** Abschnürungsvorgang. **b₃** Myoepithelzellen (Mez, Tangentialschnitt) an Endkammer einer Duftdrüse für Sekretausschleusung). **c** Holokrine Extrusion (Talgdrüse), 1 = Intracytoplasmatische Talgproduktion, 2 = Zellverschiebung und Kernveränderung, 3 = Auflösen der Zellmembran und Abstoßung der Talgtropfen. *Mto* = Mitose in der Ersatzzellschicht. Der Pfeil in **c** markiert den Zelltransport zum Ausführungsgang

4.5 Abgabe des Sekretes

Je nach Ausschleusungsart des Sekretes (Extrusion = Ausstoßung von Sekreten oder Zellabbauprodukten) lassen sich folgende Drüsenarten unterscheiden:

4.5.1 *Ekkrine Drüsen*
(ekkrine Extrusion)

Prosekret- (proteinreiche Vorstufen) und Sekretgranula sammeln sich im Spitzenabschnitt (Apex) der Zelle an und werden ohne Membranabscheidungen nach Art der Krinocytose ausgeschleust. Die dauernd sekretionsfähigen ekkrinen Drüsenzellen zeigen beim Sekretionsvorgang keine Volumenveränderung und können den Sekretionsvorgang periodisch oder kontinuierlich wiederholen. Es tritt somit kein Substanzverlust und keine Änderung der Drüsenzellgröße ein. Die ekkrine Sekretionsart ist die häufigste und kann bei den Mundspeicheldrüsen, Drüsen des Magen-Darm-Kanals, Pankreas, des Atem- und Genitaltraktes, in der Tränendrüse, in kleinen Schweißdrüsen und in endokrinen Drüsen beobachtet werden. Diese Sekretionsart wurde früher auch als merokrine Sekretionsart bezeichnet.

4.5.2 *Apokrine Drüsen*
(apokrine Extrusion)

Bei einer apokrinen Sekretion kommt es ähnlich wie bei ekkrinen Drüsen zunächst zu einer Ansammlung relativ großer Sekrettropfen im apicalen Zellabschnitt unter Heranwachsen der Zelle. Die Sekretgranula werden mit geringen Plasmaanteilen, vereinzelten Mitochondrien und Membranen in die Lichtung der Drüsenkammer abgestoßen. Nach Abgabe des Sekretes ist die Zelle kleiner geworden (apicaler Substanzverlust). Unter erneuter Sekretproduktion wächst die Zelle wieder heran. Somit kann man in *einem* Drüsenendstück gleichzeitig je nach Funktionszustand unterschiedlich hohe Drüsenzellen beobachten. Eine apokrine Arbeitsweise ist für die Milchdrüse charakteristisch. Sie sondert durch apokrine Extrusion Fettpartikel mit Membranen ab, während die Proteine und Caseinpartikel durch ekkrine Extrusion ausgeschleust werden. Die ebenfalls für die in der Haut der Achselhöhle, des Mons pubis und der großen Schamlippe sowie im Bereich der Brustwarze und der Analgegend befindlichen großen Schweißdrüsen (Duftdrüsen) bisher angenommene apokrine Sekretion soll nach neuesten Resultaten eher dem ekkrinen Typus zugeordnet werden. Nach einer spontanen Abgabe der im Spitzenabschnitt der Drüsenzelle angesammelten Sekrete wird die nunmehr erschöpfte Zelle viel kleiner. Durch Neubildung der Sekretgranula kommt es zu einem erneuten Wachstum der Zelle.

4.5.3 *Holokrine Drüsen*
(holokrine Extrusion)

Die einzige exokrine Drüse mit holokriner Sekretion (holokrine Extrusion) ist die Talgdrüse, die sich aus einem mehrschichtigen Epithel (polyptyche Drüse) zusammensetzt. Abgesehen von der äußeren Zellzone entwickeln sich in den Drüsenzellen Fetttröpfchen. Bei Verschiebung der Zellen in Richtung auf das Lumen des Ausführungsganges machen sich unter zunehmender Produktion von Talgtröpfchen im Plasma Zeichen starker Kernveränderungen (Pyknose, Karyorrhexis, Karyolyse) bemerkbar. Mit dem Absterben des Kernes zeigt sich die Auflösung der Zellmembran und das Freiwerden der Talgtröpfchen. Somit gehen bei der holokrinen Sekretion ganze Drüsenzellen zugrunde und stellen in ihrer Gesamtheit den Talg (Sebum) dar. Die bei der Sekretion absterbenden Zellen werden von der peripheren Zellschicht (Regenerationsschicht) durch Mitosen ersetzt. Bei der Herstellung üblicher Kurspräparate sind die Talgtröpfchen herausgelöst, woraus eine helle Anfärbung der ganzen Drüse und eine wabige (vacuoläre) Struktur der einzelnen Drüsenzellen resultieren. Bei geeigneter Technik lassen sich die Fetttröpfchen gut nachweisen (z. B. Sudanschwarz, Sudan III)!

Vorkommen: Als Haarbalgdrüsen und als freie Talgdrüsen, z. B. im Augenlid, äußerer Gehörgang, Labium minus.

4.6 Seröse und muköse Endkammern
(Endstück)

Seröse Endkammer (Endstück, Acinus): Ein seröses Drüsenendstück wird von hohen, zur Lichtung hin konisch zulaufenden Zellen ausgekleidet und weist ein enges Lumen auf. Die Drüsenzellen zeigen eine polare Differenzierung: Man erkennt im Spitzenabschnitt der Zelle die meist acidophilen Sekretgranula (rötlich bei der H.E.-Färbung, grau bis blau-schwarz bei der Eisenalaunfärbung) und im basalen Bereich eine basophile Basalstreifung, die durch ein gut entwickeltes granuläres endoplasmatisches Reticulum und teilweise durch Invaginationen des basalen Plasmalemm hervorgerufen wird. Der relativ große Kern ist meist rundlich, hell anfärbbar und liegt im basalen Zellbereich. Gelegentlich erweitern sich nur die elektronenoptisch feststellbaren Intercellularspalten zu intercellulären Sekretcapillaren, die dann auch lichtmikroskopisch nachweisbar sind. Die Drü-

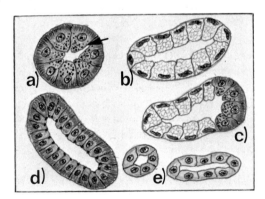

Abb. 4.5. Drüsenendstücke, Schaltstücke und Sekretrohr. **a** Seröses Endstück (enges Lumen, hohe Zellen mit runden Zellkernen und Basalstreifung). Der Pfeil markiert eine Sekretcapillare. **b** Muköses Endstück (weites Lumen, basal abgeflachte dunkle Kerne). **c** Gemischtes Endstück (sero-mukös), halbmondförmige seröse Anlagerung an ein muköses Endstück. **d** Sekretrohr; isoprismatische Epithelzellen mit Schlußleistennetz (einschichtig) begrenzen weites Lumen, mittelständiger Zellkern. **e** Schaltstücke aus einschichtigem Plattenepithel

senzellen entwickeln ein wäßriges, proteinreiches, Enzyme enthaltendes Sekret. Glandula parotis (Ohrspeicheldrüse), Pankreas (Bauchspeicheldrüse), die Spüldrüsen des Geruchs- und Geschmacksorganes und die Tränendrüse sind rein seröse Drüsen.

4.6.1 *Muköse Drüsenendstücke*

Sie haben im Vergleich zu den serösen Endkammern ein relativ weites Lumen. Ihre etwas flacheren Zellen erscheinen im Kurspräparat hell angefärbt, das Plasma ist nach Herauslösen der Schleimsubstanzen von wabiger Struktur. Mit Mucicarmin wird der Schleim (Mucin) in den Zellen rot, mit der PAS-Methode rotviolett gefärbt. Die der basalen Zellmembran angelagerten, meist abgeflachten Kerne färben sich dunkel. Während der Sekretionsphase sind die Kerne abgeplattet, im Ruhestadium rundlicher. Die Schleimsubstanzen (saure Mucine) enthalten Mucopolysaccharide und Proteoglykane, bilden einen Schutz vor mechanischen Einwirkungen und vor einer Selbstverdauung durch körpereigene proteolytische Enzyme. Auch wird durch den abgegebenen Schleim die Gleitfähigkeit des entsprechenden Epithels erhöht.

4.6.2 *Rein muköse Drüsen*

finden sich im Zungengrund und in der Gaumenschleimhaut. Mucoide Drüsen gehören zu den mukösen Drüsen, sie produzieren jedoch neutrale Mucine (Glykoproteide).

Vorkommen: Oesophagusdrüsen, Kardia- und Pylorusdrüsen des Magens, die Drüsen im Zwölffingerdarm und die Glandulae bulbo-urethrales des Genitaltraktes.

4.6.3 *Gemischte Drüsen*,

die demnach sowohl seröse wie muköse Endstücke, wenn auch in unterschiedlicher Zahl, enthalten, sind: Unterkieferdrüse (Glandula submandibularis), Unterzungendrüse (Glandula sublingualis), Glandulae buccales, labiales, nasales und linguales anteriores.

Gemischte Drüsenendstücke: Sie kommen in gemischten Drüsen vor, und die Endkammer besteht aus serösen und mukösen Drüsenzellen. Hierbei liegen den mukösen Endkammern seröse Drüsenzellen halbmondförmig an (seröse oder Gianuzzi- oder v. Ebner-Halbmonde).

4.6.4 *Myoepithelzellen (Korbzellen)*

Die Drüsenendstücke der Schweiß- und Duftdrüsen werden von spindelförmigen, muskelzellähnlichen Myoepithelzellen umgeben, die sich zwischen dem Drüsenepithel und der Lamina basalis ausbreiten. Sie sind durch H.E.-Färbung in einem rötlichen Farbton, besonders deutlich aber durch die Eisenalaunfärbung schwarz-gräulich an Flachschnitten durch die Endkammern darzustellen. Durch ihren Gehalt an contractilen Fibrillen (Actin- und Myosinfilamente) sind sie in der Lage, sich zu verkürzen und zur Auspressung des Sekretes aus dem Endstück beizutragen.

Schweißdrüsen und Myoepithelzellen gehen aus zweischichtigen Epithelschläuchen hervor, die sich während der Entwicklung zunächst als solide Zellstränge aus dem Hautepithel in das darunterliegende Bindegewebe vorschieben. Die Myoepithelzellen entstam-

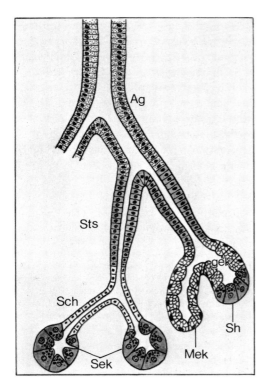

Abb. 4.6. Schematische Darstellung einer gemischten Drüse (Mundspeicheldrüse). *Sek* = seröses Endstück, *Sch* = Schaltstück, *Sts* = Streifenstück, *Ag* = Ausführungsgang, *Mek* = muköses Endstück, *gek* = gemischtes Endstück, *Sh* = seröser Halbmond

men der äußeren Schicht der Zellschläuche, während sich die innere Zone zum Drüsenepithel umdifferenziert.

An den Endstücken der großen Speicheldrüsen dehnen sich verzweigte Zellen aus, die mit ihren Fortsätzen meist die serösen Endkammern korbartig umfassen, die deswegen als Korbzellen bezeichnet werden. Zu ihrer Darstellung bedarf es der Anwendung spezieller Methodiken. In ihrem Plasma lassen sich ebenfalls Myofibrillen nachweisen. Sie können daher, ähnlich wie die Myoepithelzellen, durch Kontraktion für die Auspressung des Sekretes aus dem Endstück sorgen.

4.6.5 *Ausführungsgangssystem der exokrinen Drüsen*

Die kleinen exokrinen Drüsen, wie Schweiß- und Talgdrüsen, Glandulae labiales und Glandulae oesophagicae, besitzen kleine, einfache, schlauchförmige Ausführungsgänge, während die großen Speicheldrüsen ein Ausführungsgangssystem aufweisen, über das ein Sekret auf eine freie Oberfläche geleitet wird. Demnach gelangt das Sekret aus der Drüsenendkammer über Schaltstücke in Sekretrohre (Streifenstücke), die in die Ausführungsgänge münden. Schaltstücke und Sekretrohre liegen stets im Drüsenläppchen, während sich die Drüsenausführungsgänge im interlobulären Bindegewebe ausbreiten.

4.6.6 *Schaltstücke*

Ihre Wandung besteht aus einem einschichtigen, schwach basophilen platten- oder gelegentlich isoprismatischen Epithel mit runden oder rundlich-ovalen Kernen. Sie nehmen das Sekret aus rein serösen oder gemischten Drüsenendstücken auf; an mukösen Endkammern sind sie kurz oder fehlen. Da nach Anwendung der PAS-Methodik in ihren Zellen feine Polysaccharidgranula nachweisbar sind, darf eine sekretorische Tätigkeit der verzweigten Schaltstücke angenommen werden.

4.6.7 *Sekretrohre oder Streifenstücke*

Die Verbindung der Schaltstücke mit den Ausführungsgängen wird durch die ebenfalls verzweigten Sekretrohre hergestellt. Sie werden von einem einschichtigen isoprismatischen Epithel mit Acidophilie ausgekleidet. Die lichtmikroskopisch sichtbare Streifung wird durch elektronenmikroskopisch faßbare Invaginationen der basalen Zellmembran mit zahlreichen Mitochondrien (basales Labyrinth) verursacht. Bei Flachschnitten durch den Spitzenabschnitt der Epithelzellen wird ein deutliches Schlußleistennetz sichtbar. In den Streifenstücken sollen Speichelsalze entstehen (Entwicklung von Speichelsteinen bei Dysfunktion).

4.6.8 *Ausführungsgänge*

Kleinere, mit einem einschichtigen isoprismatischen Epithel ausgekleidete Ausführungsgänge vereinigen sich zu größeren Ausführungsgängen, die meistens ein zweischichtiges prismatisches Epithel zeigen. In der Nähe der stets interlobulär gelegenen Ausführungsgänge kommen im Bindegewebe vereinzelte Ansammlungen von vegetativen multipolaren Ganglienzellen vor. Extraglanduläre Ausführungsgänge (z. B. Ductus parotidicus, D. pancreaticus. D. choledochus) haben meist ein ein- oder zweischichtiges prismatisches Epithel.

Alle Endstücke, Schaltstücke, Streifenstücke und Ausführungsgänge werden vom anliegenden Bindegewebe durch eine Lamina basalis getrennt.

Die Regenerationsfähigkeit der Drüsen ist im Vergleich zu derjenigen der Oberflächenepithelien schlechter. Die regenerativen Leistungen werden dem Ausführungsgangssystem zugesprochen, wobei durch Knospung neue Endstücke entstehen können.

5 und 6 Binde- und Stützgewebe [H.2.]

Das Binde- und Stützgewebe [H.2.1.] setzt sich aus Zellen und Intercellularsubstanzen zusammen. Während vergleichsweise im Epithel zahlreiche Zellen und nur wenige Intercellularsubstanzen vorhanden sind und dieses Gewebe einen geschlossenen Zellverband verkörpert, besteht das Bindegewebe aus relativ wenigen, weiter auseinanderliegenden Zellen und einer großen Masse von Intercellularsubstanzen.

Zur Intercellularsubstanz zählt man eine flüssige, weiche oder harte Grundsubstanz und unterschiedliche Bindegewebsfasern (kollagene Fasern, elastische Fasern, argyrophile Gitterfasern oder Reticulinfasern).

Das Binde- und Stützgewebe zeigt eine sehr starke Verbreitung, beträchtliche Mannigfaltigkeit seiner Form und funktioneller Bedeutung und kann als Bindematerial verschiedene Zellen, Gewebsarten, Organteile und Organe untereinander verbinden oder trennen sowie eine Stützfunktion (Organstroma) ausüben. Zahlreiche Zellen des Bindegewebes spielen eine entscheidende Rolle im Abwehrsystem des Organismus. Bestimmten Bindegewebsarten kommt die Aufgabe der Wasser- und Salzbindung zu. Zu den Stützgeweben rechnet man das Knorpel- und Knochengewebe. Alle Binde- und Stützgewebsarten entwickeln sich aus einem gemeinsamen multipotenten Muttergewebe, dem Mesenchym (S. 56), das aus dem mittleren Keimblatt, dem Mesoderm, hervorgeht. Während einerseits die Zellen gegenüber den Intercellularsubstanzen überwiegen (z. B. reticuläres Bindegewebe), stehen andererseits Bindegewebsfasern (z. B. lockeres oder straffes, faseriges Bindegewebe) im Vordergrund.

5 Bindegewebe

5.1 Bindegewebszellen [H.2.2.]

Die Bindegewebszellen werden in fixe, nicht ortsveränderliche Zellen (Mesenchymzelle, Reticulumzelle, Fettzelle, Fibrocyten und Fibroblasten des lockeren und straffen Bindegewebes, Knochen- und Knorpelzellen) und in freie, ortsveränderliche, amöboid bewegliche Zellen (Mesenchymzelle, Histiocyten, Monocyten, Mastzellen, Plasmazellen, Granulocyten und Lymphocyten) unterteilt. Eine Einteilung der Bindegewebszellen in fixe (ortsständige) und freie Zellen hat schematischen Charakter, da

1. manche Bindegewebszellen beide Eigenschaften besitzen und
2. eine Umwandlung von fixen in freie Zellen und umgekehrt erfolgen kann.

5.1.1 *Fixe (ortsansässige) Bindegewebszellen*

Zu den fixen Bindegewebszellen gehören die (Mesenchym-), Reticulum- und Fettzellen sowie Fibrocyten und Fibroblasten.

5.1.1.1 *Mesenchymzellen*

Die relativ plasmaarmen Mesenchymzellen können als fixe, andererseits auch als freie, formveränderliche, aktiv bewegliche, verästelte, leicht basophile Zellen betrachtet werden, die durch ihre Zellfortsätze untereinander in desmosomalen Kontakt geraten können und ein dreidimensionales Zellgerüst darstellen. Sie sind als Mutterzellen für die Entwicklung aller übrigen Bindegewebszellen außerordentlich bedeutsame embryonale Zellen.

5.1.1.2 *Reticulumzellen* (Abb. 5.5)

sind mit einem intensiven Stoffwechsel ebenfalls verzweigte Zellen und verkörpern in der Gesamtheit einen dreidimensionalen Zellver-

Tabelle. Zellen und Intercellularsubstanzen des Bindegewebes

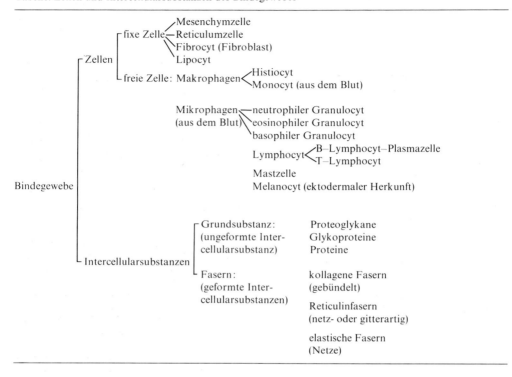

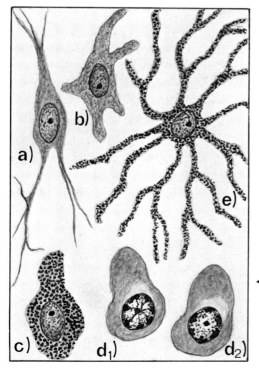

band. Sie können einmal als fixe Zellen vorkommen, jedoch als Makrophagen auch die Fähigkeit der amöboiden Eigenbewegung (s. S. 21), der Phagocytose (s. S. 18) und der Verarbeitung der phagocytierten Stoffe aufweisen und sich an der Produktion von Antikörpern beteiligen. Makrophagen sind Zellen, die zur Phagocytose größerer Partikel befähigt sind. Den Reticulumzellen wird die Fähigkeit der Speicherung von Stoffen (wie z. B. Abraummaterial) zugesprochen. Reticulumzellen finden sich z. B. in Milz, Lymphknoten, Knochenmark und im lockeren Bindegewebe und können sich zu Fettzellen umbilden (s. auch S. 61).

◀ **Abb. 5.1.** Zellformen des Bindegewebes (*LM*). **a** Fibrocyt (fixe Zelle). **b** Histiocyt (freie Zelle). **c** Gewebsmastzelle (mit metachromatischen Granula). **d₁** Plasmazelle mit typischer Radspeichenstruktur des Kerns. **d₂** Plasmazelle mit randständigem Chromatin im Kern. **e** Stark verzweigte Pigmentzelle (Chromatophore) mit Melaningranula

5.1.1.3 *Fettzellen*

Die ausgereiften, mit etwa 40–120 μm auffällig großen Fettzellen (Abb. 5.9) sind von kugeliger oder polyedrischer Form und beinhalten einen großen Fetttropfen, der mit Scharlachrot oder Sudanschwarz dargestellt wird. Im üblichen Routinepräparat (H.E.-, van Gieson-, Azanfärbung) ist der Fetttropfen herausgelöst (Abb. 5.9), so daß die Zelle optisch leer erscheint und nur einen schmalen Cytoplasmasaum mit einem randständigen Kern (Siegelringform) besitzt.

Mitochondrien, vereinzelt endoplasmatisches Reticulum, Ribosomen und Anteile des Golgi-Apparates sind besonders in der Nähe des Kernes auffindbar.

5.1.1.4 *Fibroblasten* (Abb. 5.1 u. 5.2)

So bezeichnet man mit langen Fortsätzen versehene, platte, gelegentlich 30 μm lange, ergastoplasmareiche, infolgedessen basophile Zellen, denen die Aufgabe der Synthese von Baumaterial für den Aufbau von Kollagenfasern zukommt. Sie besitzen einen rundlich-ovalen, abgeflachten, hell anfärbbaren Kern, der in der Profilansicht schmal und in der Aufsicht von elliptoider Form ist. Im Ruhezustand, wenn kein Kollagen produziert wird, ist er ergastoplasmaarm, besitzt weniger Mitochondrien, ist nicht mehr basophil und wird *Fibrocyt* genannt. Die Bezeichnungen Fibrocyt und Fibroblast kommen jedoch meist synonym zur Anwendung. Fibrocyten können mittels ihrer Fortsätze in Kontakt geraten und an den Kontaktstellen Zonulae occludentes entwickeln. Das Plasma der Fibrocyten und Fibroblasten ist lichtmikroskopisch nur mit Spezialtechniken darstellbar, in üblichen Routinepräparaten nur schwer oder gar nicht sichtbar, so daß man von ihnen nur den hellen, 1–2 Nucleolen enthaltenden Kern erkennt. Ein ruhender Fibrocyt vermag sich in einen aktiven Fibroblasten umzuwandeln.

Ebenfalls verzweigte, mit Melaninpigmenten beladene, den Bindegewebszellen ähnliche Zellen kommen als Pigmentzellen, z. B. in der Iris vor. Die meisten verästelten *Pigmentzellen* (Melanocyten) entstammen der ektodermalen Neuralleiste und weisen in ihrem Plasma und in ihren Fortsätzen die gelblich-braunen Melaninpigmente auf, die sich aus einem farblosen Propigment entwickeln und als Granula über den ganzen Zelleib verteilt sein können (Abb. 18.2) Melanocyten finden sich in basalen Zonen des Epithels und im Bindegewebe der Haut, in der Subcutis, in der Iris und Choriocapillaris (Bindegewebshäute des Auges) und zum Teil auch in der Pia mater. In der Haut werden Melaninpigmente aus den Fortsätzen der Melanocyten an die Epithelzellen abgegeben. Besonders gut pigmentiert sind Scrotal- und Circumanalhaut und Muttermale, aus denen bösartige, pigmentierte Tumoren hervorgehen können.

Oberflächenbildung (Mesothel, Synovialmembran) *durch fixe Bindegewebszellen.* Im Bereich seröser Häute (Bauchfell, Brustfell, Herzbeutel, s. auch S. 159) haben sich Bindegewebszellen zu einem einschichtigen geschlossenen Zellverband angeordnet, den man als Mesothel bezeichnet. An der Innenseite von Gelenkflächen bilden Bindegewebszellen eine ein- bis mehrschichtige, endothelartige (s. S. 60), stellenweise lückenhafte Zellage, die Synovialmembran (Membrana synovialis) genannt wird.

Die Leistungen der fixen Zellen sind in der Fibrillogenese (s. S. 54) durch Fibroblasten, in einem regulierenden Einfluß auf die Bildung von Grundsubstanz durch Fibrocyten, in der Fähigkeit der Phagocytose und Speicherung durch Reticulumzellen und der Oberflächenbildung (Mesothel und Membrana synovialis) zu erblicken.

5.1.2 *Freie Bindegewebszellen*

Freie Bindegewebszellen sind Histiocyten, Monocyten, Makrophagen, Granulocyten, Lymphocyten, Plasmazellen und Mastzellen sowie Mesenchymzellen (s. S. 45).

5.1.2.1 *Histiocyten*
(ruhende Wanderzellen, Abb. 5.1)

Die formveränderlichen, mit plumpen kurzen Fortsätzen versehenen Histiocyten (⌀ 15–20 μm) besitzen einen kleinen, dunkel anfärbbaren Kern und erstrecken sich im lockeren, faserigen (Kollagen) und teilweise im reticulären Bindegewebe. Da sie sich oft in der Adventitia (Bindegewebsschicht) kleinerer Gefäße ausbreiten, werden sie auch Adventitiazellen (Abb. 10.1) genannt. Ihr Cytoplasma ist im Routinepräparat nur schwach basophil oder gar nicht angefärbt. Die Histiocyten besitzen die Fähigkeit der amöboiden Eigenbewegung, der Phagocytose und der Speicherung, Eigenschaften, die sie erst bei ihrer Reizung (z. B. An-

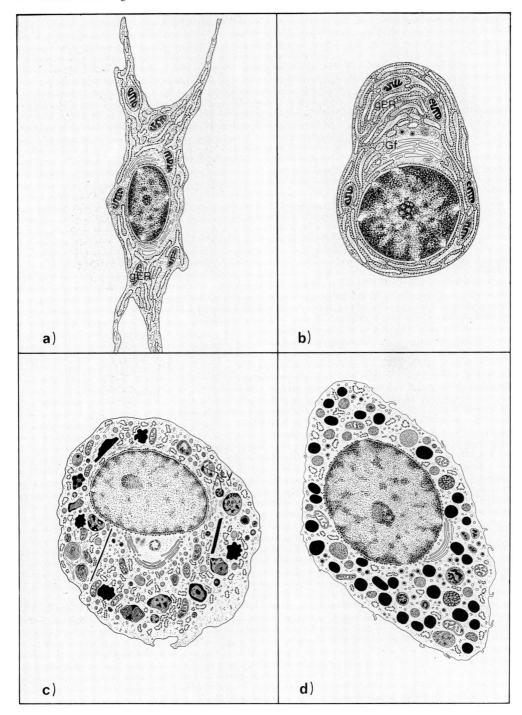

Abb. 5.2. ELM-Bild einiger Zellformen des Bindegewebes. **a** Fibrocyt (gER = granuläres endoplasmatisches Reticulum). **b** Plasmazelle mit gut entwickeltem gER (*LM*: Basophilie) (*Gf* = Golgi-Feld) **c** Makrophage mit phagocytiertem Material (Ly = Lysosomen) (aus Lentz). **d** Mastzelle mit unterschiedlich dichten Granula

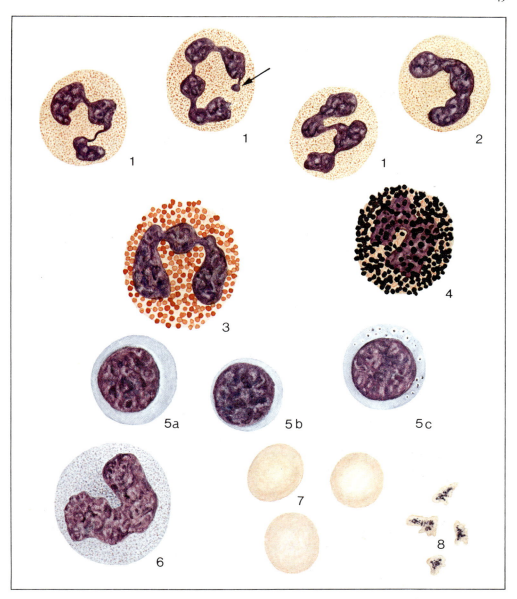

Abb. 5.3. Zellen des normalen Blutausstriches (panoptische Färbung nach Pappenheim). *1* = segmentkerniger neutrophiler Granulocyt (der Pfeil weist auf einen „drumstick"), *2* = stabkerniger neutrophiler Granulocyt, *3* = eosinophiler Granulocyt, *4* = basophiler Granulocyt, *5a* = großer Lymphocyt, *5b* = kleiner Lymphocyt, *5c* = großer Lymphocyt mit azurophilen Granula, *6* = Monocyt, *7* = Erythrocyten, *8* = Thrombocyten

tigenkontakt) aufzeigen. Sie werden zum reticulo-endothelialen System (s. S. 63) gerechnet und sollen zum Teil aus Fibrocyten hervorgehen.

5.1.2.2 *Monocyten* (Abb. 5.3)
Die aus dem Knochenmark stammenden Zellen durchdringen die Capillarwand, können sich im Bindegewebe, vor allen Dingen in lymphatischen Organen ansiedeln und besitzen einen bohnen- oder nierenförmigen Kern in einem basophilen Cytoplasma. Die 12–20 µm großen Monocyten können größere Partikel und ganze Zellen phagocytieren und werden auch als Makrophagen bezeichnet. Nach ihrem Austritt aus der Blutbahn (Diapedese) können die enzymreichen Zellen unter Formveränderung im Gewebe wandern (amöboide Eigenbewegung). Nach der Diapedese in das anliegende Gewebe sollen sie sich in Histiocyten, Fibroblasten und glatte Muskelzellen umwandeln können.

Unter Makrophagen versteht man die Histio- und Monocyten, die größere Partikel bzw. ganze Zellen phagocytieren können. Sie enthalten Lysosomen und Peroxisomen.

5.1.2.3 *Granulocyten*
Unter den Granulocyten (granuliertes Plasma) unterscheidet man infolge ihrer verschiedenen Anfärbbarkeit der unterschiedlich großen Granula neutrophile, eosinophile und basophile Granulocyten, die alle der Blutbahn entstammen und im Knochenmark gebildet werden (Abb. 5.3). Sie besitzen ein schwach acidophiles Plasma.
Die rundlichen neutrophilen Granulocyten (⌀ 11–13 µm, Abb. 5.3) besitzen sehr feine Granula, die sowohl mit basischen als auch mit sauren Farbstoffen darstellbar sind, und einen segmentierten Kern. Sie reagieren somit neutral (daher neutrophiler Granulocyt). Im Bereich kleinerer Gefäße (Capillaren und postcapillare Venen, s. S. 122) können sie durch die Gefäßwand hindurchtreten (Diapedese), sich mittels ihrer Fähigkeit der amöboiden Eigenbewegung im Gewebe fortbewegen (Migration), phagocytieren und durch die lytischen Enzyme ihrer Lysosomen und durch Peroxisomen aufgenommene Fremdkörperchen abbauen (s. S. 10).

Bei den Granula handelt es sich weiter um Vacuolen mit Lysozym, Proteinen und Lactoferrin (eisenhaltiges bactericides Protein).
Die ebenfalls aus der Blutbahn stammenden eosinophilen Granulocyten rundlicher Form (Abb. 5.3) lassen sich besonders häufig in der Darmschleimhaut, in der Submucosa des Magens und im Thymus auffinden. Sie besitzen einen plumpen, gelappten und, wenn sie im Bindegewebe liegen, auch einen rundlichen Kern und in ihrem Plasma grobe acidophile Granula (Lysosomen). Außer ihrer Diapedese- und Migrationsfähigkeit wird ihnen der Abbau von Antigen-Antikörperkomplexen zugeschrieben.
Die kleineren, ebenfalls rundlichen basophilen Granulocyten (Abb. 5.3) fallen durch ihren Gehalt an groben, metachromatischen Granula auf, die den gelappten Kern teilweise verdecken. Die basophilen Granulocyten verlassen die Blutbahn und sollen, da sie in den Granula Heparin und Histamin besitzen, bei Entzündungsvorgängen eine Rolle spielen. Amöboide Eigenbewegung und Phagocytoseeigenschaften sind schlecht ausgeprägt (s. auch S. 17).
Unter Mikrophagen hat man sich die neutrophilen Granulocyten vorzustellen, die kleine Partikel aufnehmen.

5.1.2.4 *Lymphocyten*
Die kugeligen Lymphocyten (Abb. 5.3) entstehen im Knochenmark und besitzen einen runden, relativ großen, dunkel anfärbbaren Kern und einen schmalen, leicht basophilen Cytoplasmasaum. Man unterscheidet die zahlreichen kleinen (⌀ 6–9 µm) und die selteneren großen (⌀ 10–15 µm) Lymphocyten. Sie sind

Abb. 5.4. a Eosinophiler Granulocyt (*ELM*) mit bisegmentiertem Kern und typischen ca. 1,5 µm großen Granula (*Gr*), die z. T. mehrere stäbchenförmige Kristalle enthalten. Vergr. 11 000fach. **b** Bei stärkerer Vergrößerung sind in den Granula Kristallgitter sichtbar. Vergr. 31 000fach (aus KRSTIC, 1976). **c** Neutrophiler Granulocyt im Stadium der Mikrophagocytose. Pseudopodienartige Cytoplasmaausstülpungen umhüllen Fibrinmaterial (*F*), das in den phagolytischen Vacuolen (*V*) lysosomal abgebaut wird. Das strukturreiche Cytoplasma enthält u. a. Mitochondrien (*M*), Granula (*Gr*) und ein Golgi-Feld (*G*). *K* = Kern. Vergr. 13 000fach. (Aus KRSTIC, 1976)

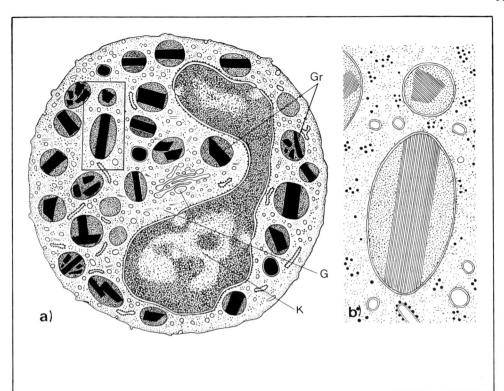
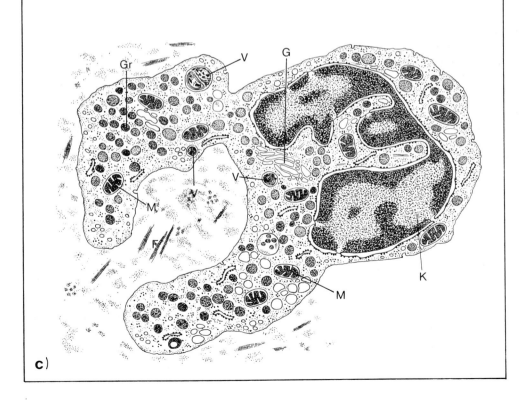

Zellbestandteile des Blutes und erscheinen regelmäßig und in großer Zahl im lymphatischen System (z. B. Milz, Lymphknoten, Thymus und Tonsillen u. a., s. S. 112) und im Knochenmark, während sie im lockeren, kollagenen Bindegewebe normalerweise seltener zu finden sind. Sie besitzen die Fähigkeit der Diapedese (Durchtritt durch die Capillarwand zwischen den Endothelzellen) und der amöboiden Eigenbewegung. Elektronenmikroskopisch lassen sich Pinocytoseerscheinungen nachweisen, eine Phagocytosebereitschaft liegt nicht vor.

Lymphocyten (Abb. 5.3) entstehen im roten Knochenmark und in lymphatischen Organen, wie z. B. Milz und Lymphknoten, und gelangen aus ihren Bildungsstätten in die Blut- bzw. Lymphbahn. Lymphocyten sind immunkompetente Zellen, bilden und transportieren Antikörper.

Die von der pluripotenten Knochenmarkszelle über eine Zwischenstufe, der lymphopoetischen Stammzelle, abstammenden Lymphocyten erreichen als zunächst immuninkompetente Zellen über die Blutbahn zu einem Teil den Thymus (s. S. 118), zu einem anderen Teil das sog. Bursaäquivalent (Tonsillen, Peyersche Plaques des Ileum, lymphatisches Gewebe des Appendix vermiformis, s. S. 120) und erhalten in den genannten Organen ihre spezifische immunologische Prägung. Sie heißen dann T-Lymphocyten (thymusabhängige Lymphocyten) oder B-Lymphocyten (bursaabhängige Lymphocyten) und vermehren sich stark. Sie gelangen über die Blutbahn in Milz und Lymphknoten und siedeln sich dort in verschiedenen Regionen an (s. .112, B-Lymphocytenregionen = Lymphfollikel, T-Lymphocytenregionen = subcorticale Zone im Lymphknoten, periarterielle T-Regionen in der Milz). Hier vermehren sich beide Lymphocytenarten, die Tochterzellen verfügen über die gleiche immunologische Prägung wie die Mutterzelle. Über die Blutgefäße der Milz und die abführenden Lymphgefäße der Lymphknoten treten sie in den Kreislauf ein und können im Bereich der terminalen Strombahn (s. S. 123) durch Diapedese in das anliegende Gewebe eindringen. Nach direktem Antigenkontakt (z. B. Bakterien, Viren und fremde Proteine) oder Meldung durch einen Makrophagen erfolgt eine Sensibilisierung der sich teilenden Lymphocyten und Produktion von Antikörpern (Proteine). Sie werden in diesem Stadium auch als Immunocyten bezeichnet. Das granuläre endoplasmatische Reticulum vermehrt sich als Antikörper produzierendes System, die Zelle wird größer. Die Antikörper vernichten die eingedrungenen Antigene. Nach der Antigen-Antikörper-Reaktion (nach 1–2 Tagen, Spätreaktion) bildet sich das Ergastoplasma teilweise zurück, die Struktur des Antigens bleibt den Lymphocyten jedoch haften, sie werden wieder klein. Bei erneuter Auseinandersetzung mit dem gleichen Antigen können sich die Zellen an den ehemaligen Kontakt erinnern (Gedächtniszellen, „memory cells") und wieder sehr schnell spezifische Antikörper produzieren. Die T-Lymphocyten liefern zellständige Antikörper, die B-Lymphocyten bilden sich zu Plasmazellen um, die humorale Antikörper abgeben. Dabei bleibt stets ein Stamm von B- und T-Lymphocyten erhalten.

5.1.2.5 *Plasmazellen*
(Plasmocyten, Abb. 5.1 u. 5.2)

Die etwa 10–20 μm großen Plasmazellen sind von kugeliger oder birnenförmiger Gestalt und besitzen ein ergastoplasmareiches, infolgedessen basophiles Cytoplasma mit einem oft exzentrisch gelagerten rundlichen Kern (Abb. 5.1). Größere Chromatinmassen liegen der Kernmembran von innen an, zum Teil ziehen sich dünne Chromatinfäden in radiärer Anordnung von der Kernmembran zum Kernzentrum hin, so daß das Bild eines „Radspeichenkernes" entsteht. In einem dem Kern benachbarten, heller anfärbbaren Areal liegen die Centriolen und Golgi-Felder. Das gut entwickelte, granuläre endoplasmatische Reticulum beteiligt sich an der Synthese humoraler Antikörper (γ-Globuline) und füllt in nahezu konzentrischem Verlauf seiner Cisternen um den Kern das Plasma aus. Die von sog. B-Lymphocyten abstammenden Plasmazellen (s. S. 63) sind wahrscheinlich amöboid beweglich und finden sich in lymphatischen Organen, im Knochenmark, in der Lamina propria des Magen-Darm-Kanals und des Uterus sowie im Bereich von Drüsenendstükken. Nach einer Lebensdauer von etwa 10–30 Tagen unterliegen sie einer Degeneration und werden von Histiocyten phagocytiert.

Unter Russel-Körpern versteht man größere, acidophile, glykoproteinhaltige, in manchen Plasmazellen bei chronischer Endzündung auftretende Kügelchen, die bei der Degeneration der Zellen frei werden.

5.1.2.6 *Mastzelle (Mastocyt)*
Die rundlich-ovalen, manchmal mit wenigen plumpen Fortsätzen ausgestatteten, gelegentlich 20 µm großen Mastzellen (Abb. 5.1 u. 5.2) treten einzeln oder in Gruppen vornehmlich in der Adventitia kleinerer Gefäße auf. Die mit einem kleinen rundlichen Kern versehenen Zellen zeigen amöboide Bewegungserscheinungen und sind dicht mit metachromatischen Granula angefüllt.
In den metachromatischen Granula sind Heparin und Histamin, bei Mastzellen von Ratten außerdem Serotonin nachweisbar.
Die basophilen Granulocyten bezeichnet man auch als Blutmastzellen.

5.1.2.7 *Spezifische Leistungen freier Bindegewebszellen*
Allen freien Bindegewebszellen ist die Eigenschaft der amöboiden Eigenbewegung gemeinsam. Die Fähigkeit des Durchzwängens zwischen Endothelzellen von Capillaren und postcapillaren Venen ist den Monocyten, Granulo- und Lymphocyten zu eigen. Histio- und Monocyten und neutrophile sowie eosinophile Granulocyten können phagocytieren und das in die Zelle gelangte exogene Material durch Lysosomen abbauen. Neutrophile und eosinophile Granulocyten treten gehäuft an Orten der Entzündung auf, von denen ein Reiz ausgeht, der die Granulocyten anlockt. Dieses einem solchen Reiz folgende Verhalten heißt Taxis, die durch chemische Stoffe, Polysaccharide und Antigen-Antikörperkomplexe hervorgerufen und somit auch als Chemotaxis bezeichnet wird (s. auch S. 63). Die Antikörperbildung wird von T-Lymphocyten und Plasmazellen übernommen.

5.2 Intercellularsubstanz
Die Intercellularsubstanz umfaßt die Grundsubstanz (ungeformte Intercellularsubstanz) und die Bindegewebsfasern (geformte Intercellularsubstanz).

5.2.1 *Grundsubstanz*
Da die Grundsubstanz nicht sehr massendicht ist, wird sie lichtmikroskopisch sehr schwer darstellbar und zeigt zum Teil eine feinkörnige, manchmal auch homogene Beschaffenheit und Basophilie oder Metachromasie. Elektronenmikroskopisch erscheint die Grundsubstanz als wolkige, feingranuläre Masse in unterschiedlicher elektronenmikroskopischer Dichte. Sie befindet sich zwischen den Zellen und Bindegewebsfasern und ist somit ein wesentlicher Bestandteil des Intercellularraumes. Die Grundsubstanz enthält Proteoglykane, die an einen Proteinkern gebundene Glykosaminoglykane enthalten (z. B. saure Mucopolysaccharide wie Chondroitinsulfat, Mucoitinsulfat, Hyaluronsäure, Glykoproteine und Proteine) und ist zum Teil ein Produkt der Fibrocyten oder entstammt dem Blutplasma. Die Grundsubstanz vermag Wasser und Salze zu binden, dient als Reservoir für extracelluläre Flüssigkeit und spielt somit für den Wasser- und Salzhaushalt eine bedeutsame Rolle. Außerdem sind Hormone, Vitamine, Elektrolyte, Enzyme und Antikörper in der Grundsubstanz nachweisbar.
Da der Transport von Nährstoffen und Sauerstoff aus der Blutbahn zu den Zellen und umgekehrt die Abgabe von Zellabbauprodukten in das Gefäßsystem durch die Grundsubstanz erfolgt, kommt ihr eine erhebliche funktionelle Bedeutung beim gegenseitigen Stoffaustausch zwischen Blut und Zellen zu (Transitstrecke) (Abb. 2.1).
In den Stützgeweben (Knorpel-, Knochengewebe) und in dem durch Einlagerung von Kalksalzen gefestigten Knochengewebe, Zahnbein und Zement zeigt sich ihre mechanische Bedeutung. Die Lymphbahn beginnt in der Grundsubstanz (Abb. 10.6).

5.2.2 *Bindegewebsfasern*
Unter den Bindegewebsfasern unterscheidet man
die kollagenen Fasern,
die elastischen Fasern und
die Reticulinfasern (argyrophile Gitterfasern, mit Silbernitrat schwarz-braun imprägnierbar).

5.2.2.1 Kollagene Fasern

Die sehr zugfesten, wenig dehnbaren (bis zu etwa 5%) *kollagenen Fasern* (Abb. 5.5 u. 5.6) verlaufen stets in Bündeln und lassen sich mit der Azanfärbung leuchtend blau, mit der van Gieson-Färbung leuchtend rot und mit Hämatoxylin-Eosin rosa anfärben. Die etwa 1—12 µm dicken Kollagenfasern bestehen aus noch lichtmikroskopisch sichtbaren, sich nicht verzweigenden Kollagenfibrillen ($\varnothing$ 0,1—0,5 µm), die sich wiederum aus Bündeln von Mikrofibrillen [$\varnothing$ 10—100 nm (100—1000 Å)] zusammensetzen. Die elektronenmikroskopisch erkennbaren Mikrofibrillen zeigen eine Querstreifung mit einer Periodizität von etwa 64 nm (640 Å), wobei dunklere, elektronendichte mit helleren Abschnitten abwechseln (Abb. 5.6). Die Mikrofibrillen gliedern sich in feine, fädige Einheiten, in die etwa 5 nm (50 Å) dicken Protofibrillen, die ihrerseits aus geordneten Tropokollagenmolekülen bestehen.

In den Kollagenfasern ist eine aus Mucopolysacchariden zusammengesetzte, in Kalkwasser lösliche Kittsubstanz nachweisbar. Kollagenfasern werden in ihrer Gesamtheit vielfach auch kurz Kollagen genannt. Durch Kochen von Kollagen läßt sich daraus Leim gewinnen (griech. Kolla = Leim). Kollagenfasern können geflecht- oder scherengitterartig angeordnet sein.

Kollagene Fasern sind regelmäßige Bestandteile der meisten Binde- und Stützgewebsarten und finden sich außerdem z. B. zwischen Muskelzellen und Nervenfasern, in der Haut, in der Darmwandung, in der Hornhaut und der Sklera des Auges, in Fascien, Sehnen, im Knorpel- und Knochengewebe, beteiligen sich am Aufbau von Nerven und Muskeln, von Gelenkkapseln und verkörpern das Stroma mancher Organe wie z. B. Leber, Milz, Hoden usw. (s. auch S. 27). Die Kollagenfibrillen werden durch die Ausbildung von intermolekularen Quervernetzungen stabilisiert. Diese werden aus enzymatisch modifizierten Lysinresten gebildet.

Kollagenese (Fibrillogenese, Kollagensynthese): Unter Kollagenese versteht man die Entwicklung von kollagenen Bindegewebsfasern. Die kollagenen Fasern zählen zur geformten Intercellularsubstanz und lassen sich mit der Azanfärbung blau, mit der van Gieson-Färbung leuchtend rot und mit der H.E.-Technik schwach rot anfärben. Die Kollagenese beginnt mit einer aktiven Leistung der ergastoplasmareichen Fibroblasten, indem diese die Vorstufen des Kollagens (Tropokollagen = Proteine und Mucopolysaccharide) synthetisieren und sie im Bereich des Perikaryon ausschleusen. Extracellulär erfolgt eine Polymerisation zu Mikrofibrillen, die eine abwechselnde Gliederung in hellere und dunkle Querstreifen aufweisen [Querstreifung, Periodizität von 64 nm (640 Å)].

Nach der Synthese der Polypeptidketten an den Ribosomen wird in den Schläuchen des granulären endoplasmatischen Reticulum ein Teil der Prolinreste zu Hydroxyprolin umgewandelt und aus jeweils drei Polypeptidketten ein Protokollagenmolekül (nur mit Mitteln der Biochemie und der Röntgenanalyse darstellbar) gebildet. Im mittleren Bereich des Moleküls bilden drei spiralartig umeinander gewundene Polypeptidketten eine Tripelhelix (Länge: 300 nm). Der Transport des nun Tropokollagen genannten Moleküls aus der Zelle heraus erfolgt über die Golgi-Felder durch Krinocytose. Der größte Teil der nicht-tripelhelicalen Bereiche des Moleküls wird abgespalten. Die fertigen Tropokollagenmoleküle lagern sich zu 5 nm (50 Å) dicken, elektronenmikroskopisch sichtbaren Protofibrillen und diese wiederum zu Mikrofibrillen (elektronenmikroskopisch erkennbar) mit einem Durchmesser von 10—100 nm (100—1000 Å) zusammen. Bündel von Mikrofibrillen bilden die etwa 0,1—0,5 µm dicken Kollagenfibrillen, die bei stärkster lichtmikroskopischer Vergrößerung sichtbar werden und sich zu etwa 1—12 µm dicken Kollagenfasern (lichtmikroskopisch sichtbar) anordnen. Kollagenfasern verlaufen gebündelt. Nach der Polymerisation kann man in den Mikrofibrillen elektronenmikroskopisch aufgrund der Affinität zu Osmiumsäure oder anderen Kontrastierungsmitteln und durch die Lagerung der Moleküle einen Kontrastwechsel und somit eine Periodizität der Bestandteile erkennen, die 64 nm (640 Å) einnimmt und vielfach als Querstreifung bezeichnet wird. Auch glatte Muskelzellen der Gefäßwand beteiligen sich an der Kollagenese. Für die Aggregation und Ausrichtung der Fibrillen ist die Grundsubstanz von Bedeutung, die bereits vor der Ausbildung von Bindegewebsfasern entstanden ist.

5.2.2.2 Elastische Fasern

Im Gegensatz zu den gebündelten und sich nicht verzweigenden kollagenen Fasern verlaufen die unterschiedlich dicken ($\varnothing$ 1—4 µm) elastischen Fasern (Abb. 5.5 u. 5.6) oft einzeln, verzweigen sich und bilden Netze. Sie sind lichtmikroskopisch mit der Resorcin-Fuchsinfärbung blau-violett, mit der Orceinfärbung braun-rot darstellbar. Sie zeigen eine etwa 100—150%ige Dehnbarkeit mit völliger Rückkehr in die Ausgangsposition. Die Elastizität der Fasern nimmt im Alter ab. Im elektronenmikroskopischen Schnitt erscheinen die elastischen Fasern vorwiegend homogen, in ihren Randgebieten finden sich kleine Filamente. Sie bestehen aus einem spezifischen Protein, dem Elastin, dessen lösliche Vorstufe, das Tropoelastin, von den Fibroblasten gebildet wird.

Elastische Fasern treten meistens nur zusammen mit kollagenen Bindegewebsfasern auf und finden sich z. B. im Corium der Haut, in der Darmwand, in der Gefäß-, besonders häufig in der Arterienwand und in der Lunge.

Die gelb aussehenden Ligamenta flava und das Ligamentum nuchae bestehen vornehmlich aus längsgerichteten gebündelten, elastischen Fasern, die jedoch netzartig untereinander verknüpft sind, und aus wenigen Kollagen- und Gitterfasern sowie aus Fibroblasten und kleinen Gefäßen bestehen.

5.2.2.3 *Reticulinfasern* (Abb. 5.5 u. 10.1)

sind mit Silbernitrat (AgNO$_3$) imprägnierbar und heißen daher auch argyrophile Fasern. Die aus Mikrofibrillen bestehenden Fasern (∅ 0,2—0,1 µm) verzweigen sich und entwickeln dreidimensionale Netzwerke und Gitter (Reticulin- oder Gitterfasern). Im Gegensatz zu kollagenen Fibrillen sind sie geringfügig dehnbar und ergeben beim Kochen keinen Leim. Vielfach wird eine Umwandlung von Gitterfasern in Kollagenfasern festgestellt, so daß sie auch als präkollagene Fasern bezeichnet werden. Elektronenoptisch läßt sich an ihnen die typische Kollagenperiodizität erkennen. Gitter aus Reticulinfasern finden sich um Capillaren (Abb. 10.1), Milzsinus (Abb. 9.1), an Muskelzellen (Abb. 7.1), Nervenfasern, Fettzellen und verkörpern einen Teil der Basalmembran verschiedener Epithelien (z. B. Drüsenendstücke, Nierenepithelien). Die Reticulinfasern sind ein charakteristischer Bestandteil des reticulären Bindegewebes.

5.3 Formen des Bindegewebes
[H.2.3–2.10]

1a. Mesenchym,
1b. Gallertiges Bindegewebe,
2. Retikuläres Bindegewebe,
3. Lockeres (kollagenes) und straffes (kollagenes) Bindegewebe ⟨geflechtartig / parallelfaserig
4. Sehnengewebe (parallelfaserig),
5. Spino-celluläres Bindegewebe,
6. Uni- und plurivacuoläres Fettgewebe.

5.3.1 *Mesenchym*

Das mesenchymale Bindegewebe (Abb. 5.5) setzt sich aus einem lockeren, dreidimensionalen Gefüge von verzweigten Mesenchymzellen (s. auch S. 45), die gelegentlich desmosomenähnliche Kontakte ihrer Fortsätze aufweisen, und aus einer protein- und polysaccharidarmen Intercellularflüssigkeit zusammen. Das relativ zellreiche Mesenchym ist das wichtigste embryonale Bindegewebe und liefert als pluripotentes Muttergewebe alle übrigen Binde- und Stützgewebsarten, Muskelzellen und Blutzellen. Die sehr teilungsfähigen Mesenchymzellen mit einem gut anfärbbaren Kern sind orts- und formveränderlich. Ihre schwache Basophilie wird durch gruppenweise angeordnete Ribosomen hervorgerufen.

5.3.2 *Gallertiges Bindegewebe*

Das gallertige Bindegewebe der Nabelschnur (Wharton-Sulze) (Abb. 5.5), der Haut in der fetalen und postfetalen Periode und der Pulpahöhle des Zahnes besteht aus sternförmig verzweigten Zellen und einer gallertigen, mucinhaltigen Intercellularsubstanz, in die Bündel kollagener Fasern eingelagert sind. Die mittels ihrer Fortsätze zu einem dreidimensionalen Gitter zusammengefügten Zellen stellen Fibroblasten dar, die aus Mesenchymzellen hervorgegangen sind. Das gallertige Bindegewebe ist zugfest, formbeständig und druckelastisch.

5.3.3 *Reticuläres Bindegewebe* (Abb. 5.5)

Die zu einem dreidimensionalen, weit- oder engmaschigen, netzförmigen Verband angeordneten, verästelten Reticulumzellen (s. auch S. 45) besitzen einen großen, rundlich-ovalen, hell anfärbbaren Kern. Sie verkörpern das parenchymatöse Gerüst von Knochenmark, Milz, Lymphknoten und Tunica propria des Dünn- und Dickdarmes sowie der Solitärfollikel und Peyerschen Plaques der Darmwand. Da im Ma-

56 Binde- und Stützgewebe

Tabelle 5.2. Entwicklung des Binde- und Stützgewebes aus dem Mesenchym

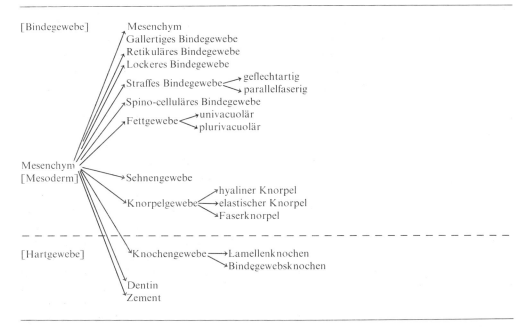

[Bindegewebe]
- Mesenchym
- Gallertiges Bindegewebe
- Retikuläres Bindegewebe
- Lockeres Bindegewebe
- Straffes Bindegewebe → geflechtartig / parallelfaserig
- Spino-celluläres Bindegewebe
- Fettgewebe → univacuolär / plurivacuolär

Mesenchym [Mesoderm]
- Sehnengewebe
- Knorpelgewebe → hyaliner Knorpel / elastischer Knorpel / Faserknorpel

[Hartgewebe]
- Knochengewebe → Lamellenknochen / Bindegewebsknochen
- Dentin
- Zement

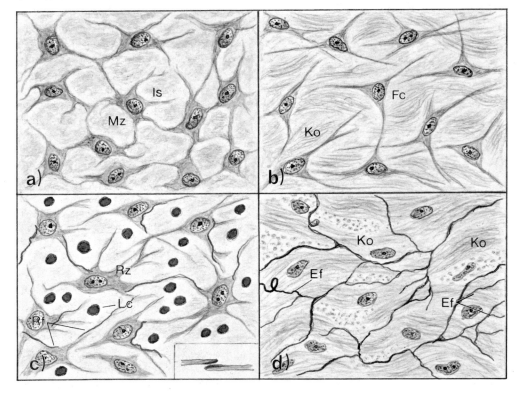

Abb. 5.5

schenwerk der Reticulumzellen meist Lymphocyten eingelagert sind, wird diese Bindegewebsart vielfach auch als lympho-retikuläres oder reticulär-lymphatisches Bindegewebe bezeichnet. Der Oberfläche der Reticulumzelle, besonders häufig im Bereich der Fortsätze, lagern sich Reticulinfasern (argyrophile Fasern) an (s. auch S. 55).

Außer Lymphocyten tauchen zwischen den Reticulumzellen auch Makrophagen (Histiocyten), Granulocyten und Plasmazellen (s. auch S. 52) auf. Die stoffwechselintensiven Reticulumzellen können phagocytieren, gealterte Erythrocyten abbauen (Milz), Stoffe, besonders Lipide, speichern, Antikörper bilden und sind im roten Knochenmark für die Entwicklung der Blutzellen verantwortlich. Auch wird ihnen die Fähigkeit der amöboiden Bewegung zugesprochen. Reticuläres Bindegewebe kann sich in Fettgewebe umdifferenzieren.

5.3.4 Lockeres (kollagenes) und straffes (kollagenes) Bindegewebe

Diese Bindegewebsarten bestehen aus gebündelt verlaufenden kollagenen Fasern, denen verzweigte elastische Fasern in unterschiedlicher Menge beigefügt sein können (s. auch S. 54); weiterhin aus zahlreichen fixen Fibrocyten (s. auch S. 47) und — je nach Lokalisation und funktioneller Bedeutung — aus freien Bindegewebszellen wie Histiocyten, Mastzellen, Plasmazellen, neutrophilen und eosinophilen Granulocyten und Lymphocyten und manchmal auch Pigmentzellen (s. auch S. 46). Aufgrund des Vorkommens von kollagenen Fasern

◂ **Abb. 5.5.** Bindegewebsarten (LM) (Vergr. etwa 450fach). **a** Mesenchymales Bindegewebe aus Mesenchymzellen (*Mz*) mit Fortsatzkontakten und ungeformter Intercellularsubstanz (*Is*). **b** Gallertiges Bindegewebe aus verzweigten Fibrocyten (*Fc*, Fibroblasten) und locker gelagerten Kollagenfasern (*Ko*) als geformter Intercellularsubstanz. **c** Retikuläres (lymphoretikuläres) Bindegewebe mit verästelten Reticulumzellen (*Rz*), dazwischen gelagert Lymphocyten (*Lc*) und Reticulinfasern (*Rf*). Der Ausschnitt zeigt den desmosomalen Fortsatzkontakt benachbarter Reticulumzellen. **d** Kollagenes Bindegewebe (*Ko* = kollagene Faserbündel) mit elastischen Fasern (*Ef*), die sich verzweigen und Netze bilden

heißt das lockere und straffe Bindegewebe auch kollagenes, wenn gleichzeitig zahlreiche elastische Fasern auftreten, kollagen-elastisches Bindegewebe. Das lockere kollagene Bindegewebe ist relativ faserarm, das straffe definitionsgemäß reicher an Kollagenfasern. Das straffe Bindegewebe wird in geflechtartiges und in ein parallelfaseriges Bindegewebe unterteilt.

Das lockere kollagene Bindegewebe (Abb. 5.5) enthält im Routinepräparat nur am Kern zu erkennende Fibrocyten, die genannten freien Zellen, und liegt als sog. interstitielles Bindegewebe in Organen (z. B. als Verschiebeschicht in der Submucosa des Magen-Darmkanals) vor. Es verkörpert das Stroma (bindegewebiges Organgerüst) mancher Organe (z. B. Leber, Niere, Hoden, Drüsen), findet sich in Muskeln und Nerven und begleitet als sog. Adventitia die Blutgefäße. Die verschieden anfärbbaren (mit van Gieson = rot, Azan = blau, H.E. = schwach rot), gebündelten, kollagenen, z. T. wellig verlaufenden Fasern können infolge verschiedener Anordnung im histologischen Präparat quer oder längs geschnitten sein und liegen eingebettet in der Grundsubstanz (Glykoproteine, Proteoglykane und Proteine).

Auch die bindegewebige Unterlage der serösen Häute (Pleura, Peritoneum) ist ein lockeres Bindegewebe (membranöses Bindegewebe). Mit seinen Fibroblasten und den freien, zum Abwehrsystem gehörenden Zellen ist seine Funktion für Regeneration- und Abwehrvorgänge von großer Bedeutung.

Wenn z. B. Herzmuskelzellen nach einem Infarkt zugrundegegangen sind, entwickelt das intrakardiale kollagene Bindegewebe eine Bindegewebsnarbe (Herzschwiele). Narbenbildung ist als ein überschießender bindegewebiger Ersatz von Parenchym zu betrachten, so daß allgemein zugrundegegangene Parenchymzellen im überwiegenden Maße einen bindegewebigen Ersatz erhalten können (z. B. Lebercirrhose).

Beim straffen, relativ zellarmen, geflechtartigen Bindegewebe liegen Geflechte gebündelter, parallel verlaufender Kollagenfasern vor. Es findet sich in der Lederhaut (Stratum reticulare des Corium) der Haut, in der äußeren Augenhaut (Sklera), als Kapsel von Organen (z. B. Niere, Milz, Hoden, Leber) und in der harten Hirnhaut (Dura mater).

58 Binde- und Stützgewebe

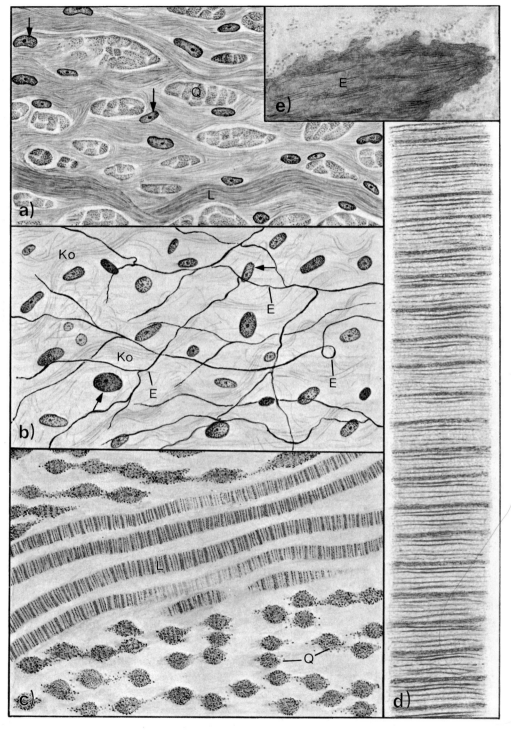

Abb. 5.6

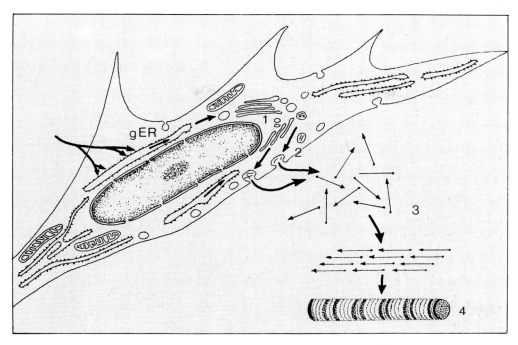

Abb. 5.7. Kollagenese. Synthese der Bausteine des Kollagens im granulären endoplasmatischen Reticulum (*gER*) und im Golgi-Feld (*1*) sowie ihre Ausschleusung durch Krinocytose (*2*). Extracelluläre gerichtete Polymerisation der Bausteine (*3*). Protofibrille (*4*). (Nach Gross aus Ferner und Staubesand)

Das straffe, parallelfaserige Bindegewebe findet sich in Form von Sehnen und Aponeurosen (flächenhafte Sehnen).

5.3.5 Sehnengewebe

Das Sehnengewebe (Abb. 58) ist ein straffes, parallelfaseriges, gerichtetes Bindegewebe, besteht aus zugfesten, gerichteten, im histologischen Präparat leicht wellig verlaufenden Kollagenfasern und von Fibrocyten abgeleiteten Sehnenzellen.

◄ **Abb. 5.6.** LM- und ELM-Bild kollagener und elastischer Fasern, **a** Bündel kollagener Fasern längs (*L*) und quer (*Q*) geschnitten (*LM*, Vergr. etwa 250fach). Die Pfeile weisen auf Kerne von Bindegewebszellen hin. (Fasertextur des Stratum reticulare der Haut). **b** Kollagene (*Ko*) und elastische (*E*) Fasern (*LM*, Vergr. etwa 250fach). Die Pfeile weisen auf Kerne von Bindegewebszellen hin. **c** Längs- (*L*) und Querschnitte (*Q*) durch Kollagenfibrillen (*ELM*, Vergr. etwa 12000fach). Man beachte die Periodizität von dunklen und hellen Querstreifen, **d** Längsschnitt durch eine Kollagenbrille (*ELM*, Vergr. etwa 35000fach), **e** Anschnitt einer elastischen Faser (*E*) mit feinen filamentösen Strukturen (*ELM*)

Bei schwacher lichtmikroskopischer Vergrößerung erkennt man an einem Querschnitt (Abb. 5.8) an der Sehnenoberfläche das aus geflechtartigem Bindegewebe zusammengesetzte, die Sehnen umgebende Peritendineum externum, von dem sich ein lockeres, kollagenes, gefäß- und nervenhaltiges Bindegewebe in das Innere der Sehne vorschiebt und sie als Peritendineum internum in Sekundärbündel unterteilt. Vom Peritendineum internum abgehende Kollagenfasern unterteilen die Sekundärbündel in Primärbündel (Abb. 5.8).

Die langgestreckten Sehnenzellen zeigen in einem Längsschnitt (Abb. 5.8) eine deutliche Reihenstellung parallel zu den Sehnenfasern und lassen bei guter Anfärbung stellenweise eine Linie in ihrer Längsachse erkennen, die sich nach Rekonstruktion der Zelle anhand von Serienschnitten als ein Fortsatz der Sehnenzelle erweist. Die vom Zelleib ausgehenden flügelartigen Fortsätze (Sehnenzelle = Flügelzelle) erstrecken sich zwischen den Sehnenfasern und weisen an ihrer Oberfläche elektronenmikroskopisch sichtbare, dünne, gezackte Plasmala-

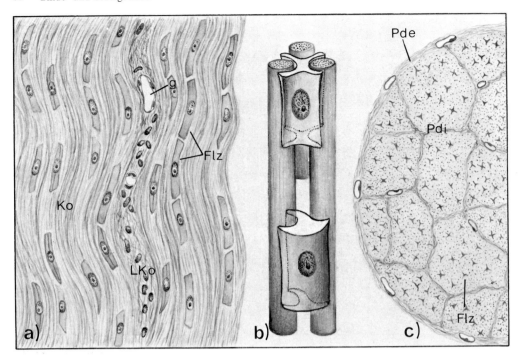

Abb. 5.8. Sehnengewebe (LM). **a** Längsschnitt durch Teil einer Sehne. Man beachte den parallelen, meist welligen Verlauf der zugfesten Kollagenfasern (Ko, Sehnenfasern) und die Reihenstellung von Flügelzellen (Flz, Sehnenzellen). *g* = Blutgefäß, *Lko* = lockeres kollagenes Bindegewebe (Vergr. etwa 650fach). **b** Anordnung der Sehnenfasern (Schema) zu den Sehnenzellen (Flügelzellen). **c** Sehnenquerschnitt. *Pde* = Peritendineum externum, *Pdi* = Peritendineum internum, *Flz* = Flügelzellen (Vergr. etwa 25fach)

mellen auf. Im Querschnitt erscheint die Sehnenzelle verästelt und meist von dreieckiger Gestalt.

Als Fascien bezeichnet man sehnenartige Hüllen von Skeletmuskeln und ihrer flächenhaften sehnigen Endgebiete (Aponeurose). In Fascien kann auch ein geflechtartiges oder parallelfaseriges Bindegewebe vorliegen.

Unter Sehnenscheiden (Vaginae synoviales) hat man doppelwandige, aus einem äußeren scherengitterartigen Kollagengerüst (Lamina fibrosa) und einem inneren, aus Bindegewebszellen entwickelten endothelartigen Zellverband (Lamina synovialis) bestehende Röhren zu verstehen. Inneres (viscerales) und äußeres (parietales) Blatt können an einer Umschlagfalte (Mesotendineum) ineinander übergehen oder vollständig voneinander getrennt sein. Die Lamina synovialis produziert eine glykoproteinhaltige, schlüpfrige Flüssigkeit, die Synovia, die in das Rohrinnere abgegeben wird, und ist durch ihr viscerales Blatt mit der Sehne verbunden. Sehnenscheiden sind reich an Schmerzreceptoren.

Eine Gelenkkapsel (Capsula articularis) schließt die Gelenkhöhle gegen die Umgebung ab und besteht ebenfalls aus einem äußeren, kollagenen Stratum fibrosum (Membrana fibrosa) und einem inneren Stratum synoviale (Membrana synovialis), das sich aus einem von Bindegewebszellen gebildeten, ein- oder mehrschichtigen Endothelbelag und einer gefäß- und nervenreichen kollagenen Tunica propria zusammensetzt. Das Synovialendothel produziert die glykoproteinhaltige Synovialflüssigkeit und zeigt auch resorbierende Eigenschaften. Gefäßreiche Zotten (Villi synoviales) und Falten (Plicae synoviales) sowie fettreiche Falten (Plicae adiposae) ragen als Vorwölbungen der Membrana synovialis in die Gelenkhöhle. Schleimbeutel haben eine ähnliche Wandbeschaffenheit wie die Gelenkkapsel.

5.3.6 *Spino-celluläres Bindegewebe*

Das aus zahlreichen, dicht gelagerten, spindelförmigen Zellen und wenigen Intercellularsubstanzen bestehende Bindegewebe findet sich in der Rindensubstanz des Eierstockes (Ovar) und in der Schleimhaut der Gebärmutter (Uterus). Manche Autoren vergleichen das Bindegewebe der Uterusschleimhaut auf Grund des Verhältnisses von Zellen und Intercellularsubstanz mit dem lympho-reticulären Bindegewebe, da wenig geformte Intercellularsubstanzen und zahlreiche Zellen auftreten. Im Ovar entwickeln sie sich teilweise zu hormonproduzierenden Thecazellen (s. S. 216), im Uterus werden sie bei Eintritt der Schwangerschaft zu den sog. Deciduazellen (s. S. 225).

5.3.7 *Fettgewebe* [H. 2.6.]
Man unterscheidet uni- und plurivacuoläres Fettgewebe. Beim plurivacuolären Fettgewebe (Abb. 5.9) weisen die Fettzellen (Lipocyten) mehrere unterschiedlich große, beim univacuolären Fett nur einen einzigen großen, kugeligen Fetttropfen auf. Mit spezifischen Fettfärbungen (z.B. Scharlachrot oder Sudanschwarz) lassen sich die Fetttropfen nach vorheriger Formalinfixierung und Herstellung von Gefrierschnitten in entsprechendem Farbton nachweisen, während z. B. beim Paraffinschnitt mit anschließender H.E.-Azan- oder van Gieson-Färbung die Fetttropfen herausgelöst werden, wodurch plurivacuoläre Fettzellen mehrere Löcher (Vacuolen) und die univacuoläre Fettzelle eine große Vacuole aufweisen. Fettgewebe zeigt meist eine Läppchengliederung, die durch kollagenes, gefäß- und nervenführendes Bindegewebe hervorgerufen wird (Abb. 18.4).

Fettzellen (s. auch S. 47) könen sich aus verästelten Mesenchym- oder Reticulumzellen sowie Fibrocyten entwickeln (Aufnahme von Fett aus der Blutbahn durch Mikropinocytose oder Fettbildung aus Kohlenhydraten oder glucoplastischen Aminosäuren). Zunächst lassen sich mehrere kleine, dann unterschiedlich große Fetttropfen (oder Vacuolen) in den genannten Zellen nachweisen (plurivacuoläre Fettzelle, Abb. 5.9), die unter Verdrängung des Plasmas und des Kernes an den Rand zu einem großen Fetttropfen zusammenfließen (univacuolärer Lipocyt).

Die univacuoläre Fettzelle ist durch einen randständigen Kern und durch einen schmalen Cytoplasmasaum, der den Fetttropfen (oder Vacuole) umgibt, gekennzeichnet (Siegelringform, Abb. 5.9 und s. S. 47).

Unter einem Lochkern einer Fettzelle versteht man einen durch Fett eingebuchteten oder sich an der Fettspeicherung beteiligenden Kern, dessen Fett durch die histologische Technik herausgelöst wurde (Abb. 5.9).
Die funktionelle Bedeutung des Fettgewebes ist in mechanischen Aufgaben (z. B. Druckelastizität, Polstermaterial für Organe, Lageerhaltung, z. B. Niere), in einem Schutz vor Kälteeinflüssen, als Energiespeicher und in einer bedeutsamen Rolle im Wasser- und Wärmehaushalt zu sehen. Die Fettspeicherung hängt von der Zufuhr von Nahrungsstoffen ab und unterliegt einer regulatorischen Arbeitsweise des vegetativen Nervensystems.

Weißes und braunes Fett:
Das weiße (oder gelbe) Fettgewebe setzt sich aus univacuolären, kugeligen oder polygonalen Fettzellen mit einem Durchmesser von 40—120 µm zusammen und wird von einem dichten, von vegetativen Nerven begleiteten Capillarnetz durchzogen.
In den Fettzellen lassen sich Neutralfette, freie Fettsäuren, Kalksalze und die die Farbe des Fettes verursachenden Lipochrome nachweisen. Die Mobilisierung von Fetten (Lipolyse) steht in Abhängigkeit vom Hormonhaushalt und vom vegetativen Nervensystem. Vorkommen: z. B. Unterhautfettgewebe, gelbes Knochenmark.
Im braunen Fettgewebe treten vorwiegend polygonale, plurivacuoläre, etwa 30—40 µm große Fettzellen auf, die zahlreiche Lipochrome und Mitochondrien enthalten. Es findet sich hauptsächlich in der Achselhöhle, im Mediastinum, Mesenterium und in der Capsula adiposa der Niere. Außer seiner Bedeutung als Fettspeicher konnte die Funktion einer Wärmeproduktion bei Winterschlaf haltenden Tieren von seiten des braunen Fettgewebes nachgewiesen werden, die wahrscheinlich wie die Lipolyse des gelben Fettes durch das vegetative Nervensystem (endokrine Drüsen, Schilddrüse und Nebenniere) gesteuert wird.

Nach physiologischen Kriterien lassen sich Speicher- oder Reservefettgewebe und Baufettgewebe unterscheiden. Das in Läppchen gegliederte, subcutane Fettgewebe (Abb. 18.4) ist als wichtigstes Fettdepot anzusehen, das im Bedarfsfall mobilisiert und entspeichert werden kann. Die Entspeicherung führt zum Auftreten plurivacuolärer Fettzellen, die bei weiterer Abmagerung die ursprüngliche Gestalt der verzweigten Reticulumzellen annehmen. Dieser Vorgang ist reversibel, da die entspeicherten Zellen wieder Fett aufnehmen können. Im Fettgewebe läuft eine dauernde Entspeicherung und Einlagerung von Fettsubstanzen ab.
Die in der Kindheit entwickelten Fettzellen sollen für das ganze Leben die Potenz der Fettspeicherung behalten. Einlagerung von Fetten in den einzelnen Körperregionen zeigt geschlechtsgebundene Unterschiede und unterliegt einer hormonellen Steuerung.

62 Binde- und Stützgewebe

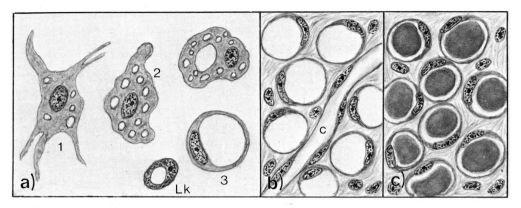

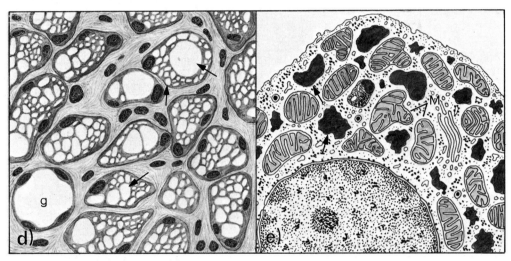

Abb. 5.9. Fettgewebe. a Verschiedene Stadien der Fettspeicherung. (*1*) Bindegewebszelle mit beginnender Fetteinlagerung. (*2*) Vermehrte Einlagerung unterschiedlich großer Fetttropfen (plurivacuoläre Fettzelle). (*3*) Kondensation der Fetttropfen zu einer Fett-„Vacuole" (Fetttropfen), (univacuoläre Fettzelle, Siegelringform). *Lk* = Lochkern. **b** Fettgewebe (univacuoläres Fettgewebe, gelbes Fett). Der Fetttropfen ist im Routinepräparat aus der Fettzelle herausgelöst (*c* = Capillare). (Vergr. etwa 350fach). **c** Bei Spezialfärbungen wird der Fetttropfen in den Fettzellen dargestellt (Vergr. etwa 350fach). **d** Plurivacuoläre Fettzellen (*LM*, Vergr. etwa 350fach). Die Fettzellen enthalten unterschiedlich große Vacuolen (Herauslösung der Lipidtröpfchen durch die histol. Technik). *g* = Gefäß. Die Pfeile markieren Fetttröpfchen. **e** Ausschnitt aus einer plurivacuolären Fettzelle (*ELM*, braunes Fettgewebe). Charakteristisch sind zahlreiche Mitochondrien (*M*) und unterschiedlich große Fetttröpfchen (Pfeile)

Das Baufett entwickelt sich im Fetus aus gut erkennbaren, als Primitivorgane bezeichneten Mesenchyminseln, erstreckt sich in der Orbita, als Wangenpfropf, an Gelenken, in Hohlhand, Ferse, Fußsohle sowie im Gesäß und übt eine polsternde und lagerhaltende Funktion aus. Es wird erst bei stärkster Abmagerung abgebaut. Anstelle von rückgebildeten Organen (z. B. Thymus) und Geweben (z. B. rotes Knochenmark oder zugrundegegangene Muskeln) tritt Fettgewebe auf.

5.4 Morphologische Grundlagen der Abwehrleistungen des Bindegewebes

Im menschlichen Organismus lassen sich 1. das spezifische und 2. das unspezifische Abwehrsystem unterscheiden. Zum unspezifischen Abwehrsystem rechnet man die Mikrophagen und die Gruppe der Makrophagen. Sie besitzen die Fähigkeit der Phagocytose von kleinsten (Mikrophagen) und größeren Partikeln (Makrophagen) und des enzymatischen Abbaues des aufgenommenen Materials.

Als Mikrophagen werden die neutrophilen Granulocyten (s. S. 50) bezeichnet, die nach Diapedese im Bereich von Capillaren in das Bindegewebe gelangen und durch Zellabbauprodukte und Krankheitserreger chemotaktisch (s. S. 53) angelockt werden. Die Mikrophagen verfetten nach der Phagocytose von Fremdkörpern und geben unter Zerfall ein proteolytisches Enzym ab, das einen Gewebsabbau verursacht. Die zerfallenen neutrophilen Granulocyten stellen mit dem untergegangenen Gewebe den Eiter dar.

5.5 Abwehrsystem RES und RHS
Die Makrophagen des Bindegewebes umfassen die sog. histiocytären Reticulumzellen in Milz und Lymphknoten (s. S. 115), die von Kupfferschen Sternzellen in der Wandung der Lebersinusoide (s. S. 178), die Endothel- oder Uferzellen in den Sinus von Milz, Lymphknoten und Knochenmark. Die genannten Zellen werden zum sog. „reticulo-endothelialen System" (RES), einer Funktionseinheit verschiedenartiger Zellen, zusammengefaßt, zu dem auch noch die Sinusendothelien von Hypophysenvorderlappen und Nebenniere gehören. Auch im Bereich der Capillarwand findet eine Kontrolle der durchtretenden Stoffe und eine Abwehrleistung statt, so daß man dieses Gebiet auch zum RES rechnen kann. Unter der Bezeichnung reticulo-histiocytäres System (RHS) faßt man die Zellen des RES und Histiocyten als Gewebsmakrophagen sowie phagocytierende Mesogliazellen (Hortega-Zellen, s. S. 105) im Nervensystem zusammen. Auch Monocyten, Makrophagen im Bereich der terminalen Strombahn und im weiteren Sinne das Epithel der Lungenbläschen sowie das Mesothel von Brust- und Bauchfell werden zum RHS gezählt. Außerdem umfaßt das unspezifische Abwehrsystem das lymphoreticuläre Bindegewebe der Darmwand und der Tonsillen.

Makrophagen sind außerdem in der Lage, Antigene (z. B. Krankheitserreger, körperfremde Proteine) zu phagocytieren, bei ihrem Abbau eine antigene Information (informative RNA) hervorzubringen und sie an die Lymphocyten abzugeben (Makrophagenreceptor).

Die Zellen des *spezifischen Immunsystems* können nicht phagocytieren, sondern entwickeln Antikörper, die Antigene unschädlich machen. Man unterscheidet

a) die T-Lymphocyten und ihre Abkömmlinge, die Immunocyten, und
b) die B-Lymphocyten mit ihren Differenzierungsformen, den Plasmazellen.

Lymphocyten können durch Antikörper (Proteine), die an die Zellmembran gebunden sind, oder durch das Plasmalemm selbst das Antigen direkt erkennen (Lymphocytenreceptor).

Abwehrsysteme des Organismus sind:
1. Epithel und Hilfseinrichtungen als Oberflächenschutz.
2. Unspezifisches Abwehrsystem der Makro- und Mikrophagen.
3. Spezifisches Abwehrsystem der T- und B-Lymphocyten (Plasmazellen).

ive Nervenfasern und steht mit dem
6 Stützgewebe

Zum Stützgewebe gehören das druckelastische Knorpelgewebe und das durch Einlagerung von Kalksalzen druckfest gewordene Knochengewebe.

6.1 Knorpelgewebe

Das aus dem Mesenchym hervorgegangene Knorpelgewebe setzt sich aus den Knorpelzellen (Chondrocyten) und aus einer an kollagenen Fasern, und Proteoglykanen reichen, zum Teil aus elastischen Fasern bestehenden Intercellularsubstanz zusammen. Die rundlich-ovalen, ellipsoiden oder manchmal platten Chondrocyten mit Mitochondrien, Ergastoplasma, Glykogen, Lipidtröpfchen und unregelmäßigen Mikrovilli erstrecken sich in der Ein- und Mehrzahl in glattwandigen Höhlen (Lacunen), die sie in lebensfrischen Präparaten oder bei geeigneter Technik vollständig ausfüllen. Die Anwendung gängiger Fixierungsmittel führt zur Schrumpfung der wasserreichen Zellen, so daß im Routinepräparat eine Verästelung der meist einkernigen Chondrocyten vorgetäuscht wird und ein Schrumpfraum zwischen Knorpelzellen und Lacunenwand besteht. Dadurch wird eine Knorpelhöhle lediglich vorgetäuscht.

Die Oberfläche der Lacune wird von einer Knorpelkapsel begrenzt (Abb. 6.1). Unter einer Knorpelkapsel versteht man eine an Chondroitinsulfat besonders reiche, infolgedessen stark basophile, dünne, die Knorpelhöhle abgrenzende Schicht, die von einem etwas schwächer basophilen Zell- oder Knorpelhof umgeben wird. Der Knorpelhof kann eine Zelle oder in Gruppen zusammengelagerte Chondrocyten umfassen. Einzelne oder mehrere beieinanderliegende und von einem Knorpelhof eingerahmte Knorpelzellen werden Chondrone oder Territorien genannt (Abb. 6.1), zwischen denen sich die schwächer basophile interterritoriale Substanz oder das Interterritorium ausbreitet. Die Territorien sind als druckelastische Einheiten aufzufassen.

Die Knorpelgrundsubstanz enthält $^2/_3$ Wasser und $^1/_3$ Glykoproteine und Proteoglykane (letztere bestehen im wesentlichen aus sauren Mucopolysacchariden, den Chondroitinsulfaten). Außerdem finden sich in kleineren Mengen wasserunlösliche Proteine und Mineralien.

Der ausdifferenzierte Knorpel ist in der Regel gefäßfrei. Sein bradytropher Stoffwechsel wird durch Diffusion der benötigten Stoffe aus Blutgefäßen unterhalten, die in einer den Knorpel bedeckenden Bindegewebshaut, dem Perichondrium, verlaufen. Das Perichondrium besteht aus kollagenem Bindegewebe mit typischen Fibroblasten, führt außer Gefäßen auch vegetative und sensible Nervenfasern und steht mit dem kollagenen System des Knorpels in Verbindung. Das Perichondrium sorgt durch seine Blutgefäße für die Ernährung, durch seine sensiblen Nervenendigungen für die Schmerzempfindlichkeit des Knorpels und ist für das appositionelle Wachstum und für die Regeneration des Knorpels verantwortlich. Hierbei vollzieht sich eine Abrundung der Fibroblasten zu Chondrocyten unter gleichzeitiger Entwicklung von Kollagenfasern und Grundsubstanz.

6.1.1 *Knorpelarten*

Man unterscheidet hyalinen (glasigen), elastischen und Faser- oder Bindegewebsknorpel. Die drei Knorpelarten unterscheiden sich durch ihren Gehalt an Bindegewebsfasern und Knorpelgrundsubstanz sowie der Lagebeziehung der Knorpelzellen untereinander.

6.1.1.1 *Hyaliner Knorpel* (Abb. 6.1)

Der hyaline Knorpel ist im frischen Zustand von milchig-bläulicher Farbe, durchscheinender, glasiger (griech.: hyalinos = gläsern, durchscheinend) Beschaffenheit, zeigt eine hohe Druckfestigkeit und Widerstandsfähigkeit gegen Zug und ist nur geringfügig formveränderlich. Das außen gelegene Perichondrium geht ohne scharfe Grenze kontinuierlich in das Knorpelgewebe über. In einer dem Perichondrium unterlagerten äußeren, sog. subperichondrialen Zone (auch oxiphile oder acidophile Zone im Gegensatz zu der inneren basophilen Zone genannt) sind die Chondrocyten abgeplattet und erstrecken sich mit ihrer Längsachse parallel zur Knorpeloberfläche.

In den zentralen Partien des meist gefäßfreien ausdifferenzierten Knorpels, in der basophilen Zone, nehmen die Chondrocyten und Territo-

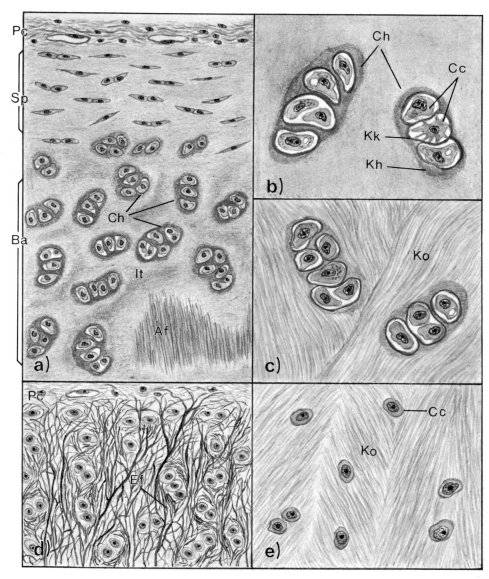

Abb. 6.1. LM-Bild der verschiedenen Knorpelarten. **a** Ausschnitt aus hyalinem Knorpel (Routinepräparat). (Vergr. etwa 250fach). **b** Stärkere Vergrößerung (etwa 800fach) von Chondronen aus der basophilen Zone des hyalinen Knorpels. **c** Stärkere Vergrößerung (etwa 750fach) aus der basophilen Zone des hyalinen Knorpels, der vorher in Kalkwasser gelegt wurde (Demaskierung der kollagenen Fasern durch Reaktion des Chondroitinsulfats mit dem Kalkwasser). **d** Ausschnitt aus einem elastischen Knorpel (Vergrößerung etwa 220fach). **e** Ausschnitt aus einem Faserknorpel (Vergr. etwa 550fach). Pc = Perichondrium, Sp = subperichondrale Zone (oxyphile Zone), Ba = basophile Zone, Ch = Chondrone (Territorien), It = Interterritorium, Af = Asbestfasern, Kk = Knorpelkapsel, Kh = Knorpelhof, Cc = Chondrocyten, Ko = kollagene Fasern, Ef = elastische Fasern

rien an Umfang zu und ihre gegenseitigen Abstände werden größer. Die Intercellularsubstanz umfaßt zu etwa gleichen Teilen (je 40—42%) kollagene Fasern und Chondroitinsulfat, ca. 6—7% wasserunlösliche Proteine (Albuminoid) und Mineralien. Die kollagenen Fasern sind in gewöhnlichen Routinepräparaten nicht sichtbar, da das Kollagen und das Chondroitinsulfat das gleiche Lichtbrechungsvermögen aufweisen, d. h. die kollagenen Fasern werden durch Chondroitinsulfat maskiert. Da auf Grund der Maskierung die kollagenen Fasern im Routinepräparat nicht erscheinen, wird vielfach fälschlich angenommen, daß der hyaline Knorpel faserfrei sei.

Die Kollagenfasern sind in Form von Kraftlinien oder sog. Trajektorien angeordnet. Man unterscheidet tangentiale Faserzüge des Perichondriums und sog. interterritoriale Fasern, die im Interterritorium s-förmig verlaufen und mit den perichondrialen Tangentialfasern zusammenhängen.
Nach Vorbehandlung des Knorpels (z. B. durch Einlegen in Kalk oder Barytwasser) mit dem Ziel, das Chondroitinsulfat herauszulösen, werden die kollagenen Anteile sichtbar, sie sind „demaskiert". Je mehr Chondroitinsulfat vorhanden ist, um so stärker ist die Intensität der Basophilie. Die subperichondriale Zone enthält weniger Chondroitinsulfat, kann daher leicht acidophil sein (oxiphile, eosinophile Zone), und kollagene Fasern können sichtbar werden. Kollagene Fasern im hyalinen Knorpel sind auch bei Anwendung des polarisierten Lichtes zu erkennen.
Im Bereich der Chondrone im Innern des Knorpels können Zellteilung und Bildung von Intercellularsubstanzen nach allen Seiten hin ablaufen, was man als interstitielles (intussusceptionelles) Wachstum bezeichnet.

Im Alter nimmt der Gehalt an Wasser und Chondroitinsulfat ab, während die Kollagenfasern zunehmen. Die Abnahme des Chondroitinsulfatgehaltes und die Einlagerung von Kalksalzen führen zu einer stellenweisen Demaskierung der Kollagenfasern, die nun im gewöhnlichen Routinepräparat als stark lichtbrechende, sog. Asbestfasern (wegen ihres asbestartigen Glanzes so bezeichnet) sichtbar werden. Als Alterserscheinung ist auch die Ablagerung von Kalksalzen in der Intercellularsubstanz anzusehen. Hyalines Knorpelgewebe läßt sich als gefäßloses Gewebe gut transplantieren.

Vorkommen: Als Gelenkknorpel ohne Perichondrium (hyaliner Geleküberzug der artikulierenden Knochenteile), Nasenknorpel, Rippenknorpel, Schildknorpel, Ringknorpel, Hauptbestandteil des Stellknorpels vom Kehlkopf, Knorpelspangen der Luftröhre, der großen extrapulmonalen Bronchien, in den Wachstumsfugen (Epiphysenfugen).

6.1.1.2 *Elastischer Knorpel*
Der elastische Knorpel ist durch die Anwesenheit von elastischem Material in frischem Zustand von gelblichem Aussehen, besteht ebenfalls aus einer aus maskierten kollagenen Fasern und Proteoglykanen (weniger Chondroitinsulfat) zusammengesetzten Intercellularsubstanz, in die ein dichtes Netz mit spezifischen Elasticafärbungen (Resorcin-Fuchsin = blau-violett; Orcein = braun-rot) darstellbarer, sich verzweigender elastischer Fasern eingewoben ist. Die elastischen Fasernetze stehen mit dem Perichondrium in Verbindung. Die Chondrocyten kommen meist isoliert vor und bilden selten mehrzellige Chondrone (Abgrenzung zum hyalinen Knorpel). In der Regel zeigen sich im elastischen Knorpel keine Asbestfasern, keine Verkalkungs- oder Verknöcherungserscheinungen.

Vorkommen: Ohrmuschel und Wand des äußeren Gehörganges, der Tuba auditiva, im Kehldeckel (Epiglottis), Proc. vocalis des Arytaenoidknorpels, Cartilago corniculata und cuneiformis des Kehlkopfes und in kleineren Bronchialknorpeln innerhalb der Lunge.

6.1.1.3 *Faser- oder Bindegewebsknorpel*
Der ebenfalls gefäßfreie Faserknorpel setzt sich aus einer großen Masse infolge geringen Chondroitinsulfatgehaltes demaskierter, schon ohne Vorbehandlung des Knorpels sichtbarer Kollagenfasern und aus einer geringen Anzahl von weit auseinanderliegenden Knorpelzellen zusammen. Diese liegen im Gegensatz zu den Territorien des hyalinen Knorpels vorwiegend einzeln und sind gelegentlich von einem schmalen basophilen Knorpelhof umgeben. Der Faserknorpel ist infolge seines hohen Kollagengehaltes sehr widerstandsfähig gegen Zug und Druck und von weißlich-grauer Farbe.

Vorkommen: Zwischenwirbelscheiben, Symphysenknorpel (Discus interpubis), Hauptbestandteil der Disci und Menisci der Gelenke.
In den Randgebieten der Disci intervertebrales kommt es vielfach zur Überkreuzung der Kollagenfaserbündel (Abb. 6.1), zum Teil auch zu konzentrischer Schichtung der kollagenen Fasern. Im Innern einer Zwischenwirbelscheibe zeigt sich eine faserarme, weiche, wasserhaltige und gallertige Substanz des Nucl. pulposus (Wassergehalt 80%) mit Resten der Chorda dorsalis. Bei Neugeborenen und Jugendlichen können kleine blasige Zellhaufen ebenfalls als Reste der Chorda dorsalis im Discus intervertebralis erhalten bleiben.

6.2 Knochengewebe

6.2.1 *Grundstruktur des Knochengewebes*

Das Knochengewebe ist als Hartsubstanz das Stützgerüst des Organismus, bildet den größten Mineralspeicher (Salze, Elektrolyte, Spurenelemente) und setzt sich aus etwa $^2/_3$ anorganischem und $^1/_3$ organischem Material zusammen. Das Knochengewebe besteht aus den in Knochenhöhlen (Lacunen) befindlichen, mit zahlreichen Fortsätzen versehenen Knochenzellen (Abb. 6.2), den Osteocyten, und aus einer kollagenen Faser und zahlreiche Proteoglykane enthaltenden, mineralisierten Grundsubstanz (eingelagerte Kalksalze) bestehenden Intercellularsubstanz. Die Fortsätze der Osteocyten liegen in sehr feinen Kanälchen (Primitivkanälchen oder Canaliculi), die von den Knochenhöhlen ausgehen und benachbarte Lacunen untereinander verbinden, so daß Osteocyten durch ihre Fortsätze in Kontakt geraten und somit ein besserer Stofftransport gewährleistet ist (Abb. 6.2).

Das ausdifferenzierte Knochengewebe ist zusammen mit dem Zahnschmelz und Zahnbein das härteste Stützgewebe des menschlichen Organismus. Als Trockensubstanz enthält das Knochengewebe etwa 25% organische (vorwiegend kollagene Fibrillen zu 95%, Osteocyten, Gefäße und Nerven) und 50% anorganische Bestandteile. Die anorganischen Kalksalze liegen als Hydroxylapitkristalle vor und umfassen zu 85% Calciumphosphat, 10% Calciumcarbonat, 1,5% Magnesiumphosphat, 0,2% Calciumchlorid und ca. 2% Alkalisalze und Spurenelemente. 25% Wasser sind an die organische Matrix und an die Mineralkristalle gebunden.

Um ein Routinepräparat zu erhalten, müssen die fixierten Knochenstückchen zunächst durch Säuren oder Ultraschall entkalkt werden, um das Knochengewebe schneidbar zu machen.

Man unterscheidet geflechtartiges (Faserknochen) und lamelläres Knochengewebe (Lamellenknochen). Beim Geflechtknochen sind die kollagenen Fasern zu Geflechten, im Lamellenknochen zu Lamellen angeordnet. Beide Arten der Knochenentwicklung, die desmale und chondrale Ossifikation, führen zur Entwicklung eines Faserknochens.

Geflechtartiges Knochengewebe kommt beim Embryo vor und wird schon pränatal (schon vor der Geburt), spätestens im 2. bis 5. Lebensjahr in Lamellenknochen umgebaut. Verzweigte Osteocyten liegen in Knochenhöhlen, die Intercellularsubstanz enthält Geflechte kollagener Fasern. Beim Erwachsenen findet sich derartiges Knochengewebe in der knöchernen Labyrinthkapsel, im knöchernen äußeren Gehörgang und in den Nahträndern der Schädelknochen.

Lamellenknochen: Am Lamellenknochen (Abb. 6.2) lassen sich, wie z. B. an der Diaphyse eines Röhrenknochens, eine Substantia compacta und, vorwiegend in den Epiphysen und in kurzen Knochen, eine aus Knochenbälkchen bestehende Spongiosa unterscheiden. Zwischen den Knochenbälkchen der Substantia spongiosa und in der Markhöhle der Diaphyse erstreckt sich das Knochenmark (s. S. 72). Charakteristisch für die Lamellenknochen ist die Anordnung der Kollagenfibrillen zu unterschiedlich verlaufenden Lamellensystemen.

Bei einem Querschnitt durch die Substantia compacta (Abb. 6.2) lassen sich von außen nach innen folgende, aus kollagenen Fasern bestehende, Lamellensysteme unterscheiden (Abb. 6.2):

1. *Äußere*, der Knochenoberfläche parallel angeordnete *Grundlamellen* (äußere Generallamellen),
2. um Blutgefäße konzentrisch verlaufende *Havers- oder Speziallamellen,*
3. zwischen den Systemen der Speziallamellen gelegene *Zwischenlamellen* (interstitielle oder Schaltlamellen),
4. der inneren Oberfläche oder Substantia compacta parallel gelagerte *innere Grund- oder Generallamellen.*

Der Hauptbestandteil der Substantia compacta (Substantia corticalis) wird durch Osteone (Abb. 6.2) verkörpert, die aus gefäßführenden *Havers-Kanälchen* ($\emptyset$ 30—300 µm) und aus etwa 5—20 konzentrisch oder auch exzentrisch um die Kanälchen angeordneten Havers-Lamellen (Speziallamellen) bestehen. Die Osteone können 5—10 mm, manchmal einige Zentimeter lang werden und sind mit ihren Havers-Kanälchen, die außer Blutgefäßen auch vegetative Nervenfasern führen, z. B. in Röhrenknochen, parallel zu ihrer Längsachse gestellt. Die Havers-Kanälchen verzweigen sich zum Teil spitzwinklig und sind durch sog. nicht von einem eigenen Lamellensystem umgebene Volkmann-Kanäle (rechtwinklig zur Längsachse eines

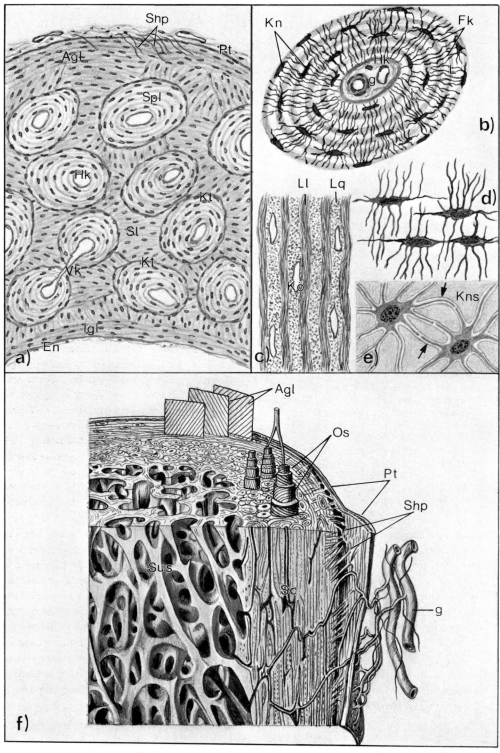

Abb. 6.2

Röhrenknochen) quer untereinander verbunden.

Zwischen den Osteonen breiten sich die Schalt- oder Zwischenlamellen aus, die Reste von älteren, abgebauten Lamellensystemen darstellen. Beim Querschnitt durch die Substantia compacta (Routinepräparat) werden die Havers-Kanälchen mit ihren Spezialamellen quer angeschnitten, da sie zum Teil in langen Röhrenknochen parallel zu ihrer Längsachse verlaufen. *Die Volkmann-Kanäle* werden als Querverbindung zwischen Havers-Kanälen längs angetroffen. Aneinander angrenzende Lamellensysteme werden von fibrillenfreien, mit Hämatoxylin gut anfärbbaren Kittlinien getrennt (Abb. 6.2).

Der Verlauf der kollagenen Fasern in den Lamellen entspricht örtlichen, funktionellen Gegebenheiten. Die Spezialamellen zeigen dabei einen schraubenförmigen Verlauf, der in zwei aufeinanderfolgenden etwa 5—10 µm dicken Lamellen sowohl Rechts- wie Linksspiraltouren erkennen läßt. Je nach Anschnitt lassen sich in geeigneten Präparaten demnach quer (punktiert) oder längs (gestreift) getroffene kollagene Fasern in den Lamellen erkennen (Abb. 6.2). Benachbarte Lamellen können miteinander kommunizieren.

Im Bereich der Knochenbälkchen der Zona spongiosa finden sich weniger regelmäßig ausgebildete Osteone. Die lamelläre Bauweise bleibt erhalten. Die klare Abgrenzung von Havers- und Volkmann-Kanälchen ist nur noch unzureichend möglich.

Außer den gefäß- und nervenführenden Havers- und Volkmann-Kanälchen enthält das Knochengewebe noch ein System feinster ($\varnothing$ unter 1 µm), von den zwischen oder in den etwa 5—10 µm dicken Lamellen lokalisierten Knochenhöhlen ausgehenden *Canaliculi (Primitivkanälchen)*. Die Canaliculi sind in einem Osteon vorwiegend radiär gestellt, verzweigen sich und stehen untereinander sowie mit den Havers- bzw. Volkmann-Kanälchen in Verbindung. Die Primitivkanälchen enthalten die Fortsätze der Osteocyten und werden schon im einfachen Hämatoxylinpräparat, besonders nach Anwendung von Spezialmethoden (Fbg. mit Thionin-Pikrinsäure) sichtbar. Die Knochenhöhlen (Lacunae) mit einem Längsdurchmesser von 30 µm orientieren sich am Verlauf der Kollagenlamellen, besitzen eine dünne, aus besonderer Grundsubstanz bestehende, mit Hämatoxylin gut anfärbbare Knochenkapsel (Grenzscheide) und sind durch die stark verzweigten Osteocyten voll ausgefüllt, die ihre Fortsätze in die Canaliculi senden. Das System der Knochenhöhlen und Knochenkanälchen, die eine Gewebsflüssigkeit enthalten, bewirkt eine bessere Ernährung auch der von der Gefäßbahn weiter entfernt liegenden Osteocyten. Die Knochenzellen sind infolge der Anwesenheit eines granulären endoplasmatischen Reticulum schwach basophil und enthalten zum Teil Glykogen und Lipidtröpfchen. Knochenhöhlen und Zellen sind gestaltlich mit einem Zwetschgenkern (Pflaumenkern) vergleichbar und ergeben daher, je nach Schnittrichtung, schmale oder flächenhafte Anschnitte (Abb. 6.2).

Wie die Knorpelhöhle ist der Begriff Knochenhöhle so zu verstehen, daß eine Lacune durch Herauslösung der Osteocyten sichtbar wird. Die Höhlenbildung ist auf die Bildung von Knochengrundsubstanz durch

◄ **Abb. 6.2. a** Querschnitt durch die Substantia compacta eines Röhrenknochens (*LM*) mit äußeren Grundlamellen (*Agl*), inneren Grundlamellen (*Igl*), Speziallamellen (*Spl*, Haverssche Lamellen) und Schaltlamellen (*Sl*). Die Speziallamellen (*Spl*) lagern sich konzentrisch um ein Blutgefäß im Haversschen Kanälchen (*Hk*). Speziallamellen und Haversche Kanälchen = Haversches Osteon. *Vk* = Volkmannsche Kanälchen als Querverbindung zwischen Haversschen Kanälchen. Periost (*Pt*) liegt außen und Endost (*En*) innen der Zona compacta an. Das gefäß- und nervenführende Periost ist durch Sharpeysche Fasern (*Shp*) mit der Zona compacta verankert, *Kt* = Kittlinien. **b** Darstellung eines Osteons mit einem Haversschen Kanälchen (*Hk*), das Blutgefäße (*g*) enthält. *L* = konzentrisch gelagerte Lamellen (Speziallamellen), *Kn* = Knochenzelle, *Fk* = Fortsätze der Knochenzellen. **c** Längs (*Ll*) und quer (*Lq*) angeschnittene Lamellen, aus kollagenen Fasern bestehend. *Kö* = Knochenhöhle. **d** Knochenzellen mit ihren Zellfortsätzen (Profilansicht). **e** Knochenzellen (Osteocyten) in Knochenhöhlen, ihre Fortsätze liegen in Primitivkanälchen. *Kns* = Knochensubstanz. Die Pfeile weisen auf Primitivkanälchen hin, die benachbarte Knochenhöhlen miteinander verbinden. **f** Schematischer Aufbau des Lamellenknochens (aus BENNINGHOFF, ergänzt). *Pt* = Periost, *Agl* = äußere Grundlamellen, *Os* = Osteon (dreidimensionale Wiedergabe zur Sichtbarmachung des Verlaufes der Kollagenfasern in den einzelnen Lamellen bei Os und Agl), *Shp* = Sharpeysche Fasern; Blutgefäße (*g*) mit marklosen Nerven dringen in das Kanälchensystem der Substantia compacta ein. *Sus* = Substantia spongiosa (Knochenbälkchen). *Sc* = Substantia compacta

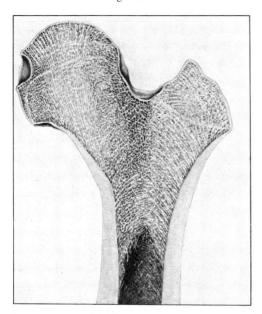

Abb. 6.3. Sagittalschnitt durch die proximale Epiphyse des Femur. Man beachte die Spongiosa-Architektur (Trajektorien = Kraftlinien)

die Osteocyten zurückzuführen, die an der Zelloberfläche abgeschieden wird und somit den Raum, den die Zelle selbst einnimmt, nicht ausfüllen kann. In ähnlicher Weise ist die Entwicklung der Primitivkanälchen (Canaliculi) an den Fortsätzen der Knochenzelle zu verstehen.

In den Gelenkköpfen der Röhrenknochen, besonders deutlich in der proximalen Epiphyse des Femur und seines Halses, sind die Knochenbälkchen in Form von *Kraftlinien* oder *Trajektorien* angeordnet, die sich infolge der mechanischen Beanspruchung des Skeletes in der Weise formieren und somit Zug- und Druckspannung entgegenwirken können (Abb. 6.3). Ein Querschnitt durch die Epiphyse läßt sonst überwiegend eine knöcherne, wabige Grundstruktur erkennen. Die Ausbildung einer Markhöhle wie in der Diaphyse läßt sich hier nicht beobachten.

Periost: Dem Knochengewebe liegt außen die Knochenhaut oder das Periost an, das sich aus Fibroblasten (-cyten), kollagenen und elastischen Fasern zusammensetzt. Das Periost ist durch schräg in die Substantia compacta einstrahlende Fasern (Sharpeysche Fasern) mit dem Knochengewebe verknüpft und dient über

Sehnen dem Ursprung und Ansatz von Muskeln. Das Periost ist die gefäß- und nervenführende Haut, die sowohl Blutgefäße wie vegetative Nervenfasern durch Foramina nutritia über das System der Havers- und Volkmann-Kanälchen leitet. Die Schmerzempfindlichkeit des Knochens ist durch die zusätzliche Anwesenheit von sensiblen Nervenendingungen im Periost gewährleistet. So kommen als sensible Endorgane Lamellenkörperchen (s. S. 109) vor. Das Periost ist als Regenerationsschicht im Sinne eines appositionellen Wachstums des Knochens aufzufassen. Von hier aus entwickeln die Zellen, die als Osteoblasten die Grundsubstanz abscheiden (s. S. 67), das Knochengewebe.

Bei einem Knochenbruch (Fraktur) geht die Knochenneubildung vom Periost aus (Callusbildung), wobei man jetzt eine zell- und gefäßreiche innere Schicht (Cambiumschicht) von einer äußeren kollagenen Faserschicht (Stratum fibrosum) unterscheiden kann. In der Cambiumschicht haben sich knochenbildende Zellen, die Osteoblasten, entwickelt, die nach Heilung der Frakturstelle und auch nach Beendigung des Skeletwachstums nicht mehr zu erkennen sind. Auch mononucleäre Rundzellen (wahrscheinlich Lymphocyten) sollen bei der Callusbildung von Bedeutung sein. Unter Callus versteht man ein gefäß- und zellreiches Keimgewebe, in das sich faserige Intercellularsubstanz einlagert, und das im Laufe der Bruchheilung durch Einlagerung von Kalksalzen zu Knochensubstanz umgewandelt wird. Bei der Callusbildung entsteht ein sog. provisorischer Callus als ty-

Abb. 6.4. a Rotes Knochenmark mit kernhaltigen Vorstufen und ausgereiften Zellformen der Hämatopoese (M = Megakaryocyt, G = segmentkerniger Granulocyt, E = Erythrocyt), mit Fettzellen (F), Sinusoide (S) und Reticulumzellen (R), P = Plasmazellen. Vergr. 400fach (aus JOST und KNOCHE, 1977). **b** Megakaryocyt (LM) (Knochenmarksriesenzelle) mit einem Längsdurchmesser von ca. 70 μm. Der segmentierte Zellkern (K) täuscht eine Mehrkernigkeit vor. Der Pfeil weist auf die beginnende Thrombocytenabschnürung. **c** Ausschnitt aus einem Megakaryocyten (ELM) im Stadium der Thrombocytenbildung. Plasmaeinschnürungen (E) fragmentieren dabei das Cytoplasma, in dem Granula (G), Mitochondrien (M), ein Golgi-Feld (Go) sowie endoplasmatisches Reticulum (ER) erkennbar sind. (Vergr. 25000fach). T = abgeschnürter Cytoplasmaanteil = Thrombocyt. **d** Thrombocyt (ELM), der aufgrund der Cytoplasmastrukturen als „Bruchstück" des Megakaryocyten identifiziert werden kann. (M = Mitochondrien, G = Granula, L = α-Granula, Er = Ergastoplasma, Mt = Mikrotubuli, Querschnitt). (Detail einer Abbildung von KRSTIC)

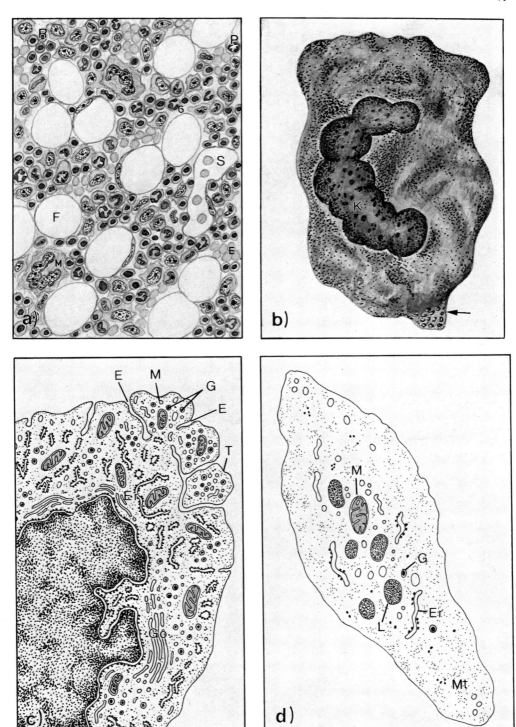

Abb. 6.4

pischer Faserknochen, der im Laufe von mehreren Monaten oder Jahren durch lamellären Knochen ersetzt wird. Nach neuesten Befunden soll sich das Endost noch intensiver als das Periost an der Knochenneubildung beteiligen.

6.2.2 Bildung des Knochengewebes (Osteogenese)

Für die Bildung des Knochengewebes entwickelt der Organismus während der Embryogenese Mesenchymverdichtungen, die entweder zu bindegewebigen (Desmale Ossifikation) oder knorpeligen (Chondrale Ossifikation) Matrizen werden. Im ausgewachsenen Organismus findet ein dauernder Knochenumbau im Sinne eines appositionellen Wachstums durch das Periost und gleichzeitig ein Abbau des Knochengewebes durch *Osteoclasten* von innen her statt. Bei der Knochenentwicklung oder Bildung wird dauernd Knochengewebe durch die aus dem Mesenchym hervorgegangenen, einkernigen, glykogenreichen *Osteoblasten* neu aufgebaut und durch die ebenfalls den pluripotenten Mesenchymzellen entstammenden mehrkernigen, 40—100 µm großen Osteoclasten zum Teil wieder abgebaut. So findet eine permanente Substanzveränderung des Knochengewebes statt.

Die knochenbildenden *basophilen Osteoblasten* sind von isoprismatischer bis prismatischer Gestalt, weisen Fortsätze auf, bilden die Grundsubstanz und liefern die Bausteine (Tropokollagenmoleküle) für den extrazellulär ablaufenden Vorgang der Kollagensynthese im Knochen.

Die Osteoblasten entwickeln 20—100 nm dicke Granula, die man als Calcosphäriten bezeichnet. Sie produzieren das aus Grundsubstanz (Proteoglykane, Glykoproteine) und Kollagenfibrillen bestehende, nicht-verkalkte Osteoid. Indem eine Rundumabscheidung von Osteoid durch die Osteoblasten erfolgt, mauern sich diese aktiven Zellen ein und werden zu inaktiven Osteocyten.

Die größeren, *mehrkernigen,* manchmal bis zu 50—100 Zellkerne enthaltenden *Osteoclasten* weisen an der Oberfläche, mit der sie dem Knochengewebe anliegen, einen dichten Besatz von Mikrovilli auf (Resorption), bauen das Knochengewebe durch Enzyme (vorwiegend Proteasen und Phosphatasen) muldenartig ab und liegen dann oft in sog. Howship-Lacunen.

Die leicht basophilen Osteoclasten haben die Fähigkeit der amöboiden Eigenbewegung und sind mitochondrien- und ribosomenreich. Sie haben einen hohen Gehalt an Ribonucleinsäuren, Mucopolysacchariden und Enzymen (z. B. saure Phosphatase, Cytochromoxydase, Succinatdehydrogenase u. a.).

Die Mineralisation des Knochengewebes beginnt nach der Entwicklung des aus Grundsubstanz und kollagenen Fibrillen bestehenden Osteoid.

Die Mineralisation geht vom Kollagen aus, an das sich Calciumionen anlagern. Die Calciumkomplexe bilden sog. Kristallisationskerne für die gerichtete Anlagerung von Hydroxylapatitkristallen an die kollagenen Fibrillen. Die Mineralisation unterliegt der Steuerung durch die Stoffwechselaktivität der Osteocyten.

Knochenumbau: Der während der Osteogenese entstandene Faserknochen wird z. T. schon vor der Geburt, besonders intensiv in den ersten Lebensjahren, durch Osteoclasten zum größten Teil abgebaut und infolge der Tätigkeit der Osteoblasten durch Lamellenknochen ersetzt, die mehr verkalkte Grundsubstanz und weniger kollagene Fibrillen als der Bindegewebsknochen aufweisen. Während des ganzen Lebens lassen sich Aufbau- und Abbauvorgänge des Knochengewebes als funktionelle Anpassung unter hormoneller Steuerung beobachten. So findet sich während des ganzen Lebens eine Aktivität von Osteoblasten und Osteoclasten.

6.2.3 Rotes Knochenmark

Das rote Knochenmark findet sich in den Markräumen aller kindlichen Knochen. Beim Erwachsenen erstreckt sich das rote blutbildende Mark nur in platten und kurzen Knochen sowie in den Epiphysen aller Röhrenknochen. Das Gesamtgewicht des roten und gelben Knochenmarks beträgt etwa 2600 g. Das Knochenmark besteht aus einem reticulären Bindegewebe und Reticulinfasern, die mesenchymaler Herkunft sind, und erstreckt sich im Markraum zwischen zahlreichen Blutgefäßen. Zwischen den Reticulumzellen und Gefäßen lagern in diffuser Verteilung die Vorstufen und reifen Formen der Erythrocyten, Granulocyten, Lympho- und Monocyten, Plasmazellen und Megakaryocyten. Auch Makrophagen kommen vor.

Die von den Vasa nutritia abstammenden dünnwandigen Arterien gehen in Arteriolen über, an die sich ein Capillarnetz anschließt. Die Capillaren münden in ein von einem locker gefügten Endothel ausgekleidetes und mit Gitterfasern versehenes System von Sinusoiden. Die Sinusendothelien und Reticulumzellen besitzen die Fähigkeit der Phagocytose und werden zum reticuloendothelialen System (RES) gerechnet. Mittels Diapedese werden die ausgereiften Blutzellen durch die weiten Intercellularspalten des Sinusendothels in die Blutbahn ausgeschwemmt. Die Zellen der Erythropoese liegen meistens in unmittelbarer Nähe der Sinusoide, während die Zellen der Granulopoese vornehmlich im kollagenen Grenzbereich zwischen Mark- und Knochensubstanz lokalisiert sind. Bei gesteigerter Produktion von Leukocyten finden sich deren Vorstufen auch um die Arteriolen und Capillaren gruppiert. Es kommen außerdem vereinzelt Lymphfollikel vor, die selten ein Reaktionszentrum aufweisen und besonders im kindlichen Knochenmark auftreten. Die Gesamtzahl der Zellen des roten Knochenmarkes beläuft sich auf etwa 10—15 Milliarden Zellen. Das Verhältnis zwischen roten und weißen Vorstufen der Blutzellen beträgt etwa 1:3. Obwohl das Mark über die Knochen des gesamten Organismus verteilt ist, hat man es doch als ein einheitliches System zu betrachten, das immer einheitlich reagiert.

6.2.4 Gelbes Knochenmark

Im Laufe des Lebens kommt es zunehmend zum Umbau des roten blutbildenden Knochenmarkes in gelbes Fettmark, so daß sich nach der Pubertät gelbes Fettmark und rotes Knochenmark wie 1:1 verhalten. Es erfolgt eine Umdifferenzierung von Reticulumzellen in Fettzellen mit einem schmalen Cytoplasmasaum, der einen Fetttropfen umhüllt. Das graue Knochenmark entsteht im Zustand der Kachexie aus gelbem Knochenmark und ist gelatinöser Konsistenz. Zwischen den entleerten Fettzellen ist eine mit Fibrinfäden versehene gallertige Substanz zu finden.

Zusammen mit den Vasa nutritia gelangen markhaltige und marklose Nervenfasern über das System der Haversschen und Volkmannschen Kanälchen in das Knochenmark. Außer dichten Geflechten an der Gefäßbahn (Vasomotoren) breiten sich auch marklose vegetative Nervenfasern im bindegewebigen Reticulum aus. Ob den markhaltigen Nervenfasern eine afferente, den marklosen eine efferente Leitung zufällt, ist einstweilen nicht zu entscheiden. Immerhin könnte ein nervöser Faktor bei der Blutbildung beteiligt sein.

Um sich ein Bild über die Fähigkeit des roten Knochenmarkes zur Blutbildung zu machen oder bei pathologischen Prozessen krankhafte Vorstufen oder typisches mengenmäßiges Verhalten der Vorstufen und reifen Blutzellen zu erfassen, wird Knochenmark durch Punktionen aus dem Sternum (Sternalpunktat) oder aus dem Beckenkamm (Beckenkammstanze) entnommen.

7 Muskelgewebe [H. 3.]

Das Muskelgewebe hat die Fähigkeit sich zu kontrahieren. Das morphologische Substrat für die Kontraktilität der Muskelzellen (Myocyten) ist in der Anwesenheit von fädigen Proteinstrukturen, den lichtmikroskopisch erkennbaren Myofibrillen, zu sehen, die sich aus elektronenmikroskopisch sichtbaren Myofilamenten (Actin und Myosin) zusammensetzen. Die Kontraktion der quergestreiften und glatten Muskelzellen soll prinzipiell durch Gleiten von Filamenten in gleicher Weise erfolgen. Das Plasma der Muskelzellen wird Sarkoplasma genannt.

Beim Muskelgewebe unterscheidet man 1. *glattes Muskelgewebe,* 2. *quergestreiftes Muskelgewebe* und 3. *quergestreiftes Herzmuskelgewebe.*

Die Muskulatur entstammt mit wenigen Ausnahmen (z. B. M. dilatator und sphincter pupillae, Myoepithelzellen der Drüsen) dem Mesoderm.

7.1 Glattes Muskelgewebe [H. 3.1.] (Abb. 7.1)

Glattes Muskelgewebe findet sich in der Wandung des Magen-Darmkanals, der Gallenblase, der Luftröhre und Bronchien, der harnableitenden Wege, der Blutgefäße, in den Geschlechtsorganen, im Auge als M. dilatator und sphincter pupillae und M. ciliaris (Augeninnenmuskulatur) und zum Teil in Organkapseln.

Die glatte Muskelzelle ist vorwiegend von spindelförmiger Gestalt, besitzt einen länglichen, mittelständigen Zellkern und weist eine Länge von 20—250 µm, eine Dicke von etwa 4—10 µ m auf. Selten treten verzweigte Muskelzellen (Abb. 7.1 c), so z. B. in der Wand der Harnblase, neben spindelförmigen Zellen in Erscheinung. Im graviden Uterus können die Muskelzellen eine Länge von etwa 500—900 µm erreichen. Bei der Kontraktion (Verkürzung und Verdickung) der glatten Muskelzellen kann der Kern eine korkenzieherartige Form annehmen (Abb. 7.1 c). Der Muskeltonus von Hohlorganen (Darm) oder Gefäßen wird durch eine Teilkontraktion von Myocyten hervorgerufen. Die im Sarkoplasma befindlichen Myofibrillen sind im Routinepräparat schwer oder gar nicht erkennbar. Jede glatte Muskelzelle ist von einer Lamina basalis umgeben (Abb. 7.1 d), der sich von außen Reticulinfasern anlagern (Abb. 7.1. a). In der Gefäßwand sind die glatten Muskelzellen mit elastischem Material und im Haarbalgmuskel (Abb. 18.4) mit elastischen Sehnen verknüpft.

Glatte Muskelzellen kommen meist parallel zueinander gebündelt oder, wie z. B. in der Darmwand, in Form von Schichten (innere Ring-, äußere Längsmuskelschicht) vor. Querschnitte durch Myocyten ergeben infolge ihrer spindelförmigen Gestalt verschieden dicke, teils kernhaltige, teils kernlose Anschnitte (Abb. 7.1).

Elektronenmikroskopisch lassen sich außer einem gering ausgebildeten, perinucleär gelegenen Golgi-Apparat, einigen Mitochondrien, wenigen Anteilen des granulären endoplasmatischen Reticulums und Tubuli in großer Zahl parallel zur Längsachse der glatten Muskelzellen ausgerichtete, kontraktile Proteinfäden, die Myofilamente, erkennen, unter denen man die dicken Myosinfilamente (Ø 12—16 nm, Länge etwa 1 µm) und die zahlreichen dünneren Actinfilamente (Ø 5—10 nm) unterscheidet. Die Actinfilamente sind zum großen Teil in regelmäßiger Anordnung zu finden und lassen daher einen Vergleich mit den I-Streifen der quergestreiften Muskelzellen zu (s. S. 76). Zahlreiche Filamente ergeben das lichtmikroskopische Bild der Myofibrille.

Außer den genannten Filamenten werden noch sog. intermediäre Filamente mit einem Ø von 10 nm beschrieben, die aus einem bislang nicht strukturell geklärten Protein bestehen. Ihre funktionelle Bedeutung ist nicht bekannt.

Als weiteres Charakteristikum der glatten Muskelzellen sind ihre unter dem Plasmalemm in Reihen angeordneten Membranvesiculationen zu nennen, die auch als Caveolae intracellulares (Ø 70—130 nm) bezeichnet werden. Sie werden einerseits als morphologischer Ausdruck mikropinocytotischer Vorgänge, andererseits als Äquivalent des sog. T-Systems (s. S. 79) der Herzmuskelzelle interpretiert. Elektronendichte, dem Plasmalemm anliegende und zwischen den Filamenten befindliche Verdichtungen sollen An-

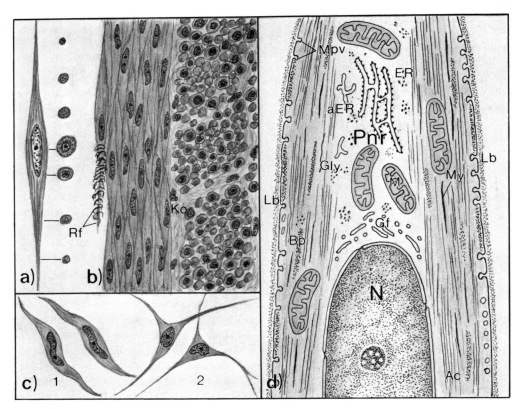

Abb. 7.1. Glatte Muskelzellen. **a** Isolierte, glatte Muskelzelle (*LM*). Links: Längsschnitt, rechts: Querschnitte in verschiedenen Höhen. Im Cytoplasma erkennt man fädige Strukturen (Myofibrillen). **b** Muskelzellagen (*LM*), z. B. Tunica muscularis vom Magen-Darm-Kanal. *Links:* Längsschnitt, *rechts:* Querschnitt. *Rf* = Reticulinfasern, *Ko* = Bündelung der glatten Muskelzellen durch kollagene Fasern. **c** *1* = Glatte Muskelzellen im Contractionszustand (Korkenzieherkern), *2* = Verzweigte Muskelzellen. **d** Kernhaltiger Abschnitt einer glatten Muskelzelle (*ELM*). *N* = Nucleus, *Pnr* = perinucleärer Raum mit Mitochondrien (*M*) und granulärem (*ER*) und agranulärem (*aER*) endoplasmatischen Reticulum, *Gly* = Glykogen, *Gf* = Golgi-Feld, *My* = Myosinfilamente, *Ac* = Actinfilamente, *Bp* = Befestigungsplatten (Verknüpfungszonen der Actinfilamente), *Mpv* = Mikropinocytosevesikel, *Lb* = Lamina basalis

satzstellen von Actinfilamenten verkörpern. Das Sarkoplasma enthält in den myofilamentfreien Zonen in Kernnähe Glykogen. Glatte Muskelzellen stehen durch gap junctions untereinander in Verbindung.

7.2 Quergestreiftes Skeletmuskelgewebe
[H. 3.2.]

Das quergestreifte Skeletmuskelgewebe wird durch mehrkernige, quergestreifte Muskelzellen verkörpert, die wegen ihrer Länge (bis zu 150 mm) auch Muskelfasern genannt werden und an den Enden stumpf zulaufen. Die zahlreichen längs-ovalen oder stäbchenförmigen, etwa 8—10 μm langen Kerne sind im Gegensatz zu jenen der glatten Muskelzellen und Herzmuskelzellen randständig gelegen. Die Zellmembrane (Plasmalemm) wird als Sarkolemm bezeichnet, dem sich eine Lamina basalis und ein Gerüst von argyrophilen Gitterfasern (zusammen als Myolemm bezeichnet) anlagert. Im frischen, isolierten Zustand ist die einzelne Muskelfaser von gelblich-grüner Farbe. Der Durchmesser der meist parallel gelagerten Muskelzellen liegt zwischen 10 und 100 μm.

Dünne Muskelzellen sind z. B. in der äußeren Augenmuskulatur, dicke z. B. in der Gesäßmuskulatur vorhanden. Verzweigte quergestreifte Muskelzellen sind selten und z. T. in der Kehlkopfmuskulatur und in der Muskelwand des oberen Drittels der Speiseröhre nachweisbar.

Bei einem Längsschnitt durch eine Muskelfaser zeigt sich, besonders nach Anwendung einer Eisenhämatoxylin-Färbung, das typische Bild der Querstreifung (Abb. 7.2), das durch periodisch wechselnde helle und dunkle Streifen hervorgerufen wird. Dabei lassen sich dunklere substanzdichtere *A-Streifen* (anisotrope Zone, im Polarisationsmikroskop stark lichtbrechend) von helleren substanzärmeren *I-Streifen* (isotrope Zone, im Polarisationsmikroskop weniger lichtbrechend) unterscheiden.

Stärkste lichtmikroskopische Vergrößerung läßt außerdem folgende weitere Untergliederung zu: Innerhalb des hellen I-Streifens macht sich eine dünne, dunklere, ebenfalls quer verlaufende Linie, der *Z-Streifen* (Zwischenscheibe, Telophragma), bemerkbar. Inmitten des dunklen A-Streifens erscheint eine hellere, quere Zone, die *H-Zone* (helle oder Hensen-Zone), in der sich ein feiner dunkler *M-Streifen* (Mittelstreifen, Mesophragma) erstreckt. Die genannten Streifen wiederholen sich periodisch und werden durch die in der Muskelzelle parallel zur Längsachse angeordneten, 0,5—1,5 µm dicken Myofibrillen hervorgerufen. Die Strecke von einem Z-Streifen zum nächsten wird als *Sarkomer* (funktionelle Einheit) bezeichnet, das bei Erschlaffung des Muskels eine Länge von etwa 2,5 µm aufweist.

Das Querschnittsbild der Muskelfasern und ihrer Fibrillen ist durch die rundliche oder polygonale Gestalt mit abgerundeten Kanten unterschiedlich dicker Muskelzellen mit randständigen, unter dem Sarkolemm lokalisierten Zellkernen gekennzeichnet. Die Myofibrillen erscheinen in Form punktförmiger Querschnitte. Eine lichtmikroskopisch erkennbare, als *Cohnheimsche-Felderung* bezeichnete Fibrillenfelderung ist vermutlich auf die Fixierung zurückzuführen.

Im Querschnitt, besonders im elektronenmikroskopischen Schnitt, lassen sich auch sog. *Satellitenzellen* beobachten, die mit ihrem schmalen Cytoplasmaleib den Muskelzellen zwischen Sarkolemm und Lamina basalis als Myoblasten dicht anliegen und als Regenerationszellen zu betrachten sind, da sie bei kompensatorischer Muskelhypertrophie vermehrt auftreten. Elektronenmikroskopisch lassen sich an den 100 µm langen Zellen verzweigte Fortsätze nachweisen.

Elektronenmikroskopische Befunde zeigen anhand von Längsschnitten, daß die Myofibrillen aus feinen fädigen, kontraktilen Proteinstrukturen, den Myofilamenten (Elementarfibrillen), zusammengesetzt sind, unter denen man die 10 nm (100 Å) dicken Myosin- und die etwa 5—6 nm (50—60 Å) dicken Actinfilamente unterscheidet. In paralleler, genau geordneter Stellung in einem Abstand von 45 nm bauen die dicken, etwa 1,5 µm langen Myosinfilamente den dunklen A-Streifen der Myofibrillen auf, während der hellere I-Streifen durch nebeneinander gestellte, 2 µm lange, etwa 5 nm dünne Actinfilamente verkörpert wird. Die Actinfilamente von zwei dem A-Streifen angrenzenden I-Streifen ragen in die A-Zone eine Strecke lang hinein (Überlappung der Myosin- und Actinlamente), berühren sich jedoch nicht, so daß dadurch der im A-Streifen befindliche hellere H-Streifen entsteht. In der Mitte des helleren H-Streifens erfolgt eine gitterartige Proteinverknüpfung der Myosinfilamente mit jeweils benachbarten Myosinfilamenten, wodurch sich im H-Streifen ein schmaler, etwas dunklerer, querer M-Streifen ergibt. Die Actinfilamente

Abb. 7.2. Quergestreiftes Muskelgewebe (Skeletmuskel). **a** Quergestreifte Muskelzellen (LM) mit randständigen Zellkernen (N) und typischer Querstreifung, bestehend aus: anisotroper Zone (A-Streifen), isotroper Zone (I-Streifen), Zwischenscheibe oder Telophragma (Z-Streifen). Ein Sarkomer ist die Strecke von einem Z-Streifen zum nächsten. *Ml* = Myolemm (Lamina basalis mit Reticulinfasern). (Vergr. etwa 1000fach). **b** Schema der Anordnung von Myofilamenten in der Skeletmuskelzelle. *1* = Längsschnitt. Die dicken Myosinfilamente bilden in der Summation die A-Zone (*A*), in die sich die dünnen Actinfilamente aus der I-Zone (*I*) hineinschieben. Im Zentrum der I-Zone (*I*) befindet sich die Verknüpfung der Actinfilamente benachbarter Sarkomere (S) zum Z-Streifen (Z). Die dunklen Bereiche der A-Zone entstehen durch Überlappung der Myosin- und Actinfilamente. Der helle Bereich in der Mitte (Hensensche Zone) ist frei von Actinfilamenten. *2* = Querschnitt. *My* = Myosinfilamente, *Ac* = Actinfilamente. In den Querschnittsbildern wird die hexagonale Anordnung der Filamente erkennbar. (Aus BUCHER, in Anlehnung an HUXLEY). **c** Schema der Filamentanordnung eines Sarkomers. *My* = Myosinfilamente, *Ac* = Actinfilamente. Der M-Streifen (*M*, Mesophragma) in der Hensenschen Zone (*H*) entsteht durch gitterartige Proteinverknüpfung der Myosinfilamente (*My*). Der Z-Streifen (*Z.* Telophragma) stellt die Quervernetzungs- und Verknüpfungszone der Actinfilamente (*Ac*) dar. (In Anlehnung an BLOOM und FAWCETT)

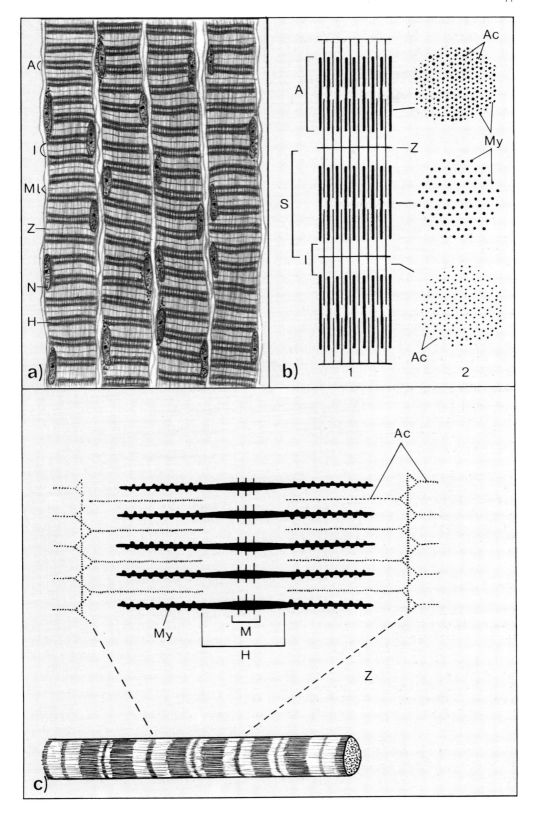

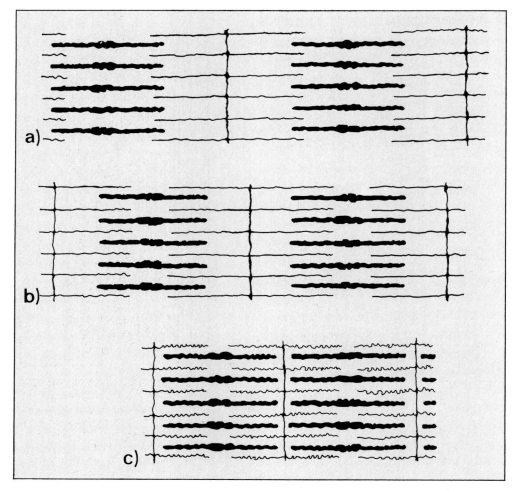

Abb. 7.3. Anordnung der Myofilamente bei verschiedenen Aktionszuständen. **a** gedehnter Zustand, **b** Ruhezustand, **c** Contractionszustand am Beispiel eines Sarkomers. (In Anlehnung an HANSON und HUXLEY, 1960)

benachbarter Sarkomeren sind im Z-Streifen derart durch Tropomyosinfilamente (Z-Filamente) miteinander verknüpft, daß die Actinfilamente des einen Sarkomers stets mit mehreren Filamenten des anderen Sarkomers in Verbindung stehen. Die Myofilamente lassen in Querschnitten eine deutliche hexagonale Anordnung erkennen (Abb. 7.2). Die geschilderte Morphologie der Muskelzelle gilt für die nichtkontrahierte Muskelfaser.

Bei der Muskelkontraktion bleibt der A-Streifen in voller Ausdehnung erhalten und wird wahrscheinlich durch eine Netzbildung der Actin- und Myosinfilamente zu Actomyosin weniger lichtbrechend. Nach der Filamentgleithypothese gleiten die Actinfilamente zwischen die Myosinfilamente hinein, wodurch der H-Streifen nicht mehr sichtbar ist, während der M-Streifen keine Veränderung erfährt. Gleichzeitig kommt es zu einer Verschmälerung des I-Streifens; bei stärkster Kontraktion bleibt nur der Z-Streifen erkennbar. Der schmal gewordene I-Streifen (Kontraktionsscheibe) wird bei der Kontraktion stark lichtbrechend.

Die Mitochondrien breiten sich vornehmlich transversal, dem T-System (s. u.) benachbart, säulenartig zwischen den Myofibrillen aus. Zu beiden Seiten des Z-Streifens sind zahlreiche, die Myofibrillen umfassende Mitochondriensysteme gelagert.

Das elektronenmikroskopisch nachweisbare sarkoplasmatische Reticulum (glattes endoplasmatisches Reticulum) ist für den Stoffwechsel der Muskelzelle und den energiefordernden Kontraktionsvorgang von großer Bedeutung. Das auch als *longitudinales System* (L-System) bezeichnete Reticulum besteht aus parallel zur Längsachse der Myofibrillen angeordneten dünnen Kanälchen, die schräge Verbindungen aufweisen, im Bereich des H-Streifens Netze bilden und im Grenzbereich zwischen A- und I-Streifen zu quergestellten „terminalen Cisternen" zusammenfließen. Die Anteile des L-Systems sind in Einheiten nach Sarkomeren geordnet.

Unter einem *T-System* (Transversalsystem) versteht man quer zur Längsachse der Myofibrillen gestellte, röhrenförmige Einstülpungen des Plasmalemm (Sarkolemm), die im Grenzbereich zwischen A- und I-Zone zusammen mit den terminalen Cisternen des L-Systems gelagert sind. Die mit dem L-System nicht kommunizierenden T-Tubuli ⌀ 50 nm (500 Å) ziehen bis in das Innere der Muskelfasern, wodurch eine Verbindung mit dem Extracellularraum hergestellt wird.

Die z. B. von der motorischen Endplatte (myoneurale Synapse, s. S. 96) ausgehende Depolarisation des Plasmalemm der Muskelzelle wird durch Weiterleitung im T-System der ganzen Muskelfaser vermittelt, so daß eine gleichzeitige Zusammenziehung aller Myofibrillen eintreten kann. Die im sarkoplasmatischen Reticulum (L-System mit terminalen Cisternen) gespeicherten Calciumionen sollen hierdurch freigesetzt, die ATPase durch Calciumionen aktiviert werden, wodurch der Kontraktionsvorgang beginnt. Das L-System nimmt bei Muskelerschlaffung unter ATP-Verbrauch Calcium auf, die ATPase wird aktiviert und damit die Vernetzung zwischen Actin und Myosin aufgelöst.

Zwischen zwei T-Tubuli anastomosieren die sarkoplasmatischen Reticula der angrenzenden Myofibrillen. Unter einer Triade versteht man einen T-Tubulus und die beiden ihm angelagerten terminalen Cisternen benachbarter L-Systeme („T-L-junction").

In der Skeletmuskelzelle ist viel Glykogen vorhanden, das durch Phosphorolyse zu Glucosephosphat gespalten wird und als Energiereservestoff zu betrachten ist.

Bauliche Unterschiede von Skeletmuskelfasern: Nach morphologischen und funktionellen Kriterien, auch aufgrund ihres unterschiedlichen Myoglobingehaltes (Muskelfarbstoff), lassen sich zwei Typen von Muskelzellen, weiße und rote Muskelfasern, unterscheiden. Beide Faserarten kommen in den menschlichen Muskeln gemischt vor. Die myoglobin- und mitochondrienarmen, jedoch fibrillenreichen weißen Muskelfasern mit einem Durchmesser von 80—100 μm sind reich an Glycerinaldehydphosphatdehydrogenase (glykolytisches Enzym); es sind schnelle, phasische Zuckungsfasern, die leicht ermüden und vornehmlich in der Extremitätenmuskulatur vorkommen (z. B. bes. zahlreich im M. gastrocnemius).

Die myoglobin- und sarkoplasmareichen roten Muskelfasern (⌀ 10—50 μm) mit zahlreichen longitudinal gestellten Mitochondrien sind langsame, tonische

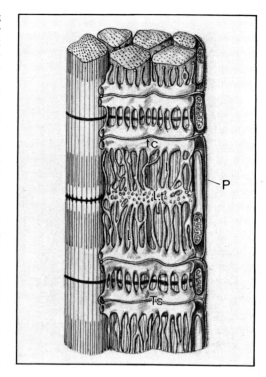

Abb. 7.4. Dreidimensionale Darstellung des endoplasmatischen Reticulum einer Skeletmuskelzelle in Form eines L-(longitudinal) und T-(transversal, *Ts*), Cisternen- und Tubulussystems, das vom Plasmalemm abstammt. *L* = longitudinal gestellte Tubuli, die zu terminalen Cisternen (*tc*) zusammenfließen. In Höhe des Z-Streifens Netzbildung des longitudinalen Systems (*Lt*, Labyrinth). Zwei terminale Cisternen (*tC*) mit einem Kanälchen des transversalen Systems (*Ts*) bilden eine Triade. *P* = Plasmalemm (Sarkolemm). (Aus JUNQUEIRA, CARNEIRO, CONTOPOULOS, nach BLOOM und FAWCETT)

Muskelzellen, die vorwiegend in der Haltemuskulatur (z. B. Bauch- und Rückenmuskulatur) vorhanden sind. Sie zeigen eine gute Capillarisierung und enthalten viel Cytochrom c.

Im gewöhnlichen Kurspräparat werden gelegentlich, besonders deutlich in Querschnitten durch quergestreifte Muskeln, sog. Muskelspindeln wahrnehmbar, die sich durch die Anwesenheit dünnkalibriger Muskelzellen, markhaltiger und markloser Nervenfasern und durch eine deutliche bindegewebige, stellenweise lamelläre Kapsel auszeichnen. Die Muskelspindeln werden als Dehnungsreceptoren betrachtet, die auf Dehnung reagieren und den Spannungszustand des Muskels registrieren (s.

80 Muskelgewebe

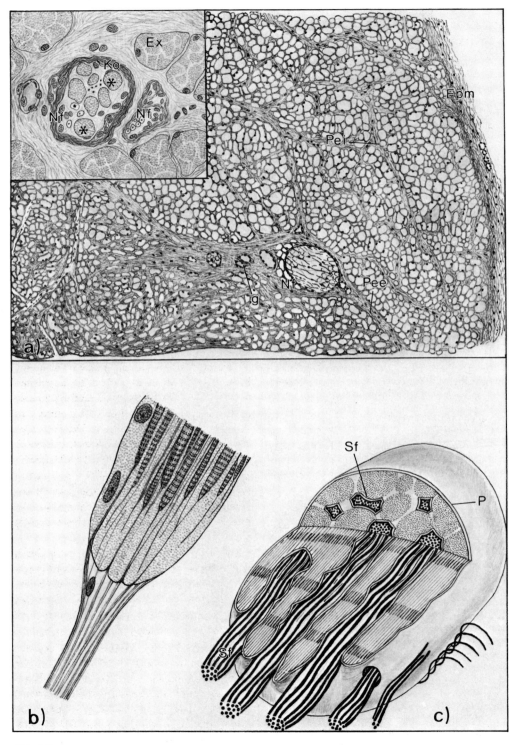

Abb. 7.5

S. 107). Die in einer Muskelspindel befindlichen Muskelzellen werden als intrafusale Muskelfaser bezeichnet. Infolge dieser Lage und Dicke unterscheiden sie sich deutlich von der Hauptmasse der Skeletmuskelzellen, die man extrafusale Fasern nennt.

Übergang der Muskelfasern in Sehnenfasern und Ansatz der Sehne am Skeletsystem: Im lichtmikroskopischen Präparat erkennt man ein kontinuierliches Übergehen der Enden der Muskelzellen in Sehnenfasern. Elektronenmikroskopisch lassen sich am Ende der Muskelfaser fingerförmige Einsenkungen des Plasmalemm nachweisen, an denen innen die Actinfilamente des letzten Sarkomers ansetzen. Zugleich hat sich mit den Plasmalemminvaginationen die Lamina basalis mit eingesenkt, von der die kollagenen Fibrillen der Sehnen ausgehen. Reticulinfasern der Basalmembran der Muskelzelle verbinden gleichzeitig die Muskelfasern mit den Sehnenfasern. Die Sehnenfasern schließen sich zu Sehnen oder Aponeurosen zusammen, die am Periost spitzwinkelig ansetzen und über die Sharpey-Fasern in die Subst. compacta eines Knochens eindringen.

Gliederung eines Muskels: Der Skeletmuskel wird allseitig von einer bindegewebigen Fascie umgeben, die als Führungs- und Schutzhülle anzusehen ist. Ein quergestreifter Skeletmuskel setzt sich aus Muskelbündeln zusammen und wird durch ein kollagenes, den Muskel umgebendes *Epimysium* mit der Fascie verknüpft, an der die Muskelzellen z. T. ansetzen. Die Fascie gestattet außerdem dem Muskel eine gute Verschieblichkeit gegen die Umgebung. Vom Epimysium aus begibt sich gefäß- und nervenführendes kollagenes Bindegewebe in das Innere des Muskels und unterteilt ihn als *Perimysium externum* in größere sekundäre Faserbündel, die sich aus kleineren, vom kollagenen *Perimysium internum* umfaßten Primärbündeln zusammensetzen. Das Bindegewebe, das der einzelnen Muskelzelle anliegt, wird als *Endomysium* bezeichnet. Die einzelnen Bindegewebseinheiten gewährleisten eine Verschieblichkeit der Muskelbündel und Zellen und sind als bedeutsame Leitbahn für das Gefäß- und Nervensystem zu betrachten.

Die Blutcapillaren entwickeln an der Oberfläche der Muskelzellen ein parallel zu ihrer Längsachse ausgerichtetes Netz, das beim kontrahierten Muskel stark geschlängelt verläuft (s. hierzu auch S. 125).

7.3 Herzmuskelgewebe [H. 3.3]

In der Herzmuskelzelle zeigt sich die gleiche Querstreifung wie in der Skeletmuskelzelle. Im Unterschied zu dieser stellt die Herzmuskelzelle aber eine einkernige Zelle dar. Der rundlich ovale oder unregelmäßig konturierte Kern liegt in der Mitte der Muskelzelle und wird an seinen Polen von einem perinucleären Sarkoplasmafeld umgeben, das Glykogen, Lipofuscingranula und Lipidtröpfchen enthält. Lipofuscin ist vermehrt im Alter zu erkennen. Die Herzmuskelzelle ist sarkoplasma- und mitochondrienreicher als die Skeletmuskelfaser. Das Herzmuskelgewebe besteht aus verzweigten und unverzweigten Zellen, die ein dreidimensionales muskuläres Netz aufbauen, in das wenige kollagene Anteile eines lockeren Bindegewebes eingefügt sind.

Die Muskelzellen sind an ihren Enden durch besondere Zellhaften miteinander verknüpft, die im lichtmikroskopischen Präparat (Eisenhämatoxylin) als dunkle, quere *Glanzstreifen* (im ungefärbten Präparat glänzend) oder *Disci intercalares* im Bereich eines Z-Streifens erscheinen. Die oft fingerförmig miteinander verschränkten Plasmalemmata benachbarter Muskelzellen stellen echte Zellkontakte (Macula adhaerens, Zonula adhaerens, Zonula occludens) dar und sind für die Fortleitung der Erregung von Bedeutung. Das Plasmalemm der Muskelzelle im Bereich der Disci intercalares ist von einer substanzdichteren Zone unterlagert, an der die Myofibrillen ansetzen (Abb. 7.6).

◀ Abb. 7.5. a Muskelquerschnitt mit Epimysium (*Epm*, Verknüpfung mit der Muskelfascie). Perimysium externum (*Pee*) und Perimysium internum (*Pei*). Bündelung des Muskels mit Perimysium externum und internum. Die einzelnen Muskelzellen werden vom Endomysium als bindegewebige Gleitschicht umgeben. Das Perimysium enthält Nervenfasern (*Nf*) und Blutgefäße (*g*). Der Ausschnitt in a zeigt eine Muskelspindel, bestehend aus dünner kalibrigen Skeletmuskelzellen, markhaltigen Nervenfasern und einer kollagenen Kapsel (*Ko*). * = intrafusale Muskelfasern. *Nf* = Nervenfasern. Man beachte die Cohnheimsche Felderung in den extrafusalen Fasern (*Ex* = Arbeitsmuskelzellen). Vergr. etwa 50fach. Ausschnitt etwa 400fach. (In Anlehnung an SOBOTTA). b Übergang (*LM*) von einer Skeletmuskelzelle in Sehnenfaser. Vergr. etwa 750fach. (Aus SOBOTTA). c Zusammenhang von Skeletmuskelzelle und Sehnenfaser (ELM-Schema). *Sf* = Sehnenfasern, *P* = Plasmalemm, (nach GELBER, MOORE, RUSKA)

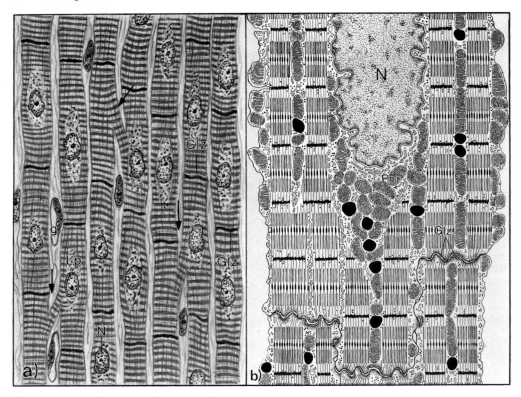
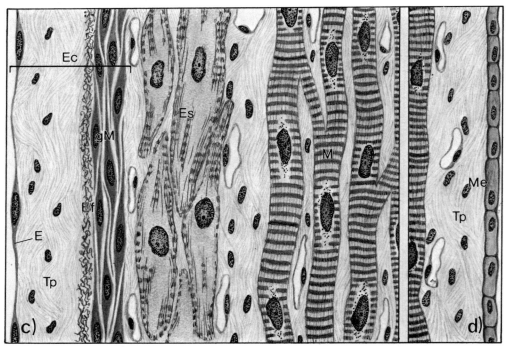

Abb. 7.6

Die weitlumigen, vom Sarkolemm entwickelten queren Einstülpungen des stark ausgebildeten T-Systems werden von der Lamina basalis begleitet und formieren auch langgestreckte Tubuli. Im Gegensatz zu der Skeletmuskelfaser ist in der Herzmuskelzelle das L-System nur schwach entwickelt. Die Herzmuskelzelle wird durch ein deutliches Plasmalemm begrenzt, dem sich wenige Reticulinfasern anlagern, und zeigt einen geringeren Durchmesser als die Skeletmuskelfaser (Abb. 7.7).

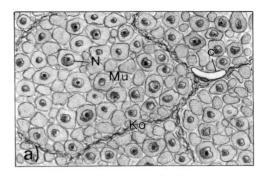

Man unterscheidet relativ fibrillenreiche Arbeitsmuskulatur und sarkoplasma- und glykogenreiche, myofibrillenarme Muskelzellen, die der Erregungsbildung und -leitung dienen und einen größeren Durchmesser als die Arbeitsmuskelzellen aufweisen (Erregungsbildungs- und Erregungsleitungsfasern). Die Myofibrillen sind in den sarkoplasmareichen Fasern randständig angeordnet und überwiegend unter dem Sarkolemm gelagert, während das Zentrum der Zellen vom hell anfärbbaren, körnigen Sarkoplasma eingenommen wird. Die sarkoplasmareichen Muskelzellen zeigen daher in der Mitte eine helle, in ihren Randgebieten eine dunklere Anfärbung. Ausbreitung des erregungsbildenden und erregungsleitenden Systems s. S. 122).

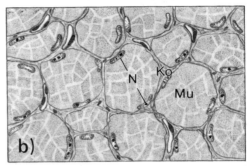

Im Herzmuskelgewebe breitet sich zwischen den Muskelzellen ein von vegetativen Nervenfasern begleitetes Capillarnetz aus (s. auch S.125). Marklose Nervenfasern kommen auch zwischen den Muskelzellen nicht gefäßorientiert vor.

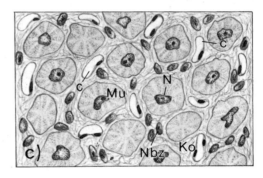

◀ **Abb. 7.6. a** Herzmuskelzellen (*LM*) mit zentralständigen Zellkernen (N, mit perinucleärem Lipofuscin, Lp) und typischer Querstreifung. *Glz* = Glanzstreifen (Zellkontakte), *g* = Gefäß. Die Pfeile weisen auf Verzweigungen von Herzmuskelzellen hin. **b** Ausschnitt (*ELM*) aus dem kernhaltigen Abschnitt einer Herzmuskelzelle. *N* = Zellkern, *Pnr* = perinucleärer Raum mit Mitochondrien, Golgi-Apparat und osmiophilen Lipofuscinpigmenten, *Glz* = Glanzstreifen (Zellkontakt). Die Anordnung der Myofilamente entspricht der der Skeletmuskulatur. Beachte die Reihenstellung der zahlreichen Mitochondrien. (Aus Lentz). **c** Ausschnitt aus der Wand einer Herzkammer (*LM*). *E* = Endothel, *Tp* = Tunica propria, *Ef* = elastische Fasern, *gM* = glatte Muskelzellen, *Ec* = Endocard. *Es* = Fasern des Erregungsleitungssystems (sarkoplasmareich), *M* = Muskelzellen des Myocard (sarkoplasmaarm). (Vergr. etwa 600fach) **d** Epicard. *Me* = Mesothel, *Tp* = Tunica propria. (Vergr. etwa 600fach)

Abb. 7.7. Unterschiedliches Erscheinungsbild (LM) der Muskelgewebe (Querschnitt). **a** Glatte Muskulatur mit je einem zentralständigen Zellkern, dünnkalibrig, Myofibrillen weniger gut sichtbar. **b** Skeletmuskelfasern (dickkalibrig) mit mehreren randständigen Zellkernen pro Zelle und Cohnheimscher Felderung (Myofibrillenanordnung). **c** Herzmuskelzellen mit je einem zentralständigen Zellkern und charakteristischer Myofibrillenbänderung. Der Querdurchmesser der Herzmuskelzelle liegt zwischen dem der glatten Muskelzelle und der quergestreiften Muskelzelle. Man vergleiche die Capillarisierung (c) der drei Muskelgewebe (die Herzmuskulatur ist am intensivsten, die glatte Muskulatur am wenigsten durchblutet). *Mu* = Muskelzelle, *N* = Zellkern, *Nbz* = Kerne von Bindegewebszellen, *Ko* = Kollagen

8 Nervengewebe [H. 4.]

Das System der Nervenzellen besitzt die Fähigkeit der Erregungsbildung, der besonderen Erregbarkeit auf einen Reiz hin sowie der Weiterleitung und Umwandlung von Erregungen. Es nimmt durch spezifische Nervenzellen (Sinneszellen in Auge, Ohr und Riechorgan) und durch z. B. in der Haut oder in inneren Organen gelagerte sensible Endorgane den Kontakt mit der Umwelt auf (sensible oder sensorische Erregungen) und leitet die Erregungen zu einem Zentralorgan. Dort findet eine adäquate Verarbeitung der zugeleiteten Reize statt. Das Zentralorgan kann von hier aus nervöse Impulse in alle Organe des Körpers senden. Somit werden durch das Nervensystem alle Organe zu einer harmonischen Zusammenarbeit koordinativ verbunden.

Die verschiedenen Zentren (z. B. Gehirn, Rückenmark) leiten über „somatomotorische" (efferente) Nervenfasern Impulse zur Skeletmuskulatur und vegetative Zentren beeinflussen durch „visceromotorische" (efferente) Nervenfasern die Eingeweide (z. B. glatte Muskelzellen, Gefäßbahn, Drüsen). Die von der Haut oder Muskelspindeln zentralwärts (zum Rückenmark und Gehirn) leitenden Nerven werden als „somatosensible" (afferente), die aus den Eingeweiden oder von der Gefäßbahn ebenfalls zentralwärts leitenden Nerven als „viscero-sensible" (afferente) Systeme bezeichnet.

„Exteroreceptive" Reize kommen vom Auge, Ohr (hier auch Telereceptoren genannt), Riechorgan, von Mechano-, Kälte- und Wärmereceptoren. „Enteroreceptive" Erregungen von Visceroreceptoren kommen aus den inneren Organen und werden über das vegetative Nervensystem zu einem nervösen Zentralorgan (Gehirn, Rückenmark) weitergeleitet. „Proprioreceptive" Reize sind innere Reize, die z. B. durch Muskelspindeln, Sehnenspindeln und Receptoren der Gelenkkapsel über den Lage- und Haltungszustand des Körpers informieren.

Nervenzellen (Ganglienzellen) können sich einerseits untereinander beeinflussen, andererseits schicken sie Impulse zu nicht-nervösen Zellen, wie z. B. Muskelzellen und Drüsenzellen.

8.1 Nervenzellen [H. 4.1.]

Die Nervenzelle wird mit ihrem kernhaltigen Zelleib *(Perikaryon, Soma)*, mit ihren receptiven, cellulipetal leitenden Fortsätzen *(Dendriten)* und mit ihrem langen, cellulifugal leitenden Fortsatz (Neurit, *Axon*) und seinen Endigungen *Neuron* genannt. Jedes Neuron verkörpert eine genetische, morphologische, funktionelle und trophische Einheit. Der stets lange Neurit leitet die Erregungen vom Perikaryon weg, während die meist kürzeren Dendriten als receptive Fortsätze anzusehen sind. Neuriten mancher Nervenzellen (Pyramidenzellen in der Großhirnrinde, motorische Nervenzellen im Rückenmark) können eine Länge von über einem Meter erreichen. Unser gesamtes Nervensystem besteht aus Milliarden von hinter- und nebeneinandergeschalteten Neuronen. Allein in der Großhirnrinde sollen etwa 10^{10} (10 Milliarden) Nervenzellen vorkommen.

Das Nervengewebe ist infolge seiner strukturellen Organisation und seiner Leistungen ein hochdifferenziertes Gewebe. Ausdifferenzierte Nervenzellen sind nicht mehr teilungsfähig. Sie bleiben in der vorsynthetischen G_1-Phase.

Das Nervengewebe setzt sich aus den erregungsaufbauenden und erregungsleitenden Nervenzellen, einem System von zentralen Gliazellen (in Gehirn und Rückenmark) und von Schwann-Zellen bzw. Hüllzellen (peripheren Gliazellen) zusammen. Die Schwann-Zellen umscheiden periphere Axone, während die Hüll- oder Satlitenzellen periphere, nicht im ZNS gelagerte Nervenzellen umhüllen. Den Gliazellen kommen außerdem Stoffwechselfunktionen, mechanische Aufgaben und die Bildung von Hüllen um die langen Fortsätze der Nervenzellen zu.

8.2 Unterschiedliche Nervenzellformen

Unipolare Nervenzellen: Es handelt sich um Ganglienzellen mit nur einem Neuriten. Sie kommen als junge, noch nicht ausdifferenzierte Neuroblasten während der embryonalen Entwicklung vor. Alle übrigen Nervenzellen gehen unter Ausbildung von Dendriten aus unipolaren Neuroblasten hervor (Abb. 8.2).

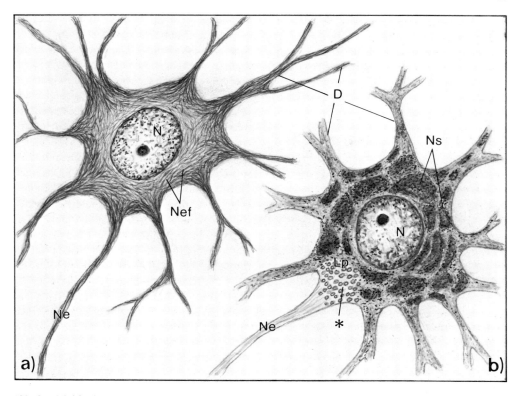

Abb. 8.1. Multipolare Nervenzellen (motorische Vorderhornzellen aus dem Rückenmark). **a** Silberbild. **b** Nissl' Bild; mit zahlreichen, relativ kurzen, verzweigten Dendriten (*D*) und einem unverzweigten, langen Neuriten (*Ne*) oder Axon. N = Nucleus, mit deutlichem Nucleolus, Ns = Nissl' Schollen (Tigroidfelderung), * = beachte den Nissl' Schollen freien Ursprungsconus des Neuriten. Anstelle der Nissl' Schollen treten häufig Lipofuscingranula (*Lp*) auf. Nef = Neurofibrillen

Bipolare Nervenzellen (sensorisch): Sie besitzen einen Neuriten und einen Dendriten, die an entgegengesetzten Polen das Perikaryon verlassen.

Vorkommen: Ganglion spirale cochleae et vestibuli, Regio olfactoria, Netzhaut.
Unter einem Ganglion versteht man eine periphere Ansammlung von Nervenzellen.

Pseudounipolare Nervenzellen (sensibel): Bei diesen Nervenzellen verläßt ein Stammfortsatz den Nervenzelleib und teilt sich T- oder Y-förmig in zwei Fortsätze ungleichen Kalibers auf. Der in der Peripherie (z. B. Haut) verankerte, mit receptorischen Endigungen versehene, dickkalibrige Fortsatz wird als Dendrit, der zum Zentrum (z. B. Rückenmark) ziehende dünnere Fortsatz als Neurit bezeichnet. Pseudounipolare Zellen sind aus bipolaren Nervenzellen durch Annäherung der somanahen Anteile der beiden Fortsätze und Zurückziehen des Perikaryon entstanden.

Vorkommen: Spinalganglion, Ggl. Gasseri, Ggl. inferius N. vagi, Ggl. extracraniale N. glossopharyngici.

Multipolare Nervenzellen (Abb. 8.1) besitzen mehrere kurze, vom Zelleib breitbasig abgehende Dendriten, einen längeren Neuriten und kommen am häufigsten vor. Die Ausbildung von zahlreichen, sich stets verzweigenden und somit immer dünner werdenden Dendriten bedeutet eine erhebliche Vergrößerung der nervösen Substanz zur besseren Aufnahme von Reizen anderer Nervenzellen.

Vorkommen: Zentrales und vegetatives Nervensystem. In der Großhirnrinde finden sich in den motorischen Zentren charakteristische, pyramidenförmige Nervenzellen multipolarer Natur, die als Pyramidenzellen bezeichnet werden (Abb. 8.2). Ihr Axon ent-

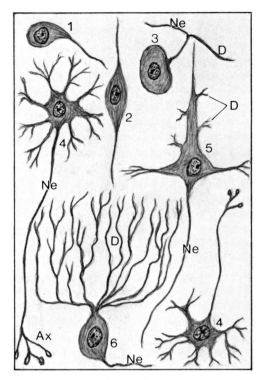

Abb. 8.2. Nervenzellformen. *1* = Unipolare Nervenzelle (z. B. Neuroblast), *2* = bipolare Nervenzelle (z. B. Ganglion spirale cochleae), *3* = pseudounipolare Nervenzelle (z. B. Spinalganglion), *4* = multipolare Nervenzelle (z. B. Rückenmark), *5* = multipolare Nervenzelle (Pyramidenzelle, Großhirn), *6* = Ganglienzelle aus dem Kleinhirn mit starkem Dendritenbaum. *D* = Dendriten, *Ne* = Neurit, *Ax* = Axonendigung

springt an basalen Zellabschnitten der Pyramide. Typische Kleinhirnrindenzellen sind die Purkinje-Zellen, deren Dendritenbaum sich spalierbaumartig in einer Ebene verzweigt. Der Neurit verläßt den etwa birnenförmigen Zelleib an dem Pol, der dem Dendritengerüst entgegengesetzt ist.

8.3 Neuron

An einem Neuron lassen sich der kernhaltige Nervenzelleib (Perikaryon, Soma) mit einem oder mehreren Dendriten, mit dem Neuriten (Axon) und das am Ende des Neuriten durch seine Verzweigung entstandene und mit Endigungen versehene Telodendron (Endverzweigung) unterscheiden. Zur Funktionstüchtigkeit markhaltiger und markloser Neurone ist die Anwesenheit von Oligodendrogliazellen bzw. Schwann-Zellen zur Umscheidung der Axone erforderlich (Abb. 8.4 u. 8.6).

Perikaryon (Zellsoma): Das Perikaryon ist der Zellkörper mit dem Kern. Der kernhaltige Zellabschnitt liegt im Größenbereich zwischen 6 und 150 µm. Sehr große Perikarya finden sich in der Vorderhornsäule des Rückenmarkes (motorische Vorderhornsäule) und z. B. im Nucleus gigantocellularis der Formatio reticularis, kleine Perikarya in der Rinde des Kleinhirns als sog. Körnerzellen (Abb. 16.7 u. 16.9). Das einen großen, rundlichen, hell anfärbbaren Kern umgebende Neuroplasma enthält zahlreiche Mitochondrien, einen gut entwickelten Golgiapparat, z. T. feinste fädige Elemente und die mit einer Silberimprägnation darzustellenden Neurofibrillen (Abb. 8.1). Die mit basischen Farbstoffen (z. B. Methylenblau, Kresylechtviolett) nachweisbaren *Nissl-Schollen* geben der Ganglienzelle ein geflecktes Aussehen und werden deswegen auch Tigroid-Schollen genannt. Während sich die Nissl-Substanzen auch in den Anfangsabschnitt der Dendriten vorschieben, lassen sie den Ursprungskegel (Konus) der Neuriten frei. An ihrer Stelle können schon in der Jugend, zunehmend im Alter, Lipofuscingranula auftreten. Lipofuscinpigmente verteilen sich außerdem in jungen Nervenzellen in geringerer, in älteren Nervenzellen in größerer Zahl im übrigen Perikaryon. Die Lipofuscingranula werden als Abnutzungspigmente angesehen. Da sie schon in manchen Nervenzellen während der embryonalen Entwicklung auftreten, muß man von einer frühzeitigen Abnutzung von Nervenzellstrukturen sprechen. In erkrankten Ganglienzellen zeigt sich eine deutliche Vermehrung der Lipofuscingranula.

Die Nervenzellen mancher Kerngebiete (Kerngebiet = N. = Nucleus = umschriebene Ansammlung von Nervenzellen im Zentralnervensystem) besitzen in größeren Mengen dunkelbraune Melaninpigmente. Dieses dunkel erscheinende Kerngebiet im Mittelhirn wird als Nucleus niger bezeichnet. Das Vorkommen von kolloidalem Eisen in Nervenzellen führt zu einem rötlichen Aussehen (N. ruber).

Durch die Anwesenheit von Nissl-Substanzen im Perikaryon und in den Anfangsstrecken der Dendriten lassen sich diese gut, durch das Fehlen der Nissl-Substanzen im Ursprungskonus der Neuriten läßt sich dieser Teil des Perikaryon schlecht oder gar nicht mit einer Nissl-Färbung darstellen.

Perikaryon, Dendriten und Neurit mit seinen Endigungen können durch Edelmetallimprägnation gut sichtbar gemacht werden.

In multipolaren motorischen Nervenzellen sind Neurofibrillen und Nissl-Substanzen gut ausgeprägt, während pseudounipolare und vegetative Nervenzellen vergleichsweise wenig Nissl-Substanzen, aber ein gut entwickeltes Neurofibrillengerüst aufweisen. Neurofibrillen gehen kontinuierlich in Dendriten und Neuriten über. Ihre Darstellung gelingt für lichtmikroskopische Untersuchungen mit Silberimprägnationen.

Aggregate von Neurotubuli und Neurofilamenten im Perikaryon und in den Fortsätzen werden als das Äquivalent lichtmikroskopisch sichtbarer, mit Silberimprägnationen darstellbarer Neurofibrillen angesehen.

Die *Nissl-Substanzen* erweisen sich elektronenoptisch als Areale *von gut entwickeltem granulären endoplasmatischen Reticulum* (Ergastoplasma, Proteinsynthese). Daraus erklärt sich die Basophilie der Nissl-Schollen. Zahlreiche freie Ribosomen sind nachweisbar. Manche Nervenzellen enthalten in geringfügiger Ausbreitung auch ein agranuläres endoplasmatisches Reticulum, so daß sie zur Glykogensynthese befähigt sind.

Elektronenmikroskopische Befunde zeigen Mitochondrien vorwiegend vom Cristae-Typ, gut ausgebildete Golgi-Felder um den Kern sowie Neurofilamente [$\varnothing$ 6—10 nm (60—100 Å)] Neurotubuli [$\varnothing$ 20—30 nm (200—300 Å)] und Multivesicularbodies. In der Nähe der Golgi-Felder kann man kleine optisch leere und größere, osmiophiles Material enthaltende Bläschen (granulierte Vesikel) beobachten. Das strukturreiche Perikaryon ist als das trophische Zentrum des gesamten Neurons anzusehen.

Die Produktion von Transmittersubstanzen (Überträgerstoffe) wie Acetylcholin, Noradrenalin, Adrenalin, Serotonin und γ-Aminobuttersäure wird einer Gemeinschaftsarbeit von Ergastoplasma und Golgifeldern zugeschrieben. Aus den Membranen beider Systeme schnüren sich kleine Vesikel ab. Das morphologische Substrat der genannten Transmittersubstanzen ist im Auftreten von leeren ($\varnothing$ 30 nm) und gefüllten ($\varnothing$ 30—120 nm) Vesikeln zu erblicken (s. S. 97). Sie treten besonders gehäuft in den Nervenendigungen auf. Die im Perikaryon entstandenen Transmitter sollen in inaktiver Transportform oder als Speicherform als molekulare Partikel über das System der Neurotubuli, die auch im Axon vorhanden sind, vom Perikaryon aus durch den Neuriten bis in seine Endigungen transportiert werden.

Vom Perikaryon aus läßt sich ein über den Ursprungskegel in den Neuriten vorschiebender Axoplasmastrom beobachten, der Proteinbausteine, Zellorganelle und Transmittersubstanzen bis in die Nervenendigung transportieren kann. Der distal gerichtete Axoplasmastrom überwindet pro Tag eine Strecke von 250—400 mm und kann durch Anlegen einer Ligatur (Einengung) an einem Nerven nachgewiesen werden. Oberhalb der Einengungsstelle zeigen sich schon nach kurzer Zeit starke Anschwellungen der Axone (es kommt somit zu einem Stau des Axoplasmastromes oberhalb der Einengungsstelle), während die distale Neuritenstrecke dünner bleibt). Unter einem aktiven Axoplasmatransport versteht man die Beförderung von Transmittersubstanzen und ihrer Abbauenzyme unter Verbrauch von ATP (etwa 250—400 mm/Tag). Außerdem besteht ein kontinuierlicher Axoplasmastrom, der andere Cytoplasmakomponenten weiterleitet (1—5 mm/Tag). Ähnliche Transportmechanismen sind in retrograder Richtung zu beobachten. Die Geschwindigkeiten betragen hier aber etwa die Hälfte der für den cellulifugalen Transport angegebenen Werte.

Die meisten Nervenzellen weisen in der Regel nur einen großen, rundlichen, zentral im Perikaryon gelegenen Kern auf, der vorwiegend nur einen deutlichen, relativ großen Nucleolus, gelegentlich mehrere Kernkörperchen enthält. Der nicht mehr teilungsfähige Kern gleicht den Kernen anderer Zellen.

Seine Chromatinsubstanzen können sich im Karyoplasma wegen der Größe des Kernes gut ausbreiten, woraus eine helle Anfärbbarkeit resultiert. Die Kernmembran weist ebenfalls Poren auf; sie stellt eine Doppelmembran dar, wobei die äußere kontinuierlich mit dem System des granulären endoplasmatischen Reticulum zusammenhängt.

Aufgrund dieser morphologischen und färberischen Kriterien des Kernes läßt sich auch im Kurspräparat jede Nervenzelle gut erkennen. In den Kernen von Nervenzellen mancher Säugetiere läßt sich ein deutliches Sex-Chromatin beobachten, das dem Kernkörperchen oder der Kernmembran von innen anliegt. Mehrkernige Nervenzellen treten normalerweise vereinzelt in manchen Gebieten des vegetativen Nervensystems, z. B. im Plexus prostaticus, auf.

Das den Zelleib umgebende Plasmalemm ist eine Einheitsmembran [7—8 nm (70—80 Å)] und geht kontinuierlich auf die Dendriten und den Neuriten über. Dem Plasmalemm lagert sich

88 Nervengewebe

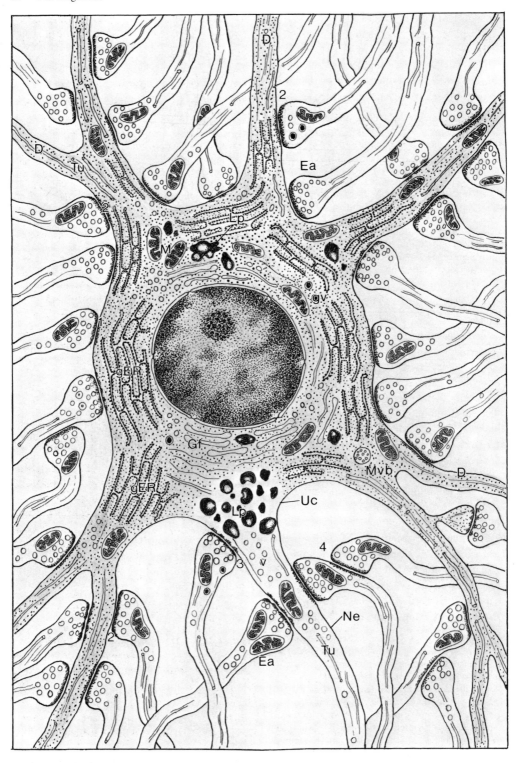

Abb. 8.3

von außen eine aus Glykoproteinen und Glykolipiden bestehende Glykokalix (auch „cellcoat" genannt) an.

Zellfortsätze:
1. *Dendriten:* Es handelt sich im Vergleich zum Neuriten einer multipolaren Nervenzelle um kurze Fortsätze, die sich sehr stark verzweigen, wodurch sie ständig dünner werden. Sie enthalten mehr Neurotubuli als Filamente. An ihrer Oberfläche lassen sich bei geeigneter Technik Neuritenendigungen anderer Nervenzellen beobachten. Die Dendriten sind in ihrer Gesamtheit als Receptorareal anzusehen. Der Dendrit von bipolaren und pseudounipolaren Nervenzellen kann sehr lang werden (bei den pseudounipolaren Ganglienzellen bis zu 1 m).
2. *Neurit* (Axon): Der eine aus dem Perikaryon an einem Ursprungskonus hervorgehende lange Neurit kann Seitenäste (Kollateralen) in Somanähe abgeben (Abb. 8.11) und verbindet nach Aufzweigung seines Endabschnittes durch seine Nervenendigungen das entsprechende Perikaryon mit anderen Nervenzellen oder mit nicht-nervösen Zellen (Skeletmuskelzellen, glatte Muskelzellen, Drüsen etc.).
Er ist als Erregungsleiter des Neurons anzusehen. Abgesehen von einer kurzen perikaryonnahen, nackten Strecke (Initialsegment) wird das Axon in seiner ganzen Länge von Fortsätzen kleiner Gliazellen (zentrale Leitungsstrecke) und in seinem peripheren Verlauf von Schwann-Zellen umgeben. Das Axoplasma ist durch ein Axolemm abgegrenzt, das als Fortsetzung des Plasmalemm des Perikaryon anzusehen ist. Im Gegensatz zu den verhältnismäßig plumpen und kurzen Mitochondrien im Perikaryon sind diese im Axon lang und schlank. Außer elektronenoptisch leeren und granulären Bläschen finden sich im Axoplasma häufiger Neurotubuli und Neurofilamente, die sich parallel zur Längsachse des Neuriten ausdehnen. Auch Anteile des agranulären endoplasmatischen Reticulum, ebenfalls in Längsachse des Axon orientiert, sind zu beobachten (Abb. 8.7). Es lassen sich Axone von unterschiedlicher Dicke unterscheiden.

8.4 Nervenfasern [H. 4.2.]

Als Nervenfaser wird das Axon von multipolaren Nervenzellen bzw. der Dendrit und auch der Neurit einer pseudounipolaren oder bipolaren Nervenzelle mit seinen Begleitzellen (zentrale Oligodendrocyten, periphere Schwann-Zellen) betrachtet. Man unterscheidet:
a) *Markhaltige Nervenfasern,*
b) *Marklose Nervenfasern,*
c) *Nackte Axone.*
Bei markhaltigen Nervenfasern bilden in der zentralnervösen Substanz die Oligodendrogliazellen, bei peripheren Nervenfasern die Schwann-Zellen um das Axon die Markscheide. Die Markscheide ist somit ein Produkt der Oligodendrocyten (im ZNS) bzw. der Schwann-Zellen (peripher). Auch die langen Dendriten der sensiblen und sensorischen Neurone werden mit ihren Markscheiden als markhaltige Nervenfasern bezeichnet. Bei den meisten vegetativen Nervenfasern bleibt eine Markscheidenbildung aus; sie heißen daher marklose Nervenfasern, die im Endbereich örtlich begrenzt auch nackt sein können.

Markhaltige Nervenfasern: Sie lassen sich lichtmikroskopisch mit verschiedenen Methoden unterschiedlich darstellen. Danach unterscheidet man in Quer- und Längsschnitten von innen nach außen: Axon (Achsenzylinder) — Markscheide — kernhaltiges Neurilemm (Schwann-Zelle und bindegewebige Neuralscheide). Die mit Osmiumsäure schwärzbare Markscheide enthält Lipide (Lecithin, Phosphatide, Cholesterin, Cerebroside u. a.) und Proteine, die

◂ **Abb. 8.3.** Ultrastruktur des Perikaryon einer Nervenzelle und synaptische Verknüpfungen. Die Ergastoplasmafelder (*gER*) entsprechen den LM sichtbaren Nissl' Schollen. *Uc* = Ursprungsconus des Neuriten (*Ne*) mit Lipofuscingranula (*Lp*), frei von Nissl-Schollen; *D* = Dendriten. Im Perikaryon und in den Zellfortsätzen finden sich Tubuli (*Tu*), Mitochondrien (*M*), Vesikel (*v*), granuläre Vesikel (*gv*), Multivesicular bodies (*Mvb*), Golgi-Feld (*Gf*). An die Oberfläche der Nervenzelle (Perikaryon, Neurit, Dendriten) ziehen die Axone anderer Nervenzellen und entwickeln synaptische Verknüpfungen mit Endanschwellungen (*Ea*, Endkolben, enthalten Mitochondrien und synaptische Vesikel): am Perikaryon = axo-somatische Synapse (*1*), an den Dendritenoberflächen = axo-dendritische Synapse (*2*) und am Axon = axo-axonale Synapse (*3*). Unter 4 wird die Möglichkeit der Kontakte zwischen mehreren Axonen dargestellt

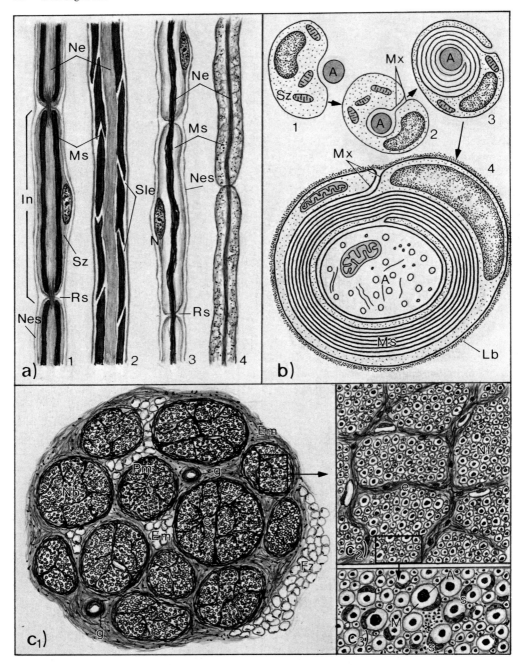

Abb. 8.4. a Unterschiedliche Erscheinungsbilder markhaltiger Nervenfasern im Längsschnitt (LM). *1* = nach Osmierung (Osmiumtetroxid), *2* = nach Osmierung, Erscheinungsbild der sog. Schmidt-Lantermanschen Einkerbungen (*Sle*), *3* = nach Silberimprägnation, *4* = nach Azanfärbung. *Ne* = Neurit, *Ms* = Markscheide, *Sz* = Schwannsche Zelle, *N* = Kern der Schwannschen Zelle, *Nes* = bindegewebige Endoneuralscheide, *In* = Internodium, *Rs* = Ranvierscher Schnürring (Vergr. etwa 750fach). **b** Entwicklung und Aufbau einer Markscheide (ELM-Querschnitt, schematisch). *A* = Axon, *Sz* = Schwannsche Zelle. Man beachte die verschiedenen Stadien der Umwicklung durch die Schwannsche Zelle (1 bis 4) und die Bildung einer Myelinscheide (*Ms*, Markscheide, lamelliert) durch die spiraltourige Umwicklung des Schwannschen Cytoplasma um das Axon (*A*). *Lb* = Lamina basalis, *Mx* = Mesaxon

man zusammen als Myelin bezeichnet (Myelinscheide).

In seiner ganzen Länge (abgesehen vom Initialsegment und den Axonendigungen) wird ein peripheres Axon von zahlreichen hintereinandergelegenen Schwann-Zellen mit *Markscheiden* umhüllt. Der zwischen zwei aufeinanderfolgenden Schwann-Zellen mit Markscheiden vorhandene Intercellularspalt heißt Ranvier-Schnürring oder Knoten (Abb. 8.4 a. u. 8.11). Der Abstand zwischen zwei Schnürringen mißt durchschnittlich 2 mm. Diese Strecke wird als interanuläres Segment oder Internodium bezeichnet und stellt die Ausdehnung des Cytoplasmas einer Schwann-Zelle um das Axon dar (periphere Hülle). Die Länge der Internodien ist dem Faserdurchmesser und der Faserlänge proportional. Am Ranvier-Schnürring endigen die Schwann-Zellen mit verdickten Plasmaausläufern (Abb. 8.7). Hier besteht die Möglichkeit eines besseren Ionenaustausches zwischen Nervenfaser und Interstitium. Schnell leitende markhaltige Nervenfasern besitzen lange Internodien, dicke Axone und dicke Markscheiden. Je dünner die Markscheide und das Axon ausgebildet sind und je kürzer das Internodium ist, um so geringer ist die Leitungsgeschwindigkeit. Die Aufzweigung von markhaltigen Nervenfasern vollzieht sich meist dichotomisch im Bereich der Ranvier-Knoten.

Am Ranvier-Schnürring zieht das Axon ununterbrochen weiter, während die einzelnen Schwann-Zellen mit ihren Markscheiden dort enden. Die Markscheide ist als ein Isolator für das Axon anzusehen.

Neuere elektromyographische Untersuchungen mittels der sog. Elektroneurographie haben für die Nervenleitungsgeschwindigkeit (NL) Werte ergeben, die

◄ **Abb. 8.4. c** Querschnitt durch einen Nerven (*LM*). c_1) Übersichtsbild. Der Nerv wird an der Oberfläche vom Epineurium (*Em*), die einzelnen Nervenbündel (*Nb*) werden vom Perineurium (*Pm*) umgeben. Das Nervenbündel wird vom Endoneurium (*e*) in kleinere Untereinheiten unterteilt. Fz = Fettzellen, g = Gefäß. (Vergr. etwa 40fach). c_2) Ausschnittvergrößerung (etwa 200fach) aus c_1). Nf = Nervenfasern, e = Endoneurium. c_3) Ausschnittvergrößerung (etwa 750fach) aus c_2). Man beachte die unterschiedlich dicken Axone (*A*) und unterschiedlich dicken Markscheiden (*M*). s = Zellkern der Schwannschen Zelle, * = Anschnitte markloser Nervenfasern

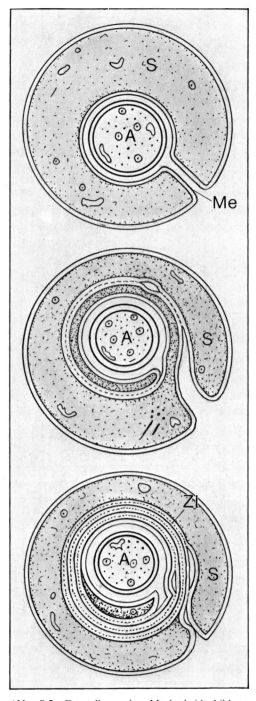

Abb. 8.5. Darstellung der Markscheidenbildung (ELM) unter Berücksichtigung des trilaminären Baues der Zellmembran der Schwannschen Zelle. Die beiden äußeren Proteinlagen verschmelzen zur sog. Zwischenlinie (*Zl*, gestrichelt). S = Plasma der Schwannschen Zelle, A = Axon, Me = Mesaxon. (Nach ANDRES, aus FERNER und STAUBESAND)

eine wesentliche Schwankungsbreite in bezug auf einzelne Nerven zeigt. Es erscheint aus diesem Grunde nicht sinnvoll, an dieser Stelle die sonst üblich gegebene Einteilung aufzuführen (s. Lehrbücher der Physiologie).

Elektronenmikroskopisches Bild der Markscheide (Abb. 8.4 b, 8.5 u. 8.6): Es zeigt sich eine deutliche Lamellierung, wobei Lipid- (hell) und Proteinlamellen (dunkel) in einem Abstand von 8 nm (80 Å) miteinander abwechseln. Diese entsprechen der Einheitsmembran des Plasmalemms der Schwann-Zelle.

Markscheidenbildung (Myelogenese, Markreifung) (Abb. 8.4 b u. 8.5): Sie läßt sich im elektronenmikroskopischen Bild am besten anhand von Querschnitten erläutern. Die Markscheidenbildung beginnt an peripheren Axonen im 4. Embryonalmonat durch die schon frühzeitiger aus der Neuralleiste und dem Neuralrohr ausgewanderten und den betreffenden Axonen angelagerten Schwann-Zellen. In eine Oberflächeneinsenkung der Schwann-Zelle lagert sich das Axon ein. Beim tieferen Einsenken in die Oberfläche der Schwann-Zelle nimmt das Axon das Plasmalemm der Schwann-Zelle mit (Abb. 8.4 b u. 8.5). Es entsteht eine Duplikatur durch die Membran der Schwann-Zelle, das Mesaxon. (Mesaxon im Vergleich zum Mesenterium als Bauchfellduplikatur, die den Dünndarm befestigt und ihn umscheidet.) Nach der Bildung des *Mesaxon* wickelt sich die Schwann-Zelle in Spiraltouren, z. T. mehr als 50 mal, um das Axon, so daß ein lamelläres Bild der auf diese Weise entwickelten Markscheide entsteht.

Das Plasmalemm der Schwann-Zelle ist wie jede Zellmembran eine Einheitsmembran, die sich aus einer äußeren und inneren Proteinschicht zusammensetzt, die eine mittlere Lipidzone begrenzen. Danach besteht das Mesaxon aus sechs Zonen, von denen die beiden äußeren Proteinlagen während der Umwicklung des Axons (bei der Markscheidenbildung) durch die Schwann-Zelle zur Zwischenlinie, die beiden inneren Proteinschichten zur dichten Hauptlinie verschmelzen (Abb. 8.5). Nach Abschluß der Markscheidenbildung lassen sich ein inneres und äußeres Mesaxon unterscheiden (Abb. 8.4 u. 8.5).

Der kernhaltige Anteil der Schwann-Zelle bleibt in seiner oberflächlichen Lage. Jede periphere markhaltige Nervenfaser wird an ihrer Oberfläche von einer Lamina basalis bedeckt, die auch die Ranvier-Schnürringe überzieht.

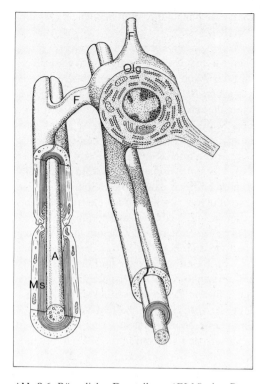

Abb. 8.6. Räumliche Darstellung (*ELM*) des Baus einer zentralen markhaltigen Nervenfaser. Die Markscheidenbildung erfolgt durch Umwicklung des Axons (*A*) durch die Fortsätze (*F*) der Oligodendrogliazellen. *Olg* = kernhaltiger Abschnitt der Oligodendrogliazellen, *Ms* = Markscheide. (Aus FORSSMANN/HEYM)

Axone mit dünnen Markscheiden werden markarme Nervenfasern genannt.
Bei den zentralen, in der weißen Substanz (Substantia alba) des Gehirns und des Rückenmarks verlaufenden markhaltigen Nervenfasern fehlen eine Lamina basalis und eine bindegewebige Endoneuralscheide (s. S. 103). Die Myelinisierung wird von verzweigten Oligodendrocyten übernommen, die mit ihren plattenförmigen Fortsätzen stets mehrere Axone umwickeln (Abb. 8.6). Somit wird ein peripheres Axon von mehreren hintereinandergelagerten Schwann-Zellen (nervöse Peripherie) eingescheidet, während eine Oligodendrogliazelle immer um mehrere Neuriten eine Markscheide (zentrale Nervenfaser) ausbildet. Ranvier-Schnürringe sind an zentralen Nervenfasern deutlich sichtbar, dagegen fehlen die Schmidt-Lanterman-Einkerbungen.

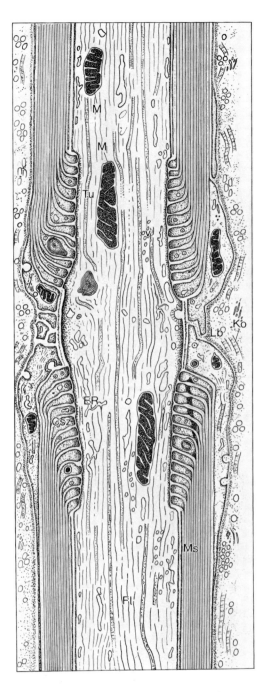

Abb. 8.7. Schema der Ultrastruktur einer längsgeschnittenen markhaltigen Nervenfaser im Bereich des Ranvierschen Schnürrings. Tu = Tubulus, Fl = Filamente, ER = endoplasmatisches Reticulum, v = Vesikel, M = Mitochondrien, Ms = Markscheide, Csz = Cytoplasmafortsätze der Schwannschen Zelle mit Desmosomenkontakten. Lb = Lamina basalis, Ko = Kollagen der Endoneuralscheide. (Nach ANDRES)

Bei Betrachtung eines motorischen Neurons (Abb. 8.11 a) lassen sich verschiedene Axonstrecken unterscheiden:
1. Der Anfangsabschnitt des noch in der grauen Substanz des Gehirns oder des Rückenmarks verlaufenden Neuriten besitzt keine Hüllen; diese nackte, vom Ursprungskonus bis zur Bildung der ersten Markscheide reichende Strecke heißt Initialsegment.
2. Beim Eintritt in die Substantia alba des ZNS bekommt der Neurit eine Markscheide von seiten der Oligodendrogliazellen.
3. Beim Verlassen der zentralnervösen Substanz (Gehirn — Rückenmark) wird die Markscheidenbildung von den Schwann-Zellen übernommen. Am Ende der Neuritenaufzweigungen sind zwar noch Schwann-Zellen vorhanden, jedoch fehlen die Markscheiden.

Marklose Nervenfasern: Sie lassen sich lichtmikroskopisch durch Silberimprägnation oder durch Methylenblau im histologischen Präparat sichtbar machen. Man erkennt Stränge oder Geflechte von schwarzbraun imprägnierten oder blau gefärbten Axonen, deren Schwann-Zellen keine Markscheide entwickelt haben. Solche Fasern gehören vorwiegend dem vegetativen Nervensystem an. Infolge ihres Gehaltes an biogenen Aminen lassen sich sympathische Nervenfasern durch eine fluorescenzmikroskopische Technik in einer deutlichen Gelbgrünfluorescenz beobachten. Der elektronenmikroskopische Bau von marklosen Nervenfasern kann an Querschnitten gut erkannt werden. In die Oberfläche der Schwann-Zellen haben sich mehrere, unterschiedlich dicke Axone unter Bildung von Mesaxonen eingesenkt. Die Invaginationen können jeweils ein oder mehrere Axone enthalten (Abb. 8.8). Somit sind unter marklosen Nervenfasern mehrere in die Oberfläche von hintereinandergeschalteten Schwann-Zellen invaginierte Axone zu verstehen, wobei während der Einscheidung der Prozeß der Umwicklung durch die Schwann-Zelle und damit die Markscheidenbildung ausgeblieben ist. Die strukturarmen (wenig endoplasmatisches Reticulum, wenig Mitochondrien, schwach entwickelter Golgi-Apparat) Schwann-Zellen besitzen an ihrer Oberfläche eine Basallamina. Markhaltige Nervenfasern sehen im Frischpräparat weiß, marklose grau aus.

94 Nervengewebe

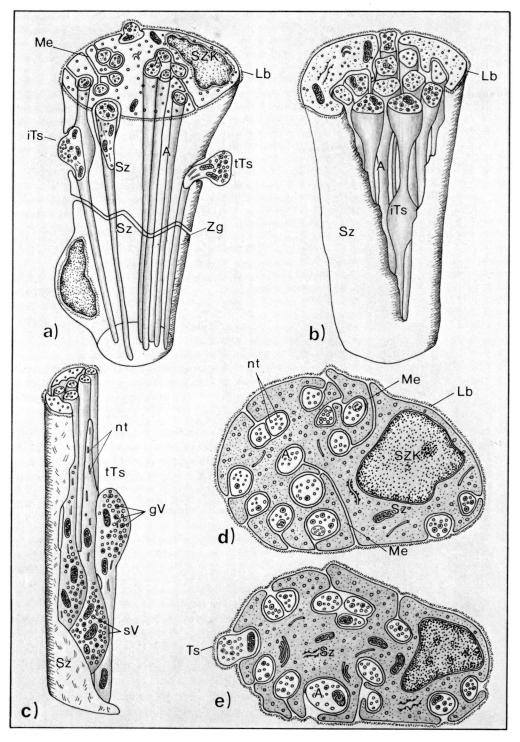

Abb. 8.8

Alle Nervenfasern, mit Ausnahme der nackten Axone, weisen eine Umhüllung durch Oligodendrogliazellen oder Schwann-Zellen auf, wobei jeweils nur ein Axon durch die Schwann-Zelle oder durch einen Fortsatz einer Oligodendrogliazelle umwickelt wird. Die Umwicklung stellt die Markscheide dar. Je nach Dicke der Markscheide spricht man von markreichen und markarmen Nervenfasern. Den in diesen Abschnitten genannten morphologischen Kriterien der Nervenfasern sind nach physiologischen Untersuchungen unterschiedliche Funktionen zuzuordnen.

Nackte Axone: Nackte Axone ohne Schwann-Zelle oder zentrale Glia befinden sich in der Substantia grisea des ZNS, in der Retina des Auges und an der Endstrecke des vegetativen Nervensystems. Im Bereich der Synapse zeigt das Axon eine charakteristische Differenzierung, die einer Axonanschwellung mit synaptischen Vesikeln und Mitochondrien entspricht. An der Axonverdickung und an der Membran der Effektorzelle können Verdichtungszonen (synaptische Membran) auftreten.

8.5 Synapsen [H. 4.3.]
(Ort der Erregungsübertragung)
Am Ende der Axonstrecken kommt es zur Ausbildung mehr oder weniger intensiver Aufzweigungen, die man zusammen mit ihren Endigungen als Endbäumchen oder Telodendron bezeichnet. Die marklosen Axonendstrecken entwickeln typische Nervenendigungen, die schon lichtmikroskopisch durch Imprägnationen in Form von Endringen und Endkolben sichtbar werden. An den Endkolben (Boutons) findet die Übertragung der Erregungen von Nervenzellen auf andere Zellen statt. Der Ort der Erregungsübertragung — Synapse — ist demnach durch die Anwesenheit der synaptischen Nervenendigungen und des Plasmalemms einer zu innervierenden Zelle (Innervation = nervöse Versorgung) gekennzeichnet. Im Bereich der Synapse zeigt das Axon eine charakteristische Differenzierung, die in einer Axonanschwellung mit synaptischen Vesikeln und Mitochondrien besteht. An der Axonauftreibung und an der Membran der Effektorzelle können Verdichtungszonen (synaptische Membran) auftreten.

Man unterscheidet folgende synaptische Verknüpfungen:
1. Synaptische Verknüpfungen von Nervenzellen untereinander (interneuronale Synapsen).
   a) Axo-dendritische Synapsen,
   b) Axo-somatische Synapsen,
   c) Axo-axonale Synapsen.
2. Synaptische Verknüpfungen von Nervenzellen (Neuronen) mit nicht-nervösen Zellen.
   a) Myoneurale Synapsen zwischen Motoneuronen und Skeletmuskelzellen,
   b) Neuroglanduläre Synapsen zwischen vegetativen Neuronen und exo- und endokrinen Drüsen,
   c) Neuroepitheliale bzw. endotheliale Kontakte,
   d) Myoneurale Synapsen zwischen vegetativen Neuronen und glatten Muskelzellen und Herzmuskelzellen,
   e) Neuroendotheliale Kontakte.
3. Synapsen zwischen Sinneszellen und Dendriten von bipolaren und pseudounipolaren Nervenzellen.

Synaptische Verknüpfungen von Nervenzellen untereinander *(interneuronale Synapsen):* Der Neurit entwickelt nach Aufzweigungen mehrere synaptische Endigungen, die sich an der Oberfläche mehrerer zu innervierender Nervenzellen ausbreiten (Divergenzprinzip). Andererseits wird eine Nervenzelle durch mehrere Ganglienzellen nervös versorgt (Konvergenzprinzip). Somit können Tausende synaptischer Endigungen an der Oberfläche eines Neurons vorhanden sein. Nach ihrer Lokalisation kann folgende Einteilung der Synapsen erfolgen:
Axo-dendritische Synapsen (Abb. 8.3 u. 8.9): Die marklosen Neuritenendaufzweigungen bekommen

◄ **Abb. 8.8.** ELM-Bild markloser Nervenfasern und ihrer Endigungen. (Aus STURM-BIRKMAYER, nach KNOCHE-ADDICKS). **a** bis **c** Schematische Darstellung vom Verhalten des Axonbündels auf dem Weg zum Terminalgebiet; **d** und **e** Querschnitte durch marklose Nervenfasern. **a** Proximaler Faserabschnitt, **b** präterminaler Faserabschnitt, **c** Terminalbereich. *Me* = Mesaxon, *SZK* = Zellkern der Schwannschen Zelle, *A* = Axon bzw. Axongruppen. *Sz* = Schwannsches Zellplasma, *Zg* = Zellgrenzen der Schwannschen Zellen, *iTs* = interkaläres Transmittersegment, *tTs* = terminales Transmittersegment, *sV* = leere synaptische Vesikel, *gV* = granuläre Vesikel, *nt* = Neurotubuli, *Lb* = Lamina basalis. **d** und **e** Querschnitte von Axonbündeln. *Me* = Mesaxon, *Lb* = Lamina basalis, *SZK* = Schwannscher Zellkern, *Ts* = Transmittersegment, *A* = Axon, *Sz* = Schwannsches Zellplasma, *nt* = Neurotubuli

96 Nervengewebe

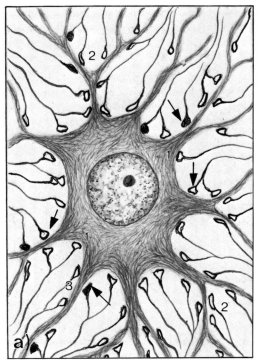
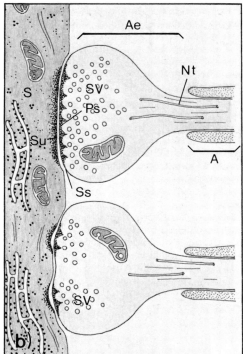
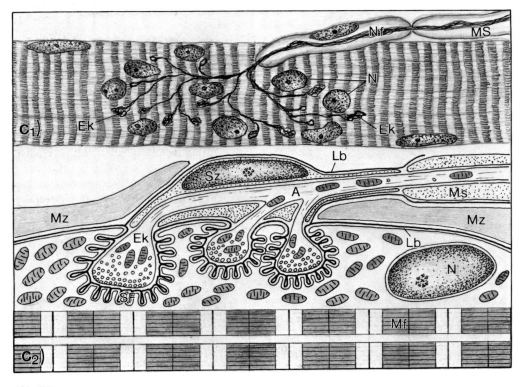

Abb. 8.9

durch kolbige, ringartige oder stempelförmige Endigungen (Boutons) Kontakt mit den Dendriten der Empfängerzelle. Dabei kann die Oberfläche der Dendriten durch Ausbildung stachelförmiger Vorwölbungen vergrößert werden. Diesen legen sich synaptische Endigungen kelchartig an (Dornensynapse, Abb. 8.3).

Axo-somatische Synapsen: Es handelt sich um Anlagerungen von Nervenendigungen an das Soma (Perikaryon) der Nervenzellen (Abb. 8.3 u. 8.9).

Axo-axonale Synapsen: In geringer Anzahl kommt es am Axon in unmittelbarer Nähe des Perikaryon zu synaptischen Verknüpfungen zwischen innervierendem Neuriten und dem Axon der Empfängerzelle (Abb. 8.3 u. 8.9). Die meisten erregenden (excitatorischen) synaptischen Endigungen breiten sich an den Dendriten aus, während an der Oberfläche des Perikaryon und des Initialsegmentes des Axons die hemmenden (inhibitorischen) Synapsen liegen.

Nach elektronenmikroskopischen Befunden lassen sich folgende morphologischen Kriterien für die inter-neuronalen Synapsen aufstellen (Abb. 8.3 u. 8.9 b):

1. Axonendauftreibung (Bouton) mit Mitochondrien und Vesikeln, die Transmittersubstanzen (Überträgerstoffe) beinhalten. Die Vesikel können optisch leer sein oder granulierten Inhalt (dense core vesicle) aufweisen. Große granuläre Vesikel [$\varnothing$ 120—160 nm (1200—1600 Å)] sollen Dopamin, kleinere Bläschen [$\varnothing$ 60—120 nm (600—1200 Å)] mit granuliertem Inhalt Noradrenalin, kleine, optisch leere Vesikel [$\varnothing$ 60—120 nm (600—1200 Å)] Acetylcholin enthalten. Relativ große Granulärvesikel [$\varnothing$ 80—200 nm (800—2000 Å)] haben ATP. Die synaptischen Vesikel werden auch Transmitterorganellen genannt.

2. Die dem Plasmalemm der zu innervierenden Nervenzelle benachbarte Membran des Endkolbens ist die präsynaptische Membran, die durch Anlagerung von granuliertem osmiophilen Material dunkel und verdickt erscheint.

3. Als subsynaptische Membran ist der Abschnitt des Plasmalemms der zu innervierenden Nervenzelle zu bezeichnen, welcher der präsynaptischen Membran gegenüberliegt. Die ebenfalls durch Anlagerung osmiophilen Materials dunkler und dicker aussehende subsynaptische Membran ist insgesamt dichter und dicker als die präsynaptische Membran. Der daran angrenzende, nicht-verdickte Membranabschnitt der Erfolgszelle wird als postsynaptische Membran bezeichnet.

4. Zwischen prä- und subsynaptischer Membran dehnt sich der etwa 20 nm (200 Å) breite synaptische Spalt aus, der mit dem Extracellularraum in Verbindung steht. In ihm können gelegentlich filamentöses Material, Mucopolysaccharide und Proteine nachgewiesen werden. Diese könnten als Kittmasse für den bleibenden Kontakt der Synapse sorgen oder für den Stofftransport von Bedeutung sein.

Die in der geschilderten Weise aufgebaute Synapse stellt das Bild einer klassischen Synapse dar. In den synaptischen Endigungen fehlen Neurotubuli und Filamente. In manchen synaptischen Endigungen läßt sich Glykogen nachweisen. Diejenigen Synapsen, die ovoide bis längliche Vesikel besitzen, werden für inhibitorische Synapsen gehalten.

◀ **Abb. 8.9. a** LM-Darstellung (Silberimprägnation) der synaptischen Verknüpfungen einer Nervenzelle mit den Neuriten (seltener mit Dendriten) anderer Nervenzellen in Form von Endknöpfen (siehe Pfeile). (Vergr. etwa 850fach). 1 = Axo-somatische S., 2 = Axo-dendritische S., 3 = Axo-axonale S. **b** Interneurale Synapse (*ELM*). S = Soma der zu innervierenden Nervenzelle, A = Axon, Ae = Axonendkolben (Bouton), SV = synaptische Vesikel, Ps = präsynaptische Membran, Ss = synaptischer Spalt, Su = subsynaptische Membran, Nt = Neurotubuli. *Oben:* Synapsen vom Typ Gray-I (die prae- und subsynaptischen Membranen werden in ihrer ganzen Ausdehnung von osmiophilem Material unterlagert), *unten:* Synapsen vom Typ Gray-II (osmiophiles Material auf der prae- und subsynaptischen Seite unterbrochen). **c₁** Flächenansicht (*LM*) einer motorischen Endplatte (myoneurale Synapse). Die markhaltige Nervenfaser (Nf) erreicht unter Verlust der Markscheide (*MS*) die Oberfläche der Skelettmuskelzelle, zweigt sich auf und entwickelt Endknöpfe (*Ek*). N = Muskelzellkerne der motorischen Endplatte. **c₂** ELM-Ausschnittsbild einer motorischen Endplatte (myoneurale Synapse). Die Endknöpfe (*Ek*, Axonanschwellungen mit Vesikeln und Mitochondrien) werden in die Oberfläche myofibrillenfreier Areale der Muskelzelle invaginiert. An der Invaginationsstelle bildet die Muskelzelle den subneuralen Faltenapparat (*SF*). N = Zellkern, Mf = Myofibrillen, Sz = Schwannsche Zelle, Mz = Plasma von Mesenchymzellen, Lb = Lamina basalis. Man beachte den Mitochondrienreichtum im Bereich der Endplatte

Synaptische Verknüpfungen zwischen Nervenzellen und nicht-nervösen Zellen (Effektorzellen):

Myoneurale Synapsen zwischen Motoneuronen und Skeletmuskelzellen (mot. Endplatten):

Die Neuriten von multipolaren motorischen Nervenzellen aus entsprechenden Hirnnervenkernen und der motorischen Vorderhornsäule des Rückenmarks endigen nach Ausbildung eines Telodendron an der Oberfläche von quergestreiften Skeletmuskelzellen. Nach Aufhören der Markscheide (das Axon ist ohne Myelinscheidenbildung von Schwann-Zellen umscheidet) kommt es zu starker Verzweigung des Axons. Diese Äste entwickeln kleine ring-, kolben- oder ösenartige Endigungen, die der Muskelzelle aufliegen (Abb. 8.9). Zwischen den Endigungen breiten sich relativ zahlreiche, rundliche, zentralständige Muskelzellkerne aus, an deren Anhäufung schon im einfachen Kurspräparat der Ort einer motorischen Endplatte in der Mitte einer Muskelzelle erkannt werden kann. Motorische Endplatten vermag man durch Edelmetallimprägnation (Versilberungen, Vergoldung) mit ihren Einzelheiten darzustellen oder mit der Acetylcholinesterasereaktion zu lokalisieren.

Nach elektronenmikroskopischen Befunden sind die marklosen Axonverzweigungen nur so lange von Schwann-Zellen begleitet, bis die kolbenförmigen synaptischen Endigungen in die Oberfläche der Muskelzelle invaginieren. Die Lamina basalis der Schwann-Zellen verbindet sich mit der der Muskelzelle. Gegenüber der Oberfläche der invaginierten Endkolben zeigt sich eine sehr starke Fältelung der Membran der Muskelzelle (subneuraler Faltenapparat). Die im synaptischen Spalt befindliche Verdichtungszone ist wahrscheinlich durch die Verschmelzung der Laminae basales von Schwann- und Muskelzelle entstanden. Obwohl auch hier wie an klassischen Synapsen der Kontakt zwischen Nervengewebe und Muskelzellen sehr eng ist, kommt es nie zu einer Plasmakontinuität beider Gewebsarten. Die Endkolben enthalten Mitochondrien und optisch leere Vesikel. Diese entleeren Acetylcholin in den synaptischen Spalt, wodurch eine Depolarisation der Muskelzellmembran herbeigeführt wird.

Die Kontraktion der Muskelzelle wird ausgelöst, indem sich die durch die Depolarisation der subsynaptischen Membran herbeigeführte Ladungsänderung in das T-System des endoplasmatischen Reticulum der Muskelzelle fortsetzt.

Die Verdichtungszonen an den synaptischen Membranen fehlen, Myofibrillen sind im Bereich der motorischen Endplatte sehr stark reduziert oder gar nicht ausgebildet. Das vermutlich im Synapsenspalt befindliche Enzym Acetylcholinesterase baut das Acetylcholin ab.

Ein Axon kann durch seine Verzweigungen mehrere bis zu etwa 50—60 Muskelzellen versorgen. In Muskeln, die besondes abgestufte und feine Kontraktionen durchzuführen haben, werden nur etwa 3—4 Muskelzellen von einem Neuron innerviert (äußere Augenmuskulatur, Fingermuskeln).

Neuroglanduläre Synapsen: In exokrinen und endokrinen Drüsen kommt es zu einem engen Kontakt vegetativer synaptischer Endigungen mit Drüsenzellen in einem Abstand von 20 nm (200 Å) (Abb. 4.1 u. 4.2). Die Synapsen liegen zwischen Drüsenzelle und Lamina basalis, wobei sie die Drüsenzellen eindellen können. Zum Teil kommt es zu starken Axoninvaginationen. Auch intercellulär gelagerte Synapsen sind vorhanden. Die Endigungen können vorwiegend optisch leer sein, anderseits granuläre Vesikel enthalten. Membranverdichtungen können fehlen oder wie z. B. im Nebennierenmark vorhanden sein (klassische Synapse).

An den endokrin tätigen Typ-I-Zellen des Paraganglion caroticum zeigen sich sehr unterschiedlich gebaute Synapsen (s. S. 134).

Neuroepitheliale Kontakte: Aus den subepithelialen Geflechten gelangen marklose Axone z. B. in die In-

Abb. 8.10. Vegetatives Nervengewebe in verschiedenen Darstellungsmöglichkeiten (periphere Verknüpfungszone zwischen vegetativem Nervengewebe und nichtnervösen Zellen). **a** Silberimprägnation (*LM*). Marklose Nervenfasern (*Nf*) verlaufen zwischen glatten Muskelzellen (*Mu*) und an Capillaren (*C*). Vergr. etwa 600fach. **b** ELM-Darstellung, entspricht dem Ausschnitt von **a**. *Sz* = Schwannsche Zelle, *A* = Axon mit Auftreibungen zu Transmittersegmenten (*T*, enthalten Vesikel und Mitochondrien), *gMu* = glatte Muskelzelle, *Lb* = Lamina basalis. **c** Darstellung sympathischer Nervenfasern (fluoreszenzmikroskopisch). Die weißen perlschnurartigen Reihen verkörpern sympathische Nervenfasern (*Nf*) mit ihrem Gehalt an biogenen Aminen in den Transmittersegmenten (*T*, umschriebene Verdichtung). Das Effektorgewebe ist nicht dargestellt. **a–c** Ausschnitte aus der glatten Muskulatur des Darmes. **d** Darstellung des cholinergen Anteils vegetativer Nervenfasern (Acetylcholinesterase-Darstellung). Die Nervenfasern (*Nf*) werden durch die an ihrer Oberfläche dargestellte Acetylcholinesterase-Aktivität sichtbar. Das Effektorgewebe ist nicht dargestellt. (In Anlehnung an einen Originalbefund von van der ZYPEN, Herzmuskulatur)

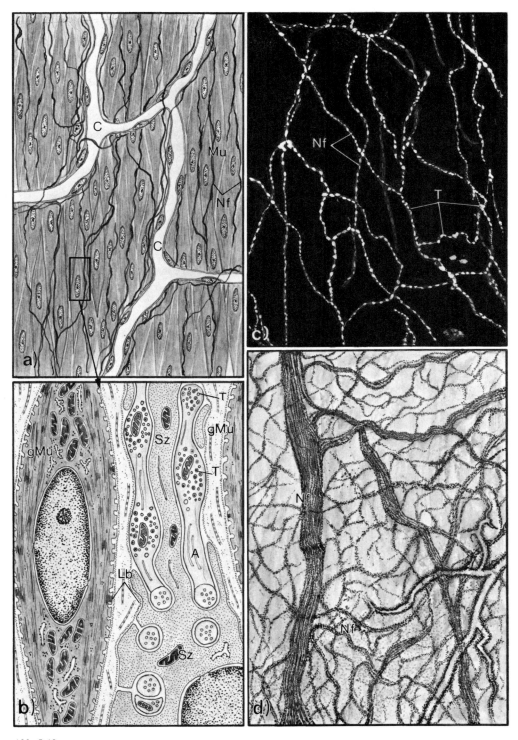

Abb. 8.10

tercellularspalten des mehrreihigen Flimmerepithels und entwickeln begrenzte Axonanschwellungen, die einerseits mit synaptischen Bläschen, andererseits mit zahlreichen Mitochondrien gefüllt sind, so daß ihre funktionelle Zuordnung zum efferenten oder afferenten System schwerfällt.

Myoneurale Synapsen zwischen vegetativen Neuronen und glatten Muskelzellen oder Herzmuskelzellen: Hier fehlen stets einige morphologische Kriterien einer klassischen Synapse, nämlich die Membranverdichtungen im prä- und subsynaptischen Bereich; auch ist die Entfernung zwischen synaptischer Endigung und Erfolgszelle sehr unterschiedlich und ist häufig breiter als der typische synaptische Spalt. Sympathische, marklose Nervenfasern bilden im Erfolgsorgan, z. B. zwischen glatten Muskelzellen oder Herzmuskelzellen, dichte Geflechte. Von hier aus nähern sich marklose, von Schwann-Zellen begleitete Axone den Erfolgszellen, gehen aber mit ihnen selten einen so engen Kontakt ein wie bei der „klassischen Synapse". Im Axonverlauf und an seinem Ende machen sich in unterschiedlichen Abständen verschieden dicke Anschwellungen mit leeren und granulierten Vesikeln bemerkbar. Diese meist durch begrenzte Ausfaltung aus der Invagination der Schwann-Zelle freien Varicositäten (Axonanschwellungen) werden im Axonverlauf „intercaläre", am Axonende „terminale" Transmittersegmente genannt (Abb. 8.10). An diesen Stellen kommt es zur Freisetzung der Transmittersubstanzen, zur diffusen Durchtränkung des anliegenden Gewebes und somit zur Innervation in „Bausch und Bogen". Da die sympathischen Neuriten auch in ihrem Verlauf und nicht nur am Ende Transmittersegmente aufweisen, aus denen Transmitterstoffe ausgeschleust werden, und somit im Vorbeiziehen die Empfängerzellen innervieren, spricht man von einer „Synapse en passage". Da nicht immer z. B. jede glatte Muskelzelle in der Arterienwand innerviert wird, muß nach Innervation einzelner Muskelzellen eine Weiterleitung der Erregung durch Membrankontakte zwischen glatten Muskelzellen erfolgen.

Bei einzelnen glatten Muskelzellen (Ductus deferens), bei Erregungsleitungsfasern und selten bei Arbeitsmuskelzellen des Herzens kann es zu tiefen Invaginationen von marklosen Axonen in die Oberfläche der Muskelzellen kommen; obwohl in diesen Fällen ein etwa 20 nm (200 Å) breiter Spalt vorliegt, bildet sich keine echte klassische Synapse aus. Den in dieser Weise innervierten Muskelzellen wird eine zentrale Bedeutung bei der Steuerung der Muskelkontraktion und Weiterleitung der Erregung zugesprochen.

Über den Verlauf und die Innervationsdichte sympathischer (adrenerger) Nervenfasern geben fluorescenzmikroskopische Aufnahmen durch Darstellung der in den Axonen befindlichen biogenen Amine Auskunft. Die Neuriten zeigen, besonders an den mit biogenen Aminen ausgefüllten Transmittersegmenten, eine deutliche grün-gelbe Fluorescenz. Da in den Transmittersegmenten die meisten biogenen Amine vorhanden sind, fluoreszieren diese stärker als die anderen Abschnitte der sympathischen Axone und die Perikarya.

Das Verteilungsmuster der parasympathischen (cholinergen) Neurone mit ihren Verzweigungen bringt sehr gut die Acetylcholinesterasereaktion hervor (Abb. 8.10). Bei ihrer Darstellung kommt es zum histochemischen Nachweis des Enzymes Acetylcholinesterase, das für den Stoffwechsel des Acetylcholins von Bedeutung ist. Silberimprägnationen, Methylenblaufärbungen und gewöhnliche Kursfärbungen erlauben keine Unterscheidung von sympathischen und parasympathischen Axonen im Endbereich. Auch elektronenmikroskopische Aufnahmen bereiten erhebliche Schwierigkeiten bei der Differenzierung sympathischer und parasympathischer Anteile. Gewöhnlich werden Transmittersegmente mit vorwiegend granulären Vesikeln dem Sympathicus, solche mit überwiegend „leeren" Vesikeln dem Parasympathicus zugerechnet.

Im Endausbreitungsgebiet des vegetativen Nervensystems verlaufen sympathische und parasympathische Nervenfasern keineswegs getrennt. Sie sind gemeinsam in Axonbündeln enthalten, die dichte Geflechte untereinander entwickeln. Die in Schwann-Zellen invaginierten, mit Transmittern versehenen sympathischen und parasympathischen Axone werden in ihrem Endabschnitt als „vegetative Endformation" bezeichnet. Von hier aus erfolgt durch eine Innervation „en passage" die Versorgung von glatten Muskelzellen, Herzmuskelzellen, Drüsenzellen und der Gefäßbahn. Im Bereich der vegetativen Endformation treten relativ häufig interaxonale Synapsen auf (axoaxonale). In der vegetativen Endformation lassen sich regelmäßig in den Axonen vereinzelt Veränderungen von Zellorganellen und Axoplasma beobachten, die als degenerative Anzeichen im Sinne einer Abnutzung zu bewerten sind und bei tierexperimenteller Streßbelastung charakteristisch erhöht sind.

Neuroendotheliale Kontakte: Im subendothelialen Bereich von Capillaren und kleinen muskelfreien Venen breiten sich Bündel vegetativer Axone aus, die Transmittersegmente aufweisen. Ihre funktionelle Bedeutung könnte in einer Beeinflussung der Capillare im Sinne einer Weit- oder Engstellung oder in der Änderung der Permeabilität der Membran der Endothelzellen liegen.

Synapsen zwischen Sinneszellen und Dendriten von bipolaren oder pseudounipolaren Nervenzellen: Kontakte sind zwischen dendritischen Endigungen bipolarer Nervenzellen des Ggl. spirale cochleae und vestibuli und Sinneszellen des Corti-Organs oder Haarzellen im Sinnesepithel der Crista ampullaris und den Dendritenendigungen pseudounipolarer Ganglienzellen an Zellen von Geschmacksknospen vorhanden. Bei einem 20 nm (200 Å) breiten Abstand der Endigungen von der Membran der Sinneszellen fehlen jedoch die Verdichtungen an der prä- und subsynaptischen Membran.

8.6 Neuronengliederung

Fast alle Nervenzellen sind in der Lage, unterschiedliche Sekretionsprodukte als Transmittersubstanzen hervorzubringen und abzugeben (Ausnahme: z. B. neurosekretorisch tätige Neurone des Hypothalamus, die ihre Wirkstoffe an die Blutbahn und somit auf diesem Wege indirekt an andere Organe wie z. B. Niere und Uterus abgeben). Es ist daher möglich, eine Einteilung der Neurone nach funktionellen Gesichtspunkten oder nach der chemischen Beschaffenheit ihrer Sekretionsprodukte durchzuführen.

Einteilung nach funktionellen Gesichtspunkten:
Motorisches Neuron (multipolar), das andere Motoneurone oder Muskelzellen direkt in Erregung versetzt. Das Endresultat ist eine motorische Leistung der Muskulatur, woraus sich der Name motorisches Neuron für den gesamten Neuronenverband dieses Systems erklärt (α-Motoneuron, s. S. 254, pyramidalmotorisches System, Endigung an Interneuronen oder direkt an α-Motoneuronen. Extrapyramidales System, Endigung vorwiegend an Interneuronen).

Sensibles Neuron (bipolar oder pseudounipolar), das an einer sensiblen Endigung (Receptor) erregt wird und die Erregung zu einem Zentrum im ZNS leitet und dort auf eine andere Nervenzelle überträgt. An den Perikarya pseudounipolarer Neurone gibt es keine Synapsen.

Sensorisches Neuron (bipolar oder pseudounipolar) beginnt an der Oberfläche einer peripheren Sinneszelle mit einer dendritischen Kontaktformation und sendet Erregungen zur zentralnervösen Substanz. Die Perikarya von bipolaren Nervenzellen zeigen ebenfalls keine synaptischen Endigungen. In der Retina werden die Sinneszellen (Stäbchen und Zapfen), in der Regio olfactoria die Riechzellen als erstes Neuron betrachtet.

Vegetative Neurone senden Erregungen zu nachgeschalteten vegetativen Neuronen, die ihrerseits die Effektorzellen, wie glatte Muskelzellen, Herzmuskelzellen, Drüsen und die einzelnen Abschnitte der Gefäßbahn innervieren.

Einteilung nach der chemischen Beschaffenheit der Sekretionsprodukte:
1. *Cholinerge Neurone* produzieren Acetylcholin, das an der Endigung freigesetzt wird. Sie kommen am häufigsten vor und finden sich im zentralen Nervensystem (Übertragungsstelle der motorischen und sensorischen Neurone) wie im vegetativen Nervensystem (Parasympathicus und präganglionäre Strecke des Sympathicus).

Aminerge Neurone produzieren Adrenalin, Noradrenalin, Dopamin oder Serotonin als Transmittersubstanzen, die intraaxonal bis zur Endigung geleitet werden. Hier erfolgt die Freisetzung. Sie gehören im wesentlichen dem vegetativen Nervensystem (postganglionäre Strecke des Sympathicus), zum Teil dem Zentralnervensystem an.

GABA-erge und *glycinerge Neurone*, die γ-Aminobuttersäure oder Glycin produzieren, sind im ZNS nachgewiesen. Ihre Freisetzung führt zu einer Hyperpolarisation der subsynaptischen Membran durch Ausströmen von Kalium (inhibitorische Wirkung auf entsprechende Zellen des ZNS).

Purinerge Neurone entwickeln als Transmittersubstanz das Adenosintriphosphat (ATP), das in großen granulierten Vesikeln [$\varnothing$ 80—200 nm (800—2000 Å)] enthalten ist und bei Freisetzung an der Endigung inhibitorisch auf glatte Muskelzellen wirken soll.

Peptiderge Neurone: Eine Sonderstellung nehmen die neurosekretorisch tätigen Neurone des Hypothalamus (N. supraopticus und paraventricularis) ein, die ihre Sekretionsprodukte (Vasopressin, Oxytocin) an die Blutbahn des hypothalamo-hypophysären Systems abgeben und somit nicht der Erregungsleitung im Nervengewebe dienen. Die lichtmikroskopisch sichtbaren, durch die Gomori-Färbung darstellbaren Neurosekretgranula bestehen aus 100—300 nm (1000—3000 Å) großen Elementargranula. Die Sekretionsprodukte, in diesem Falle Hormone, werden nicht als Transmittersubstanzen benutzt.

8.7 Aufbau eines peripheren Nerven
[H. 13.4] (Abb. 8.4)

Unter einem peripheren Nerven versteht man den Zusammenschluß von Neuriten (motorisch) und Dendriten (sensibel) mit ihren Schwann-Zellen zu Bündeln und der gemeinsame, fast parallele Verlauf mehrerer Bündel, eingebettet in Binde- und Fettgewebe. Danach wird man in einem peripheren Nerven markhaltige und marklose Axone unterschiedlicher Kalibers und verschieden dicker Markscheide vorfinden, wobei die markhaltigen Fasern dem cerebrospinalen Nervensystem angehören und motorischer und sensibler Natur sind, hingegen die dünnen markarmen oder marklosen dem vegetativen Nervensystem zuzuordnen sind. So können in einem peripheren Nerven cerebrospinale (motorische und sensible) und vegetative Nervenfasern vorhanden sein. Die einzelnen Bündel können Nervenfasern untereinander austauschen, die einzelnen Fasern sich verzweigen.

Der ganze Nerv, also die Gesamtheit der Nervenbündel, ist in ein aus kollagenem Bindegewebe und Fettgewebe bestehendes *Epineurium* eingelagert. Das Epineurium breitet sich an der Oberfläche des Nerven aus und erstreckt sich auch zwischen den einzelnen Nervenbündeln. Es zeigt sich ein verschieblicher Einbau der Nervenbündel in das epineurale Bindegewebe. Im Epineurium verlaufen größere Gefäße und senden ihre kleineren Äste in die Faserbündel.

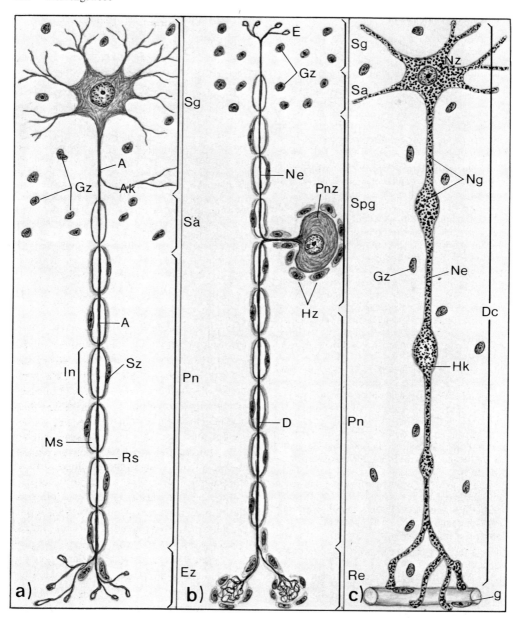

Abb. 8.11. Unterschiedliche Neurone (LM). **a** Motorisches Neuron (efferent, multipolare Nervenzelle) mit markhaltigem Neuriten und Endaufzweigung (*Ez*). *Sg* = Substantia grisea des ZNS, *Sa* = Substantia alba des ZNS, *Pn* = periphere Nervenfaser, *Ak* = Axonkollaterale zur Verknüpfung mit benachbarten Neuronen, *A* = Axon, *Sz* = Schwannsche Zelle mit Markscheide (*Ms*), *In* = Internodium, *Rs* = Ranvierscher Schnürring, *Gz* = Gliazellen. **b** Sensibles Neuron aus pseudounipolarer Nervenzelle (*Pnz*) im Spinalganglion, mit peripheren Receptoren (*Re*). *Sg* = Substantia grisea des ZNS, *Sa* = Substantia alba des ZNS, *Spg* = Spinalganglion, *Pn* = peripherer Nerv. Aufteilung des Stammfortsatzes der Nervenzelle in einen dickkalibrigen afferenten Dendriten (*D*) mit seinen peripheren Receptoren und in einen dünnkalibrigen efferenten Neuriten (*Ne*) mit Endigungen (*E*) an Nervenzellen des ZNS. *Hz* = Hüllzellen, *Gz* = Gliazellen. **c** Neurosekretorisches Neuron (peptiderges Neuron). Multipolare Nervenzelle (*Nz*) produziert Neurosekrete, die über den Neuriten (*Ne*) durch intraaxonalen Transport über Endigungen an die Blutbahn (*g* = Gefäß) der Hirnanhangsdrüse abgegeben werden. *Dc* = Diencephalon (hypothalamo-hypophysäres System), *Ng* = Neurosekretgranula. *Hk* = Herringkörper (Axonanschwellung)

Die verschieden dicken Nervenbündel werden von einem verdichteten, lamellär und circulär angeordneten Bindegewebe, dem *Perineurium,* umgeben, an dessen Innenfläche sich ein epithelartiges Gewebe ausdehnt. Dieser aus wenigen Zellagen bestehende Verband heißt *Perineuralepithel.* Es wird durch Silberimprägnation vornehmlich an Flachschnitten dargestellt. Das Perineuralepithel kann als schlauchartige Fortsetzung der Leptomeninx (weiche Hirnhaut und Spinngewebshaut) oder als umgewandelte Bindegewebszellen (Fibrocyten) aufgefaßt werden. Es soll die Nervenfasern als sog. „Diffusionsbarriere" gegenüber Substanzen aus der Gewebsflüssigkeit abgrenzen.

Der Verlauf der Nervenfasern in den einzelnen Bündeln ist vielfach schrauben- oder wellenförmig, wodurch bei geringer Dehnung eines Nerven die einzelnen Nervenfasern nicht geschädigt werden und somit den Bewegungen und den dadurch bedingten raumfordernden Lageveränderungen im Organismus Rechnung getragen wird. Vom Perineurium aus begeben sich weitere dünne Bindegewebslagen in das einzelne Nervenbündel, das es in kleinere Bündeleinheiten unterteilt. Das in den Bündeln vorhandene, mehrere Nervenfasern zu Gruppen zusammenfassende Bindegewebe heißt *Endoneurium.* Der zu jeder Nervenfaser gehörenden Lamina basalis lagert sich eine aus kollagenen und Gitterfasern (Reticulinfasern) bestehende *Endoneuralscheide* an (Abb. 8.4). Die genannten Bindegewebsformationen dienen auch als Leitbahn für die an die Nervenfasern herantretenden Blutgefäße und geben dem Nerven eine gewisse Festigkeit.

Die in einer Organwand vorhandenen kleinen Nervenbündel werden nur noch von einer Perineuralscheide umgeben, die sie auf dem Weg zu den Erfolgszellen verlieren.

8.8 Gliagewebe [H. 4.4.] (Abb. 8.12)
Man unterscheidet die im Zentralnervensystem gelagerten Gliazellen *(zentrale Glia)* von den die peripheren Perikarya, Neuriten und Dendriten begleitenden Zellen *(periphere Glia).*
Zentrale Glia: Der Raum zwischen den Nervenzellen, Dendriten und Neuriten wird im Zentralnervengewebe durch ein System im Vergleich zur Größe der Nervenzellen sehr kleiner Zellen ausgefüllt, die man in der Gesamtheit als Neuroglia bezeichnet. Nervenzellen und Gliazellen sind so dicht gelagert, daß zwischen den einzelnen Zellen nur noch 20 nm (200 Å) breite Intercellularspalten vorhanden sind.

Allen Gliazellen ist die mehr oder weniger starke Verzweigung gemeinsam. Im Gegensatz zu Nervenzellen sind Gliazellen unter pathologischen Bedingungen teilungsfähig. Ihre Darstellung ist sehr schwierig, man benötigt je nach Zellart eine eigene Spezialfärbung.

Die *zentralen Gliazellen* lassen sich morphologisch unterscheiden in:
1. *Astrocyten (Makroglia),*
   a) Cytoplasmatische Astrocyten (Kurzstrahler),
   b) Faserige Astrocyten (Langstrahler),
2. *Oligodendrogliazellen* (Oligodendrocyten),
3. *Hortega-Zellen* (Mikroglia, Mesoglia),
4. *Ependymzellen* (Ependymocyten).

Astrocyten (Abb. 8.12) sind sternförmig verzweigte Zellen mit ca. 30—50 bis zu 40 μm langen Fortsätzen, die mit den Zellausläufern anderer Astrocyten Kontakte eingehen können. Sie stellen den Hauptanteil aller zentralen Gliazellen dar und übertreffen die anderen Gliazellen an Größe. Aus diesem Grunde werden sie auch Makrogliazellen genannt. Plasmareiche Astrocyten mit kurzen, sich aufteilenden Fortsätzen werden als cytoplasmatische Astrocyten oder Kurzstrahler, diejenigen mit langen Ausläufern als faserige Astrocyten oder Langstrahler bezeichnet. Während sich die Kurzstrahler vorwiegend im Rindengrau ausbreiten, finden sich die langstrahligen Astrocyten in größerer Zahl in der Substantia alba des ZNS (markhaltige N.F.-Leitungsbahn), dagegen nur in geringer Zahl in der Hirnrinde (graue Substanz, Sitz der Nervenzellen). Die mit einem relativ großen, hell anfärbbaren Kern versehenen, cytoplasmatischen Astrocyten besitzen radiär gestellte, reichlich verzweigte, kurze und breite Fortsätze.

Das Cytoplasma der Astrocyten enthält zahlreiche Mitochondrien und wenig Filamente. Die langstrahligen Astrocyten weisen längere und dünnere, ebenfalls verzweigte Fortsätze auf. Im Plasma und in ihren Fortsätzen lassen sich elektronenmikroskopisch parallel gelagerte Filamente nachweisen, die lichtoptisch als Fibrillen zu erkennen sind.

104   Nervengewebe

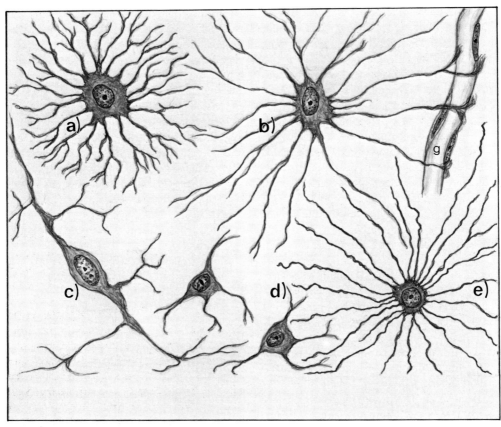

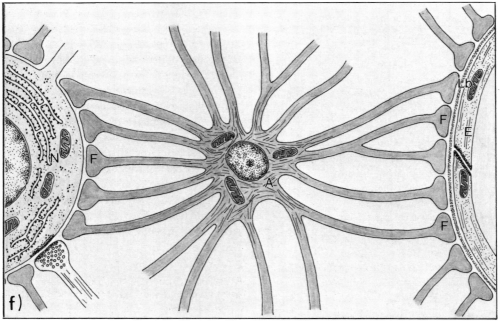

Abb. 8.12

Unter der Bezeichnung „Gliafasern", die von der Lichtmikroskopie stammt, hat man die Gliazellfortsätze mit zahlreichen Filamenten zu verstehen. Eigentliche Gliafasern gibt es nicht. Beide Astrocytenarten können in unterschiedlichen Mengen Glykogenpartikel im Zelleib und in den Zellfortsätzen enthalten.

Die Astrocyten nehmen durch ihre Fortsätze Kontakte mit den Nervenzellen auf, indem sich diese dem Perikaryon und den Dendriten in einem Abstand von 20 nm (200 Å) anlagern. Andererseits schicken sie Zellausläufer zur Capillarwand, die mit einem breiten Abschnitt an der Oberfläche der der Capillarwand zugehörigen Lamina basalis enden.

Lamina basalis der Capillarwand und die dort anliegenden breiten Endabschnitte der Astrocytenfortsätze werden lichtmikroskopisch als Membrana limitans gliae perivascularis (Gliagefäßscheide, Abb. 8.12) sichtbar. Die hier vorliegende Diffusionsbarriere setzt sich demnach aus folgenden Zonen zusammen: 1. Innen der Endothelbelag der Capillare mit Zonulae occludentes. 2. Anschließend die Lamina basalis des Endothels. 3. Die äußere Zone wird durch die Masse der verbreiterten Astrocytenfortsätze (Gliafüßchen) vertreten. Dieser Bereich wird auch „Blut-Hirnschranke" (s. S. 259) genannt. Durch breitflächige Endigungen ihrer Fortsätze an der Innenfläche einer die Hirnoberfläche bedeckenden Basallamina beteiligen sich die Astrocyten auch an der Bildung der sog. „Membrana limitans gliae superficialis" (Abb. 16.10) (s. S. 259, Abschn. ZNS).

Die zwischen Gefäßbahn und Nervenzellen ausgespannten Astrocyten können dem Stofftransport zwischen Gefäßbahn und Nervengewebe in gegenseitiger Richtung dienen. Indem sie mit ihren Fortsätzen die Perikaryonoberfläche abdecken, trennen sie die dort gelagerten synaptischen Endigungen voneinander, so daß die Beeinflussung benachbarter Synapsen bei der Erregungsübertragung unterbleibt (Isolationsfunktion). Außerdem wird eine regulative Arbeitsweise der Astrocyten auf die Kaliumionenkonzentration im Extracellularraum angenommen. Die Astrocyten vermögen durch ihr zahlreiches Auftreten und ihre vielen Fortsätze dem Nervengewebe eine gewisse Stabilität zu verleihen (Stützfunktion). Sie sind offenbar im Gegensatz zu den beweglichen Mikrogliazellen sehr unbeweglich. Schließlich wird ihnen ein Transport von Stoffen aus dem Liquor cerebrospinalis in tiefere Hirnschichten zugesprochen.

Bei pathologischen Prozessen im ZNS können die Astrocyten durch lebhafte Teilung den durch Untergang von Nervenzellen freigewordenen Raum ausfüllen. Glianarben entstehen durch Vermehrung und Vergrößerung von Astrocyten. Schließlich vermögen die Astrocyten bei degenerativen Prozessen Abbauprodukte wie z. B. Lipide aufzunehmen und durch Volumenzunahme zu speichern.

Besonders große, astrocytenähnliche Zellen breiten sich als Bergmann-Zellen im Stratum moleculare des Kleinhirns aus.

Oligodendrogliazellen (Abb. 8.12 u. 8.6): Die Oligodendrogliazelle ist im Vergleich zu Astrocyten eine kleine Gliazelle mit nur wenigen Fortsätzen. Sie kann mit Hilfe ihrer Zellausläufer mehrere Axone umwickeln und somit die Markscheide bilden. Der Oligodendrocyt ist der Markscheidenbildner im ZNS. Die dabei auftretenden Internodien entsprechen der Ausbreitung eines membranartigen Fortsatzes einer Oligodendrogliazelle. Besonders häufig treten die Oligodendrogliazellen in der weißen Substanz des ZNS auf, seltener legen sie sich in der Substantia grisea wie Satellitenzellen den Perikarya großer Nervenzellen an. Man findet sie auch entlang von Capillaren und in Reihenstellung zwischen markhaltigen Nervenfasern. Die funktionelle Bedeutung ihrer Anlagerung an Nervenzellen und Capillaren ist nicht bekannt.

Hortega-Zellen (Mikrogliazelle, Mesogliocyt) sind viel kleiner als Astrocyten und werden auch als Mesogliazellen bezeichnet. Sie sollen aus dem Mesenchym, das sich während der Einsprossung von Blutgefäßen in die zentralnervöse Substanz mit vorschiebt, entstehen. Hortega-Zellen (nach dem Entdecker Hortega benannt), breiten sich in der gesamten zentralnervösen Substanz aus. In der Substantia grisea findet man sie in Begleitung von Blutcapillaren. Sie sind an einem langgestreckten Zellkörper mit kleinen länglichen Kernen zu erkennen. Die meisten Fortsätze verlassen den Zelleib an den entgegengesetzten Polen, um sehr oft senkrecht abgehende Seitenäste zu entwickeln.

Wichtige Eigenschaften der Hortega-Zellen sind in ihren Fähigkeiten der Phagocytose und amöboiden

◄ Abb. 8.12. Zentrale Gliazellen (Hüllgewebe des ZNS). **a** Cytoplasmatischer kurzstrahliger Astrocyt (graue Substanz), **b** Langstrahliger Astrocyt (vorwiegend weiße Substanz) mit Fortsatzkontakt zum Blutgefäß (*g*), **c** Mesogliocyt (Hortega-Zelle, graue und weiße Substanz), **e** Gliazelle aus dem Kleinhirn, **f** *A* = Astrocyt, *N* = Nervenzelle, *E* = Capillarendothel, *F* = Fortsatzfüßchen des Astrocyten, *Lb* = Lamina basalis, Lamina basalis und Fortsatzendigungen der Astrocyten bilden die Membrana gliae perivascularis. Stofftransport von der Capillare über Astrocyten zur Nervenzelle und zurück. *d* = Oligodendrocyt

Eigenbewegung zu erblicken. Sie können ihre Zellfortsätze einziehen, sich abrunden und mit phagocytiertem Material wandern (Abräumzelle). Abbauprodukte von zugrundegehenden Neuronen werden von ihnen phagocytiert. Hortega-Zellen speichern Lipide, Eisen und Pigmente. Wegen ihrer Phagocytoseeigenschaft kann man sie zum RES oder RHS zählen.
Als weitere Gliazellen sind die für das Kleinhirn typischen gefiederten Zellen von Fañanas und die Golgi-Epithelzellen zu nennen, deren Morphologie im Kapitel „Zentrales Nervensystem" besprochen wird.

Das Ependymgewebe: Das Ependym ist ein die Hirnventrikel, die Wand des Zentralkanals des Rückenmarks auskleidender und am Plexus chorioideus vorhandener epithelartiger Verband, der sich aus isoprismatischen oder hochprismatischen Zellen zusammensetzt. Die mit rundlich-ovalen Kernen versehenen Ependymzellen besitzen an der Zellspitze Mikrovilli oder Kinocilien und an der Zellbasis z. T. unterschiedlich lange Fortsätze, die in das Nervengewebe eindringen.

Die Ependymzellen geben Stoffe an den Liquor cerebrospinalis (Liquorsekretion) ab, können durch Pinocytose Substanzen aus dem Liquor aufnehmen und besorgen den Liquortransport in die Intercellularräume des zentralen Nervengewebes (Liquor — Hirnschranke, s. auch S. 259).
Das Ependym der in die Hirnventrikel hineinragenden Plexus chorioidei wird im Kapitel „Zentrales Nervensystem" besprochen.

Periphere Glia: Zum peripheren Gliagewebe rechnet man die *Schwann-Zellen* (Lemnocyten), welche die peripheren Axone einhüllen und die sog. *Mantel-, Hüll- oder Satellitenzellen,* die den Zelleib von peripheren Nervenzellen (Spinalganglien, vegetative Ganglien) vollständig umgeben. Beide Zelltypen sind aus den Glioblasten der Neuralleiste entstanden. Die Hüllzellen liegen in einem Abstand von 20 nm (200 Å) dem Plasmalemm des Perikaryon an und bedecken auch Dendriten und den Anfangsabschnitt der Neuriten. Die am Zellsoma und an Dendriten vorhandenen synaptischen Endigungen haben sich in die Oberfläche von Satellitenzellen invaginiert und werden von ihnen so eingerahmt, daß nur die Endkolbenfläche nicht von Hüllzellplasma umfaßt wird, die der subsynaptischen Membran unmittelbar gegenüberliegt. Die strukturarmen (wenig granuläres endoplasmatisches Reticulum, wenige Mitochondrien, spärliche Golgi-Felder) Hüll- und Schwann-Zellen lassen sich nur durch ihre Lokalisation, nicht aber an ihrer Struktur unterscheiden. Die Schwann-Zellen bilden an peripheren Axonen und Dendriten bipolarer und unipolarer Nervenzellen die Markscheide und stellen an marklosen Axonen eine allseitige, einschichtige Zellhülle dar (s. auch S. 94). Beide Zelltypen (Schwann-Zellen und Satellitenzellen) sind in der Lage zu phagocytieren, die Hüllzellen z. B. den Zelleib einer erkrankten zugrundegehenden vegetativen Nervenzelle, die Schwann-Zelle z. B. die nach einer Verletzung oder Durchtrennung peripherer Nervenfasern auftretenden Axonfragmente und die Zerfallsprodukte von Markscheiden. Eine Beteiligung der Satelliten- und Schwann-Zellen am Stoffaustausch zwischen Gefäßsystem und Nervengewebe kann nicht in Abrede gestellt werden.

8.9 Receptorische Nervenendorgane [H. 4.5]

Receptorstrukturen haben sich am Dendritenende von pseudounipolaren und bipolaren Nervenzellen entwickelt; dennoch wird in diesem Zusammenhang auch von Axonendigungen gesprochen, da manche Autoren beide Fortsätze einer pseudounipolaren Nervenzelle als Neuriten (den mit der receptorischen Endigung versehenen Dendriten auch als afferenten Neuriten) bezeichnen. Grundsätzlich liegen die Receptoren am Ende von markhaltigen Nervenfasern,

Abb. 8.13. Eingekapselte und nicht eingekapselte Nervenendorgane (Receptoren, LM). **a** Intraepitheliale Nervenendigungen (*Ep* = mehrschichtiges Plattenepithel). *Nb* = Nervenbündel in der Tunica propria, aus denen sich marklose Nerven (*Mn*) abzweigen und in das Epithel vordringen. **b** Nervenendigungen an Haaren. Marklose Nervenfasern (*Mr*) umwickeln in dichten Lagen manschettenartig die Haarwurzelscheide. *Ma* = Musculus arrector pili, *Sd* = Schweißdrüse, *Ta* = Talgdrüse, *Ed* = Epidermis, *Fg* = Fettgewebe. **c** Pressoreceptorenfeld aus der Wand des Sinus caroticus (Media-Adventitia-Grenze). Markhaltige Nervenfaser (*Nf*) verzweigt sich zu marklosem Dendritenbaum, der receptorische Endorgane entwickelt. Die Pfeile weisen auf die receptorischen Endigungen hin. *Ko* = kollagenes Bindegewebe. **d** Sehnenspindel. Markhaltige Nervenfasern (*Nf*) zweigen sich zu marklosen auf, die an den Sehnen (*Se*) knäuelartige Endorgane bilden. *Mu* = quergestreifte Skeletmuskelzelle. **e** Muskelspindel. Markhaltige Nervenfasern zweigen sich zu marklosen auf und entwickeln Endigungen. S_2 = S2-Faser (Kernkettenfaser, intrafusale Muskelzelle mit im myofibrillenfreien Abschnitt kettenartig hintereinandergelagerten Kernen)

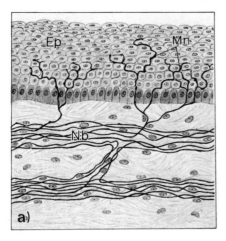
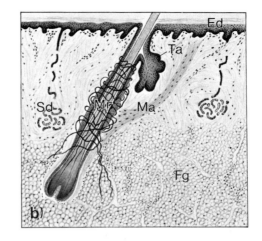
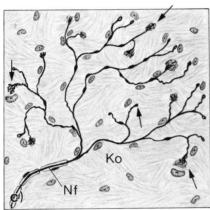
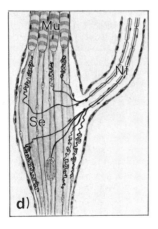
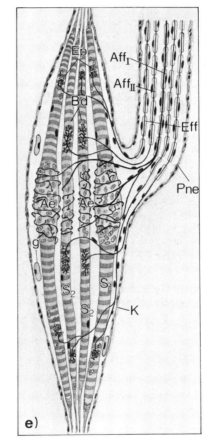

Abb. 8.13 *(Fortsetzung).* S_1 = S1-Faser (Kernhaufenfaser, intrafusale Muskelzelle mit im myofibrillenfreien Abschnitt haufenartig gelagerten Kernen). Aff I = dicke, afferente Nervenfaser vom Leitungsgeschwindigkeitstyp Aα (Iα) für anulospirale Endigungen (*Ae*) an beiden Typen der intrafusalen Muskelfasern. Aff II = afferente β-Faser (II-Faser), entwickelt Blütendoldenendigungen (Bd. Flowerspray-Endigungen) nur Kernkettenfasern (S_2-Fasern). *Eff* = efferente γ-Fasern, entwickeln motorische Endplatten (*Ep*) auf den intrafusalen Muskelzellen (S1- und S2-Fasern). Das Perineurium (mit Perineuralepithel) (*Pne*) des Nerven setzt sich kontinuierlich in die bindegewebige Kapsel (*K*) fort. *g* = Gefäß

die im Endbereich marklos werden und Receptoren ausbilden. Die dem afferenten Neuronensystem angehörenden Endorgane können als der Ort angesehen werden, an dem die Reizbildung beginnt und verkörpern damit die Anfangsabschnitte des entsprechenden sensiblen Neurons.
Elektronenmikroskopische Befunde der letzten Zeit weisen darauf hin, daß ein Mitochondrienreichtum in den Axonen bzw. in ihren Endigungen ein morphologisches Kriterium zum Erkennen zumindest für eine Gruppe von Receptoren (z. B. Mechanoreceptoren) sein könnte.
Die receptorischen Endorgane lassen sich nach ihrem Bau verhältnismäßig leicht, nach ihrer funktionellen Bedeutung recht schlecht gliedern. Nach morphologischen Gesichtspunkten kann man eingekapselte („encapsulated endorgans") von nicht eingekapselten Endigungen („unencapsulated endorgans") unterscheiden.

1. *Nicht-eingekapselte Nervenendorgane* (freie Endigungen)
   a) Intraepitheliale Nervenendigungen,
   b) Nervenendigungen an den Haaren,
   c) Merkel-Tastscheiben,
   d) Freie Nervenendigungen im Endokard, im Herzmuskel und an der Gefäßbahn.
2. *Eingekapselte Nervenendorgane*
   a) Meissner-Tastkörperchen,
   b) Krause-Endkolben,
   c) Ruffini-Körperchen,
   d) Vater-Pacini-Lamellenkörperchen,
   e) Muskelspindeln,
   f) Sehnenspindeln.

Nicht-eingekapselte Nervenendorgane
(freie Endigungen)

Intraepitheliale Endigungen: In der Lamina propria von mehrschichtigen und mehrreihigen Epithelien dehnen sich Bündel markhaltiger und markloser Nervenfasern aus, die sich untereinander verflechten. Aus diesen Geflechten begeben sich marklos gewordene Nervenfasern zum Epithel und dringen in dieses unter ständiger Aufzweigung ein. Bei ihrem intraepithelialen Verlauf zwängen sie sich durch die Intercellularspalten hindurch und können kleine mitochondrienreiche Anschwellungen im Dendritenverlauf (Axonverlauf) und am Ende ausbilden. Sie gelangen in die mittleren Schichten von Schleimhautepithelien; in der Epidermis der Haut reichen sie bis zum Stratum granulosum, in der Cornea des Auges bis zur oberflächlichen Zellage. Freie Nervenendigungen können als Berührungs- und/oder Schmerzreceptoren oder Temperaturempfänger gedeutet werden. Bei Schädigung von Epithelzellen geben diese Stoffe ab, die eine Erregung der Receptoren herbeiführen und als Schmerz oder Juckempfindung zentralwärts weitergeleitet wird. Eine morphologische Differenzierung der funktionell unterschiedlichen Receptoren ist bisher nicht gelungen. Lediglich die an basalen Zellen des Hautepithels liegenden mitochondrienreichen Axonendigungen (Dendritenendigungen), die von dünnen, markhaltigen Nervenfasern stammen, werden als Kältereceptoren bezeichnet. Ihre Lokalisation stimmt mit tierexperimentell nachgewiesenen Kältepunkten überein.
Vorkommen: z. B. Epidermis, Plattenepithel der Mundhöhle, mehrreihiges Flimmerepithel von Trachea und Bronchien, vorderes Cornealepithel und Übergangsepithel des Harnleiters.
Freie Nervenendigungen an den Haaren: Die an den Haarbalg herantretenden, marklos gewordenen Nervenfasern umwickeln das Haar bis zum Ausführungsgang der Talgdrüse. Es lassen sich innere, der epithelialen Haarwurzelscheide direkt anliegende, parallel zur Längsachse des Haares verlaufende Fasern von äußeren, ringartig das Haar umgebenden Nervenfasern unterscheiden. Auch ein Eindringen von Nervenfasern in die Wurzelscheide ist zu beobachten. Die enge Verknüpfung zwischen Haar und Nervengewebe zeigt sich bei der Innervation von sog. Tasthaaren, bei denen Nervenfasern mit den Zellen der äußeren Wurzelscheide in Kontakt treten. Eine Berührung der Haare führt zur Erregung des Nervenapparates (Berührungsreceptor).
Merkel-Tastscheiben liegen vereinzelt in basalen Zellagen der Epidermis und in der äußeren Wurzelscheide von Haaren, besonders in der tierischen Haut. Sie setzen sich aus hell anfärbbaren Zellen zusammen, an deren basalen Flächen marklose Nervenfasern eine Synapse in Form eines Tastmeniscus bilden. Ihre Deformierung soll zu einer Erregung führen.
Freie Nervenendigungen an der Gefäßbahn, im Endokard und im Herzmuskel: Hierunter sind baumartig verästelte marklose Nervenfasern zu verstehen, die sich von markhaltigen Dendriten pseudounipolarer Nervenzellen herleiten. Sie entwickeln nach lichtmikroskopischen Befunden ring- oder kolbenartige Endigungen und weisen auch im Faserverlauf unterschiedlich dicke Anschwellungen auf. Die Anschwellungen zeigen im elektronenmikroskopischen Bild außerordentlich viele Mitochondrien. Die Nervenfasern gehen mit dem kollagen-elastischen System der Gefäßwand eine enge Verknüpfung ein. Hierzu gehören die Pressoreceptorenfelder (Baroreceptoren) in der Wand der A. carotis interna (Sinus caroticus), der Aorta, der Herzkranzarterien und des Endokards (s. Pressoreceptoren, S. 137). Weitere, besonders gebaute receptive Areale befinden sich als Chemoreceptoren (s. S. 134) an der Carotisbifurcation und an Ästen der Coronararterien.
Viscereoreceptorische, in der Wand der Eingeweide lokalisierte Endigungen konnten morphologisch noch nicht eindeutig identifiziert werden.

Eingekapselte Nervenendorgane
Unter eingekapselten Receptoren hat man Receptorareale zu verstehen, die durch Ausbildung einer Kapsel vom umliegenden Gewebe abgegrenzt werden und zu corpusculären Gebilden gestaltet sind.
Meissner-Tastkörperchen sind etwa 40—50 µm lange und bis zu 50 µm breite ovoide Gebilde, die sich aus

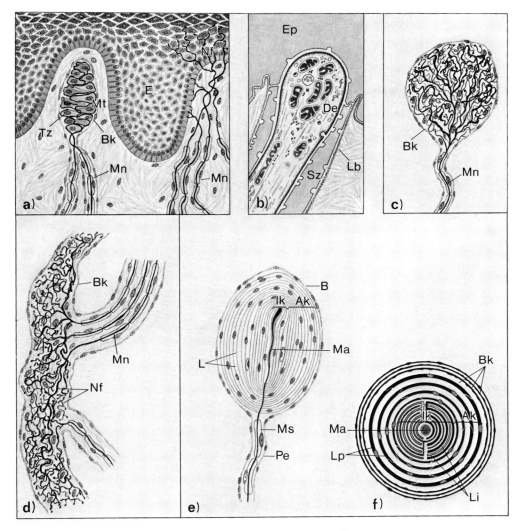

Abb. 8.14. Eingekapselte und nicht eingekapselte Nervenendorgane (Receptoren). **a** Meißnersches Tastkörperchen (*Mt*) und freie, marklose Nervenfasern (*Nf*) im Stratum papillare der unbehaarten Haut. *Mn* = markhaltige Nervenfasern, *E* = Epidermis, *Tz* = Tastzelle, *Bk* = bindegewebige Kapsel. **b** Schema (*ELM*) des Dendritenendes (*De*) eines Kältereceptors (?), der sich in die Basis einer Epidermiszelle (*Ep*) einsenkt. Der marklose Dendrit wird vom Schwannschen Cytoplasma (*Sz*) bis zur Invagination in die Oberfläche umgeben. *Lb* = Lamina basalis. (Aus HENSEL, ANDRES und DÜRING, abgeändert). Der Receptor in **b** ist das LM-Äquivalent für die mit Nf bezeichneten freien marklosen, zum Teil intraepithelialen Nervenfasern in **a**. **c** Krausesche Endkolben (*LM*; Mechanoreceptor?). *Mn* = markhaltige Nervenfaser, *Bk* = bindegewebige Kapsel. **d** Ruffinische Körperchen (*LM*). Markhaltige Nervenfasern zweigen sich zu einem eingekapselten Geflecht markloser Nervenfasern auf (Dehnungsreceptor?). *Nf* = marklose Nervenfaser, *Mn* = markhaltige Nervenfaser, *Bk* = bindegewebige Kapsel. **e** Vater-Pacinisches Lamellenkörperchen (*LM*). Längsschnitt. *Bk* = bindegewebige Kapsel, *Ma* = markloses Axon, *Ik* = Innenkolben, *Ms* = Markscheide, *Pe* = Perineurium, *Ak* = Außenkolben. **f** Vater-Pacinisches Lamellenkörperchen (*ELM*). Querschnitt (schematisch). *Bk* = bindegewebige Kapsel, *Lp* = protoplasmareiche Lamellen. *Li* = Lamellen des Innenkolbens, durch Schwannsche Zellen gebildet. *Ik* = Innenkolben, *Ak* = Außenkolben, *Ma* = markloses Axon. (Nach QUILLIAM)

marklosen Nervenfasern und keilförmig gebauten, untereinander verschränkten platten Zellen zusammensetzen. Die Kerne liegen in den dickeren peripheren Abschnitten der Tastzellen. Zwischen diesen lamellenartig übereinandergelagerten Zellen (in der Literatur als Schwann-Zellen oder Sinneszellen betrachtet) verlaufen die Nervenfasern in Spiraltouren, vorwiegend parallel, seltener quer zu den Tastzellen. Sie stammen von markhaltigen Nervenfasern ab (Dendritenenden einer pseudounipolaren Nervenzelle), die beim Eintritt in das Körperchen ihre Markscheide verlieren. Die Axone sind synaptisch mit den Tastzellen – in der Literatur als Receptorzellen bezeichnet – verknüpft. Das Meissner-Tastkörperchen wird von einer dünnen, bindegewebigen Kapsel als Fortsetzung des perineuralen Bindegewebes umgeben. Die unmittelbar unter dem Epithel in Bindegewebspapillen gelagerten Tastkörperchen weisen eine Verknüpfung mit den unteren Epithelschichten auf: Die Kapsel des Nervenkörperchens ist durch schräg angeordnete Kollagenfasern mit dem Epithel verbunden, die sich in Richtung auf die im Epithel vorhandenen Tonofibrillen ausrichten. Durch diese Verspannung zwischen Tastkörperchen und Epithel kann jede mechanische Verformung oder Berührung des Epithels einen Reiz für die Endorgane darstellen. Somit können sie ihre Funktion als Berührungs- und Druckreceptoren wahrnehmen. Druckpunkte der Haut, Anzahl und Lage der Körperchen stimmen überein. Die Meissner-Tastkörperchen breiten sich im bindegewebigen Stratum papillare des Corium vorwiegend der unbehaarten Haut von Hand und Fuß aus, besonders häufig (etwa 150 pro 100 mm²) sind sie in der Haut der Fingerbeere, in der Clitoris und Glans penis anzutreffen.

Ebenfalls eingekapselte Endorgane sind die sog. *Krause-Endkolben* (Abb. 8.14), die sich auch im Stratum papillare, aber vorwiegend in tieferen Bindegewebszonen (Stratum reticulare) der unbehaarten Haut und in der Adventitia großer Arterien ausdehnen. Sie finden sich außerdem in größerer Zahl im Bindegewebe der Schleimhaut der Mundhöhle, des Kehldeckels, der Bindehaut des Auges, der Gelenkkapsel sowie in der Glans penis und Clitoris. Die rundlich bis oval geformten Endkörperchen sind in der Regel größer als die Meissner-Tastkörperchen. Die an den Endkolben heranziehende Nervenfaser verliert ihre Markscheide und bildet zwischen locker gelagerten Zellen knäuelartige Geflechte. Die marklosen Nervenfasern zeigen in ihrem Verlauf und am Ende deutliche Anschwellungen. Die bindegewebige Kapsel, die dieses Receptorenareal umgibt, stammt ebenfalls vom perineuralen Bindegewebe ab. Die Krause-Endkolben wurden früher als Kältereceptoren angesehen, da bei einer kombinierten physiologischen und morphologischen Untersuchung im Einzelfall ein Endkolben unter einem Kältepunkt der Haut gefunden wurde. Sie werden heute zu den Mechanoreceptoren gezählt.

Ruffini-Endkörperchen sind längliche Receptororgane, die im Inneren Geflechte und Knäuel markloser Nerven ausbilden. Oft liegen intraaxonale und terminale Anschwellungen vor. An die von einer bindegewebigen Kapsel umgebenen Körperchen ziehen ein oder mehrere markhaltige Nervenfasern heran. Die Ruffini-Körperchen sollen durch Dehnung erregt werden (Dehnungsreceptor) und sind im Corium der Haut, im Unterhautfettgewebe und in der harten Hirnhaut nachgewiesen.

Der wellenartige, spiralförmige und knäuelartige Verlauf sowie die vielfache Verzweigung der Nervenfasern in den jeweiligen Endkörperchen führen zu einer Oberflächenvergrößerung der nervösen Substanz. Zwischen Meissner-, Krause- und Ruffini-Körperchen gibt es außerdem zahlreiche Übergangsformen. Diese und echte Meissner-, Krause- und Ruffini-Körperchen finden sich in besonders großer Zahl als Genitalkörperchen in Clitoris und Glans penis.

Vater-Pacini-Lamellenkörperchen stellen als die größten receptorischen Endorgane (Längsdurchmesser bis zu 4 mm, Querdurchmesser bis zu 2 mm) ovale Gebilde lamellärer Bauweise dar. Licht- und elektronenmikroskopische Resultate lassen folgende Einzelheiten des aus 50–60 Lamellen bestehenden Körperchens von außen nach innen unterscheiden (Abb. 8.14). An der Oberfläche erstrecken sich in Form einer Kapsel aus Bindegewebsfasern bestehende Lamellen, die dem Perineurium der zuführenden Nervenfaser entstammen. 2. Die sich daran nach innen anschließende äußere Lamellenschicht setzt sich aus circulär verlaufenden Plasmalamellen zusammen, die flüssigkeitsgefüllte, proteinenthaltende Räume begrenzen. Diese Lamellenschicht wird als Abkömmling des Neuralepithels und Perineurium (s. S. 103) angesehen. 3. Der sog. Innenkolben besteht aus dicht gelagerten flachen Zellen (Schwann-Zellen), die durch Zellamellen miteinander verzahnt sind und flüssigkeitsfreie Räume abgrenzen. In der Mitte des Innenkolbens befindet sich ein markloses, mitochondrienreiches und vesikelenthaltendes Axon (terminales Segment), das an seinem Endabschnitt (apicales Segment) kurze Verzweigungen aufweist. Die zuführende markhaltige Nervenfaser heißt auch präterminales Segment. In Lamellenkörperchen zeigen sich nach elektronenmikroskopischen Befunden auch vegetative Axone. Capillaren sind schon lichtmikroskopisch in ihnen nachweisbar. Lamellenkörperchen stellen Druck- und Vibrationsreceptoren dar. Eine alte Anschauung macht die Lamellenkörperchen für die Regulierung der Feuchtigkeit im anliegenden Gewebe verantwortlich.

Vorkommen: Subcutis der unbehaarten Haut, Periost, Fascien, Sehnen, in der Adventitia von Blutgefäßen, in arterio-venösen Anastomosen, Mesenterium, Pankreas, Thymus.

Muskelspindeln werden zu den eingekapselten Receptoren gezählt. Die Kapsel umgibt hier verschieden gebaute Receptorareale und spezielle, quergestreifte Muskelzellen. Durch die bindegewebige Kapsel wird ein solches Receptororgan mit den eingeschlossenen Muskelzellen von umgebenden Skeletmuskelzellen als spindelförmiges Gebilde abgegrenzt.

Muskelspindeln breiten sich in unterschiedlicher Zahl im Bindegewebe der Skeletmuskulatur aus, haben eine Länge von etwa 2–10 mm und sind parallel zur Längsachse der Skeletmuskelzellen (extrafusale Fasern) orientiert. Muskelspindeln setzen sich aus etwa 5–10 quergestreiften Muskelzellen (intrafusale Fasern) zusammen, die dünner als die eigentlichen Arbeitsmuskelzellen sind. Eine feste, an der Innenwand von einem Endothel ausgekleidete bindegewebige Kapsel umhüllt die intrafusalen Muskelfasern und dient mit ihren Polen als Ansatzstelle für die Sehnen der Spindelzellen (intrafusale Muskelzellen). Zwischen Kapsel und dem intrafusalen Muskelzellbündel dehnt sich ein mit einer Flüssigkeit gefüllter Raum (ca. bis 200 µm breit) aus. Während in den polaren Anteilen der intrafusalen Muskelzellen zahlreiche Myofibrillen mit deutlicher Querstreifung vorhanden sind (contractiler Teil), fehlen im mittleren Abschnitt Myofibrillen und Querstreifung (nicht-contractiler Teil). An den polaren Abschnitten sind die Kerne rand-, im mittleren Bereich mittelständig. Es lassen sich aufgrund der unterschiedlichen Lagerung der Kerne in der querstreifungsfreien Zellmitte zwei Fasertypen unterscheiden: 1. Die Kernkettenfaser (S2-Faser, „nuclear chain fiber"), in der die Kerne im mittleren Bereich ohne Querstreifung kettenartig hintereinanderliegen. 2. Kernhaufenfaser (S1-Faser, „nuclear bag fiber"), die in ihrem verdickten, ebenfalls querstreifungsfreien Äquatorialabschnitt Haufen dicht gelagerter Kerne aufweist. Um beide Fasertypen wickeln sich im mittleren Bereich in Spiraltouren die Äste einer dicken, sensiblen Nervenfaser (Iα-Faser, $\varnothing$ 10–15 µm), die Endverdickungen unter der Lamina basalis der Muskelzelle entstehen lassen (anulospirale Endigung). Den mit Membranverdickungen versehenen Endigungen liegen Cisternen des Longitudinalsystems des sarkoplasmatischen Reticulum der Muskelzelle gegenüber. Dünnere, etwa nur 5 µm dicke Nervenfasern (II-Fasern) lassen peripher von der anulospiraligen Endigung an der Oberfläche meist der Kernkettenfaser ein Gerüst von Verzweigungen mit Endigungen entstehen, das in seiner Gestalt an Blütendolden erinnert (Flowerspray-Endigung). Die Perikarya beider Endigungstypen liegen vorwiegend im Spinalganglion. An den Enden der Kernketten- und Kernhaufenfasern bilden dünnere, markarme Nervenfasern (γ-Fasern, $\varnothing$ 3–8 µm) kleiner motorischer Neurone der Vorderhornsäule im Rückenmark, typische motorische Endplatten, deren Impulse für eine Kontraktion der peripheren Abschnitte der intrafusalen Fasern nach ihrer Dehnung sorgen. Danach wird jede intrafusale Muskelfaser von sensiblen und motorischen Endfasern versorgt. Die Muskelspindel ist ein Dehnungsreceptor, dessen S1-Fasern auf die Dehnung reagieren, während die S2-Fasern den andauernden Spannungszustand des Muskels registrieren. Bei Kontraktion des entsprechenden Muskels fehlt eine Aktivität der Muskelspindel. Muskelspindeln sind in allen Muskeln nachweisbar, treten jedoch besonders häufig in der äußeren Augenmuskulatur, in den tiefen Nackenmuskeln und in Mm. lumbricales auf.

Sehnenspindeln breiten sich im Grenzbereich des Muskelüberganges in Sehnen aus. Die Bauweise ist der der Muskelspindeln ähnlich. Markhaltige Nervenfasern dringen unter Verlust der Markscheide in das Sehnenorgan ein und bilden als marklose Fasern knäuelartige Endorgane um Kollagenfasern der Sehnen. Sehnenspindeln reagieren auf Zug (Zugreceptor) und leiten durch ein sensibles Neuron, das inhibitorische (hemmende) Synapsen an den effektorischen Aα-Motoneuronen bildet, Erregungen dem Rückenmark zu.

In Sehnen kommen vereinzelt kleine Lamellenkörperchen vor, die Golgi-Mazzoni-Körperchen heißen. Die lichtmikroskopische Darstellung freier und eingekapselter Nervenendigungen gelingt durch Methylenblaufärbung und Silberimprägnation.

9 Lymphatische Organe [H. 5.]

Unter lymphatischen Organen versteht man *lymphocytenreiche Gebiete,* die einerseits wie die *Milz, Lymphknoten, Tonsillen* und *Thymus* durch ihren Aufbau Organcharakter erhalten haben, und andererseits wie im *Zungengrund,* in den sog. *Seitensträngen* der seitlichen Pharynxwand und im *lymphatischen Apparat des Darmkanals* [Lamina propria des Dünn- und Dickdarmes, Peyer-Platten (Plaques) des Ileum, Processus vermiformis] nur begrenzte, nicht organhafte Regionen einnehmen. Die Lymphocyten liegen zwischen einem Netzwerk von verzweigten Reticulumzellen mesenchymaler Herkunft *(lymphoreticuläre Organe),* während sie sich im Thymus zwischen Reticulumzellen ansammeln, die aus dem Epithel des entodermalen Keimblattes stammen *(lymphoepitheliale Organe).* Für alle lymphoreticulären Organe ist die Anwesenheit von sog. Primär- und Sekundärfollikeln charakteristisch. Die lymphatischen Organe können als ein System der Abwehr betrachtet werden, da ihre Lymphocyten der Immunabwehr dienen und ihre Reticulumzellen, Makrophagen und Sinusendothelien zur Phagocytose befähigt sind. Die Abwehr beschränkt sich nicht nur auf Vernichtung von Krankheitserregern, sondern erstreckt sich auch auf eine Unterdrückung des Wachstums von Geschwülsten und Abstoßung von Transplantaten. Immunität ist die Fähigkeit eines Organismus, gegenüber Krankheitserregern und Giften seine Unversehrtheit zu bewahren. Die lymphatischen Organe sind im weiteren Sinne dem *RHS* bzw. *RES* zuzuordnen.

9.1 Milz (Lien) [H. 5.2.] (Abb. 9.1)

Die *funktionell in den Blutkreislauf eingeschaltete* Milz wird von einer kollagen-elastischen Kapsel überzogen, die von einem Peritonealepithel bedeckt wird. Von der Kapsel aus begeben sich bindegewebige Balken oder Milztrabekel unter Verzweigung in das Innere der Milz und entwickeln ein dreidimensionales Gerüst, dessen Teile im histologischen Schnitt als Quer- und Längsschnitte von Trabekeln erscheinen. *Kapsel* und *Trabekel* können als Stützgewebe *(Stroma)* des weichen spezifischen Milzgewebes aufgefaßt werden. Die größere Blutgefäße führenden Trabekel enthalten in sog. Speichermilzen von Hund und Pferd zahlreiche glatte Muskelzellen.

Unter dem *Milzparenchym* hat man das weiche reticuläre Bindegewebe zu verstehen, das sich zwischen Trabekeln und Kapsel ausdehnt. In diffuser Verteilung vorkommende, umschriebene, rundliche Anhäufungen von Reticulumzellen und Lymphocyten enthalten jeweils eine kleine Arterie (A. centralis) und werden *Milzknötchen* (Follikel oder Malpighi-Körperchen) genannt.

An einer frischen, durchschnittenen Milz erscheinen bei Beobachtung mit dem bloßen Auge die Milzknötchen als feine weiße Stippchen und werden wegen ihrer Farbe in ihrer Gesamtheit als *weiße Milzpulpa* bezeichnet. Das zwischen den Milzknötchen lokalisierte blutreiche, reticuläre Bindegewebe sieht in der frischen Milz rot aus und heißt *rote Milzpulpa.* Im histologischen Präparat erkennt man in der roten Pulpa außer cellulären Elementen ein weitverzweigtes, aus unterschiedlich großen Hohlräumen bestehendes *Sinussystem.*

In den Milzknötchen, aber auch in der roten Pulpa liegen die Lymphocyten so dicht, daß sie das Maschenwerk der Reticulumzellen meistens überdecken.

Das Netz der Reticulumzellen läßt sich für Kurszwecke am besten nach vorheriger Durchspülung der Milz mit körperwarmer, physiologischer Kochsalzlösung von der A. lienalis aus und somit durch Entfernung der Lymphocyten sichtbar machen.

Im reticulären Bindegewebe der Milz findet man außer Reticulumzellen und Lymphocyten auch Erythrocyten, Granulocyten, Monocyten, Makrophagen und Plasmazellen. Die Reticulumzellen weisen einen

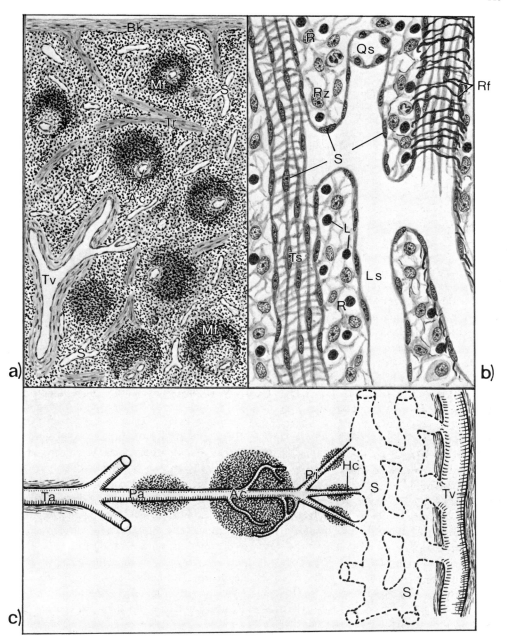

Abb. 9.1. Milz. **a** Schnitt durch das Milzparenchym und Milzstroma. *Bk* = bindegewebige Kapsel (Kollagen) und Trabekel (Tr, Kollagen), *Mf* = Milzfollikel (weiße Pulpa) mit A. centralis (Ac), *S* = Sinus, *Tv* = Trabekelvene (Balkenvene). (Vergrößerung etwa 35fach). **b** Ausschnitt aus dem Sinussystem (leergespült; Vergrößerung etwa 450fach). *S* = Sinusendothel (Uferzellen), *Rf* = Reticulinfasern, *Ts* = Tangentialschnitt eines Sinus, *Ls* = Längsschnitt eines Sinus, *Qs* = Querschnitt eines Sinus, *R* = retikuläres Bindegewebe, *Rz* = Reticulumzelle, *L* = Lymphocyt. **c** Schematische Darstellung des Milzkreislaufs. *Ta* = Trabekelarterie, *Pa* = Pulpaarterie mit periarterieller Lymphscheide, *Ac* = Arteria centralis (Follikelarterie) im Milzfollikel, *Pi* = Pinselarteriole, *Hc* = Hülsencapillare, *S* = Sinussystem, *Tv* = Trabekelvene

großen, rundlich ovalen und hell anfärbbaren Kern mit deutlichem Nucleolus auf und besitzen verästelte Zellfortsätze. In dem leicht basophilen Cytoplasma lassen sich die Enzyme α-Naphthylacetat-esterase und saure Phosphatase nachweisen.

Die Reticulumzellen können sich aus ihrem netzartigen Verband lösen und Zellfragmente, besonders von abgenutzten Erythrocyten, Lipide und Pigmente phagocytieren (histiocytärer Reticulumzelltyp).

In abgerundeter Form werden die Reticulumzellen zwischen dem Netzwerk als Makrophagen erkannt. Auch der Abbau von abbaureifen Granulocyten, Lymphocyten und alten Thrombocyten erfolgt durch die Milzmakrophagen. Schließlich werden durch die genannten Zellen bei Infektionskrankheiten z. B. die Erreger von Malaria, Typhus und andere Bakterien phagocytiert und enzymatisch abgebaut. Reticulumzellen vermögen dank ihrer Phagocytosefähigkeit auch andere Stoffe, z. B. Lipide, zu speichern und als sog. fibrocytäre Reticulumzellen die argyrophilen Gitterfasern (Reticulinfasern) als Stützfasern für das reticuläre Bindegewebe aufzubauen. Eine weitere Art von Reticulumzellen sind die mit fingerförmigen Fortsätzen versehenen, im Elektronenmikroskop erst richtig unterscheidbaren dendritischen und interdigitierenden Reticulumzellen, die den ihnen angelagerten B- und T-Lymphocyten eine immunologische Prägung geben sollen. Die nach funktionellen Gesichtspunkten unterteilten Reticulumzellen lassen sich morphologisch schwer unterscheiden. Auch ist eine Differentialdiagnose im gewöhnlichen Kurspräparat nicht möglich.

Unter den Milzfollikeln (Malpighi-Körperchen) lassen sich Primär- und Sekundärfollikel unterscheiden. In der Milz von Neugeborenen treten Primärfollikel auf, die durch eine nahezu gleichmäßige Verteilung der Lymphocyten gekennzeichnet sind. Sekundärfollikel erscheinen nach dem ersten Antigenkontakt und bilden ein hell anfärbbares Reaktions- oder Keimzentrum aus, das von einem dichten, dunkel anfärbbaren Lymphocytenwall umgeben wird und selbst nur wenige teilungsfähige Lymphocyten und Zellen mit großem, hell anfärbbaren Kern (Reticulumzelle) enthält. Aus dieser unterschiedlichen Verteilung der mit dunkel anfärbbaren Kernen versehenen Lymphocyten resultiert die dunkle Tingierung des peripheren Walles dicht gelagerter Lymphocyten und die helle Anfärbung des Zentrums. Keimzentren (Ort der Zellneubildung) oder Reaktionszentren können sich nach Überwindung einer Infektionskrankheit unter Umständen zurückbilden.

Die aus dem Knochenmark („bone marrow") und aus dem Bursaäquivalent in die Milz eingeströmten B-Lymphocyten siedeln sich in den Primär- und Sekundärfollikeln nicht nur der Milz, sondern aller lymphatischen Organe an (B-Zellregion, bursaabhängige Region). Bei den Sekundärfollikeln verkörpern die B-Lymphocyten den peripheren Lymphocytenwall. Aus den B-Lymphocyten gehen Plasmazellen hervor, die Immunglobuline an die Umgebung oder an das Blut abgeben. Im hell anfärbbaren Reaktionszentrum finden sich die für dieses Areal spezifischen dendritischen Reticulumzellen, phagocytierende Reticulumzellen und stark teilungsfähige Germinoblasten- und -cyten (junge, große Lymphocyten), die sich zu Monoblasten und Plasmazellen differenzieren können.

Kreislauf der Milz (Abb. 9.1): Die am Milzhilus eintretende A. lienalis zweigt sich in Trabekel- oder Balkenarterien auf, deren Äste in die rote Milzpulpa eindringen, mit einem Mantel verdichteten lymphatischen Bindegewebes mit zahlreichen Lymphocyten (weiße Pulpa, periarterielle Lymphscheide) umgeben und Pulpaarterien genannt werden. Von hier aus begeben sich die Pulpaarterien unter Aufzweigung in die Milzknötchen (weiße Pulpa) und werden trotz ihrer meist exzentrischen Lage Aa. centrales genannt. Die Blutversorgung der Follikel erfolgt durch Capillaren, die sich als Seitenäste von der A. centralis abzweigen. Die Zentralarterien sind Endarterien, da sie keine Anastomosen mit benachbarten Gefäßen eingehen. Meist am Rande des Milzknötchens teilt sich die A. centralis pinselförmig in etwa 30–40 Pinselarteriolen auf, die in die rote Milzpulpa eindringen. Daran schließen sich die sog., im Kurspräparat schwer erkennbaren Hülsencapillaren an, die eine von Reticulumzellen gebildete Hülle um sich tragen. Die meisten Hülsencapillaren münden als Endcapillaren trichterförmig in die unterschiedlich weiten Sinus der roten Milzpulpa ein (geschlossener Kreislauf), während andere Capillaren ihr Blut in das Maschenwerk des lymphatischen retikulären Bindegewebes (offener Kreislauf) ergießen können. Der zuletzt genannte Weg des Blutes wird noch angezweifelt.

Die Sinus oder Sinusoide münden über einen kurzen Weg von weitlumigen Pulpavenen in die muskellosen Trabekelvenen. Das Sinussystem der Milz setzt sich aus unterschiedlich langen und weiten Sinus zusammen, deren Wand durch längliche, verzweigte Endothelzellen verkörpert wird. Die Sinusendothelien (Uferzellen) sind netzartig untereinander verknüpft und lassen kleine Räume (Stomata) zwischen sich frei, die einen Durchtritt von Blutzellen in gegenseitiger Richtung (Reticulum ⇄ Sinus) gestatten, zumal die Endothelzellen nur von einer unvollständigen Lamina basalis unterlagert sind.

Die Endothelzellen besitzen einen das Plasma in das Lumen vorwölbenden Kern und Mikrotubuli sowie Filamente als morphologisches Substrat einer möglichen Kontraktilität und zeigen nur geringe Phagocytoseneigung. Dennoch kann man Sinusendothelien und Reticulumzellen der Milz zum RES rechnen. Die im reticulären Bindegewebe vorhandenen Reticulinfasern gehen kontinuierlich auf die Sinuswandung über und umgreifen in circulären Touren das Sinusrohr (Abb. 9.1). Die Weite der von Endothelzellen mit kontraktilen Elementen und Reticulinfasern begrenzten Stomata entscheidet über den Durchtritt der Blutzellen von der Sinuslichtung in das reticuläre Bindegewebe und umgekehrt. Aufgrund der morphologischen Gegebenheiten ist jedenfalls die Möglichkeit eines Zurückhaltens der wenig verformbaren alten Erythrocyten durch die etwa 4 µm weiten Stomata und ihres Abbaus sowie die Phagocytose ihrer Fragmente durch Reticulumzellen und Makrophagen gegeben. Dabei lassen sich im Plasma der Makrophagen mit der Eisenreaktion Hämosiderinkristalle als Folge des Erythrocytenabbaues nachweisen.

Die in der weißen Milzpulpa neu entstandenen Lymphocyten gelangen durch die Sinuswandung in die Blutbahn. Zwischen den Sinus breitet sich, manchmal in Form von Pulpasträngen, reticuläres Bindegewebe mit Erythrocyten, Leukocyten und Makrophagen aus. Diese rote Milzpulpa ist der Ort des Abbaues gealterter Erythrocyten (Blutmauserung).

Während der periphere Lymphocytenwall der Sekundärfollikel durch B-Lymphocyten verkörpert wird, die sich in humorale Antikörper produzierende Plasmazellen differenzieren, enthalten die periarteriellen Lymphscheiden aus dem Thymus eingeströmte, teilungsfähige T-Lymphocyten (T-Zellregion, thymusabhängige Region), die zellständige Antikörper gegen körperfremde Proteine und Antigene produzieren. Die dem Thymus abstammenden immunologisch geprägten Lymphocyten der T-Region lassen durch Teilung Tochterzellen hervorgehen, die über die gleiche Prägung wie die Mutterzellen verfügen. So entwickeln sich in Milz und Lymphknoten T-Lymphocyten, die niemals im Thymus gewesen sind.

9.2 Lymphknoten (Nodus lymphaticus) [H. 5.1.]

Die gelblichen bis bräunlichen, meist in Fettgewebe eingebetteten Lymphknoten stellen rundliche, gelappte, manchmal bohnenförmige Gebilde in einer Größenordnung von wenigen mm bis etwa 20—30 mm dar und sind funktionell in die Lymphbahn eingeschaltet.

Im histologischen Schnitt erkennt man an der Oberfläche des Lymphknotens eine kollagene Bindegewebskapsel, die auch glatte Muskelzellen enthält und, ähnlich wie in der Milz, weniger Trabekel in das Lymphknotenparenchym schickt (Abb. 9.2).

Durch ihre dreidimensionale Ausdehnung erhält man im Schnittpräparat Quer- und Längsschnitte der Trabekel.

Das Grundgewebe des Lymphknotens ist das reticulär-lymphatische Bindegewebe. Das Lymphknotenparenchym läßt sich im Gegensatz zur Milz in eine außen gelegene, aus Primär- und Sekundärfollikeln (Primär- und Sekundärknötchen) bestehende Rinde (Substantia corticalis) und in ein aus verzweigten Marksträngen (Reticulumzellen und Lymphocyten) zusammengesetztes Mark (Substantia medullaris) gliedern. Follikel und Markstränge stehen in kontinuierlicher Verbindung. Hier werden Lymphocyten gebildet.

Die hell anfärbbaren, aus dendritischen (verzweigten) Reticulumzellen und wenigen Lymphocyten bestehenden Keim- oder Reaktionszentren der Sekundärfollikel werden von einem dichten Wall von B-Lymphocyten umgeben. Die erst nach Antigenkontakt entstandenen Sekundärfollikel der Lymphknoten sind genauso wie die Milzknötchen vorzugsweise die Ausbreitungsgebiete der aus dem Knochenmark stammenden B-Lymphocyten (B-Zellregion, auch knochenmarkabhängige oder bursaabhängige Region genannt). Eine nicht scharf abgrenzbare Übergangsregion zwischen Mark und Rinde wird als para-

116 Lymphatische Organe

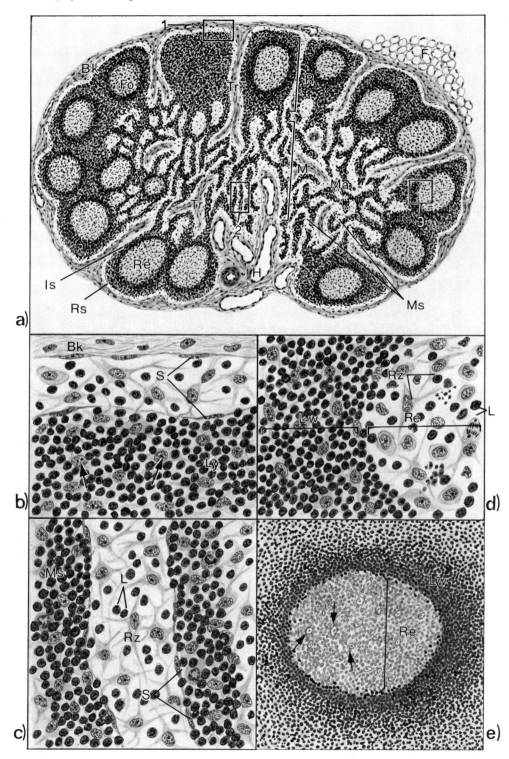

Abb. 9.2

corticale Zone bezeichnet, in der sich vorwiegend aus dem Thymus eingeströmte T-Lymphocyten angesiedelt haben (T-Zellregion, thymusabhängige Region). Die B-Lymphocyten differenzieren sich zu Plasmazellen, die humorale Antikörper (Immunglobuline) hervorbringen und sie in die Lymphflüssigkeit und in das Blut abgeben. Die T-Lymphocyten liefern dagegen zellständige Antikörper. Für die B-Region sind Reticulumzellen mit längeren durch Desmosomen verknüpften Fortsätzen typisch (dendritische Reticulumzellen). Die T-Regionen besitzen dagegen Reticulumzellen mit kürzeren Ausläufern, die sich fingerförmig miteinander verschränken. Zahlreiche, in die Blut- oder Lymphbahn ausgeschleuste B-Lymphocyten sind „Gedächtniszellen" („memory cells"), die einen ersten Antigenkontakt in "Erinnerung" behalten und bei erneuter Berührung mit dem gleichen Antigen über teilungsfähige Blasten sich zu Plasmazellen differenzieren. Die Reaktionszentren der Sekundärfollikel zeigen außer Reticulumzellen und Lymphocyten teilungsfähige Germinoblasten (junge Lymphocyten), Germinocyten und Makrophagen. Die Makrophagen leiten sich von Reticulumzellen und Monocyten ab. Die Germinocyten können sich über Zwischenstufen in Plasmazellen und in kleine Lymphocyten umwandeln. Das Zellbild eines Reaktionszentrums ist sehr mannigfaltig, da beim Abwehrkampf des Lymphknotens dauernd Zellen neu entstehen und auch zugrundegehen.

Unter den Reticulumzellen unterscheidet man elektronenmikroskopisch phagocytierende, zahlreiche Phagolysosomen enthaltende Reticulumzellen mit kurzen oder langen Fortsätzen und nicht-phagocytierende, mit wenigen Lysosomen ausgezeichnete Reticulumzellen, die Antigene an die Zellmembran binden können.

◀ **Abb. 9.2.** Lymphknoten. **a** Schnitt durch einen Lymphknoten (Übersichtsbild). *Bk* = bindegewebige Kapsel (Kollagen), von der Trabekel (*Tr*) in das Parenchym des Lymphknotens ziehen und sich verzweigen. Gliederung in Rinde (*R*, aus Primär- und Sekundärfollikeln) und Mark (*M*). *H* = Hilus mit abführenden Lymphgefäßen, *Ma* = Markstränge, *Rs* = Randsinus, *Is* = Intermediärsinus, *Ms* = Marksinus, *F* = Fettzellen, *Fo* = Follikel, *Re* = Reaktionszentrum. **b** Randsinus. Vergrößerung (etwa 350fach) des Ausschnitts 1 aus **a**. *Bk* = bindegewebige Kapsel, *S* = Sinusendothel, *Ly* = Lymphocyten eines Lymphfollikels. Die Pfeile weisen auf Kerne von Reticulumzellen hin. **c** Marksinus, durch zwei Markstränge begrenzt. Vergrößerung (etwa 350fach) des Ausschnittes 2 aus **a**. *Ms* = Markstrang, *Rz* = Reticulumzellen, *S* = Sinusendothel, *L* = Lymphocyten. **d** Ausschnitt aus einem Sekundärfollikel, Vergrößerung (etwa 350fach) des Ausschnittes 3 aus **a**. *Lw* = Lymphocytenwall, *Re* = Reaktionszentrum, *Rz* = Reticulumzellen, *L* = Lymphocyten. **e** Sekundärfollikel mit Lymphocytenwall (*Lw*) und sog. „Sternhimmel"-Zellen. Pfeil im Reaktionszentrum (*Re*)

Die im Lymphknoten vorhandenen Granulocyten entstammen in der Regel der Blutbahn. Große, sog. reticuläre und kleinere, sog. lymphatische Plasmazellen sollen unterschiedliche Immunglobuline produzieren können. In allen Regionen des Lymphknotens lassen sich in unterschiedlicher Verteilung argyrophile Gitterfasern (Reticulinfasern) darstellen.

Sinussystem des Lymphknotens: An der konvexen Oberfläche erreichen Lymphgefäße als sog. Vasa afferentia den Lymphknoten. Sie sind mit Endothelklappen versehen, die einen Rückfluß der Lymphflüssigkeit verhindern. Die Lymphflüssigkeit fließt dann in einen von der Kapsel einerseits und durch Primär- und Sekundärfollikel andererseits begrenzten Randsinus (Marginalsinus), der kontinuierlich in einen zwischen Follikel und Trabekel gelegenen Zwischensinus (Intermediärsinus) übergeht. Von hier aus wird die Lymphe in das System der Marksinus geleitet, die entweder durch Markstränge oder durch Markstränge und Trabekel ihre Begrenzung finden. Die im Hilusgebiet im Confluens sinuum gesammelte Lymphflüssigkeit verläßt den Lymphknoten durch ein ebenfalls mit Endothelklappen ausgerüstetes Vas efferens. Obwohl die Sinuswand für Lymphe und Zellen leicht passierbar ist, muß die Lymphflüssigkeit vorwiegend den vorgeebneten Weg durch das Sinussystem des Lymphknotens als Filterstation nehmen.

Die Sinuswand besteht aus einem lockeren Verband von Endothelzellen (Uferzellen), die sich aus Reticulumzellen entwickelt haben, und aus einem System von Reticulinfasern (argyrophile Gitterfasern). Auch in der Lichtung der Sinus spannen sich verästelte Reticulumzellen aus; ebenfalls sind Lymphocyten, Monocyten und von Reticulumzellen abgeleitete Makrophagen vorhanden.

Abgesehen von der Passierbarkeit der Sinuswandung für Lymphe und Zellen kommen schon im Sinus die Endothel- und Reticulumzellen mit den durch die Lymphflüssigkeit mitgebrachten möglicherweise schädlichen Stoffen in Berührung, können diese phagocytieren, enzymatisch abbauen oder speichern. So lassen sich in Reticulumzellen und Makrophagen z. B. phagocytierte Staubteilchen und Mikroorganismen nachweisen. Auch über die Lymphbahn verschleppte Krebszellen werden im Lymphknoten festgehalten und bilden dort Tochtergeschwülste (Metastasen). Entzündliche Vorgänge bewirken eine Schwellung und Dehnung der Kapsel mit auftretenden Schmerzen, die durch in der Kapsel befindliche Schmerzreceptoren registriert werden.

9.3 Thymus (Bries) [H. 5.4.]

Der Thymus wird als ein lymphoepitheliales Organ bezeichnet, weil sich sein aus Reticulumzellen bestehendes Grundgewebe nicht aus Mesenchym-, sondern aus Epithelzellen des entodermalen Keimblattes entwickelt hat und zahlreiche Lymphocyten im Epithelverband vorhanden sind.

Im histologischen Schnitt zeigt sich eine scheinbare, durch kollagenes Bindegewebe hervorgerufene Läppchengliederung des Thymusparenchyms, die durch die Anschnitte des baumartig gebauten Organes vorgetäuscht wird. Die Läppchen sind vielmehr nur Anschnitte der Verzweigung des Thymusbaumes.

Die im lichtmikroskopischen Präparat erkennbaren Läppchen (Abb. 9.3) lassen sich in eine lymphocytenreiche und daher dunkel anfärbbare Rinde und in ein lymphocytenärmeres und deswegen hell tingierbares Mark gliedern. An der Oberfläche der Rinde dehnt sich eine kollagene Kapsel aus, die von der Rindensubstanz des Parenchyms durch eine schwer erkennbare Epithelzellschicht abgegrenzt wird. Das Grundgerüst von Rinde und Mark wird durch ein lockeres Gerüst aus Reticulumzellen (entodermalen Epithelzellen) verkörpert, die einen hell anfärbbaren, großen, rundlichen Kern besitzen. Die Fortsätze der großen Reticulumzellen im lymphocytenarmen Mark sind relativ gut im histologischen Präparat zu erkennen. In der Rinde werden die Reticulumzellen mit ihren Fortsätzen von den zahlreichen Lymphocyten wie in allen lymphatischen Organen überlagert. Die in der Rinde schon bei schwacher Vergrößerung sichtbaren zahlreichen kleinen, hellen Bezirke werden durch große, phagocytierende Reticulumzellen und Capillaren verursacht.

Die aus dem Knochenmark eingeströmten Thymuslymphocyten (Thymocyten) unterscheiden sich nicht von den Lymphocyten im Blut und sind sehr teilungsfähig.

Charakteristisch für die Markzone sind die unterschiedlich großen, gut anfärbbaren, lamellenartig gebauten Hassal-Körperchen, die sich aus abgeflachten, schalenförmig zusammengelagerten Reticulumzellen zusammensetzen. Das Zentrum der größeren Hassal-Körperchen zeigt degenerative Vorgänge in den Reticulumzellen mit Kernpyknose und Karyorrhexis.

Die Reticulumzellen gehen unter Umwandlung in eine stark acidophile, hyaline Masse zugrunde. Der Degenerationsprozeß schreitet vom Zentrum eines Hassal-Körperchens bis in die peripheren Zellagen fort. Bei älteren Hassal-Körperchen kommt es zur Einlagerung von Kalksalzen, was zu einer Basophilie des Körperchens führt. Gelegentlich können Cysten auftreten, in die Lymphocyten und Granulocyten einwandern. Ein Hassal-Körperchen besteht somit aus zugrundegehenden Reticulumzellen; ihre Zahl nimmt im Laufe des Lebens erheblich ab.

Funktionelle Bedeutung des Thymus: Der Thymus kann als Produktionsstätte von Lymphocyten angesehen werden, da sich die aus dem Knochenmark in das Organ eingewanderten Lymphocyten hier vermehren. Die vom Knochenmark abstammenden Lymphocyten sind zunächst immuninkompetent und erhalten im Thymus eine spezifische, immunologische Prägung (immunologische Information). Sie gelangen auf dem Blutweg in Lymphknoten und Milz und siedeln sich dort in den sog. thymusabhängigen Regionen (paracorticale Zone im Lymphknoten, periarterielle Lymphscheiden in der Milz) an.

Die T-Lymphocyten bringen zellgebundene Immunglobuline hervor. Bei der Prägung der immuninkompetenten Lymphocyten (Thymocyten) sollen die mit ihnen in Kontakt stehenden, interdigitierenden Reticulumzellen eine Rolle spielen. Der aus ihnen wahrscheinlich durch Sekretion entstandene Thymusfaktor stimuliert auch als Hormon die T-Zellregion in

Abb. 9.3. Thymus und Tonsilla palatina. **a** Schnitt ▶ durch den Thymus eines 3jährigen Kindes; „Läppchen"-Gliederung (Übersichtsvergrößerung). Bk = bindegewebige Kapsel, Bs = bindegewebiges Septum (Kollagen) mit Blutgefäßen (g). Deutliche Gliederung in Rinde (R) und Mark (M) mit Hassalschen Körperchen (Pfeile). **b** Vergrößerung (etwa 300fach) des Ausschnitts 1 aus **a**, Rinde. Rz = epitheliale Reticulumzelle, L = Lymphocyten. **c** Vergrößerung (etwa 350fach) des Ausschnitts 2 aus **a**, Mark. Hk = Hassalsche Körperchen, g = Gefäß mit Erythrocyten, Rz = Reticulumzellen mit dazwischen gelagerten Lymphocyten. **d** Thymus des Erwachsenen im Alter von etwa 40 Jahren, Thymusinvolution). F = Fettgewebe, R = Rinde, M = Mark mit Hassalschen Körperchen. **e** Senkrechter Schnitt durch die Tonsilla platina (Übersichtsvergrößerung), Mp = Mehrschichtiges Plattenepithel, Kry = Krypte (Fossulae), $Kry*$ = Krypte quergeschnitten, Lg = lympho-retikuläres Bindegewebe mit Lymphfollikeln (Fo), D = Detritus (Mandelpfropf), Dr = gemischte Drüsen, Q = quergestreifte Muskulatur. **f** Vergrößerung (etwa 220fach) des Ausschnitts 1 aus **e**. Lymphocyteninvasion durch das mehrschichtige Schleimhautepithel, Lg = lympho-retikuläres Bindegewebe, Mp = mehrschichtiges Plattenepitel der Mundschleimhaut

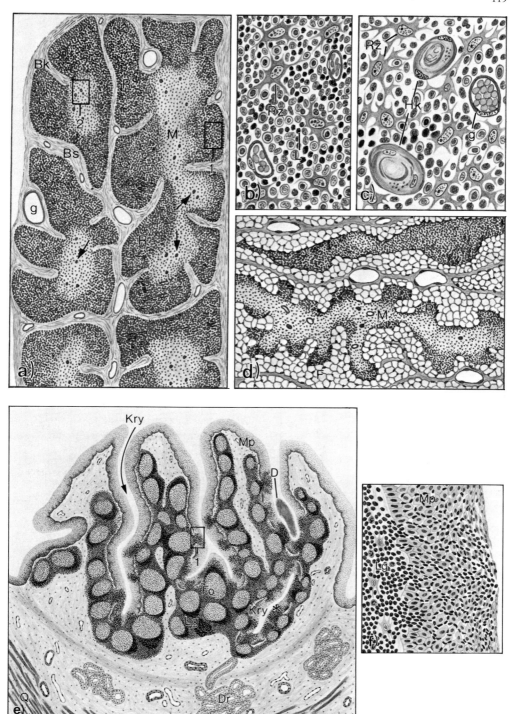

Abb. 9.3

Milz und Lymphknoten im Sinne einer Aktivierung zur Teilung und Prägung der dortigen Lymphocyten.

Thymusinvolution (Thymus des Erwachsenen): Im Laufe des Lebens kommt es zum Abbau von Thymusgewebe (Involution), der zur Zeit der Pubertät seinen Höhepunkt erreicht hat (Pubertätsinvolution). Das fortschreitend reduzierte Thymusgewebe wird durch Fettgewebe, das sich aus dem interlobulären Bindegewebe entwickelt, ersetzt (retrosternaler Fettkörper). Der baumartige Bau des Thymus ist jetzt gut zu erkennen. Es kommen nur noch wenige Hassal-Körperchen vor, die starke Verkalkungserscheinungen aufweisen. Eine Unterscheidung von Rinde und Mark bleibt möglich. Eine weitere Rückbildung des Thymus zeigt sich in einer Größenzunahme der Reticulumzellen, die sich unter Verminderung der Lymphocyten zu einem epithelartigen, leistenförmigen Verband zusammenfügen, in dem man keine Unterteilung in Rinde und Mark mehr durchführen kann.

Das Resultat der physiologischen Involution ist der immer noch Thymusgewebe enthaltende Thymusfettkörper. Unter einer akzidentellen Thymusinvolution hat man eine vorübergehende oder dauernde Rückbildung, z. B. bei Schwangerschaft, Infektion, Ernährungsstörungen oder Strahleneinwirkungen, zu verstehen.

9.4 Tonsilla palatina (Gaumenmandel) [H. 5.3.]

Die Tonsilla palatina besteht aus dem Mundhöhlenepithel, aus den sich in die Lamina propria einsenkenden, verzweigten, *tiefen Krypten* (Fossulae tonsillares) und aus einem die Krypten begrenzenden *lympho-reticulären Bindegewebe,* das zahlreiche Sekundärfollikel mit Reaktionszentren besitzt. An ihrer Unterfläche wird die Tonsille von einer bindegewebigen Kapsel begrenzt, die auch kollagene Fasern zwischen die Krypten sendet.

Gelegentlich sind im histologischen Präparat quergestreifte Muskelzellen des M. constrictor pharyngis sup. angeschnitten.

Die Krypten werden von einem mehrschichtigen, nichtverhornten Plattenepithel ausgekleidet, in das regelmäßig Lymphocyten aus dem reticulär-lymphatischen Bindegewebe und Granulocyten aus der Blutbahn einwandern, sich durch die Intercellularspalten unter starker Formveränderung hindurchzwängen und schließlich bis in die Krypten gelangen. Bei der Durchwanderung des Epithels kommt es zu einer starken Auflockerung des Epithels und zur Abstoßung von Epithelzellen in die Lichtung der Krypten. Die Leukocyten können in so großer Zahl im Epithelgewebe vorhanden sein, daß es vielfach verdeckt wird und seinen Epithelcharakter verliert. Die im Innern der Krypten gebildeten *Mandelpfröpfe* (Detritus) bestehen aus abgestoßenen Epithelzellen, Lympho- und Granulocyten, verhalten sich acidophil und nach Einlagerung von Kalksalzen basophil. Nach Durchwanderung des Epithels und Eindringen in die Kryptenlichtung können die Leukocyten mit Krankheitserregern in der Mundhöhle in direkten Kontakt treten und hier mit Abwehrvorgängen beginnen. Das lymphatische Gewebe der Tonsilla palatina wird (s. S. 52) auch als Bursaäquivalent angesehen.

Die Sekundärfollikel zeigen die gewohnte Bauweise mit einem Reaktionszentrum und einem peripheren, dichten Lymphocytenwall, der dem Zentrum kappenartig aufsitzt. Außerhalb der Kapsel kommen vereinzelt Ansammlungen von Drüsen, vorwiegend mucöser Natur vor.

Tonsilla lingualis. Das Epithel des Zungengrundes senkt sich in die bindegewebige Lamina propria ein und begrenzt somit wie in der Gaumenmandel die allerdings etwas kürzeren Krypten. Diese aus nicht-verhorntem mehrschichtigen Plattenepithel bestehenden Kryptenwände werden ebenfalls von einem reticulär-lymphatischen Bindegewebe mit Follikeln begrenzt. Ein Durchtritt von Leukocyten durch das Epithel ist allerdings in nicht so starkem Maß wie in der Tonsilla palatina zu beobachten. Eine Krypte mit dem dazugehörigen lympho-reticulären Bindegewebe wird als Zungenbalg bezeichnet. Die Gesamtheit der Zungenbälge trägt den Namen Tonsilla lingualis. Das lymphatische Gewebe ist nicht so kräftig wie in der Gaumenmandel ausgebildet.

Das lymphatische Bindegewebe aller Tonsillen zeigt eine enge morphologische und funktionelle Beziehung zum entsprechenden Epithel. Aus diesem Grunde werden die Tonsillen aus histogenetischer Sicht nicht ganz richtig lympho-epitheliale Organe genannt. Unter der Bezeichnung lympho-epithelialer Rachenring werden alle Tonsillen mit dem Zungengrund als Abwehrorgane zusammengefaßt.

10 Kreislaufsystem

10.1 Herz (Cor) [H. 6.]
Die Herzwand zeigt einen dreischichtigen Aufbau:

1. Innenschicht oder *Endokard,*
2. eine starke mittlere Muskelschicht oder *Myokard,*
3. eine schmale Außenschicht oder *Epikard,* das man als viscerales Blatt des *Perikards* ansehen kann.

Die Hohlräume des Herzens werden von einer glatten Herzinnenhaut, dem *Endokard,* ausgekleidet. Es setzt sich von innen nach außen:
a) aus einem einschichtigen Endothel (polygonale Endothelzellen),
b) aus einem daruntergelegenen, gefäßarmen, kollagenen Bindegewebe und
c) aus einer dünnen Lage elastischer Fasernetze mit glatten Muskelzellen zusammen.

Als Endokardduplikaturen sind die gefäßfreien Herzklappen (Segel- und Taschenklappen) zu betrachten. Auch die sehnigen Chordae tendineae (Verankerungen der Segelklappen) werden vom Endokard überzogen. Die Segelklappen (sehniges Bindegewebe) entspringen im Bindegewebe der Vorhofkammergrenze (Herzskelet) und weisen in ihren basalen Anteilen typische Herzmuskelzellen auf.

An das Endokard schließen sich ein derbes subendokardiales Bindegewebe und die sarkoplasmareichen Muskelzellen des erregungsleitenden Systems an.

Das Myokard setzt sich aus den typischen quergestreiften Herzmuskelzellen mit mittelständigen Zellkernen zusammen und ist in der Wand der Vorhöfe dünn, in den Kammern, besonders in der linken Ventrikelwand, von erheblicher Stärke. Zwischen Vorhof und Kammern breitet sich das feste kollagene Herzskelet aus.

Die durch Glanzstreifen (Disci intercalares, Zellkontakte) zu einem netzartigen Verband zusammengefügten verzweigten Muskelzellen zeigen im fibrillenfreien Plasma an den Kernpolen Einlagerung von Glykogen, Lipiden und Lipofuscingranula.

Die ein Schraubensystem darstellende Herzmuskulatur verläuft vom Herzskelet aus in Form äußerer Schrägzüge, die an der Herzspitze einen Wirbel bilden, in mittlere Ringzüge übergehen und sich in innere Längszüge fortsetzen. Zu den inneren Längsfasern zählen auch die Mm. papillares und trabeculae carneae. Das Septum atrio-ventriculare und die Pars membranacea des Septum interventriculare werden durch sehnenartiges Gewebe aufgebaut, dessen Grundeinheit festes kollagenes Bindegewebe darstellt.

Im Myokard breitet sich zwischen dem Muskelgewebe ein lockeres, kollagen-elastisches Bindegewebe aus, das Fibro-, Histio- und Lipocyten enthält und als interstitielle Verschiebeschicht anzusehen ist. Elastische Fasernetze lassen sich häufig in der Vorhofwandung und in dem Herzmuskelgewebe der Venenmündungen nachweisen. Die Wand der Venenmündung und das Endokard sind durch elastische Sehnen mit Herzmuskelzellen verbunden.

Das Myokard, besonders der Ventrikel, besitzt ein dichtes Netz von Capillaren, die sich sinusartig erweitern können und sich den Muskelzellen eng anschmiegen. Hierbei wird jede Muskelzelle von etwa vier Capillaren umgeben. Das Endokard zeigt keine Blutgefäße und bekommt Nähr- und Sauerstoff vom Blut des Kammer- bzw. des Vorhofraumes; im subendokardialen Muskelgewebe ist die Capillarisierung gering. Lymphgefäße sind in allen Herzschichten nachweisbar. Anastomosen zwischen linker und rechter Herzkranzarterie sind im Größenbereich von Capillaren vorhanden. Die Herzkranzarterien sind jedoch funktionell Endarterien.

Erregungsbildungs- und Erregungsleitungssystem:
Die zum Erregungsbildungs- und Erregungsleitungssystem gehörenden Muskelzellen sind durch Sarkoplasma- und Glykogenreichtum und Fibrillenarmut ausgezeichnet. Sie enthalten außerdem die für die anaerobe Glykolyse erforderlichen Enzyme, z. B. Lactatdehydrogenase. In den genannten Muskelfasern sind nicht so viel Cytochromoxydase und Succinatdehydrogenase nachweisbar wie in den Arbeitsmuskelzellen.

Das aus unterschiedlich großen, meist sehr dickkalibrigen, geflechtartig angeordneten Muskelzellen bestehende spezifische Muskelgewebe findet sich 1. im Sinusknoten (Keith-Flack-Knoten) als Herzschrittmacher in einem etwa 25 mm langen und etwa 1—2 mm breiten Gebiet zwischen der Mündung der Vena cava superior und dem rechten Herzohr, 2. im Atrio-Ventricularknoten (Aschoff-Tawara, AV.-Knoten) an der Vorhofkammergrenze, im Septum interatriale (etwa 7 mm lang und 3 mm breit) und 3. im Atrio-Ventricularbündel (His-Bündel, Crus commune, 10 mm lang, 2 mm dick), das auf dem Septum interventriculare „reitet", sich in einen linken und rechten Schenkel (Crus sinistrum und dextrum) aufzweigt und an der Kammerspitze in das Purkinje-Endnetz übergeht. Vom Endnetz der Herzspitze aus wird die Erregung an die Arbeitsmuskulatur abgegeben.

Der aus dünnen spezifischen Herzmuskelzellen bestehende Sinusknoten wird von vegetativen Nervengeflechten umgeben und enthält vegetative, multipolare Nervenzellen. Der Atrio-Ventricularknoten ist gefäßreich und von zahlreichen, marklosen Nervenfasern durchzogen. Sinus- und Aschoff-Tawara-Knoten setzen sich aus Geflechten sarkoplasmareicher Muskelzellen, Crus commune dextrum und sinistrum aus parallel gestellten Faserzügen zusammen.

Epikard (viscerales Blatt des Herzbeutels): Das Myokard wird an seiner Außenfläche von einer glatten Haut, dem Epikard, als visceralem Blatt des Herzbeutels überzogen. Es besteht aus einem einschichtigen Platten- bis isoprismatischen Epithel mit einem darunter gelagerten kollagen-elastischen Bindegewebe, das mit demjenigen des Myokards zusammenhängt. Das epikardiale Bindegewebe enthält zahlreiche Blutgefäße und Nerven sowie Fettgewebe, besonders entlang der großen Gefäßstämme.

Das *Perikard* (parietales Blatt des Herzbeutels) besitzt ebenfalls ein einschichtiges Plattenepithel, das dem serösen Spalt zwischen Epi- und Perikard benachbart ist, und ein allerdings sehr straffes, aus sich überkreuzenden Kollagenfasern zusammengesetztes subepitheliales Bindegewebe. Im Bindegewebe von Epi- und Perikard konnten Receptoren (Schmerzreceptoren) nachgewiesen werden.

10.2 Blutgefäße

Man unterscheidet am Kreislauf in Richtung des Blutstromes vom Herzen zur Peripherie die *Arterien, Arteriolen, Capillaren, postcapillaren Venen* (Venolen) und *Venen*, die das Blut dem Herzen wieder zuführen. Als besondere Regulationseinrichtungen des Kreislaufes sind direkte Verbindungen zwischen Arterien und Venen, die *arterio-venösen Anastomosen*, zu nennen. Arterien, Arteriolen und Venen dienen der Verteilung des Blutes im Organismus, während die Capillaren außerdem die Aufgabe eines Stoff- und Gasaustausches in den einzelnen Geweben übernehmen. Das System der Capillaren verkörpert damit die terminale Strombahn, der auch die infolge der Durchlässigkeit ihrer Wandung für bestimmte Stoffe dem Capillarkreislauf nachgeschalteten Venolen angehören. Da die Capillaren am einfachsten gebaut sind, seien sie zuerst besprochen.

10.2.1 *Capillaren* [H. 6.2.4.]
(Abb. 10.1 u. 10.2)

Eine zentrale, funktionelle Bedeutung kommt dem am Ende der arteriellen Strombahn gelegenen Netz von sehr dünnen Kanälchen, den Capillaren zu, die einen Durchmesser von 6—20 µm und eine Länge von etwa 1 mm aufweisen. Abgesehen von den capillarfreien Gebieten, wie z. B. die Cornea oder das Knorpelgewebe, ist in der Regel keine Zelle weiter als 20 µm vom Capillarsystem entfernt.

Nährstoffe und Sauerstoff passieren die dünne Capillarwand entsprechend den Gesetzen an semipermeablen Membranen und werden den benachbarten Zellen zugeführt, während umgekehrt die Capillaren Stoffwechselprodukte und CO_2 aus den Zellen aufnehmen.

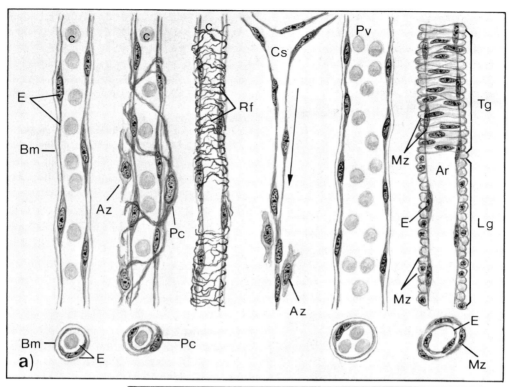

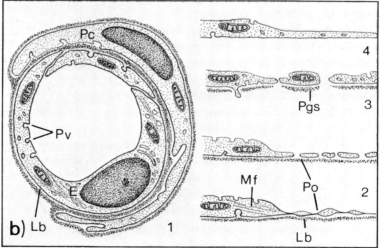

Abb. 10.1. a Längs- und Querschnittbilder (*LM*) von Capillaren (*c*), postcapillaren Venen (*Pv*, Venolen, beachte das weitere Lumen) und Arteriolen (*Ar*). *Cs* = Capillarsprosse, *E* = Endothelzellen, *Bm* = Basalmembran, *Pc* = Pericyt, *Az* = Adventitiazellen, *Rf* = Reticulinfasern (Silberimprägnation). Der Pfeil zeigt auf die Capillarneubildung (Sprossung in das anliegende Gewebe) hin. *Tg* = Tangentialschnitt der Arteriolenwandung mit glatten Muskelzellen (*Mz*); beachte die Kreuzstellung der Kerne. *Lg* = Längsschnitt. **b** Bau der Capillarwand (*ELM*), *1* = Querschnitt durch eine Capillare mit nichtgefenstertem Endothel, mit einem Pericyten (*Pc*), Endothelzelle (*E*), Pinocytosevesikel (*Pv*), Lamina basalis (*Lb*), *2* = Gefensterte Capillaren mit und ohne Diaphragma in den Poren (*Po*). *Lb* = Lamina basalis, *3* = Siebplattenförmig durchbrochene Endothelwand, z. B. Sinusendothelien der Leber; *Pgs* = Proteoglykanschicht, *4* = Endothel einer Lymphcapillare (eine Lamina basalis ist gar nicht oder nur unvollständig ausgebildet). *Mf* = Mikrofibrillen

Die Capillarwand besteht:
1. aus einem sehr flachen Plattenepithel, das man als *Endothel* oder Angioepithel bezeichnet und
2. aus einer das ganze Endothelrohr umgebenden Basallamina.

Der Lamina basalis liegt ein Gerüst von argyrophilen Gitterfasern (Reticulinfasern) von außen an. *Basallamina* und *Gitterfasern* werden unter der Bezeichnung *Basalmembran* (früher Grundhäutchen genannt) zusammengefaßt.

Die Endothelzellen erweisen sich bei tangentialer Schnittführung als langgestreckte rhombische Zellen.

Die ovoiden Kerne der Endothelzellen wölben das Plasma lumenwärts vor und stehen parallel zur Längsachse des Capillarrohres, so daß sie im lichtmikroskopischen Präparat an Längsschnitten länglich und in Querschnitten etwa halbmondförmig erscheinen (Siegelringform des Capillarquerschnittes) (Abb. 10.1).

Das elektronenmikroskopische Bild (Abb. 10.1) zeigt an den Kontaktstellen von benachbarten Endothelzellen vielfach eine Überlappung des Cytoplasmas mit einem Abstand von etwa 3 nm (30 Å) („gap junction") und deutliche Einsenkungen (caveolae) des die Lichtung begrenzenden Plasmalemms. Die daraus hervorgehenden Pinocytosevesikel werden an der Außenseite des Endothels ausgeschleust (Cytopempsis).

Folgende bauliche Einzelheiten lassen sich im elektronenmikroskopischen Schnitt erkennen, die eine Unterscheidung der Capillaren nach ihrem unterschiedlichen Wandaufbau zuläßt:
1. Capillaren mit einem geschlossenen Endothelverband, wie sie z. B. in der quergestreiften Muskulatur und im Nervensystem vorkommen (Abb. 10.1).

An den Kontaktstellen der Endothelzellen können Zonulae occludentes auftreten (z. B. Zentralnervensystem). Die etwa 40–60 nm (400–600 Å) dicke Lamina basalis bedeckt ununterbrochen die Endothelzellen der Blutcapillaren und kann auch die Pericyten mit einrahmen (Abb. 10.1). Im Zellplasma der genannten Endothelzellen läßt sich histochemisch saure Phosphatase nachweisen.

2. Capillaren, deren Endothelzellen intracellulär rundliche Poren (Porenendothel) mit einem Durchmesser von 60–100 nm (600–1000 Å) aufweisen, die auch eine Porenmembran (Diaphragma) von der Dicke des Plasmalemms besitzen können (Abb. 10.1).

Derartig gefensterte, außerordentlich dünne Endothelzellen enthalten alkalische Phosphatase und kommen z. B. an Capillaren der Glomerula der Nieren, an den Capillaren der Dünndarmzotten und in den Haargefäßen in fast allen endokrinen Drüsen vor, demnach vorwiegend in Organen mit großem Stoffaustausch. Es kommen außerdem Capillarendothelien mit membranfreien Poren vor (Abb. 10.1).

3. Sehr stark erweiterte Capillaren, die auch weite Intercellularräume freilassen, treten als Sinus oder Sinusoide (Abb. 9.1) in Leber, Milz, Lymphknoten und Knochenmark auf und besitzen eine mangelhaft ausgebildete oder gar keine Lamina basalis.

Die meisten Capillaren werden von sehr stark verzweigten Zellen, den *Pericyten* oder Rouget-Zellen umfaßt (Abb. 10.1.) Die mit zahlreichen Fortsätzen versehenen Pericyten liegen entweder zwischen Lamina basalis und Endothelzellen oder werden allseitig von der Basallamina eingescheidet. Aufgrund ihres Gehaltes an Filamenten wird ihnen vielfach die Fähigkeit der Kontraktilität zugeschrieben. Auch soll ihnen eine funktionelle Bedeutung beim Stoffaustausch zukommen. Von den nur mit Spezialmethoden nachweisbaren Pericyten kann man im Kurspräparat lediglich den Kern sehen. Die Pericyten sind nicht an der Wandung von Sinusoiden vorhanden und fehlen auch an den Capillaren in der Skeletmuskulatur.

In verschiedenen Regionen tauchen in Begleitung der Capillaren verästelte Mesenchymzellen auf, welche die Fähigkeit der Phagocytose besitzen und sich bei Entzündungen amöboid fortbewegen können. Sie heißen Adventitiazellen und stellen Histiocyten oder Makrophagen dar.

Als morphologisches Substrat für den Stoffdurchtritt durch das Endothel sind die je nach Funktionszustand auftretenden zahlreichen Pinocytosevesikel (Cytopempsis) und die Intercellularspalten anzusehen. Mit Hilfe der Cytopempsis können Stoffe der Capillarwand in beiden Richtungen von außen nach innen und umgekehrt passieren. Schließlich muß die Möglichkeit der Diffusion und Filtration von Stoffen durch die Endothelwand berücksichtigt werden. Auch die Dicke der Lamina basalis [40–60 nm (400–600 Å)] soll beim Stoffdurchtritt von Bedeutung sein. Bei dem unter normalen und vor allem unter pathologischen Bedingungen stattfindenden Durchtritt von weißen Blutzellen durch die Capillarwand (Diapedese) zwängen sich die Leukocyten unter Ausbildung von Pseudopodien durch die Intercellularspalten hindurch, die sie erweitern.

Die Neubildung von Capillaren erfolgt durch Sprossung (Abb. 10.1), indem sich zunächst neue, durch Mitose entstandene Endothelzellen in Form eines dünnen Stranges mit anschließender Lumenbildung im Gewebe vorschieben. Auch Adventitiazellen sollen sich an der Neubildung von Capillaren beteiligen können. Benachbarte Capillarsprossen vermögen untereinander zu verschmelzen und somit wieder ein Capillarnetz zu entwickeln.

Die zahlenmäßige und räumliche Verteilung der Capillaren ist in den einzelnen Organen sehr unterschiedlich. Während das die Nervenzellkörper enthaltende Rindengrau des Gehirns eine Capillarstrecke von 1000 mm pro 1 mm³ Hirnsubstanz enthält, beträgt die Capillarstrecke in der weißen Substanz, die keine Nervenzellen, sondern nur Nervenfasern aufweist, nur 300 mm/mm³ Hirnsubstanz. Die Skelet- und Herzmuskulatur zeigt ebenfalls eine gute Capillarisierung. Die Capillaroberfläche der gesamten Muskulatur des Menschen beträgt nach Errechnung etwa 6300 m². Schlecht ausgebildete Capillarnetze findet man z. B. in Sehnen und Bändern. Capillarfreie Gebiete sind die stoffwechselträgen Gewebe von hyalinem Knorpel und Cornea des Auges. Die räumliche Anordnung der Capillaren wird von dem Bau des zu versorgenden Gewebes bestimmt. Längliche Capillarnetze treten zwischen den langen, parallel verlaufenden Skeletmuskelzellen, rundliche Netze im Drüsenparenchym auf.

10.2.2 *Arteriolen* (Abb. 10.1 u. 10.2)

Arteriolen ($\varnothing$ 15–60 µm) sind als kleinste Äste der arteriellen Gefäßbahn dem Capillarnetz vorgeschaltet, bestehen aus einem Endothel mit einer Lamina basalis und einer einzigen, das Endothelrohr circulär umgreifenden kontinuierlichen Lage glatter Muskelzellen.

Im histologischen Präparat sind sie im Längs- oder Tangentialschnitt leicht an der sog. „Kreuzstellung" der Kerne zu erkennen: Die in Längsachse orientierten Kerne der Endothelzellen stehen senkrecht zu den quer zum Gefäßverlauf gelagerten Muskelzellkernen (Abb. 10.1). Dabei kann es zu einer Überkreuzung der Kerne beider Zellarten kommen, die aber auch für Arterien typisch ist.

Die Endäste der Arteriolen weisen schon einen geringeren Durchmesser auf und werden nur noch von einzelnen glatten Muskelzellen umgeben. An den Aufzweigungsstellen der Arteriolen sind die Muskelzellen sphincterartig angeordnet, so daß diese Gefäßstrecke für die Öffnung, für den Verschluß oder für die Einengung des Capillargebietes von Bedeutung ist (präcapillare Sphincteren).

An der Oberfläche der Arteriolen und präcapillaren Sphincteren breiten sich die Endstrecken vegetativer Nervenfasern aus.

10.2.3 *Postcapillare Venen* (Venolen) (Abb. 10.1 u. 10.2)

Die postcapillaren Venen schließen sich an das Capillarnetz an, führen das Blut in größere Venen, sind durch ein weiteres Lumen ($\varnothing$ 20–30 µm) als das der Capillaren gekennzeichnet und bestehen aus Endothel mit Lamina basalis und einer dünnen, der Lamina basalis anliegenden Kollagenschicht (Abb. 10.1). Glatte Muskelzellen kommen nicht vor. Die Venolen werden wie die Capillaren zur terminalen Strombahn gerechnet, da ihr Endothel für bestimmte Substanzen durchlässig ist.

10.2.4 *Arterien* (Abb. 10.3)

Die das Blut vom Herzen wegführenden Arterien gliedern sich in:

1. *Arterien vom elastischen Typ* als die größten arteriellen Gefäße und
2. *in Arterien vom musculären Typ* [H. 6.2.1.] die kleiner sind und sich in der Peripherie des Organismus ausdehnen. Die Arterien vom musculären Typ (periphere, große und kleine Arterien) weisen in ihrer Wandung mehr glatte Muskelzellen als elastisches Material auf, während bei den Arterien vom elastischen Typ die elastischen Anteile die glatte Muskulatur überwiegen. Arterien zeichnen sich durch ihren hohen Gehalt an glatten Muskelzellen in ihrer Wand aus (Unterscheidung zur Vene). Grundsätzlich läßt sich bei beiden Arterientypen folgende Schichtung von innen nach außen erkennen:

1. Tunica interna oder Intima — Endothel
   — Lamina propria mit Membrana elastica interna

2. Tunica media oder Muscularis — glatte Muskelzellen, elastische Fasern und Membranen

3. Tunica externa oder Adventitia — kollagenes Bindegewebe, Vasa vasorum, vegetative Nerven

Arterien vom musculären Typ [H. 6.2.1.]:
Ihre Wandung ist am klarsten gegliedert. Die Endothelzellen sind mit ihrem Längsdurchmesser parallel zur Längsachse des Gefäßes gestellt und werden als einheitlicher Endothelverband von einer Lamina basalis unterlagert. Daran schließt sich nach außen eine dünne, aus wenigen Kollagenfasern und einigen Fibro- und Histiocyten bestehende Lamina propria an. Endothel und Lamina propria zusammen heißen Intima.

Die in der Intima nachgewiesenen Proteoglykane und Glykoproteine sind für den Stofftransport von der Gefäßlichtung in die gefäßlose Intima und in die angrenzenden Mediaareale von Bedeutung.

Auf die Intima folgt nach außen eine etwa 1—2 µm dicke, aus netzartig angeordneten elastischen Fasern zusammengesetzte, zum Teil gefensterte Membrana (Tunica) elastica interna. Sie fällt schon im gewöhnlichen Kurspräparat ohne Elasticafärbung als helle, wellig verlaufende Linie (Abb. 10.3) bei Gefäßverengung auf. Die gefensterte Membrana elastica interna liegt im Grenzbereich zwischen Intima und Media. Die Media wird durch dichtgelagerte, das Endothelrohr circulär oder in spiraligem Verlauf umgebende glatte Muskelzellen verkörpert (kompakte Muskulatur).

Die dicke Muskelspirale steigt an den Arterien der rechten Körperhälfte im Uhrzeigersinn, an den Arterien der linken Seite im entgegengesetzten Uhrzeigersinn.

In der Media sind zwischen den Muskelzellen bei Elasticafärbungen gefensterte elastische Membranen sichtbar, die als kurze Wellenlinien imponieren und durch elastische Fasern untereinander verbunden sein können (Abb. 10.3). Glatte Muskelzellen und elastisches Material verkörpern zusammen ein musculär-elastisches System, das die Arterienweite und damit die Durchblutung in den einzelnen Organen regulieren kann. Zwischen den von einer Lamina basalis begrenzten, spindelförmigen, glatten Muskelzellen zeigen sich nur wenige kollagene Anteile.

In der Media einer Arterie vom musculären Typ überwiegen die glatten Muskelzellen mengenmäßig gegenüber dem elastischen Material. Kreuzstellungen zwischen Kernen der Endo-

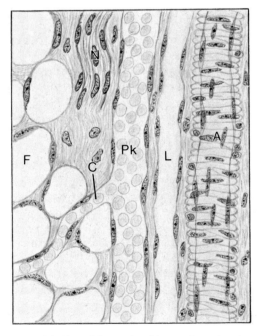

Abb. 10.2. Blutgefäße aus dem Mesenterium. *A* = Arteriole, *L* = Lymphgefäß, *Pk* = postcapilläre Vene, *C* = Capillare mit Erythrocyten, *F* = Fettzellen, *N* = Nerv

Abb. 10.3. a Querschnitte durch Blutgefäße. *A* = Arterie, *V* = Vene, *Vk* = Venenklappen (Anschnitte), *N* = Nerv, *F* = Fettzellen, *I* = Intima, *M* = Media, *Ad* = Adventitia, *Mei* = Membrana elastica interna, *Vr* = Vas vasorum. **b** Querschnitt durch die Wand einer Arterie vom muskulären Typ (LM). *E* = Endothel, *Em* = elastische Fasern und Membranen, *I* = Intima, *Mei* = Membrana elastica interna, *Tp* = Tunica propria, *Ad* = Adventitia, *M* = Media. **c** ELM = Schema des Ausschnitts in **b**. Beachte den Kontakt von glatten Muskelzellen (*Mz*) und elastischem Material (*Em.* Lamellen). **d** Querschnitt durch die Wand einer Arterie vom elastischen Typ (z.B. Aorta). *I* = Intima, *M* = Media, *Ad* = Adventitia, *Mei* = Membrana elastica interna, *Mee* = Membrana elastica externa, *F* = Fettzellen, *Vr* = Vas vasorum, *Nf* = Nervenfasern

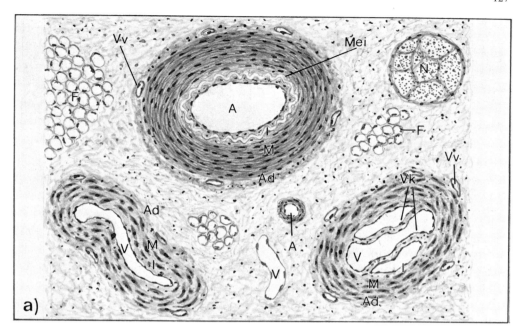

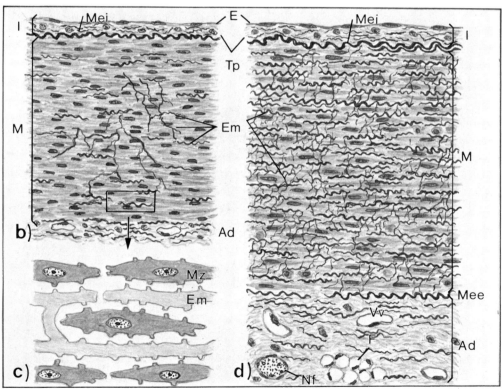

Abb. 10.3

thelzellen und den der Muskelzellen sind bei tangentialer Schnittführung ebenso wie bei Arteriolen erkennbar (Abb. 10.5).

In der Tunica externa oder Adventitia breitet sich ein Gerüst sich überkreuzender Kollagenfasern mit einem Netz elastischer Fasern und Fibrocyten, Histiocyten und Mastzellen aus. Stellenweise können eine im Grenzbereich von Media und Adventitia vorhandene Membrana elastica externa und einzelne längs verlaufende glatte Muskelzellen beobachtet werden. Die Adventitia baut mit ihrem kollagen-elastischen System die Arterien in ihre Umgebung ein. Sie enthält Arteriolen, Capillaren und Venolen, die man als Vasa vasorum bezeichnet, und übernimmt mit Hilfe der genannten Gefäße die Ernährung und Sauerstoffversorgung der gefäßlosen Media.

Arterien vom elastischen Typ [H. 6.2.2.]: Die Arterien vom elastischen Typ werden durch die großen Arterien (Aorta, Truncus pulmonalis mit Ästen, Truncus brachiocephalus, Arteria subclavia, A. carotis communis, externa und interna, A. vertebralis, A. iliaca communis, A. femoralis) verkörpert, zeigen die gleiche Wandschichtung (Intima, Media, Adventitia) wie der muskulärer Arterien, besitzen jedoch in ihrer locker gefügten Media vergleichsweise mehr elastisches Material als glatte Muskelzellen, als Voraussetzung für ihre Windkesselfunktion (s. Lehrbücher der Physiologie). In den relativ weiten Räumen zwischen den Muskelzellen spannt sich ein System von elastischen, gefensterten Membranen und elastischen wie kollagenen Fasern aus. Die elastischen Membranen sind parallel der Lage der Muskelzellen angeordnet und erscheinen im lichtmikroskopischen Präparat nach Elasticafärbung als Wellenlinien (braun-rot = Orceinfärbung; blau-violett = Resorcin-Fuchsin-Färbung).

Nach elektronenmiskroskopischen Befunden können sich die glatten Muskelzellen verzweigen, an den elastischen Membranen ansetzen und somit den Spannungszustand der Wandung regulieren. Membranae elasticae internae und externae können vorhanden sein.

Die Ernährung der Intima der Arterien vom muskulären und elastischen Typ erfolgt vom Blut des Gefäßes selbst aus, indem Sauerstoff und Nährstoffe das Endothel passieren und die der Intima benachbarten Muskelzellen erreichen. Der Hauptteil der Media und die Adventitia werden von der Vasa vasorum der Adventitia versorgt. Bei Arterien vom elastischen Typ gelangen Vasa vasorum mit vegetativen Nervenfasern teilweise in die äußeren Mediaschichten.

In der Adventitia und im Grenzbereich zwischen Media und Adventitia beider Arterientypen (musculärer oder elastischer Typ) dehnen sich vegetative marklose Geflechte aus, die Nervenfasern (Vasomotoren) für die Innervation der Gefäßmuskulatur enthalten.

10.2.5 *Venen* [H. 6.2.3] (Abb. 10.3)

Die postcapillaren, meist muskellosen Venolen bekommen mit zunehmender Größe ihrer Lichtung zunächst einzelne, circulär angeordnete glatte Muskelzellen und werden dann Venen genannt. Bei größeren Venen nimmt die Zahl der glatten Muskelzellen zu, so daß auch bei Venen eine Einteilung ihrer Wand in die Intima, in die dünne Media und in die stark entwickelte Adventitia durchgeführt werden kann. Die Media einer Vene unterscheidet sich von einer Arterie dadurch, daß die Zahl der Muskelzellen geringer ist und die Media durch zahlreiche kollagene und elastische Fasern sehr stark aufgelockert ist. Die Abgrenzungen zwischen Intima, Media und Adventitia sind jedoch nicht so deutlich wie bei einer Arterie.

Außer vornehmlich circulären glatten Muskelzellen kommen auch achsenparallel orientierte Myocyten vor, die je nach Körperregion zusätzlich in der Intima wie in der Adventitia stellenweise in großer Zahl auftauchen.

Elastische Fasernetze spannen sich in der Intima, Media und kollagenen Adventitia aus, die ebenfalls die Aufgabe des Einbaues der Vene in ihre Umgebung hat. Größere Venen können manchmal über eine Membrana elastica interna verfügen. Die Adventitia von Venen enthält ebenfalls zur Ernährung der Gefäßwand zahlreiche Vasa vasorum und vegetative Nervengeflechte.

Die Versorgung der proteoglykan- und glykoproteinreichen Intima erfolgt wie bei den Arterien mittels eines Stofftransportes von Nährstoffen und O_2 durch das Endothel.

Besonders die Venen der unteren Extremitäten zeigen als sog. Intimaduplikaturen Vorwölbungen in die Gefäßlichtung und bilden auf diese Weise aus zwei bis drei Taschenklappen bestehende Venenklappen, die stets in einer Ebene stehen und somit ein Ventil verkörpern.

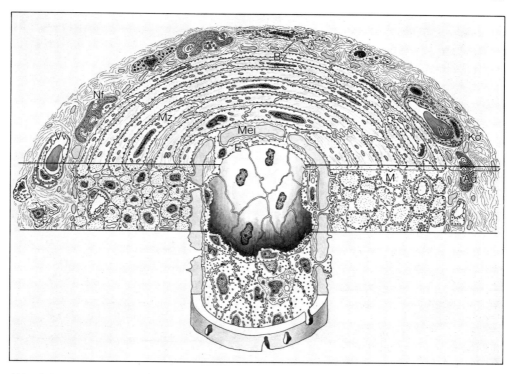

Abb. 10.4. ELM-Schema des Wandhaus einer Arterie (Originalbefund und Zeichnung: Staubesand, geringfügig abgeändert), *I* = Intima, *M* = Media, *Ad* = Adventitia, *E* = Endothelzellen, *Mei* = Membrana elastica interna, *Mz* = glatte Muskelzellen, *Bz* = Bindegewebszellen, *Vv* = Vas vasorum, *Nf* = vegetativer Nerv, *Ko* = kollagene Fasern

Bei der üblichen Stromrichtung des Blutes in den Venen zum Herzen hin sind die Venenklappen durch ihre enge Anlagerung an die Venenwand kein Hindernis für den Blutstrom, während sie sich bei umgekehrter Stromrichtung von der Endothelwand abheben, so einen Verschluß bilden und einen Rückstrom des Blutes verhindern.

Venenklappen sind bei großen Venen oft vorhanden, sind aber auch schon in postcapillaren Venen zu finden. Die Venen unterhalb des Herzens besitzen Klappen. Die großen Venen, wie die Vv. cavae, renalis und die pulsierende Vena portae sind klappenlos.

Als Drosselvenen (Abb. 15.6) bezeichnet man direkt hinter dem Capillarkreis gelegene, durch eine umschriebene, verdickte Media longitudinal oder circulär verlaufender Muskelzellen ausgezeichnete Venen, die in ihrer Gesamtheit als Sphincteren bezeichnet werden und den Abfluß des Blutes aus einem Organ regulieren können. Sie finden sich häufig in der Leber und in der Submucosa des Darmes. Muskelstarke Venen mit Längsmuskulatur direkt unter dem Endothel sind auch im Nebennierenmark zu erkennen.

10.2.6 *Arterio-venöse Anastomosen*
[H. 6.2.5.] (Abb. 10.5)

In verschiedenen Organen kommt es außer der gewohnten Konstruktion der Gefäßbahn, Arterie – Arteriole – Venole – Vene, auch zu direkten Verbindungen von Arterien und Venen, die als arterio-venöse Anastomosen bezeichnet werden. Durch diese Kurzschlußverbindung, die vor dem Capillargebiet liegt, kann die Durchströmung des entsprechenden Capillarnetzes reguliert werden (Abb. 10.6). Auch eine Umgehung eines Capillarnetzes ist so möglich. Arterien oder Arteriolen können sich direkt mit Venen verbinden *(direkte Anastomose)*, während bei einer sog. *indirekten arterio-venösen Anastomose* sich der arterielle Abschnitt vielfach aufknäuelt *(Glomusorgan)* und einen besonderen Wandaufbau aufweist. Die Muskelzellen der geknäuelten Arterie eines Glomusorgans (Hoyer-Grosser-Organe) werden durch dicke Schichten epitheloider Zellen ersetzt

130 Kreislaufsystem

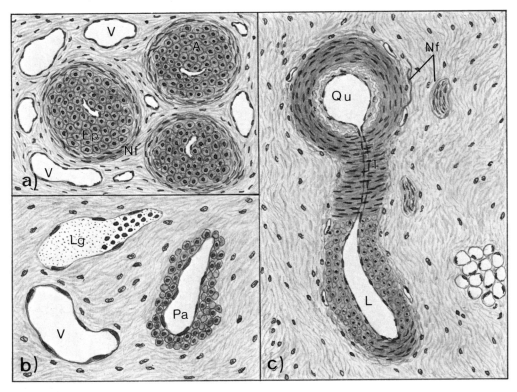
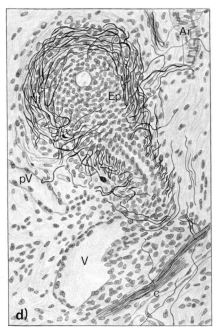
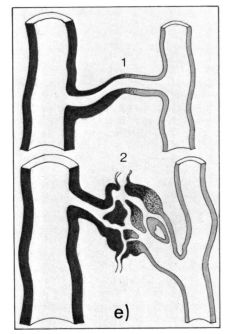

Abb. 10.5

(Abb. 10.5). Somit schließt sich an ein dünnes Endothel ein Mantel hell anfärbbarer polygonaler Epitheloidzellen mit wenigen Filamenten an, denen man eine sekretorische Leistung gefäßaktiver Substanzen zuschreibt.

Hierdurch oder durch ihre vermutete Fähigkeit einer Quellung (Verengung des Lumens) und Entquellung (Erweiterung der Lichtung) sollen sie den Blutstrom regulieren können. Die Öffnung der arterio-venösen Anastomose führt zu einem Minderdurchfluß des betreffenden Capillarnetzes, ihre Schließung sorgt für eine gute Capillardurchblutung.
Die bindegewebige Adventitia des arteriellen Abschnittes der Anastomose enthält einen dichten Mantel (Muff) von marklosen Nervenfasern, die an Zahl die vegetativen Nervenfasern an der anderen Gefäßbahn weit übertreffen. Zum Teil sind in diesem nervösen Muff receptorische Axonschwellungen (Endigungen) vorhanden (Abb. 10.5), obwohl die funktionelle Bedeutung des Nervengewebes an der arteriellen Wegstrecke der Anastomose nicht geklärt ist. In dem dichten Nervenmuff sind auch sympathische und parasympathische Nervenfasern der vegetativen Endstrecken enthalten. Auch an direkten arterio-venösen Anastomosen breiten sich kleine Receptorareale aus.
Arterio-venöse Anastomosen als Glomusorgane finden sich in großer Zahl in der Fingerbeere, im Nagelbett von Fuß und Hand, zum Teil in der Leber, während die direkten Anastomosen, z. B. in der Lamina propria und Submucosa des Magen-Darm-Kanals, in exo- und endokrinen Drüsen auftreten. Anastomosen und andere bauliche Besonderheiten in der Gefäßbahn anderer Organe wie Ovar, Clitoris, Vagina, Penis und Glomus caroticum werden in den betreffenden Kapiteln besprochen.
Arterio-arterielle Anastomosen sind Kurzschlüsse zwischen benachbarten Arteriengebieten und zeigen keine besondere Bauweise.

◀ **Abb. 10.5. a** Anschnitte einer Knäuelanastomose mit arteriellem (*A*) und venösem (*V*) Schenkel eines Glomusorgans. *Nf* = Nervenfasern, *Ep* = epitheloide Zellen. Beachte das enge Lumen des arteriellen Schenkels. **b** Darstellung von Polsterarterie (*Pa*) mit Längsmuskulatur, Vene (*V*) und Lymphgefäß (*Lg*) mit Lymphocyten. **c** Unterschiedliche Anschnitte einer Arterie. *Qu* = Querschnitt, *T* = Tangentialschnitt (beachte die Kreuzstellung der Kerne), *L* = Längsschnitt, *Nf* = Nervenfasern. **d** Nervenendgeflechte am epitheloidzelligen Schenkel (Ep) einer arterio-venösen Anastomose. *Nf* = Nervenfasern, *V* = Vene, *Ar* = Arteriole, *c* = Capillare, *pV* = postcapillare Vene (aus KNOCHE, 1962). **e** Arterio-venöse Anastomosen (aus LEONHARDT, nach STAUBESAND). *1* = Brückenanastomose (direkte Anastomose), *2* = Knäuelanastomose (indirekte Anastomose)

10.2.7 *Lymphgefäße* [H. 6.2.6.]
(Abb. 10.5, 10.6, 10.2)

Das Lymphgefäßsystem ist für die Reinigung und Drainage des interstitiellen Raumes bestimmt. Das Lymphgefäßsystem nimmt seinen Anfang in Gewebsspalten, die sich unter allmählicher Verbreiterung in das offene dünne Endothelrohr fortsetzen (Abb. 10.6). Über die Gewebsspalten gelangen Substanzen aus dem Intercellularraum in die klappenlosen Lymphcapillaren, die teilweise Netze entwickeln, um von hier aus in die mit Klappen versehenen großen Lymphgefäße einzuströmen. So gelangen auch Stoffwechselschlacken der Zellen und Leukocyten in die Lymphbahn, in die unter krankhaften Zuständen Krebszellen eindringen und mit dem Lymphgefäßsystem verschleppt werden (Metastasen, Tochterzellen).
An dem Endothel einer Lymphcapillare hat sich meistens keine Lamina basalis entwickelt (Abb. 10.1). Durch den Einbau des Endothelrohres in das umgebende Bindegewebe wird die Weite seines Lumens beeinflußt.

Lymphcapillaren enthalten im lichtmikroskopischen Präparat oft eine durch die Fixierung verursachte körnige Beschaffenheit der Lymphflüssigkeit und Lymphocyten, was sie differentialdiagnostisch von Capillaren und Venolen mit einem homogenen Blutplasma unterscheidet.

Mit Zunahme des Gefäßkalibers erhalten die Lymphcapillaren einzelne glatte Muskelzellen, sind somit kleinen Venen ähnlich und werden als Lymphgefäße bezeichnet. Sie sind mit Klappen versehen, die in Richtung des Lymphstromes ausgerichtet sind. In die Lymphbahn sind zahlreiche Lymphknoten als Abwehrorgane und Produktionsstätten von Lymphocyten eingeschaltet, durch die die Lymphflüssigkeit hindurchfließt und dabei von Fremdstoffen gereinigt wird (Filtrationsfunktion des Lymphknotens).
Der Wandaufbau der größeren Lymphstämme, wie z. B. Ductus thoracicus und Truncus lymphaceus, die die Lymphflüssigkeit den Venen (Venenwinkel zwischen V. subclavia und V. jugularis) zuleiten, entspricht dem von muskelhaltigen Venen: Eine Intima läßt sich von einer aus circulär verlaufenden glatten Muskelzellen und elastischen Fasern zusammengesetzten aufgelockerten Media abgrenzen, an die sich ei-

132 Kreislaufsystem

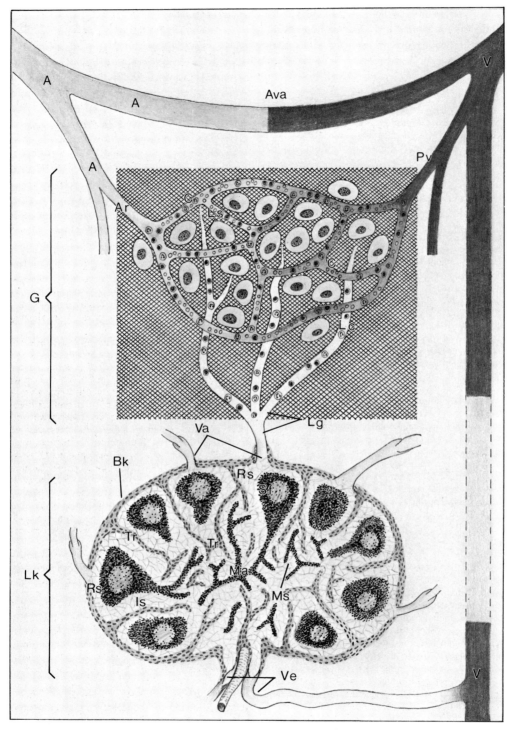

Abb. 10.6

ne bindegewebige Adventitia anschließt. Die Ausbildung einer Membrana elastica interna ist nicht regelmäßig.

10.3 Funktionelle Gliederung des Gefäßsystems

Vasa privata verkörpern einen für die Ernährung des entsprechenden Organes bedeutsamen nutritiven Kreislauf, das außerdem einen funktionellen Kreislauf aufweist. So stellen z. B. die Aa. bronchiales der Lunge den nutritiven, die Aa. pulmonales desselben Organes als Vasa publica den funktionellen Kreislauf dar. *Vasa publica* sind demnach Blutgefäße eines Organs, die im funktionellen Sinne weniger für die Ernährung eines Organes, sondern funktionell für den Gas- bzw. Stoffaustausch des Gesamtorganismus bedeutsam sind.

Unter dem Begriff *Gefäßplexus* versteht man ein Geflecht anastomosierender benachbarter Blutgefäße.

Sinus oder *Sinusoide* des Gefäßsystems sind erweiterte Capillaren, deren Durchmesser über 15 µm liegt und die sich z. B. in Milz, Knochenmark, Leber, endokrinen Drüsen und im Glomus caroticum ausbreiten.

Unter *Anastomosen* versteht man die kontinuierliche Verbindung von Blutgefäßen untereinander. Danach unterscheidet man Anastomosen zwischen Arterien (arterielle Anastomosen), Verbindungen zwischen Venen (venöse Anastomosen) und Übergang von Arterien in Venen (arterio-venöse Anastomosen).

◀ **Abb.10.6.** Blut- und Lymphkreislauf, Bau des Lymphknotens (schematisch, in Anlehnung an VON MAYERSBACH). Das arterielle Blut wird durch Arterien (*A*) über Arteriolen (*Ar*) in das Capillarsystem (*C*) befördert und dort nach Gas- und Stoffaustausch mit dem Gewebe über postcapillare Venen (*pV*) in Venen (*V*) geleitet. Im Intercellularraum des Capillargebiets beginnt das Lymphsystem in Form von Lymphspalten (*Ls*), die sich in die Lymphcapillaren (*Lc*) fortsetzen, die die Lymphflüssigkeit über Lymphgefäße (*Lg*) dem Lymphknoten (*Lk*) zuführen. Im Lymphknoten erfolgt eine Filtration der Lymphflüssigkeit, außerdem werden der Lymphflüssigkeit im Lymphknoten Lymphocyten zugeführt. Lymphgefäße transportieren die Lymphflüssigkeit aus dem Lymphknoten über größere Lymphgefäßstämme in das Venensystem. Ein Kurzschluß zwischen arteriellem und venösem System wird als arterio-venöse Anastomose (*Ava*) bezeichnet, die eine Umgebung des Capillarkreislaufes darstellt. *G* = Gewebe der terminalen Strombahn (= Erfolgsorgan des Blutkreislaufs). *Bk* = bindegewebige Kapsel (Kollagen), *Tr* = bindegewebiger Trabekel (Kollagen), *Sf* = Sekundärfollikel mit Reaktionszentrum (lympho-retikuläres Gewebe), *Ma* = Markstränge, *Va* = Vasa afferentia, *Ve* = Vasa efferentia, *Rs* = Randsinus, *Is* = Intermediärsinus, *Ms* = Marksinus

Kollateralgefäße verlaufen parallel zur Hauptstrombahn und entwickeln unter ihrer Umgehung einen Kollateralkreislauf, der bei Ausfall der Hauptstrombahn zum Hauptkreislauf werden kann.

Unter *Endarterien* versteht man solche Arterien mit einem geschlossenen Capillarnetz, das mit den benachbarten Capillargebieten anderer Arterien nicht anastomosiert (Gehirn, Milz, Leber, Niere, Netzhaut).

Bei funktionellen Endarterien liegen zwar gegenseitige Anastomosen benachbarter Capillargebiete vor, wobei jedoch der Ausfall des einen Capillargebietes nicht durch das anastomosierende Gefäßgebilde funktionell vollständig ersetzt werden kann.

Sperrarterien weisen in der Intima dichte Lagen wie glatte Muskelzellen aussehender epitheloider Zellen auf, die polsterartig zusammengelagert sein können (daher von Polsterarterien genannt) und die Intima vorbuckeln können (endokrine Drüsen, Schwellkörper des äußeren Genitale).

Entsprechend gilt für die dem Capillarkreislauf nachgeschalteten *Drosselvenen* (Polstervenen) ein Wandaufbau aus Ring- und Längsmuskulatur, Schnüreinrichtungen, die eine Drosselung des Blutstromes herbeiführen können (endokrine Drüsen, Genitalapparat, Nasenschleimhaut).

Unter einem *Wundernetz* versteht man zwei in einer Strombahn hintereinandergeschaltete Capillargebiete. Ein arterielles Wundernetz (z. B. Glomeruluscapillaren und nachgeschaltetes Capillargebiet) liegt in der Niere vor, während die beiden hintereinandergeschalteten Capillargebiete in der Strombahn der Vena portae (erstes Capillarnetz in der Dünndarmzotte und zweites Capillarnetz als Sinuscapillarsystem in der Leber) als venöse Wundernetze bezeichnet werden. Während im arteriellen Wundernetz der Gasaustausch vorwiegend im zweiten Capillargebiet stattfindet, und das die beiden Capillarsysteme verbindende Blutgefäß arterieller Natur ist, findet der Gasaustausch im venösen Wundernetz schon im ersten Capillargebiet statt. Die beiden Capillargeflechte des venösen Wundernetzes werden durch eine Vene verbunden.

Die Blutgefäße werden von den Nervenfasern des vegetativen Nervensystems als Leitbahn zum Erreichen ihrer Erfolgsgebiete benutzt. Die in der Adventitia-Media-Grenze vorhandenen Nervengeflechte enthalten Vasomotoren (Innervation der Gefäßwand) und Nervenfasern, die die Gefäßbahn bis zum Endgebiet (Capillaren) begleiten und für die nervöse Versorgung des Effektorgewebes, z. B. Drüsenzellen und glatte Muskelzellen, vorgesehen sind. Diesen gemeinsamen Weg von Blutgefäßen und Nerven bezeichnet man als Gefäßbündel-Nervenstraße.

Unter *Vasa vasorum* versteht man in der Adventitia verlaufende und für die Ernährung der Gefäßwand (Media und Adventitia) bestimmte Blutgefäße (Arteriolen, Capillaren, Venolen).

10.4 Chemo- und Pressoreceptorareale an der Gefäßbahn

Die Chemoreceptorareale bestehen größtenteils aus epitheloiden Zellen, die man den sog. *Paraganglien* zuordnet.

Die chromaffinen Paraganglien bestehen aus Haufen von granulierten Zellen, deren Granula sich mit Chromsalzen darstellen lassen und Adrenalin oder Noradrenalin, bzw. ihre Vorstufen, enthalten. Hierzu zählen chromaffine Paraganglien im Ausbreitungsgebiet des Sympathicus in der Retroperitonealgegend und im kleinen Becken, in sympathischen Nervensträngen und Ganglien und das Nebennierenmark. Das Paraganglion aorticum oder Zuckerkandel-Organ (an der Abgangsstelle der A. mesenterica inferior aus der Aorta) kann bis zu 30 mm groß werden. Während bereits im 2. Lebensjahr eine Rückbildung der meisten chromaffinen Paraganglien beginnt, bleibt das Paraganglion suprarenale (Nebennierenmark) zeitlebens erhalten.

Die Parenchymzellen der nicht-chromaffinen Paraganglien entstehen aus dem Anlagematerial des N. glossopharyngeus und des N. vagus (Parasympathicus). Zu dieser Gruppe zählen die an der Aufteilungsstelle der A. carotis communis, im Bereich der Aorta ascendens, Aortenbogen und A. pulmonalis lokalisierten Paraganglien sowie das Paraganglion laryngeum, tympanicum und nodosum. Die nicht-chromierbaren Paraganglien oder Glomera bleiben während des ganzen Lebens erhalten, sind gut vascularisiert und von parasympathischen Nervengeflechten durchsetzt.

Das *Glomus* (Paraganglion) *caroticum* (arterieller Chemoreceptor): Auf Grund physiologischer und elektronenmikroskopischer Untersuchungen ist einem Teil der Paraganglien eine chemoreceptive Funktion zuzusprechen. Unter Paraganglien versteht man epithelartige, aus der Neuralleiste entstandene Zellen, die sich in chromaffine und nicht-chromaffine Zellhaufen einteilen lassen.

Das in die Periadventitia der Carotis interna eingebettete, im Teilungswinkel der A. carotis communis gelegene, beim Menschen etwa reiskorngroße Glomus caroticum, setzt sich aus Haufen von epithelartigen Typ I-Zellen (Glomuszellen) zusammen, die von Typ II-Zellen (Hüllzelle, Stützzelle) umgeben werden. Außer einem System von sinusartig erweiterten Capillaren erstrecken sich in einem Glomuszellhaufen dichte Geflechte meist markloser Nerven des Sinusnerven als parasympathische Anteile des N. glossopharyngeus. Die Nervenfasern umwickeln die Typ I-Zellen korbartig und bilden an ihrer Oberfläche typische synaptische Strukturen mit prä- und subsynaptischer Membran, synaptischen Spalt, Mitochondrien, leeren und gefüllten Vesikeln.

Das Glomus caroticum mißt die Blutgasspannung im arteriellen Blut und sorgt so reflektorisch und regulatorisch über das Atemzentrum für einen konstanten pO_2 und pCO_2 im arteriellen Blut.

Die Typ I-Zellen als große epitheloide oder polygonale Zellen besitzen einen großen Kern, zahlreiche Mitochondrien, Golgi-Felder, granuläres endoplasmatisches Reticulum, freie Ribosomen, Filamente und Tubuli sowie membranbegrenzte osmiophile Granula, die Catecholamine enthalten sollen. Die Typ I-Zellen (Hauptzellen, Glomuszellen) sind oft desmosomal untereinander verknüpft. Unterschiedlich große, mitochondrienreiche Dendritenanschwellungen von pseudounipolaren Nervenzellen aus dem Ganglion petrosum des N. glossopharyngeus sind regelmäßig in synaptischer Verknüpfung mit Typ I-Zellen oder in isolierter Lagerung nachzuweisen. Außerdem kommen synaptische Endigungen mit leeren Vesikeln an Typ I-Zellen vor. Etwa 5–10% der an der Oberfläche der Typ I-Zellen befindlichen Nervenendigungen enthalten osmiophile, membranbegrenzte Granula und gehören dem Sympathicus an. Sympathische Nervenfasern breiten sich auch im Bereich der Sinusoide aus, denen die Glomuszellen benachbart liegen.

Es ist einstweilen nicht klar, ob die um die Sinusoide gruppierten Typ I-Zellen oder die Nervenendigungen die Meßorgane für den pO_2- und den pCO_2-Druck des arteriellen Blutes darstellen. Neuere tierexperimentelle Untersuchungen weisen auf eine Chemoreception der mitochondrienreichen Dendritenanschwellungen des Sinusnerven hin, während sich die Typ I-Zellen an der Milieueinstellung für die Receptoren beteiligen oder innersekretorische Funktion haben könnten. Zahlreiche sinusartig erweiterte Capillaren erstrecken sich im Glomusparenchym. Arteriovenöse Anastomosen können oft beobachtet werden. Die im Bereich von der A. ascendens, Aortenbogen und Truncus pulmonalis befindlichen Glomera coronaria werden von den Coronararterien versorgt, bestehen ebenfalls aus Typ I- und Typ II-Zellen, die synaptisch mit dem N. vagus verknüpft sind und enthalten auch sympathische Nervenfasern.

Abb. 10.7. Chemoreceptor-Areale (paraganglionäre ▶ Zellhaufen) in der Adventitia der A. carotis interna; das Glomus caroticum. **a** Gl = Glomuszellhaufen mit Sinussystem (S) in der Adventitia der A. carotis interna (Ci), Nf = Nervenfaser. **b** Vegetatives Nervengewebe (Vn) im Glomus caroticum (Silberdarstellung). Pg = helle und dunkle paraganglionäre Zellen (Typ-I-Zellen), S = Sinus: die Pfeile weisen auf Nervenendigungen hin. Gz = Ganglienzelle. **c** ELM-Schema vom Bau des Glomus caroticum; helle und dunkle Glomuszellen (Pg, Typ-I-Zelle) werden von Hüllzellen (Hz, Typ-II-Zelle) umgeben. S = Sinusendothel. Die Pfeile weisen auf synaptische Verknüpfungen der Nervenfasern (Nf) des Sinusnerven mit den paraganglionären Zellen (Typ-I-Zelle) hin. Die Typ-I-Zellen enthalten "dense core vesicles". Rp = receptorische Endigungen von Sinusnervenfasern im subendothelialen Gebiet und an Typ-I-Zellen (Rp_1). Ef = vegetative efferente Fasern. (Ausschnitt aus einer Abbildung von KNOCHE und ADDICKS, 1977)

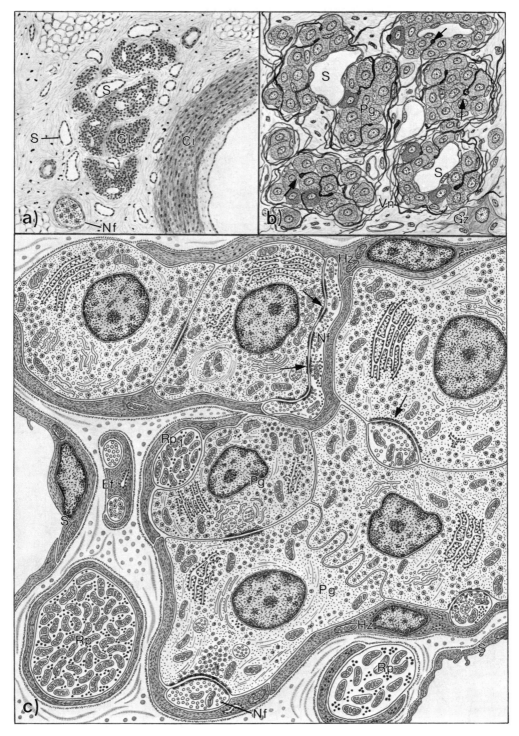

Abb. 10.7

136 Kreislaufsystem

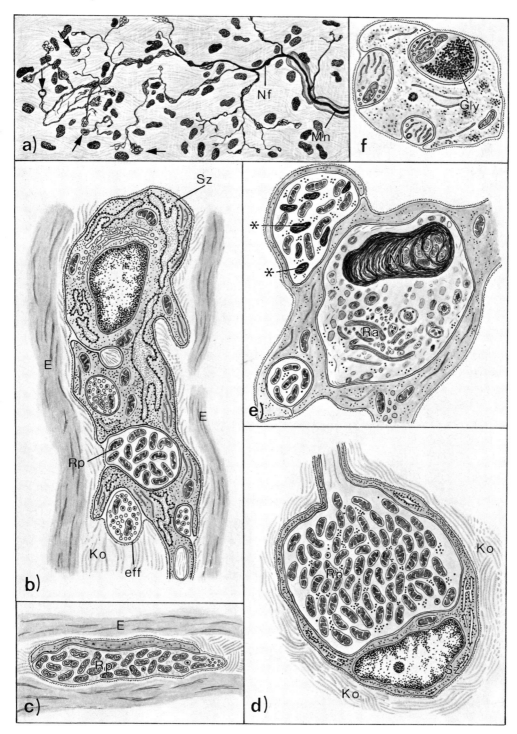

Abb. 10.8

Die in sympathischen Ganglien aufgefundenen SIF-Zellen (small intensity fluorescent cells) enthalten vermutlich Catecholaminvesikel, sind von Hüllzellen umgeben und entsprechen weitgehend den Typ I-Zellen des Glomus caroticum. Ihre genaue funktionelle Bedeutung ist einstweilen nicht bekannt.

Pressoreceptoren an der Gefäßwand: Unter Pressoreceptoren *(Baroreceptoren)* hat man in der Gefäßwand befindliche afferente Nervenendigungen zu verstehen, die durch Druck erregt werden können. Das entstandene Erregungsmuster wird zu Kreislaufregulationszentren in der Medulla oblongata geleitet, wodurch auf reflektorischem Wege eine Bradykardie, arterielle Hypotonie und Verminderung der Atemfrequenz eintreten. Derartige Receptoren sind am Aortenbogen, an der A. subclavia, an extrakardialen Ästen der Coronararterien und besonders intensiv in der sinusartigen Wanderweiterung im Anfangsabschnitt der A. carotis interna, dem Sinus caroticus, vorhanden.

Markhaltige Nervenfasern des Sinusnerven als Ast des N. glossopharyngeus verzweigen sich in der Adventitia der Carotis interna, lassen durch Aufzweigung dichte marklose Nervengeflechte entstehen, die nach Entwicklung baumartiger Verästelungen typische ringartige, kompakte oder fibrilläre Endorgane in der Media-Adventitia-Grenze zeigen (Abb. 10.8). Elektronenmikroskopische Befunde lassen unterschiedlich große mitochondrienreiche Anschwellungen im Verlauf und am Ende von Nervenfasern erkennen. Die mitochondrienreichen Endorgane (Abb. 10.8) stehen mit elastischen Membranen in Kontakt, werden gelegentlich von kollagenen Fasern umwickelt und treten seltener in Nachbarschaft von glatten Muskelzellen auf. In den Endigungen lassen sich Abnutzungserscheinungen und regenerative Leistungen feststellen. Im Bereich der pressoreceptorischen Endorgane verlaufen auch adrenerge Nervenfasern des Sympathicus.

◄ **Abb. 10.8.** Presso(baro)receptorische Nervenendigungen an der Gefäßwand. **a** Pressoreceptorfeld an der Media-Adventitia-Grenze des Truncus pulmonalis (*LM*). Mn = markhaltige Nervenfaser, Nf = marklose Nervenfaser; die Pfeile weisen auf receptorische Endigungen hin. (In Anlehnung an KNOCHE und BLÜMCKE, 1964). **b** ELM-Bild receptorischer Endigungen (*Rp*) mit Lagebeziehung zum kollagenen (*Ko*) und elastischen (*E*) Material der Gefäßwand (Sinus caroticus), invaginiert in eine strukturreiche Schwannsche Zelle (*Sz*, Terminalzelle). *eff* = efferentes Axon. **c** Kleiner Receptor zwischen elastischen Membranen der Gefäßwand. **d** Großer receptorischer Endkolben im kollagenen Bindegewebe der Gefäßwand (Sinus caroticus). Der mitochondrienreiche receptorische Endkolben (*Rp*) wird vom Cytoplasma der strukturreichen Schwannschen Zelle (*Sz*) umgeben. *Ko* = kollagenes Bindegewebe. **e** Binnenstrukturveränderungen der Receptorendigungen (Abnutzungserscheinungen, De- und Regeneration). *Ml* = Myelinfiguren bzw. -lamellen als Ausdruck degenerativen Geschehens, *Ra* = Regenerationsareal mit langgestreckten Mitochondrien und vielgestaltigen Vesikeln, * = Mitochondrienveränderungen zu osmiophilen Strukturen. (Abbildungen **b**, **c**, **d**, **e**, **f**: Sinus caroticus, nach ELM-Originalbefunden und Abbildungen von KNOCHE und ADDICKS, 1978). **f** Dichte Glykogenansammlung (*Gly*) in receptorischen Endigungen

11 Atmungsorgane [H. 9.]

Zu den Atmungsorganen zählt man die luftführenden Atemwege wie Nasenhöhle, Pharynx, der auch für die Stimmbildung verantwortliche Kehlkopf, die Luftröhre und die dem Gasaustausch dienenden Lungen.

11.1 Nasenhöhle und Nasennebenhöhlen [H. 9.1.]

In der Nasenhöhle unterscheidet man die unterschiedlich gebauten Abschnitte wie Vestibulum nasi, Regio respiratoria und Regio olfactoria.

Das Vestibulum nasi (Vorraum der Nase) zeigt als Wandauskleidung eine Epidermiszone (mehrschichtiges verhorntes Plattenepithel) mit Haaren, an die sich nach innen eine haarfreie Region (Regio respiratoria) anschließt. Der mit kräftigen Terminalhaaren (Vibrissae) versehene Bereich enthält apokrine Schweißdrüsen. An der Grenze zwischen Vestibulum und Regio respiratoria geht das verhornende mehrschichtige Plattenepithel in Flimmerepithel über.

Die Regio respiratoria (Abb. 11.1) weist ein aus Flimmerepithelzellen, Becher- und Basalzellen bestehendes mehrreihiges Flimmerepithel (s. S. 34) auf. Die im respiratorischen Epithelverband reichlich vorhandenen Becherzellen können teilweise zu Gruppen als endoepitheliale Drüsen (Abb. 11.1) formiert sein. In der bindegewebigen Tunica propria breiten sich Ansammlungen gemischter, vorwiegend jedoch mucöser Drüsen (Glandulae nasales) aus. In der Tiefe der Schleimhaut der Nasenhöhle erstreckt sich, besonders im Bereich der mittleren und unteren Nasenmuschel, ein kräftig ausgebildetes, mit zahlreichen glatten Muskelzellen ausgestattetes venöses Schwellgewebe, welches das Blut über kleine Venen aus einem subepithelialen Capillarnetz erhält und es in muskelreiche Venen abgibt. Arterio-venöse Anastomosen beteiligen sich an der Regulation der Durchblutung des Schwellkörpers.

Die Nasennebenhöhlen werden ebenfalls von einem etwas niedrigeren mehrreihigen Flimmerepithel, in dem die Becher- und Flimmerzellen überwiegen, ausgekleidet. Das subepitheliale Bindegewebe enthält Schleimdrüsen und ist mit dem Periost der Nebenhöhlenwand verbunden. Sensible, dem N. trigeminus angehörende cholinerge Nervenfasern entwickeln im subepithelialen Bindegewebe einen dichten Plexus, aus dem sich marklose dendritische Nervenfasern abzweigen, in das Epithel eindringen und mitochondrienreiche Anschwellungen entwickeln. Die gemischten Drüsen werden sowohl von adrenergen wie von cholinergen Axonen innerviert, die sich bis in die Intercellularräume vorschieben und in mit leeren und granulierten Vesikeln angefüllten Transmittersegmenten endigen.

Regio olfactoria (Riechschleimhaut): Die Regio olfactoria erstreckt sich im Bereich der oberen Nasenmuschel, im benachbarten Teil des Septum nasi und im oberen Nasengang.

Die Riechschleimhaut (Abb. 11.1) besteht aus einem sehr hohen, mehrreihigen, aus Sinneszellen (Riechzellen), Stütz- und Basalzellen zusammengesetzten Epithel und einer kollagenen Tunica propria, welche die gemischten Drüsen ähnelnden Glandulae olfactoriae (Bowman-Drüsen), Venengeflechte, Capillarnetze und zahlreiche Nervenbündel aufweist. Die Tunica propria enthält außer Fibro- und Histiocyten und Pigmentzellen gelegentlich auch Granulo- und Lymphocyten. Im Routinepräparat lassen sich im Epithel oberflächlich ein bis drei Reihen ovaler Kerne der Stützzellen, basalwärts anschließend mehrere Reihen kugeliger Kerne der Riechzellen und auf der Basalmembran liegend wiederum rundliche Kerne von Basalzellen unterscheiden.

Die lange, schmale Sinneszelle ist als bipolare Nervenzelle zu betrachten, deren Dendrit als Spitzenfortsatz mit einem Sinneskolben (Riechkolben) die Epitheloberfläche überragt. Der Neurit verläßt basalwärts das Epithel, dringt in die Tunica propria ein und bildet mit Axonen anderer Sinneszellen mit Schwann-Zellen versehene Nervenbündel (Abb. 11.1), die den Fila olfactoria angehören. Vom Sinneskolben der Nervenzellen, die ein gut entwickeltes Ergastoplasma, Neurotubuli, Golgi-Felder und Pigmente enthalten, gehen zahlreiche Riechhärchen aus, welche die Struktur von Kinocilien aufweisen und in den Schleim an der Epitheloberfläche eintauchen. Aufgrund der unterschiedlichen Größe der Sinneszellen, der verschiedenen Volumina ihrer Sinneskolben, der Anzahl der Neurotubuli und der Axondicke lassen sich unterschiedliche Zelltypen erkennen.

Die Erregung der Sinneszellen als Chemoreceptoren erfolgt durch Riechstoffe im Oberflächenschleim, der aus weiten Schläuchen der Glandulae olfactoriae stammt und durch Ausführungsgänge an die Epitheloberfläche abgegeben wird.

Die in der Mehrzahl vorhandenen, schmalen, langen Stützzellen zeigen am Spitzenabschnitt Mikrovilli und ein Schlußleistennetz, im Plasma Tonofibrillen, Lysosomen und gelbliche, funktionell nicht erkannte Pigmente. Die mit breiter Fläche der Lamina basalis

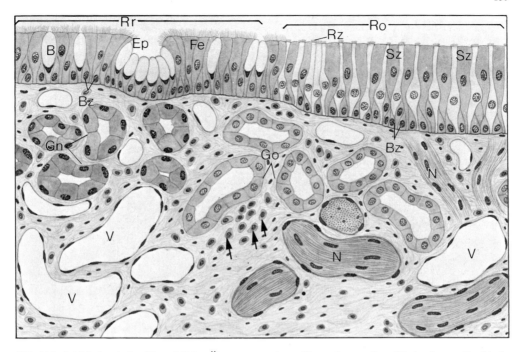

Abb. 11.1. Schleimhaut der Nasenhöhle, Übergang der Regio respiratoria (*Rr*) in die Regio olfactoria (*Ro*). *Fe* = Flimmerepithelzelle mit Kinocilien, *B* = Becherzellen, *Ep* = endoepitheliale Drüse, *Bz* = Basalzellen, *Gn* = Glandulae nasales (muköse Drüsen), *V* = Venen eines Venenplexus. *Rz* = Riechzellen mit Riechhärchen, *Sz* = Stützzellen, *Bz* = Basalzellen, *Go* = Glandulae olfactoriae, *V* = Venen, *N* = Nerv (marklos). Die Pfeile markieren Ansammlungen von Plasmazellen. (Vergr. etwa 220fach)

aufliegenden Stützzellen sollen ein Sekret an die Epitheloberfläche abgeben.
Rundliche oder polygonale Basalzellen breiten sich zwischen den Stütz- und Sinneszellen auf der Lamina basalis aus, enthalten Tonofibrillen und Lysosomen und werden als Ersatzzellen für abgenutzte Sinnes- und Stützzellen aufgefaßt (s. zur Regio olfactoria auch Kapitel Sinnesorgane).

11.2 Kehlkopf (Larynx) [H. 9.2.]

Der Kehlkopf besteht aus:
1. einem Knorpelskelet, zu dem der hyaline Schild- (der schon während der Pubertät enchondral verknöchert), Ring- und Stellknorpel sowie der elastische Epiglottisknorpel, die Cartilago corniculata und C. cuneiformis gehören,
2. Bändern,
3. der quergestreiften Kehlkopfmuskulatur und
4. einer Schleimhaut mit einer Submucosa.

Bei einem Frontalschnitt durch den Kehlkopf erkennt man den Anschnitt des Schild- und Ringknorpels, die verschieden strukturierte Schleimhaut, die den Ventriculus laryngis (Morgagni-Tasche) begrenzenden und sich gegenüberstehenden Plica ventricularis (Taschenfalte) und Plica vocalis (Stimmfalte, Stimmlippe) mit dem Ligamentum vocale (Abb. 11.2). Mit Ausnahme der Plica vocalis setzt sich die Kehlkopfschleimhaut aus einem mehrreihigen Flimmerepithel mit Becher-, Basal- und Flimmerepithelzellen und einer kollagen-elastischen, von gemischten tubuloalveolären Drüsen durchsetzten Tunica propria zusammen. Ein mehrschichtiges Plattenepithel erstreckt sich an der mechanisch stark beanspruchten Stelle der Plica vocalis, selten an der Plica ventricularis. Unter dem Plattenepithel der Plica vocalis dehnt sich das elastische Ligamentum vocale aus, das in ein kollagen-elastisches System des bis zum Ringknorpel reichenden Conus elasticus übergeht. An die drüsenfreie Tunica propria der Plica vocalis schließt sich der quergestreifte Musculus vocalis an, der mit dem Ligamentum vocale verbunden ist.

140   Atmungsorgane

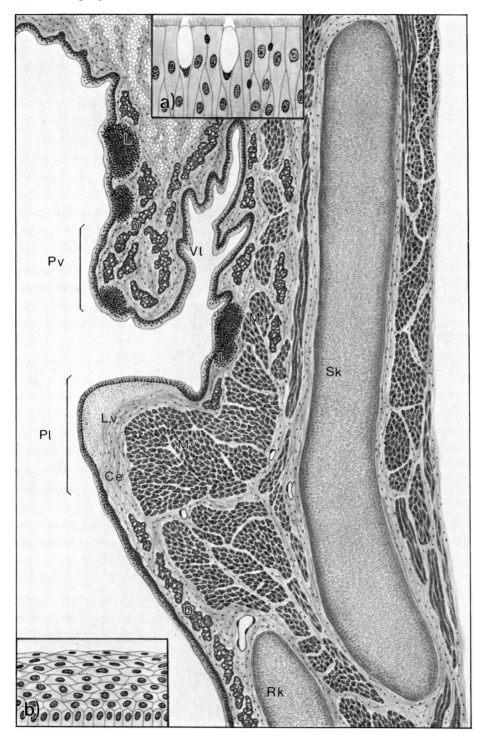

Abb. 11.2

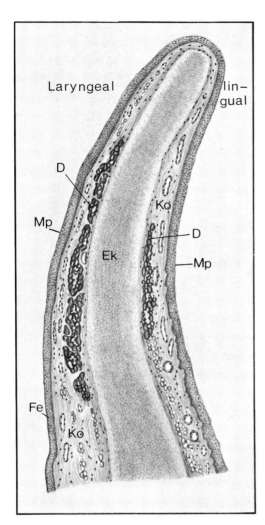

Abb. 11.3. Epiglottis, *Ek* = elastischer Knorpel, *Fe* = Flimmerepithel, *Mp* = mehrschichtiges Plattenepithel, *D* = Drüsen, *Ko* = Kollagen

◄ Abb. 11.2. Kehlkopf (Frontalschnitt, Übersichtsvergrößerung). *Pv* = Plica ventricularis, *Pl* = Plica vocalis, *Lv* = Ligamentum vocale, *Mv* = Musculus vocalis, *Vl* = Ventriculus laryngis, *L* = Lymphocytenansammlung, *Ma* = Musculus arytenoideus, *D* = gemischte Drüsen, *Sk* = Schildknorpel (hyalin). *Rk* = Ringknorpel (hyalin). *Ce* = Conus elasticus. Der Ausschnitt **a** zeigt das mehrreihige Flimmerepithel der Plica ventricularis mit Flimmerzellen, Becherzellen, Basalzellen. Der Susschnitt **b** zeigt das mehrschichtige Plattenepithel der Plica vocalis

Die gemischten Drüsen der Kehlkopfwand treten vorwiegend in der Schleimhaut und Submucosa des Ventriculus laryngis und in der Plica ventricularis auf. In subepithelialer Lagerung finden sich in der ganzen Kehlkopfschleimhaut Lymphocyten, eosinophile Granulocyten, Plasma- und Mastzellen. In der Wand des Ventriculus laryngis, besonders auch in der Plica ventricularis erstreckt sich lymphatisches Bindegewebe mit Follikeln, die teilweise Reaktionszentren enthalten und untereinander verschmelzen können (Tonsilla laryngica).

Der Kehlkopfdeckel (Epiglottis, Abb. 11.3) besitzt als Stützgerüst einen von Bindegewebe umgebenen elastischen Knorpel, zeigt an der lingualen Seite und eine Strecke lang auch auf der laryngealen Fläche ein mehrschichtiges Plattenepithel, das sich auf die Larynxfläche fortsetzt und allmählich in ein mehrreihiges Flimmerepithel übergeht. In der Tunica propria vorwiegend der laryngealen Fläche erstrecken sich gemischte, hauptsächlich aus mucösen Endkammern zusammengesetzte Drüsen.

Im Bereich der lingualen Seite haben sich deutliche Bindegewebspapillen entwickelt, die an dem etwas flacheren, gelegentlich Geschmacksknospen enthaltenden laryngealen Epithel meist fehlen. Die Tunica propria, Submucosa und das Perichondrium des Knorpels hängen untereinander zusammen und scheinen ein lokkeres Gefüge darzustellen (Glottisödem).

11.3 Luftröhre (Trachea) [H. 9.3.]
Die Trachea wird von innen nach außen
1. von einer aus mehrreihigem Flimmerepithel und einer kollagen-elastischen, mit gemischten Drüsen versehenen Tunica propria zusammengesetzten Schleimhaut,
2. durch etwa 14—20 hufeisenförmige, nach hinten offene hyaline Knorpelringe,
3. durch den an der Hinterwand gelegenen, horizontal verlaufenden, glatte Muskelzellen enthaltenden, bindegewebigen, das Trachealrohr abschließenden Paries membranaceus und
4. durch die bindegewebige Adventitia verkörpert.

Die glatte Muskulatur (Musculus trachealis) der Hinterwand stellt eine zusammenhängende Masse dar und setzt mit elastischen Sehnen an den Enden der Knorpelspangen an, die durch Ligamenta interanularia (Scherengitter eines elastisch-kollagenen Bindegewebes) verbunden werden. Das Lumen wird von einem mehrreihigen Flimmerepithel begrenzt. Dieses Schleimhautepithel entwickelt einen körperauswärtsgerichteten Flimmerstrom und enthält außer Flimmer-, Becher- und Basalzellen vereinzelte, nur elektronenoptisch nachweisbare, mit Mikrovilli, Filamenten und Vesikeln ausgestattete sog. Bürstenzellen.

Die kollagen-elastische Tunica propria enthält mucoseröse Drüsen und außer Fibro- und Histiocyten auch Granulo- und Lymphocyten, die man auch intraepitelial beobachten kann. Im Bereich des Paries membranaceus machen sich längsgestellte Schleimhautfalten bemerkbar.

Die Teilungsstelle (Bifurcatio tracheae) der Luftröhre wird an ihren Teilungssporn (Carina tracheae) wie die der Bronchien von mehrschichtigem Plattenepithel ausgekleidet.
Der Wandbau der Trachea setzt sich auf die extra- und intrapulmonalen Bronchien fort. Mit fortschreitender intrapulmonaler Aufzweigung des Bronchialbaumes zeigt sich eine Reduzierung des Knorpelgewebes. Das mehrreihige Flimmerepithel wird allmählich durch ein einschichtiges prismatisches Epithel ersetzt.
Bei den großen Stammbronchien (Bronchi principales, extrapulmonal) zeigen sich hinsichtlich des Schichtenbaues und der Einfügung jedoch unregelmäßig geformter Knorpelspangen und glatter Muskulatur die gleichen Verhältnisse wie in der Trachealwand. Bronchi lobares und segmentales besitzen wie die Trachea ein mehrreihiges Flimmerepithel, in der Tunica propria sero-mucöse Drüsen, circular um das Bronchialrohr verlaufende Bündel glatter Muskelzellen als Tunica muscularis, und im Unterschied zur Trachea finden sich in isolierter Lagerung einzelne Knorpelplatten. In der Wand der großen Bronchien sind die Knorpelbestandteile hyaliner, in der der kleinen Bronchien elastischer Natur.

11.4 Lunge (Pulmo) [H. 9.4.]

Die Baubestandteile der Lunge umfassen den in unterschiedlich gebaute Wegstrecken einzuteilenden, luftleitenden Bronchialbaum, an den sich die von einem Capillarnetz umgebenen, dem Gasaustausch dienenden Lungenbläschen (Alveolen) anschließen. Das System der Bronchien und Alveolen ist in ein vorwiegend aus elastischen und kollagenen Fasern bestehendes und ein Flechtwerk glatter Muskelzellen enthaltendes Bindegewebe eingefügt.

Unter dem Bronchialbaum (Abb. 11.4 u. 11.5) hat man ein System sich ständig dichotomisch aufzweigender und englumiger werdender Röhrchen zu verstehen. Die extrapulmonalen Hauptbronchien (Bronchi principales) dringen am Hilus in die Lunge ein und teilen sich in die nach ihrer Lokalisation bezeichneten Bronchi lobares und segmentales auf (Zugehörigkeit zu Lungenlappen bzw. Segmenten), aus denen kleinere Bronchien oder Bronchialäste hervorgehen. Unter fortlaufender Aufzweigung gehen sie in engere Bronchiolen ($\varnothing$ 1 mm) über. Diese werden nach Teilung zu Bronchioli terminales, aus denen durch Aufzweigung zwei Bronchioli respiratorii (alveolares) entstehen. Eine Unterscheidung von Bronchioli respiratorii I., II. und III. Ordnung ist nur durch das Aufteilungsmuster möglich. An die Bronchioli respiratorii, in deren Wand die Alveolen bereits streckenweise eingegliedert sind, schließen sich zwei oder mehrere Alveolengänge (Ductus alveolares) an, in deren Wandung die Lungenbläschen oder Alveolen (Ort des Gasaustausches) sitzen. Da die Bronchioli respiratorii die Übergangsstelle in das Alveolarsystem verkörpern, zählen sie zusammen mit den Ductus alveolares und den Lungenbläschen selbst zum Alveolarsystem.

Das histologische Bild der intrapulmonalen Bronchien und Bronchialäste (Abb. 11.4 u. 11.5) ist durch eine in Längsfalten auftretende Schleimhaut, die sich aus einem mit Becherzellen ausgestatteten, zwei- bis mehrreihigen Flimmerepithel und einer kollagen-elastischen Tunica propria zusammensetzt, durch Bündel circulär bis schraubenförmig verlaufender glatter Muskelzellen, durch Ansammlung gemischter Drüsen und durch die Anwesenheit vorwiegend elastischer Knorpelplatten gekennzeichnet. Die glatte Muskulatur erstreckt sich im Gebiet zwischen Epithel und Knorpelplatten, die als

Abb. 11.4. Trachea und Lunge. **a** Luftröhre, Trachea ▶ (Querschnitt, Übersichtsvergrößerung), Hk = hyaline Knorpelspange, A = Adventitia, M = Mucosa, D = Drüsen, Gm = glatte Muskelzellen. **b** Bronchus (B), Bronchiolus (Bc), Bronchiolus respiratorius (Br), Alveolengang (A) und Alveolen (A_1). Bronchus mit zwei- oder mehrreihigem Flimmerepithel (Flimmerepithelzelle, Becherzelle, Basalzelle). Bronchiolus mit einschichtigem prismatischen Flimmerepithel. Bronchiolus respiratorius mit einschichtigem kubischen Epithel. Ar = Arterie, K = Knorpelplatte, Dr = Drüsen, L = Lymphocytenansammlung, gM = glatte Muskelzellen. **c** Alveolarwand. s = Septum interalveolare, Al = Alveolarepithel, C = Capillare, P = Phagocyt, Bz = Bindegewebszelle, E = elastische Faser, M = glatte Muskelzellen, A = Alveolarlichtung. **d** Schema der Architektur der Lunge. B = Bronchialsystem, V = Vena pulmonalis, A = Arteria pulmonalis. Die Pfeile weisen auf Knorpelplatten (Nach von HAYEK, 1953). Pl = Pleura

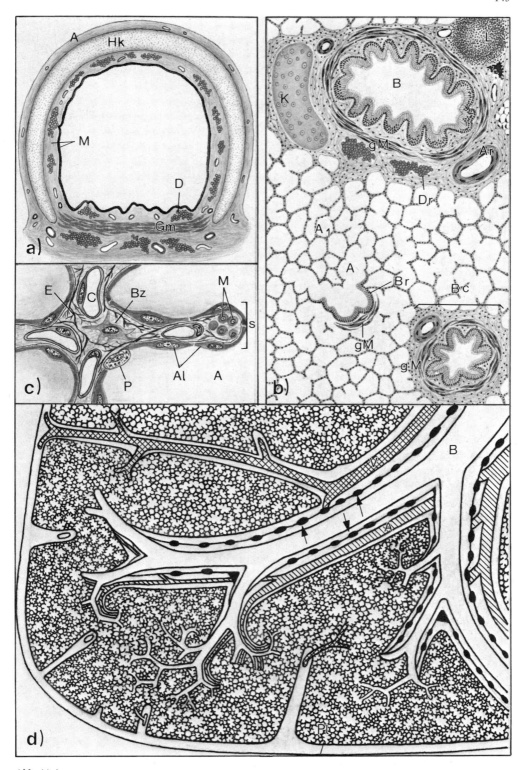

Abb. 11.4

144 Atmungsorgane

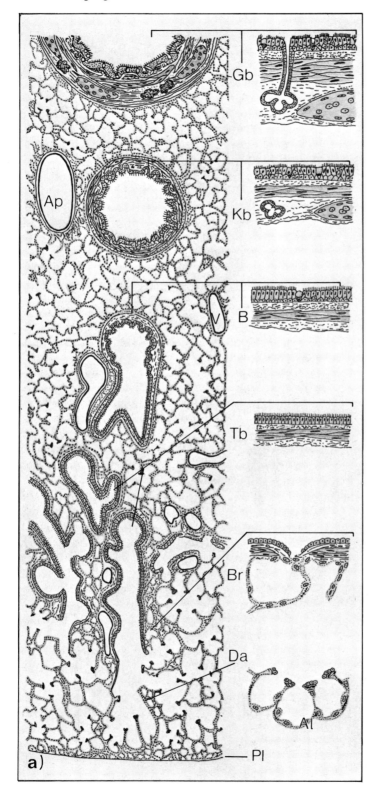

Abb. 11.5a

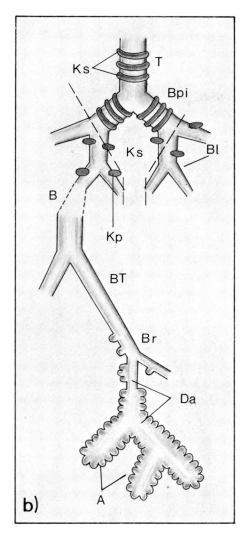

Abb. 11.5b

◀ Abb. 11.5. a Halbschematische Darstellung von Anschnitten des Bronchialbaumes (nach FREEMAN und BRACEGIRDLE, ergänzt). *Gb* = Großer intrapulmonaler Bronchus, *Kb* = kleiner intrapulmonaler Bronchus, *B* = Bronchiolus, *Tb* = terminaler Bronchiolus, *Br* = Bronchiolus respiratorius, *Da* = Ductus alveolaris, *Al* = Alveolen mit Alveolarepithel, *Ap* = Arteria pulmonalis, *V* = Vene, *Pl* = Pleura, **b** Schema der Bronchialbaumverästelung nach einer Vorlage von JUNQUEIRA), *T* = Trachea mit Knorpelspangen (*Ks*). *Bpi* = Bronchus principalis mit Knorpelspangen, *Bl* = Bronchi lobares und segmentales mit Knorpelplatten (*Kp*), *B* = Bronchiolus, *BT* = Bronchiolus terminalis, *Br* = Bronchiolus respiratorius, *Da* = Ductus alveolaris, *A* = Alveolen

Wandverstärkung die Bronchien offenhalten. Die Drüsen sind meist im Bindegewebe peripher der Muskelbündel gelagert.
Anschnitte größerer Arterien gehören zur A. pulmonalis (Vasa publica), diejenigen kleinerer Gefäße zu den Aa. und Vv. bronchiales, die als Vasa privata die Wand des Bronchialbaumes und der A. pulmonalis versorgen. In der Lunge von Erwachsenen können in der Wand der Bronchien Lymphocytenansammlungen, z. T. mit Reaktionszentren und abgelagerten Staubteilchen, die im Kurspräparat braun-schwarz erscheinen, auftreten.

Durch das reichlich vorhandene Lymphgefäßsystem der Lunge werden auch Staubteilchen zur Lungenoberfläche transportiert und dort vorwiegend im Bereich der bindegewebigen Interlobularsepten abgelagert, was schon makroskopisch eine Abgrenzung der Lunge in Läppchen zuläßt.

Die Innenauskleidung der Bronchioli (Abb. 11.4) ist durch ein einschichtiges, prismatisches Flimmerepithel ohne Becherzellen vertreten, das zusammen mit einer verstärkten, elastischen Tunica propria die wiederum in Längsfalten erscheinende Schleimhaut bildet. Epithelzellen ohne Kinocilien sind granuliert und sollen ein Sekret abgeben. Die scherengitterartig angeordnete Muskulatur ist gut entwickelt, Knorpelplatten fehlen, Drüsen kommen nur noch selten vor oder verschwinden ganz. Ein Ast der A. pulmonalis begleitet auch die Bronchioli. Der Bronchiolus respiratorius (Abb. 11.4 u. 11.5) wird von einem einschichtigen kubischen Epithel ohne Kinocilien ausgekleidet und ist durch die Ausbildung von Alveolen in Form von unregelmäßigen Ausbuchtungen in der Wand gekennzeichnet. Die glatte Muskulatur des Bronchialbaumes setzt sich auch auf die Bronchioli respiratorii fort und umfaßt mit einzelnen Muskelzellen in Kreistouren die Basis der ausgebuchteten Alveolen.
Knopfförmige Verdickungen von freien Alveolarrändern werden entweder durch die Muskelzellen oder durch verstärkte elastische Faserzüge hervorgerufen (Abb. 11.4).
Die Wandung der Alveolengänge wird durch die Alveolen selbst gebildet. Die gemeinsame Wand von zwei eng aneinandergelagerten, benachbarten Alveolen wird als Septum interalveolaris bezeichnet. Die freien, etwas verdick-

ten Ränder der Alveolarsepten enthalten ringartig um die Alveolenwand angeordnete glatte Muskelzellen und elastische Fasern.

Benachbarte Alveolen können durch feine Öffnungen (Alveolarporen) untereinander verbunden sein, was sich besonders gut an Tangentialschnitten beobachten läßt (Abb. 11.6).

Bau der Alveolenwand: Im lichtmikroskopischen Präparat erkennt man polygonale, z. T. granulierte und vacuolisierte Zellen eines einschichtigen, von einer Basalmembran unterlagerten glatten Alveolarepithels, die in den Nischen (Nischenzellen) eines dichten Capillarnetzes (Abb. 11.6) gelegen sind und mit membranartigen Fortsätzen (kernlose Platte, Abb. 11.6) die alveolenwärts gerichtete Fläche der Blutcapillaren bedecken (Abb. 11.6). Scheinbar stellen die Capillaren stellenweise selbst die Wand der etwa halbkugelförmigen Alveole mit einem Durchmesser zwischen 0,15 und 0,6 mm dar (Gesamtoberfläche der Alveolen etwa 80 mm²). Als zweiter Zelltyp ist der Alveolarphagocyt zu nennen, der sich ebenfalls in den Capillarnischen erstreckt. Diese Makrophagen oder granulierten Staubzellen phagocytieren Staub- und Rußteilchen sowie Bakterien aus der Alveolarluft, können sich im interstitiellen Bindegewebe, zum großen Teil im oberflächlichen Lungengewebe (Schwarzblauzeichnung der Lungenoberfläche) ansiedeln oder gelangen über die Lymphbahn zu Lymphfollikeln an den intrapulmonalen Bronchien oder in die bronchialen Hiluslymphknoten. Wahrscheinlich handelt es sich bei den Alveolarphagocyten um Monocyten aus der Blutbahn (s. u.).

Bei Capillarblutungen infolge Stauungen im kleinen Kreislauf (bei Stauungen des Blutabflusses) bilden die Makrophagen nach Hämoglobinaufnahme Hämosiderin, gelangen in die Alveolenlichtung und können über das Bronchialsystem durch den körperauswärts gerichteten Flimmerstrom abtransportiert und ausgehustet werden (Herzfehlerzellen).

Elektronenmikroskopische Untersuchungen vermögen folgende Zelltypen in der Alveolenwand zu unterscheiden:

1. Die Alveolarepithelzelle Typ I (Pneumocyt I). Diese polygonalen Pneumocyten ragen mit ihrem kernhaltigen Abschnitt in die Alveolenlichtung und bilden mit ihrem übrigen, flächenhaft ausgebreiteten, zahlreiche Pinocytosevesikel enthaltenden Cytoplasma ein geschlossenes Alveolarepithel, das von einer Lamina basalis unterlagert wird. Diese etwa 95% der Alveolenwand auskleidenden Zellen zeigen in ihren basalen Cytoplasmaabschnitten zahlreiche Pinocytosevesikel und dürften mit den im Lichtmikroskop sichtbaren (s. o.) glatten Epithelzellen mit membranartigem, dünnen Zelleib identisch sein.

2. Die größere Alveolarepithelzelle Typ II (Pneumocyt II) ist von rundlicher, gelegentlich isoprismatischer Gestalt und liegt zwischen den Typ I-Zellen alveolarlumenwärts auf dem Epithelverband. Die mit kurzen Mikrovilli versehenen Pneumocyten II enthalten außer den gewöhnlichen Zellorganellen phospholipidreiche, membranbegrenzte Cytosomen lamellärer Struktur, die in die Alveolarlichtung abgegeben werden sollen. Diese Pneumocyten II werden für die Produktion eines an der Oberfläche des Alveolarepithels befindlichen, von einer Flüssigkeitsschicht (Hypophase) unterlagerten, etwa über 10 nm (100 Å) dicken osmiophilen Films, „surfactant" (oberflächenbedeckend, oberflächenentspannend) genannt, verantwortlich gemacht. Manche Autoren schreiben den Typ II-Zellen auch phagocytäre Eigenschaften zu.

3. Die mit Mikrovilli versehene, im Epithel von Trachea und Bronchien vereinzelt auftretende Bürstenzelle kommt auch in der Alveolenwand vor und stellt den dritten Zelltyp vor.

4. Als vierte Zellform der Alveolenwand ist der wahrscheinlich von Monocyten abstammende Alveolarphagocyt zu nennen. Offenbar ist die Anwesenheit

Abb. 11.6. Feinbau der Alveolenwand. **a** Darstellung der Blutcapillaren (LM, Vergrößerung etwa 200fach; aus STÖHR) an der Alveolenwand durch Tusche-Gelatine-Injektion. A = Alveolenwand mit Capillaren. **b** Tangentialschnitt durch eine Alveolenwand (LM, Vergr. etwa 800fach, Silberimprägnation). N = Nischenzelle (Alveolarepithelzelle), K = sog. kernlose Platten (membranartige Fortsätze der Alveolarepithelzellen). Der Pfeil markiert eine Alveolarpore. **c** Elastische Fasernetze in der Alveolenwand (LM, Vergr. etwa 470fach, nach STÖHR). Ef = elastische Fasern. **d** Alveolarseptum (ELM; in Anlehnung an STOKINGER, aus BUCHER) mit Alveolarepithelzelle Typ I (I), Alveolarepithelzelle Typ II (II), Capillaren (C) und Nervenfasern (Nf). B = Bindegewebszelle, Lb = Lamina basalis

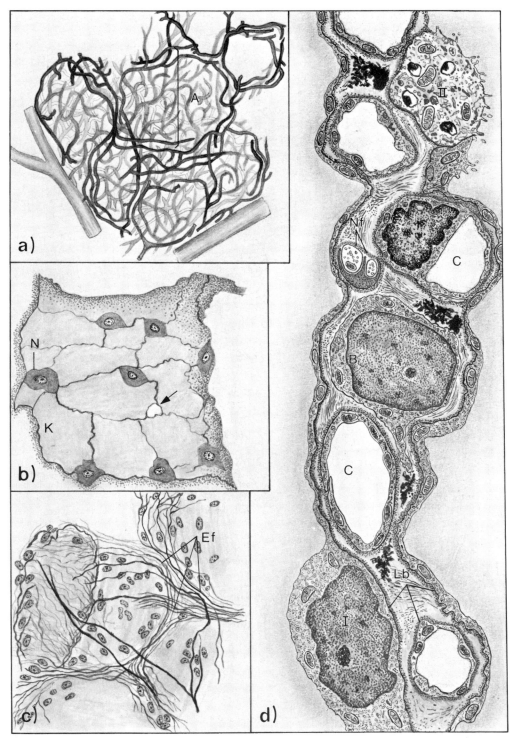

Abb. 11.6

der genannten Zelltypen nicht unbedingt für den Gasaustausch erforderlich, da im Alter die Alveolenwand lediglich durch Capillaren und Bindegewebe vertreten ist.

Zur Wand der Lungenalveole gehört außerdem ein dichtes Netzwerk vor allem elastischer und weniger kollagener Fasern, das die Alveole korbartig umfaßt und die Dehnung des Lungenbläschens reversibel macht. Argyrophile Gitterfasern können vorhanden sein. Die elastischen Fasern verstärken sich im Bereich der Alveoleneingänge und entwickeln zusammen mit einzelnen glatten Muskelzellen typische Faserringe (Basalringe). Die für die Weite der Alveoleneingänge und der Ductus alveolares regulatorisch tätigen Muskelzellen stehen mit dem elastischen Fasernetz in Verbindung und sind als Fortsetzung der Muskelbündel in der Bronchialwand zu betrachten.

Die funktionelle Bedeutung der im Alveolarbereich vorhandenen glatten Muskelzellen ist mittels ihrer Kontraktionsfähigkeit in einer Austreibung der kohlensäurehaltigen Alveolarluft zu sehen (Exspiration), wohingegen das elastische Fasernetz eine Überdehnung der Lungenbläschen verhindert und die Alveolenweite nach Dehnung in den ursprünglichen Zustand zurückführt. Zwischen den genannten Faser- und Zellanteilen tauchen auch vereinzelt fibrocyten- und lymphocytenähnliche Zellen auf. Bronchialbaum und Alveolensystem sind somit in ein aus elastischen Fasern, kollagenen Anteilen und glatten Muskelzellen bestehendes Gerüst eingebaut.

Die im Bereich der Bronchioli alveolares vorhandenen, von den die Bronchialverzweigungen begleitenden Pulmonalisästen (Vasa publica) abstammenden Arteriolen speisen ein dichtes, die Alveolenwand umgebendes Capillarnetz. Die Capillaren bestehen aus einem Endothel, das zahlreiche Pinocytosevesikel aufweist, einer Lamina basalis und vereinzelten Pericyten.

Die Lamina basalis des Alveolarepithels ist vielfach mit der Basallamina der eng angelagerten Capillaren verschmolzen.

Die Enge der Lungencapillaren verhindert das Nebeneinanderströmen der Erythrocyten. Dadurch ist die Diffusionsstrecke zwischen Erythrocyten- und Alveolaroberfläche für den Gasaustausch sehr kurz gehalten. Die Blut-Luftbarriere für den Gasaustausch besteht somit von innen nach außen aus:

1. surfactant (Oberflächenfilm),
2. Alveolarepithelzelle,
3. Lamina basalis des Alveolarepithels,
4. Basallamina der Capillare,
5. Capillarendothel.

Als weitere trennende Medien zwischen Blutbahn und Alveolarluft finden sich argyrophile und elastische Fasern.

Durch die Enge der Capillaren ist es außerdem verständlich, daß sich größere Krebszellen bei der Metastasierung (Bildung von Tochtergeschwülsten) zum großen Teil durch Einklemmung in der Lunge festsetzen.

Die ebenfalls in Begleitung der Bronchien und Bronchiolen ziehenden Aa. bronchiales (Vasa privata) versorgen die Gewebselemente des Bronchialbaumes (s. S. 142), zeigen über Sperrarterien (kräftige innere Längs- und äußere Ringmuskulatur) Anastomosen mit den Pulmonalisästen und geben ihr Blut in die Capillarnetze der Alveolen ab. Das Capillarblut der Alveole wird in kleine, am Endabschnitt des Ductus alveolaris gelegene Venen geleitet.

Unter Lungenläppchen versteht man durch schmale Bindegewebssepten (Septa interlobularia) voneinander abgegrenzte, kleine Lungenareale, die dem Aufteilungsgebiet eines Bronchiolus entsprechen und an der Lungenoberfläche als polygonale Bezirke mit einer Seitenlänge von ca. 20 mm sichtbar werden. Ein Lobulus setzt sich aus mehreren Acini zusammen, die aus den von einem Bronchiolus terminalis abstammenden Alveolen bestehen. Die bindegewebigen Trennwände zwischen den Lobuli sind mit dem peribronchialen und subpleuralen Bindegewebe verbunden, während die Läppchen an der Basis untereinander zusammenhängen.

Die nach dem Lobulus folgende nächstgrößere Baueinheit ist das makroskopisch abzugliedernde Lungensegment, das einen zentralen Bronchus mit begleitenden Vasa publica und privata enthält und von Bindegewebe mit Venen überzogen ist. Zwischen benachbarten Segmenten besteht keine Verbindung.

12 Verdauungsorgane [H.8.]

Der Verdauungsapparat läßt sich anatomisch wie folgt gliedern:

A. Kopfdarmanteil:
  I. Mundhöhle:
   a) Lippen, b) Wangen, c) Gaumen, d) Uvula, e) Zunge, f) Tonsilla palatina (s. S. 120)
  II. Kopf- oder Mundspeicheldrüsen:
   a) Glandula parotis, b) Gl. submandibularis, c) Gl. sublingualis
  III. Zähne:
   a) Hartsubstanzen: 1. Zahnbein (Dentin), 2. Schmelz (Substantia adamantina), 3. Zement (Substantia ossea)
   b) Weichsubstanzen: 1. Zahnpulpa, 2. Wurzelhaut (Periodontium), 3. Gingiva (Zahnfleisch)
   c) Zahnentwicklung.
  IV. Schlund (Pharynx).

B. Rumpf-Darmabschnitt:
  I. Vorderdarm:
   a) Oesophagus (Speiseröhre), b) Magen (Ventriculus, Gaster)
   1. Cardia, 2. Corpus und Fundus, 3. Regio pylorica
  II. Mitteldarm:
   c) Dünndarm (Intestinum tenue)
   1. Duodenum (Zwölffingerdarm), 2. Jejunum (Leerdarm), 3. Ileum (Krummdarm)
  III. Enddarm:
   d) Colon (Dickdarm) mit Caecum, e) Appendix (Wurmfortsatz), f) Rectum und Anus

C. Anhangsdrüsen des Magen-Darmkanals:
1. Leber (Hepar) mit Gallenblase
2. Pankreas (Bauchspeicheldrüse)

Außer der Nahrungsaufnahme fällt den Verdauungsorganen auch die Aufgabe des Transportes von Nahrungsstoffen, ihrer enzymatischen Aufspaltung, Resorption und ihrer Zuleitung in das Blutgefäß- und Lymphgefäßsystem sowie der Ausscheidung nicht ausnutzbarer Stoffe zu.

Die Innenwand des Verdauungskanals wird von einer aus Epithel und bindegewebiger Tunica propria zusammengesetzten Mucosa oder Schleimhaut überzogen, auf deren Oberfläche sich ein Schleimfilm ausbreitet, der von wandständigen (intramuralen) oder Anhangsdrüsen (extramuralen Drüsen) stammt. Im Oesophagus und Magen-Darm-Kanal wird außer Epithel und Tunica propria eine dritte Zone der Schleimhaut durch dünne Lagen glatter Muskelzellen (Muscularis mucosae) vertreten.

12.1 Abschnitte des Kopfdarmes
12.1.1 *Mundhöhle* [H. 8.1.]

Die Mundhöhle wird von einer aus nicht-verhornendem, *mehrschichtigen,* verformbaren, glykogenreichen *Plattenepithel* und daruntergelegener, aus bindegewebiger *Tunica (Lamina) propria* bestehender *Mucosa* (Schleimhaut) ausgekleidet. Eine aus lockerem kollagenen Bindegewebe mit Fettzellen zusammengesetzte, unter der Schleimhaut gelegene *Tela submucosa* (Submucosa) hängt kontinuierlich mit der Tunica propria zusammen und enthält Speicheldrüsenansammlungen vorwiegend mucöser Natur. Die Unterfläche des Epithels zeigt durch Vorwölbungen (Epithelpapillen) eine Oberflächenvergrößerung zur besseren Blutversorgung, die von zahlreichen Capillaren in den zwischen den Epithelzapfen befindlichen Bindegewebspapillen ausgeht. Oberflächliche Epithelzellen besitzen pyknotische Zellkerne, werden abgestoßen und gelangen in den Speichel. Ihr Ersatz erfolgt durch mitotische Teilungen im Stratum basale des Epithels.

Lympho- und Granulocyten aus dem papillären Bindegewebe und der Blutbahn treten, besonders zahlreich im Bereich der lymphatischen Organe (Tonsilla palatina, Zungengrund, s. S. 120), durch das Epithel hindurch und gelangen in den Speichel (Speichelkörperchen).

12.1.1.1 *Lippe (Labium)* [H. 8.1.1.]

Bei einem Sagittalschnitt durch eine Lippe lassen sich durch die Dicke des Epithels und seine Anhangsorgane (Drüsen, Haare) drei Abschnitte unterscheiden.

150 Verdauungsorgane

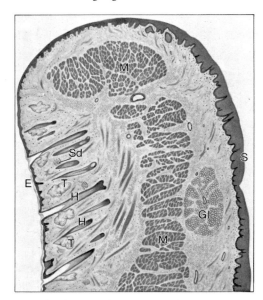

Abb. 12.1. Lippe, Sagittalschnitt; links: Epidermisseite (E; mit dünnem, verhornten, mehrschichtigen Plattenepithel), rechts: Schleimhautseite (S; mit dickerem, unverhornten, mehrschichtigen Plattenepithel). M = Anschnitte des quergestreiften Musculus orbicularis, Gl = Glandula labialis, H = Anschnitte von Haarwurzelscheiden, T = Talgdrüsen, Sd = Schweißdrüse

1. Die innere oder *labiale Seite* (Schleimhautseite) ist durch ein hohes, mehrschichtiges, nicht-verhornendes Plattenepithel und durch Auftreten von gemischten Drüsen (mehr mucös als serös) gekennzeichnet, die sich als Glandulae labiales mit Ausführungsgängen in der sich der Mucosa (Epithel und bindegewebige Tunica propria) anschließenden verschieblichen Submucosa (Kollagen und Fettgewebe) erstrecken.

An der Schleimhautseite der Lippen von Neugeborenen treten zum besseren Haften an der Brustwarze beim Stillen kleine Lippenzotten auf.

2. Der Schleimhautseite liegt die aus einem flacheren, verhornten, mehrschichtigen Plattenepithel und Tunica propria bestehende und mit Haaren, Talg- und kleinen Schweißdrüsen versehene *Epidermisseite* (Oberhaut) gegenüber.

3. Die Übergangszone zwischen Epidermis- und Schleimhautseite besitzt ein vergleichsweise mittelhohes, mehrschichtiges Plattenepithel,

heißt *Lippensaum* und entspricht etwa dem Lippenrot, dessen Farbe durch kräftige Vascularisierung im Bindegewebe und durch die Transparenz des Epithels hervorgerufen wird. Die Abgrenzung des Lippensaumes zur Epidermis erfolgt durch eine scharfe, auch im histologischen Schnitt darstellbare Kante, die der Grenze zwischen mehrschichtigem, verhornten Epithel der Epidermis und dem unverhornten Epithel der Mundschleimhaut entspricht. Das Bindegewebe des Lippensaumes kann gelegentlich freie Talgdrüsen aufweisen. In der Mitte eines Lippenpräparates (Sagittalschnitt) erstrecken sich die quer getroffen, selten längs geschnittenen Muskelbündel des quergestreiften Muskelbündels des *M. orbicularis oris,* der im Grenzbereich zwischen Lippenrot und Epidermisseite hakenförmig umbiegt.

Im Bereich der Muskulatur und der Drüsen zeigen sich größere Nervenbündel efferenter und afferenter Fasern, in der Submucosa und zwischen den Muskelbündeln Anschnitte größerer Arterien und Venen der A. und V. orbicularis oris.

12.1.1.2 *Wangen* (Buccae): Der Aufbau der Wangen entspricht etwa dem der Lippen und besteht aus mehrschichtigem Plattenepithel, aus einer kollagenelastischen Lamina propria und Submucosa mit gemischten Drüsen, an die sich der quergestreifte M. buccalis anschließt. Zwischen der äußeren Haut und dem M. buccinator dehnt sich ein unterschiedlich stark entwickeltes Fettgewebe aus.

12.1.1.3 *Gaumen* (Palatum): Der Gaumen tritt als Trennwand zwischen Mund- und Nasenhöhle auf, besitzt auf der nasalen Seite ein mehrreihiges Epithel mit Flimmerzellen, Becherzellen und basalen Zellen. Auf der oralen Seite des Gaumens zeigt sich die Schleimhaut der Mundhöhle (s. S. 149) mit dichten Ansammlungen mucöser Drüsen und elastischen Fasernetzen. Zwischen Nasenhöhlen- und Mundhöhlenschleimhaut kommen im weichen Gaumen Quer- und Längsschnitte quergestreifter Muskelzellen zu Gesicht, die vorwiegend dem M. levator und tensor veli palatini angehören. Bei der nicht-verschieblichen Schleimhaut des harten Gaumens fehlt eine Submucosa, im weichen Gaumen befindet sich ein muskulöses, sehniges System.

12.1.1.4 *Zäpfchen* (Uvula): Die Uvula ist als Übergangszone von oraler zu nasaler Schleimhaut allseitig von Mundhöhlenschleimhaut, die gemischte Drüsen und lymphocytäre Ansammlungen aufweist, überzogen und enthält den quergestreiften M. uvulae, der sich aus gewohnten quergestreiften, aber auch aus verzweigten Muskelzellen zusammensetzt.

12.1.1.5 *Zunge* (Lingua) [H. 8.1.3.]

Der im Innern der Zunge befindliche Muskelkörper (quergestreifte Muskelzellen) wird von einer Schleimhaut mit mehrschichtigem, unverhornten und verhornten Plattenepithel überzogen, die durch eine sehr feste bindegewebige Aponeurose (Fascia linguae) mit dem Muskelkörper (Corpus linguae) verknüpft ist. Im Gegensatz zu der glatten Unterfläche der Zunge ist die Schleimhaut auf dem Zungenrücken höckerig und infolge der fehlenden Submucosa und ihrer festen Verbindung mit der quergestreiften Muskulatur schlecht verschieblich. Das Bindegewebe der Lamina propria entwickelt unter dem Epithel große Erhebungen, die Bindegewebspapillen (Primärpapillen), von denen kleinere Sekundärpapillen ausgehen. Die von einem mehrschichtigen Plattenepithel bedeckten bindegewebigen Papillen werden zusammen mit ihren Sekundärpapillen je nach Form in vier verschiedene makroskopisch erkennbare Papillen gegliedert: 1. Papillae filiformes (Fadenpapillen), 2. Papillae fungiformes (Pilzpillen), 3. Papillae circumvallatae (Vallatae, Wallpapillen) und 4. die beim Menschen nur noch vereinzelt auftretenden Papillae foliatae (Blattpapillen) (Abb. 12.2).

Die *Papillae filiformes* sind in großer Zahl über den Zungenrücken und die Zungenspitze verteilt und verkörpern schmale, eine oder mehrere spitzenförmige Sekundärpapillen enthaltende Schleimhauterhebungen. Am Epithel der Papillae filiformes treten aus verhornten Epithelzellen entstandene Hornfasern auf, die sich bei Anwendung der H.E.-Technik intensiv rötlich färben.

Bei Tieren verhornen die Fadenpapillen sehr stark und stellen einwärts gerichtete Hornzapfen dar (z. B. Raubtiere).

Zwischen den Papillae filiformes erheben sich pilzartig, besonders zahlreich an der Zungenspitze, die *Papillae fungiformes*. Ihr Spitzenabschnitt würde dem Pilzhut, ihr bindegewebiger Grundstock dem Pilzstiel entsprechen. Auch an diesen Papillen sind durch Epithelzapfen getrennte, bindegewebige Sekundärpapillen zu erkennen, die die Verknüpfung mit dem meist nicht verhornenden Plattenepithel übernehmen. Im Epithel der Papillen finden sich besonders differenzierte Abschnitte, die sich durch Form und Anfärbung ihrer Zellen vom anliegenden Epithel abgrenzen lassen. Diese heller als das umgebende Epithel anfärbbaren, rundlich-ovalen Gebilde aus epitheloiden Zellen verkörpern Ansammlungen von Sinneszellen und stellen die Geschmacksknospen dar (s. S. 285). Diese sind bei Jugendlichen häufiger vorhanden als bei Erwachsenen.

Im Bindegewebe der Papillae fili- und fungiformes lassen sich mit Spezialtechniken freie und eingekapselte Nervenendorgane als Mechano- und Thermoreceptoren nachweisen.

Die vor dem Sulcus terminalis (V-förmig, Grenze zwischen Zungenrücken und Zungengrund) liegenden, etwa *8–12 Papillae vallatae* überragen im Gegensatz zu den Papillae fili- und fungiformes die Epitheloberfläche nicht und werden durch tiefe grabenförmige Einsenkungen des Epithels vom umgebenden Wall abgegrenzt. Besonders an der Innen-, weniger an der Außenseite der Grabenwandung erscheinen rundlich ovale, hell anfärbbare, aus verschiedenen Zelltypen zusammengesetzte *Geschmacksknospen*. Die Eindellung an ihrer Spitze nennt man Geschmacksgrübchen, das den Geschmacksporus enthält. In den Knospen kann man Sinnes- und Stützzellen (Ersatzzellen) unterscheiden, was an Kurspräparaten nur schwer durchführbar ist.

An den Spitzenabschnitten der Sinneszellen werden in das Geschmacksgrübchen ragende Stiftchen sichtbar, die elektronenoptisch aus Mikrovilli bestehen. Marklose efferente Nervenfasern dringen aus einem subepithelialen Geflecht in die Intercellularräume der Geschmacksknospen ein und entwickeln Synapsen (s. S. 285).

Außer mucösen Drüsen erstrecken sich im Bindegewebe seröse Drüsen (v. Ebner-Drüsen), deren Ausführungsgänge am Boden des Epithelgrabens münden (Spüldrüsen).

Die beim Menschen zurückgebildeten Papillae foliatae finden sich z. B. beim Kaninchen in größerer Zahl am seitlichen Zungenrand der Zungenwurzel (Kurspräparat). Die blattförmigen Papillen werden durch tiefe Epitheleinsenkungen voneinander getrennt. In dem die Furchen begrenzenden Epithel der Papillen treten Geschmacksknospen in größerer Zahl auf. Am Boden der Epitheleinsenkungem münden die Ausführungsgänge seröser Drüsen.

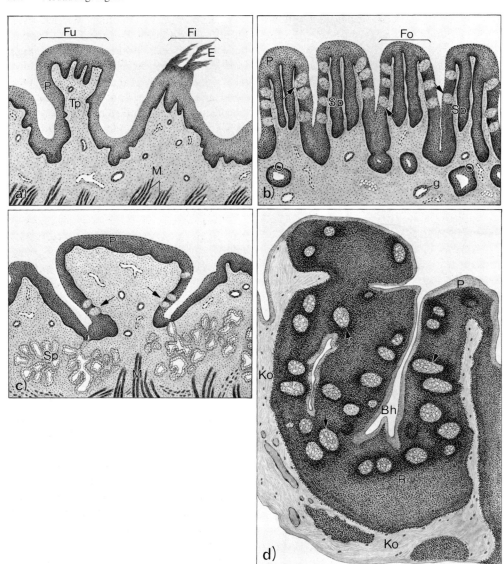

Abb. 12.2. Zungenrücken (Übersichtsvergrößerung). **a** Papilla fungiformis (*Fu*) und Papilla filiformis (*Fi*), *M* = quergestreifte Muskulatur, *E* = verhornte Epithelzellen, *Tp* = Tunica propria, *P* = mehrschichtiges Plattenepithel. **b** Papillae foliatae (*Fo*) aus dem seitlichen Zungenrand. Die Pfeile weisen auf Geschmacksknospen hin. *O* = Querschnitte von Epitheleinsenkungen, *P* = mehrschichtiges Plattenepithel, *Sp* = Sekundärpapillen, *g* = Gefäß. **c** Papilla vallata. *Sp* = Spüldrüsen mit Ausführungsgang, *P* = mehrschichtiges Plattenepithel, *M* = Anschnitte quergestreifter Zungenmuskulatur. Die Pfeile weisen auf Geschmacksknospen hin. **d** Schnitt durch einen Zungenbalg (Folliculus lingualis). *P* = mehrschichtiges Plattenepithel, *Bh* = Balghöhle, *R* = retikuläres Bindegewebe. Die Pfeile weisen auf Sekundärfollikel hin. *Ko* = Kollagen

Der hinter dem Sulcus terminalis lokalisierte *Zungengrund* entwickelt keine Papillen und besteht aus Einsenkungen des Epithels (Balghöhle), unter dem sich lympho-reticuläres Bindegewebe mit Follikeln anlagert. Balghöhlen mit reticulärem Bindegewebe, das durch kollagenes Bindegewebe umgeben wird, werden unter der Bezeichnung Zungenbalg zusammengefaßt.

Die Gesamtheit der *Zungenbälge (Folliculi linguales)* nennt man auch Tonsilla lingualis (s. S. 120). In geringerem Umfang als in der Tonsilla palatina (s. S. 120) durchwandern Lympho- und Granulocyten das mehrschichtige Plattenepithel, lockern es auf und erreichen die Balghöhle. Ansammlungen mucöser Drüsen breiten sich im Bindegewebe und zwischen Muskelbündeln aus. Die Folliculi linguales gehören zum lympho-epithelialen Rachenring.

Die Drüsen der Zunge (Glandulae linguales) erstrecken sich in der bindegewebigen Tunica propria der Mucosa und teilweise zwischen Bündeln quergestreifter Zungenmuskulatur. Die gemischten Drüsen der Zungenspitze (Nuhn-Drüsen) liegen beiderseits des Septum linguae und münden durch Ausführungsgänge an der Zungenunterfläche. Seröse Spüldrüsen senden ihre Ausführungsgänge in die Gräben der Papillae vallatae und foliatae. Im Zungengrund kommen vorwiegend Ansammlungen mucöser Drüsen vor.

Die quergestreifte Eigenmuskulatur der Zunge (M. longitudinalis transversus und verticalis) entwickelt ein dreidimensionales Gefüge, so daß man longitudinal, vertikal und transversal verlaufende Bündel erkennen kann. In den unter der Bezeichnung Corpus linguae zusammengefaßten Muskelkörper strahlen noch Fasern der äußeren Zungenmuskulatur ein (M. genioglossus, hyoglossus).

12.1.2 *Mundspeicheldrüsen* [H. 8.1.4.]
Die Mundspeicheldrüsen, *Glandula parotis* = Ohrspeicheldrüse, *Gl. submandibularis* = Unterkieferdrüse und *Gl. sublingualis* = Unterzungendrüse sind tubulo-acinös verzweigte Drüsen vom ekkrinen Sekretionstyp und unterscheiden sich durch ihre unterschiedliche Anzahl von serösen und mucösen Drüsenendstücken (Acini, s. hierzu auch S. 42).

12.1.2.1 *Glandula parotis*
Die Gl. parotis ist meist eine *rein seröse Drüse*, deren Drüsenparenchym durch wenig kollagenes Bindegewebe in Läppchen (Lobuli) unterteilt wird. Im Bindegewebe und im Parenchym treten stets *zahlreiche Fettzellen* auf. Während die von einem einschichtigen hochprismatischen oder isoprismatischen Epithel ausgekleideten *Ausführungsgänge im Bindegewebe* zusammen mit Gefäßen verlaufen, finden sich im *Parenchym seröse Endstücke*, aus denen verzweigte *Schaltstücke* mit einem einschichtigen Platten- oder isoprismatischen Epithel hervorgehen und in ebenfalls verzweigte *Sekretrohre* oder Streifenstücke einmünden.

Die Wandung einer *serösen Endkammer* ist durch hohe, zur *engen Lichtung* konisch zulaufende, etwa *pyramidenförmige,* bei der H.E.-Technik rötlich anfärbbare *Epithelzellen mit rundlichen hellen Kernen* vertreten und wird von einer aus der Lamina basalis und Reticulinfasern bestehenden Basalmembran umgeben. Im Spitzenabschnitt der Drüsenzellen lassen sich mit sauren oder basischen Farbstoffen oder mit der Eisenalaunfärbung Sekretgranula nachweisen, die durch *ekkrine Extrusion* ausgeschleust werden. Der basale Zellanteil zeigt ein leicht *streifiges Plasma mit Basophilie,* die durch ein gut entwickeltes Ergastoplasma und geringe Membraninvaginationen des basalen Plasmalemms hervorgerufen wird.

Die nur elektronenmikroskopisch erkennbaren Intercellularspalten können sich zu lichtmikroskopisch sichtbaren intercellulären Sekretcapillaren erweitern. In den serösen Endstücken wird ein enzymreicher (Amylase, Maltase und Lysozym) Verdünnungs- oder Spülspeichel produziert. Mit Spezialtechniken vermag man verzweigte kontraktile Korbzellen (Myoepithelzellen) zwischen Drüsenepithel der Endkammer und anliegender Lamina basalis nachzuweisen.

Die von einem *einschichtigen Platten- oder isoprismatischen* Epithel ausgekleideten *Schaltstücke* sind kleiner als die Drüsenendkammern und erscheinen im H.E.-Präparat heller, ganz schwach basophil gefärbt. Die ebenfalls im Parenchym befindlichen, von einem einschichtigen *isoprismatischen oder prismatischen Epithel ausgekleideten Streifenstücke* oder *Sekretrohre* sind größer als End- und Schaltstücke, von deutlicher Acidophilie (bei H.E.-Färbung intensiv rot), zeigen im apicalen Zellbereich ein deutliches Schlußleistennetz und im *basalen Plasma eine Streifenstruktur,* die durch elektronenmikroskopisch sichtbare Reihenstellung von Mitochondrien und Plasmainvaginationen verursacht wird. Die Ausführungsgänge im interlobulären Bindegewebe weisen ein- bis zweischichtiges isoprismatisches oder hochprismatisches, stellenweise Becherzellen enthaltendes Epithel auf, das im Ductus parotideus mehrschichtig werden kann.

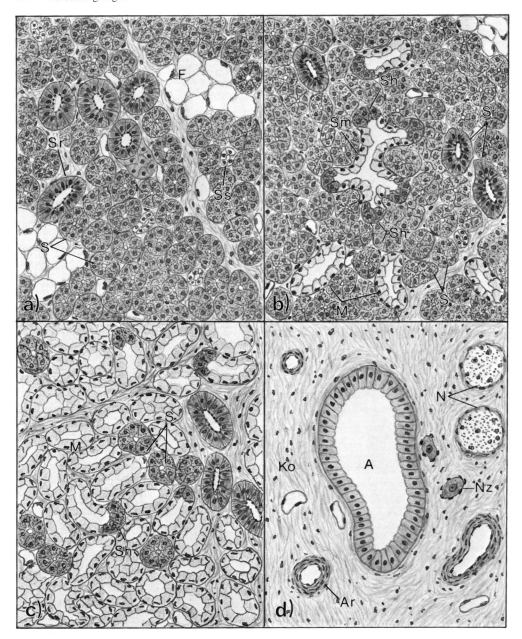

Abb. 12.3. Mundspeicheldrüsen (Vergr. etwa 70fach). **a** Glandula parotis mit rein serösen Endkammern (*S*), *Sr* = Streifenstück oder Sekretrohr, *F* = Fettzellen und *Ss* = Schaltstück. **b** Glandula submandibularis mit serösen (*S*), mukösen (*M*) und gemischten (*Sm*) Endkammern. *Sr* = Streifenstück, *Sh* = seröser Halbmond. **c** Glandula sublingualis mit vorwiegend mukösen (*M*) Endstücken und wenigen serösen (*S*) Endkammern; *Sh* = seröser Halbmond. **d** Ausführungsgang (*A*) im interlobulären Bindegewebe. *Ar* = Arterie, *N* = Nerven, *Nz* = Nervenzelle, *Ko* = Kollagen

Mit Spezialfärbungen lassen sich vegetative Nervenfasern im Parenchym nachweisen. Schon im Routinepräparat erscheinen häufig Anschnitte markhaltiger Nervenfaserbündels des N. facialis, der mit seinen Ästen durch die Gl. parotis hindurchzieht.

12.1.2.2 *Glandula submandibularis*

Die Unterkieferdrüse ist eine *gemischte Drüse*, die *vorwiegend seröse Endkammern* aufweist. Die relativ wenigen mucösen Acini kommen vorwiegend in Verbindung mit serösen Drüsenzellen vor, die sich den mucösen Endstücken halbmondförmig als sog. *seröse Halbmonde* anlagern (gemischte Endstücke). Die im H.E.-Schnitt hell angefärbten, durch Herauslösung des Sekretes wabig strukturiert erscheinenden, mit einem abgeflachten, dunkel anfärbbaren basalen Zellkern versehenen mucösen Zellen lassen sich von dunkler erscheinenden serösen Drüsenzellen sehr gut unterscheiden. Da die Zellen der mucoiden Acini gewöhnlich niedriger als die der serösen Drüsenzellen sind, ist das Lumen weiter als das der serösen Endstücke.

Im Mucicarminpräparat erscheinen die mucösen Endkammern in einem leuchtenden Rotton, im PAS-Präparat rot-violett, während die serösen Zellen heller gefärbt sind. Schalt- und Streifenstücke treten in gewohnter Anfärbung und Struktur im Drüsenparenchym, Ausführungsgänge im interlobulären Bindegewebe auf.

12.1.2.3 *Glandula sublingualis*

Die Unterzungendrüse ist ebenfalls eine *gemischte Drüse* und besteht aus einer *großen Zahl rein mucöser Endstücke* (tubulös) und wenigen serösen Anteilen, die meist nur in Form von *serösen Halbmonden* vorliegen (gemischte Endstücke). Sekretrohre treten selten auf, die Schaltstücke werden mit zunehmender Zahl der mucösen Endstücke weniger und scheinen einem Verschleimungsprozeß zu unterliegen. Ausführungsgänge von gewohnter Bauweise verlaufen im Drüsengewebe.

Der von den Drüsen produzierte Speichel (Saliva) ist je nach Drüsenaktivität ein Gemisch aus mucinhaltigem Gleit- und flüssigem proteinhaltigen Verdünnungsspeichel und enthält Maltase, Amylase, Ptyalin, wenige Peptidasen und Lipasen.

12.1.3 *Zähne* (Dentes) [H. 8.1.2.]

Die Zähne setzen sich aus Hart- und Weichsubstanzen zusammen. Die *Hartsubstanzen* werden durch das *zellfreie Zahnbein* (Dentin, Substantia eburnea), den ebenfalls *zellfreien Schmelz* (Substantia adamantina) und den zellhaltigen Zement (Substantia ossea), die *Weichteile* durch die *Pulpa, Wurzelhaut,* und *Zahnfleisch* verkörpert. Das den ganzen Zahn durchziehende Dentin begrenzt die Zahnpulpa, wird an der *Krone* (Corona) von Schmelz und an der *Wurzel* (Radix) von Zement überzogen (Abb. 12.4). Die Grenze zwischen Schmelz und Zement liegt am *Zahnhals* (Collum dentis).

12.1.3.1 *Hartsubstanzen*

1. *Zahnbein* (Dentin): Das Dentin, das härter als Knochengewebe ist, besteht zu *28% aus organischen Anteilen*, wie *Glykoproteinen* und in diese *eingelagerten kollagenen Fibrillen*, und zu *72% aus anorganischen Substanzen*, wie hauptsächlich Hydroxylapatitkristalle und in geringem Ausmaß Fluorapatit, Kalium-, Natrium- und Magnesiumcarbonat. Das dem Knochengewebe vergleichbare *Dentin ist zellfrei* und wird im Wurzelbereich von radiär zur Längsachse des Zahnes gestellten, in der Krone steiler angeordneten, etwas wellig verlaufenden *Dentinkanälchen* ($\varnothing$ 1–3 µm) durchsetzt, die als *Tomes-Fasern die Fortsätze der an* der Dentin-Pulpa-Grenze gelagerten *Odontoblasten* (Dentinoblasten, Dentinbildner) und *marklose dendritische Nervenfasern* beinhalten. Von den Dentinkanälchen gehen miteinander anastomosierende Seitenkanälchen ab. An der Oberfläche des Dentins können sich die Kanälchen aufgabeln und eine kurze Strecke in den Schmelz eindringen. Die Wandung der Dentinkanälchen ist reich an sauren Mucopolysacchariden (Neumann-Scheide). Die *Kollagenfasern* verlaufen rechtwinklig zu den Dentinkanälchen in Längsachse des Zahnes, so daß sie auf einem Querschliff des Zahnes quer, die Dentinkanälchen dagegen längs geschnitten sind.

Unter Interglobulardentin versteht man durch ungleichmäßig ablaufende Mineralisation des Dentins weniger verkalkte Bezirke nahe der Dentin-Schmelz-Grenze; sie zeigen sich als Tomes-Körnerschicht an der Dentin-Zement-Grenze. In der Nähe der Zahnpulpa erstreckt sich eine dünne Zone von Prädentin, das von den benachbarten Odontoblasten hervorgebracht wird und eine Einengung der Pulpahöhle bewirken kann.

2. *Schmelz* (Substantia adamantina): Der Schmelz ist die *härteste Substanz* des menschli-

156 Verdauungsorgane

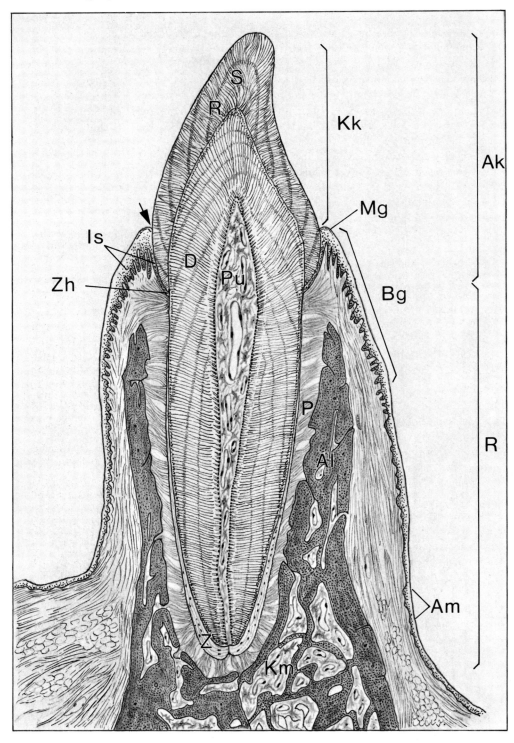

Abb. 12.4

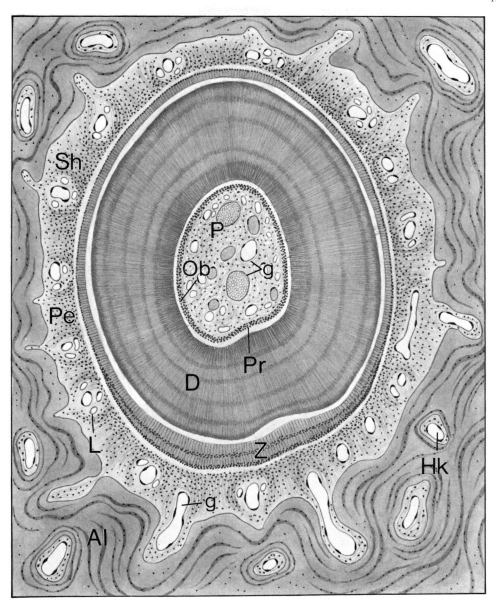

Abb. 12.5. Querschnitt durch einen Zahn im Kiefer mit Zahnpulpa (P, mit g = Blutgefäßen und gallertigem Bindegewebe). Reihen von Odontoblasten (Ob) grenzen zum Prädentin (Pr) an. D = Dentin mit radiär gestellten Dentinkanälchen. Z = Zement; Pe = Periodontium mit Sharpeyschen Fasern (Sh). Blutgefäßen (g) und Lymphgefäßen (L), Al = Alveolarknochen (Kieferknochen), Hk = Haverssche Kanälchen

◀ **Abb. 12.4.** Längsschnitt durch einen Zahn im Kiefer (in Anlehnung an HAM). S = Schmelz mit Retzius-Streifen (R), D = Dentin, Z = Zement, Pu = Pulpa mit gefäß- und nervenreichem Bindegewebe, Al = Alveolarknochen, P = Periodontium mit kollagenen Fasern, Kk = klinische Krone, Ak = anatomische Krone, Zh = Zahnhals, R = Radix (Wurzel), Mg = marginale Gingiva, Bg = befestigte Gingiva, Is = inneres und äußeres Saumepithel, Am = Alveolarmucosa, Km = Knochenmark

chen und tierischen Organismus und setzt sich aus etwa 4–6 µm dicken, *sechsseitigen, verkalkten Prismen* zusammen, die durch eine verkalkte organische Kittsubstanz verbunden werden. Die Prismen enden unter konischer Zuspitzung im Dentin-Schmelz-Grenzbereich. Der Schmelz enthält zu etwa *90% Hydroxylapatit*, außerdem Calcium-, Magnesium- und Natriumsalze. Da der Schmelz keine organischen Anteile besitzt und bei Herstellung eines Zahnschnittes die Entkalkung zur Entfernung der Kalksalze führt, fehlt in einem solchen Präparat stets der Schmelzanteil des Zahnes.

Die Schmelzprismen zeigen eine radiäre, gebündelte, schraubenförmige Verlaufsrichtung, so daß im Zahnschliff Prismenlängsschnitte und Prismenquerschnitte abwechseln. Hierdurch entsteht das Bild der Hunter-Schreger-Streifen. Die auf Längsschnitten erkennbaren, steil verlaufenden Retzius-Streifen sind auf das periodische Wachstum des Schmelzes zurückzuführen. Durch Ablagerung organischer Kittsubstanzen werden die an der Schmelz-Dentin-Grenze befindlichen, auf schwächere Verkalkung zurückzuführenden, an Fasern erinnernden Schmelzbüschel sichtbar. Unter Schmelzlamellen versteht man von der Schmelzoberfläche ausgehende radiär verlaufende Sprünge, die eine organische Substanz enthalten. Die Schmelzoberfläche wird von der verkalkten Cuticula dentis (Schmelzoberhäutchen) überzogen, die in der Regel verlorengeht.

3. *Zement* (Substantia ossea): Der von der Schmelzgrenze am Zahnhals bis zur Wurzelspitze reichende Zement setzt sich aus *geflechtartigem Knochengewebe* zusammen, wobei die dünnen Zementzonen gewöhnlich zellfrei sind, die dickeren, lamellenartig gebauten Zementpartien an der Wurzelspitze jedoch Osteocyten enthalten. Die radiär orientierten kollagenen Fasern gehen in die Wurzelhaut über.

12.1.3.2 *Weichsubstanzen*

1. *Zahnpulpa:* Die Zahnpulpa (in der Pulpahöhle) wird durch ein aus *Fibro- und Histiocyten und gallertiger Grundsubstanz* mit *kollagenen* und *argyrophilen Fasern* zusammengesetztes, *gallertig-mesenchymales Bindegewebe* verkörpert. An der Pulpa-Prädentingrenze erstrecken sich ein bis zwei *Reihen von Odontoblasten,* deren *Fortsätze* (Tomes-Fasern) in die *Dentinkanälchen* gelangen und deren Perikarya durch Desmosomen verknüpft sein können. Die Dentinoblasten haben etwa birnenförmige Gestalt und schicken auch kurze Fortsätze in das Pulpagewebe. Die durch den *Wurzelkanal* (Canalis radicis) eintretenden kleinen Arterien entwickeln Capillarnetze, die im Bereich der Dentinbildner (Odontoblasten) besonders dicht sind. *Bündel markhaltiger und markloser Nervenfasern* begleiten die Gefäße, sorgen für die Innervation der Blutgefäße selbst, entwickeln im Bereich der Odontoblasten einen dichten Plexus markloser Nervenfasern und dringen als marklose receptorische Axone (Dendriten) in die Dentinkanälchen ein.

2. *Wurzelhaut* (Periodontium, Zahnhalteapparat): Die Wurzelhaut stellt die *bindegewebige Verbindung* zwischen *Zement* und *knöcherner Alveolenwand* des Ober- und Unterkiefers her und setzt sich aus *Fibrocyten* und einem System von *Kollagenfasern* (Sharpey-Fasern) zusammen. Zwischen den schräggestellten Kollagenfaserbündeln verlaufen *Blut- und Lymphgefäße* sowie *Nervenfasern*. Während die Kollagenfasern im oberen Bereich der Alveole fast horizontal verlaufen, ziehen sie in der Tiefe der Alveole schräg bzw. steil abwärts von der Alveolenwand zum Zement. Unter der Bezeichnung Parodontium (Paradentinum) werden Zement, Periodontium und Alveolarperiost zu einer funktionellen Einheit zusammengefaßt.

3. *Gingiva* (Zahnfleisch): Das Zahnfleisch besteht aus *verhorntem, mehrschichtigen Plattenepithel* und einem straffen *kollagen-elastischen Bindegewebe,* das die Gingiva mit dem Kieferknochen fest verbindet. Die Unterfläche des dem Zahnhals anliegenden Epithels ist glatt (innere Gingiva), während die Basis des sichtbaren Zahnfleisches (äußere Gingiva) mit stark ausgebildeten Epithel- und Bindegewebspapillen ausgestattet ist.

12.2 Rumpfdarmabschnitt

Bauprinzip: Die Wand der verschiedenen Anteile des Rumpfdarmes vom Oesophagus über Magen, Dünn- und Dickdarm bis zum Mastdarm zeigen eine einheitliche Bauweise. Von innen nach außen lassen sich folgende Schichten unterscheiden (Abb. 12.6):

1. *Tunica (Lamina) mucosa* (Schleimhaut) aus Lamina epithelialis (Epithel), Lamina propria (Bindegewebe), Lamina muscularis mucosae (glatte Muskelzellen) bestehend.

2. *Tunica oder Tela submucosa:* kollagen-elastisches Binde- und Fettgewebe.
3. *Tunica muscularis:* aus einem inneren Stratum circulare internum (innere, circulär das Darmrohr umfassende Schicht glatter Muskelfasern) und aus einem Stratum longitudinale externum (äußere, weitgehend achsenparallel zum Darmrohr verlaufende Längsmuskelschicht). Ausnahme: Oberes Drittel des Oesophagus mit quergestreifter Muskulatur.
4. *Tunica adventitia* (Kollagen) oder *Tunica serosa* (Bauchfellepithel), die von bindegewebiger Subserosa unterlagert wird.

Die Darmwand führt zahlreiche Lymph- und Blutgefäße und enthält zum Teil lymphocytäre Ansammlungen.

In der Wand des Darmrohres liegen in verschiedenen Schichten exokrine Drüsen, deren Sekret an das Lumen des Verdauungskanals abgegeben wird.

In der Wand des Rumpfdarmes lassen sich prinzipiell in zwei Bereichen Ansammlungen multipolarer, vegetativer Nervenzellen feststellen:

1. Der *zwischen innerer Ring- und äußerer Längsmuskulatur* befindliche *Plexus myentericus oder Auerbach-Plexus* für die Innervation der genannten Muskelschichten und

2. der in der *Submucosa* gelegene *Plexus submucosus oder Meissner-Plexus* für die nervöse Versorgung der Submucosa und Mucosa (s. auch S. 161). Während die Perikaryen der großen Nervenzellen des Plexus myentericus an ihrem großen hellen Kern und an ihrer hellen Anfärbung relativ gut im Kurspräparat (Abb. 12.13) zu erkennen sind, bereitet das Aufsuchen der kleineren und nicht so zahlreich vertretenen Ganglienzellen des Plexus submucosus Schwierigkeiten. Die Nervenzellfortsätze sind im gewöhnlichen Kurspräparat nicht dargestellt.

Die *Mucosa* besitzt als Epithel *im Oesophagus* ein *mehrschichtiges, nicht-verhorntes Plattenepithel*, im *Magen* ein schleimproduzierendes, einschichtiges hochprismatisches Epithel und im Darm ein einschichtiges, hochprismatisches Resorptionsepithel mit Becherzellen. Der Endabschnitt des Darmes weist mehrschichtiges Plattenepithel auf.

Die *Tunica (Lamina) propria* wird im *Oesophagus* durch ein *kollagenes, im Magen ebenfalls von kollagenem Bindegewebe* (Magen-Fundus), im übrigen *Magen-Darm-Trakt* durch ein *reticulär-lymphatisches Bindegewebe* vertreten und enthält dichte Capillargebiete sowie Lymphcapillaren. Die Masse des lymphatischen Gewebes nimmt im Verlauf des Darmrohres zu.

Die für die Motorik der Schleimhaut verantwortliche schmale *Muscularis mucosae* setzt sich aus glatten Muskelzellen in einem circulär-spiraligen Verlauf zusammen und kann sich in eine innere circuläre und äußere longitudinale Schicht gliedern.

Die aus lockerem *kollagen-elastischen Bindegewebe* und Fettzellen bestehende *Submucosa* ist die *Verschiebeschicht* für die Schleimhaut des Rumpfdarmes, das Ausbreitungsgebiet für die *größeren Blut- und Lymphgefäße* zur Speisung der Blut- und Lymphcapillaren in der Schleimhaut und enthält die *kleinen Nervenzellen des Meissner-Plexus*.

Die für die Darmmotorik verantwortliche *Muscularis* (glatte Muskelzellen) gliedert sich in eine *innere Ring- und äußere Längsmuskelschicht*, die einem steil oder flach angeordneten Spiralsystem angehören. Die Fibrae obliquae, eine dritte Muskelschicht, finden sich nur in der Magenwand.

Bei Querschnitten werden die inneren circulären Muskelzellen längs getroffen, die äußeren in der Längsachse des Darmes gestellten glatten Myocyten quer angeschnitten; bei Längsschnitten durch die Darmwand zeigen sich die Anschnitte der Muskelschichten genau umgekehrt. Im schwach ausgebildeten Bindegewebe zwischen innerer Ring- und äußerer Längsmuskelschicht liegen die im Kurspräparat hell angefärbten, großkernigen Nervenzellen des Auerbach-Plexus.

Die spiegelnd-glatte *Serosa* schließt sich nach außen der Muscularis an und umfaßt eine bindegewebige Subserosa und das mit seiner äußeren Oberfläche zum Bauchraum hin orientierte *einschichtige Plattenepithel* (Mesothelzellen). Bei extra- oder retroperitonealer Lage von Rumpfdarmabschnitten tritt an Stelle der Serosa eine *kollagene Adventitia*, die für die Verbindung des entsprechenden Organes mit der Umgebung sorgt. Eine epitheliale Oberfläche ist dann nicht vorhanden.

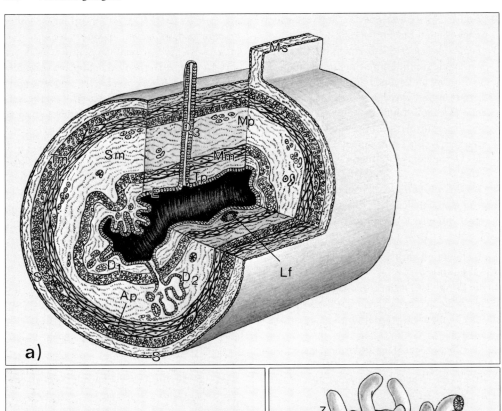
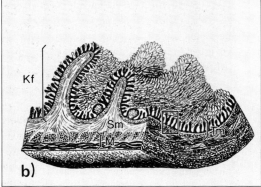
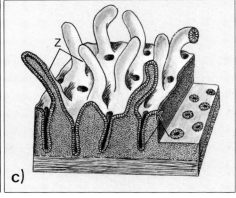

Abb. 12.6. a Schema des Grundaufbaus des Verdauungsrohres (aus BEVELANDER). Von innen nach außen: E = Epithel, Tp = Tunica propria, Mm = Muscularis mucosae (Epithel, Tunica propria und Muscularis mucosae bilden zusammen die Mucosa), Sm = Submucosa (bindegewebige Verschiebeschicht), Tm = Tunica muscularis mit innerer Ringmuskulatur (i) und äußerer Längsmuskulatur (a), Ss = Subserosa, S = Serosa bzw. Adventitia, Ms = Mesenterium bzw. Mesocolon, Lf = Lymphfollikel, D_1 = Drüsen in der Tunica propria, D_2 = Drüsen in der Submucosa, D_3 = Ausführungsgang einer Anhangsdrüse (z. B. Pankreas), Mp = Meißnerscher Plexus, Ap = Auerbachscher Plexus. **b** und **c** Schema der Oberflächenvergrößerung des Darmrohres. **b** Ausbildung von Kerckringschen Falten (Kf) mit Zotten (Z). Tm = Tunica mucosa, Sm = Tunica submucosa, M = Tunica muscularis, S = Serosa. **c** Vergrößerung des Ausschnitts aus **b**. (Aus HAM). Oberflächenvergrößerung der Dünndarmschleimhaut. Z = Zotten, K = Krypten (quer und längs). Zotten und Krypten: Oberflächenvergrößerung der Dünndarmschleimhaut; Krypten ohne Zotten: Oberflächenvergrößerung der Dickdarmschleimhaut

Die Serosa (Peritoneum viscerale) und das Peritoneum parietale besitzen zum Bauchraum hin ein einschichtiges Mesothel aus platten polygonalen Zellen, das in der Lage ist, eine seröse Flüssigkeit an den Bauchraum abzugeben und durch Mikrovilli auch zu resorbieren. Das Mesothel wird von einer aus kollagen-elastischem Bindegewebe zusammengesetzten, gefäß- und nervenführenden Subserosa (Tunica propria) unterlagert. Bei Reizung kann das Mesothel Makrophagen liefern und wird deshalb auch dem R.H.S. (reticulo-histiocytäres System, s. S. 63) zugerechnet.

Zu den sog. serösen Häuten zählt man Peritoneum, Pleura, Epikard und Perikard, die seröse Hohlräume auskleiden, sowie Epi- und Periorchium der Hodenzellen.

Das Nervengewebe des Rumpfdarmes gliedert sich in ein intramurales, autonomes Nervensystem, dem die Ganglien des Auerbach- und Meissner-Plexus angehören, und in exogene, mit der Gefäßbahn eindringende vegetative Nervenfasern (postganglionäre sympathische Nervenfasern) und präganglionäre Nervenfasern des Nervus vagus. Beide Systeme lassen sich im Versorgungsgebiet nur schwer voneinander trennen. Die marklosen Neuriten der Ganglienzellen des Plexus myentericus bilden in der Muskulatur dichte Geflechte und entwickeln zwischen den glatten Muskelzellen intercaläre und terminale Transmittersegmente, die durch Freisetzung von Transmittersubstanzen eine Innervation „en passage" (s. S. 100) bewirken. Die Erregungsbildung in den Perikarya und die Weiterleitung in den Axonen läuft weitgehend unabhängig von exogenen Nervenfasern ab, da nach deren Durchtrennung die Motorik der Darmmuskulatur erhalten bleibt. Die Nervenzellen des Meissnerschen Plexus sorgen für die Innervation der Mucosa, vor allem für die der Muscularis mucosae und die der Drüsen.

Sogenannte Dogiel-Typ I Zellen zeigen kurze, mit füßchenförmigen Endabschnitten versehene Dendriten, erreichen durch lange Axone die Oberfläche der sogenannten Dogiel-Typ II Zellen und stellen Assoziationsneurone dar. Die Typ II Zellen sind durch lange Dendriten gekennzeichnet, ihre marklosen Neuriten innervieren die glatten Muskelzellen des Stratum longitudinale und circulare. Mit Silbertechnik ist ein dichtmaschiger, aus marklosen Nervenfasern zusammengesetzter Plexus mucosus nachweisbar. Eine genaue morphologische Charakterisierung der physiologisch zu postulierenden Receptoren konnte bislang nicht durchgeführt werden.

12.2.1 *Vorderdarm*

12.2.1.1 *Oesophagus* (Speiseröhre) [H. 8.2.]

Das *Querschnittsbild* des Oesophagus weist infolge von Längsfalten der Schleimhaut (Mucosa) eine *sternförmige Lichtung* auf. Das sehr hohe, *mehrschichtige*, nicht-verhornte *Plattenepithel* liegt einer *kollagenen Tunica propria* auf, die capillar- und nervenhaltige Bindegewebspapillen zwischen Vorwölbungen des Epithels sendet. Außer den genannten Schichten gehört noch die vorwiegend aus längsgestellten, glatten Muskelzellen bestehende *Muscularis zur Mucosa*. Im Gebiet kurz vor der Einmündung der Speiseröhre in den Magen können typische Magenschleimhautbezirke inselförmig in der Schleimhaut des Oesophagus auftreten (Prädilektionsstellen für Carcinome).

Ein Venenplexus erstreckt sich in der Tunica propria nahe der Muscularis mucosae, der bei portalem Stau (z. B. Lebercirrhose) stark erweitert wird und bis in die Oesophaguslichtung hineinragen kann (Oesophagusvaricen).

An die Mucosa schließt sich nach außen die aus lockerem *kollagen-elastischen Bindegewebe bestehende Submucosa* an, die außer *größeren Gefäßen* (besonders Venen) Ansammlungen von Nervenzellen (Meissner-Plexus) und Gruppen mucöser Drüsen *(Glandulae oesophageae)* aufweist. Die Ausführungsgänge der Drüsen durchziehen die Mucosa und münden in das Epithel ein. Die stets in der Submucosa befindlichen Oesophagusdrüsen sind nicht mit sog. mucoiden cardialen Oesophagusdrüsen zu verwechseln, die in der Lamina propria im Anfangs- und Endabschnitt des Oesophagus liegen und morphologisch den schlauchförmig gewundenen und verzweigten Kardiadrüsen (s. S. 164) des Magens gleichen. In ihrer Nachbarschaft, besonders in der Tunica propria, treten *Lymphocytenansammlungen* in Form von Solitärfollikeln, teilweise mit Reaktionszentrum, und außerdem in unterschiedlicher Zahl Plasmazellen und eosinophile Bindegewebszellen auf.

Die *Muscularis (innere Ring-, äußere Längsmuskelschicht)* besteht im oberen Oesophagusdrittel aus quergestreiften Skeletmuskelzellen, die abwärts an Zahl abnehmen und durch glatte Muskelzellen ersetzt werden.

Bei Tieren (z. B. bei Ratten und Hunden) kann sich die ganze Oesophagusmuskulatur aus quergestreiften Muskelzellen zusammensetzen, die auch auf die Magenwand übergreifen.

Die *äußere*, mit dem Muskelgewebe verknüpfte *Adventitia* führt größere Gefäße, vom N. vagus

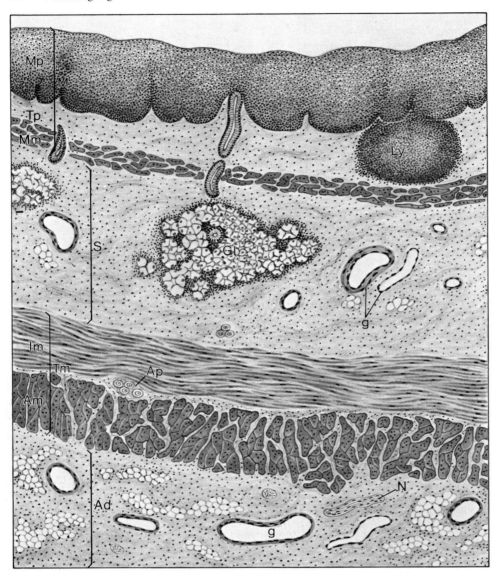

Abb. 12.7. Schnitt durch die Wand des Oesophagus. *Mp* = mehrschichtiges unverhorntes Plattenepithel, *Tp* = Tunica propria, *Mm* = Muscularis mucosae (Längsmuskulatur). Plattenepithel, Tunica propria und Muscularis mucosae bilden zusammen die Mucosa (*M*). *Ly* = Lymphfollikel, *Gl* = Glandulae oesophagicae mit Plasmazellanlagerungen, *g* = Gefäße; *S* = Submucosa, *Tm* = Tunica muscularis, *Im* = innere Ringmuskulatur, *Am* = äußere Längsmuskulatur, *Ad* = bindegewebige Adventitia mit Gefäßen (*g*) und Nerven (*N*), *Ap* = Auerbachscher Plexus

abstammende Nervenbündel und verbindet den Oesophagus mit der Umgebung.

Die Nervenzellen des Auerbach-Plexus erscheinen in Gruppen zwischen innerer Ring- und äußerer Längsmuskelschicht und sind infolge ihrer Größe und hellen Anfärbbarkeit hier gut zu erkennen. Außer den dichten Geflechten und Nervenzellansammlungen der Meissner- und Auerbach-Plexus findet sich ein engmaschiges subepitheliales Geflecht markloser Nervenfasern, von denen einzelne in das Epithel eindringen. Die quergestreiften Muskelzellen im oberen Drittel werden durch motorische Endplatten von Vagusästen versorgt, während die glatte Muskulatur der Muscularis und Muscularis mucosae ihre Innervation durch Axone des Auerbach- bzw. Meissner-Plexus erhält.

12.2.1.2 *Magen* (Ventriculus, Gaster) [H. 8.3]
In einem Querschnitt durch die Magenwand kommt wieder die gewohnte Schichtung in *Mucosa* mit drei Zonen, *Submucosa, Muscularis* und *Serosa* zum Ausdruck. Die *Magendrüsen* erstrecken sich *als schlauchförmige Einsenkungen des Epithels in der Lamina propria* und lassen je nach ihrer Beschaffenheit und Lokalisation eine *Unterscheidung* von *Kardia-, Fundus-, Corpus-* und *Pylorusdrüsen* zu.

Das Magenepithel wird durch ein *einschichtiges, hochprismatisches Epithel* mit rundlichen, basalen Zellkernen verkörpert, das einen *zähflüssigen*, neutrale Mucopolysaccharide enthaltenden *Schleim* als Schutz vor dem proteolytischen Magensaft kontinuierlich an die Oberfläche der Schleimhaut abgibt. Die im Spitzenabschnitt der Zelle lokalisierten, mucoiden Sekretgranula sind PAS-positiv und lassen sich nicht wie die Sekrete von Becherzellen durch Mucicarmin anfärben. Die kurzlebigen Epithelzellen ruhen auf einer Lamina basalis und werden nach etwa 3—5 Tagen an die Lichtung abgegeben. Sie werden durch sog. *Nebenzellen* (s. S. 164), die sich zum Epithelverband zusammenschließen, ersetzt.

In fast regelmäßigen Abständen kommt es zu begrenzten *Einsenkungen des Epithels* in die Lamina propria, die als *Magengrübchen* oder *Foveolae gastricae* bezeichnet werden. In den Boden der durch das Magenepithel begrenzten Foveolae gastricae münden die *tubulös verzweigten Magendrüsen* (Glandulae gastricae) ein. Ein zwischen Magengrübchen und Einmündungsstelle der Magendrüsen befindliches kurzes, schmales Halsstück scheint für den Ersatz abgestoßener Epithelzellen und abgenutzter Drüsenzellen von Bedeutung zu sein. Die der Unterfläche des Magenepithels angelagerte Lamina basalis geht kontinuierlich auf die Drüsen-

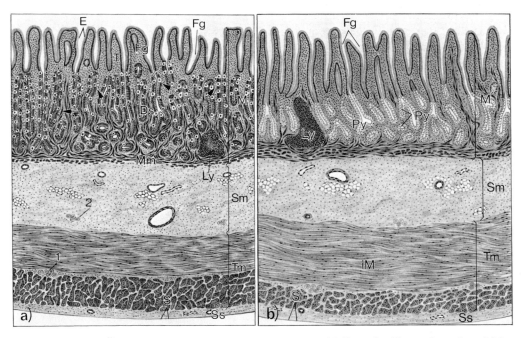

Abb. 12.8. Magen (Übersichtsvergrößerung).
a Schnitt durch die Magenwand (Fundus-Corpus). *Fg* = Foveolae gastricae (Magengrübchen), *Ds* = Drüsenschlauch, *M* = Tunica mucosa, *E* = einschichtiges prismatisches Epithel, *T* = Tunica propria, *Mm* = Tunica muscularis mucosae, *Sm* = Submucosa, *Tm* = Tunica muscularis, *Ss* = Subserosa, *S* = Serosa. Die Pfeile weisen auf Belegzellen hin. *1* = Auerbachscher Plexus, *2* = Meißnerscher Plexus, *Ly* = Lymphfollikel. **b** Schnitt durch die Magenwand (Pylorus), *Py* = Pylorusdrüsen, *Ly* = Lymphfollikel, *Fg* = Foveolae gastricae, *Sm* = Submucosa, *Tm* = Tunica muscularis, *iM* = zum Musculus sphincter pylori verdickte innere Ringmuskulatur, *Ss* = Subserosa, *S* = Serosa, *M* = Mucosa

schläuche über. Die Magendrüsen durchsetzen bis zur Muscularis mucosae die *Lamina propria*, die im Magenfundus und -corpus aus kollagenem Bindegewebe besteht und vom Magen-Pylorus an über Dünn- und Dickdarm durch ein reticuläres Bindegewebe mit Lymphocyten, Plasma- und Mastzellen sowie eosinophilen Granulocyten ersetzt wird.

Gelegentlich kommen größere Lymphocytenansammlungen mit Reaktionszentren vorwiegend im Kardia- und Pylorusgebiet zu Gesicht.

Die an die Tunica propria anschließende *Muscularis mucosae* umfaßt eine innere circuläre und eine äußere longitudinale Schicht und kann auch aus drei Zonen bestehen. Von der inneren Ringmuskelschicht können dünne Bündel von glatten Muskelzellen in die Tunica propria einstrahlen und sind wahrscheinlich für die Schleimhautmotorik verantwortlich.

In der *Submucosa (kollagen-elastisches System und Fettzellen)* dringen aus der Tunica muscularis größere Gefäße ein, die dünnere Arterien in die Schleimhaut abgeben und dort ein dichtes Capillarnetz entwickeln. Kleine Gruppen vegetativer Nervenzellen *(Meissner-Plexus)* werden in der Submucosa, besonders in Nachbarschaft zur Muscularis mucosae, sichtbar.

In der *Tunica muscularis* läßt sich ebenfalls ein inneres Stratum circulare von einem äußeren Stratum longitudinale abgrenzen. Die innere Ringmuskelschicht verstärkt sich in der Pars pylorica zum kräftigen M. sphincter pylori. Eine dritte Muskellage wird durch die inneren, schräg zur Ringmuskulatur gestellten Fibrae obliquae verkörpert. Alle drei Zonen lassen sich wegen ihrer häufigen gegenseitigen Verflechtung mikroskopisch nicht immer voneinander trennen. Eine *kollagen-elastische Subserosa* wird an der äußeren Magenoberfläche vom *Mesothel der Serosa* überzogen.

Zwischen Ring- und Längsmuskelschicht dehnt sich der aus großen multipolaren vegetativen Nervenzellen bestehende Auerbach-Plexus aus.

1. *Kardia:* Die Kardiaregion ist durch die in der Tunica propria gelagerten tubulösen verzweigten Kardiadrüsen gekennzeichnet, deren Wandung aus prismatischen, hell anfärbaren mucoiden Zellen mit basal gelagerten, rundlichen oder abgeflachten Kernen besteht. In ihnen läßt sich Lipase nachweisen (nach Bargmann ein Glykoproteid). Den Kardiadrüsen ähnlich gebaute Drüsenpakete werden im unteren Abschnitt des Oesophagus beobachtet.

2. *Corpus-Fundus* (Abb. 12.8): Die *englumigen Fundusdrüsen mit Haupt-, Beleg- und Nebenzellen* sind in der Schleimhaut des ganzen Magenkörpers und des Fundus ventriculi zu finden und werden auch Hauptdrüsen genannt. Die verzweigten Drüsenschläuche münden in die Magengrübchen. Unter Berücksichtigung des ganzen, vom Oberflächenepithel aus eingesenkten und im Drüsenbereich zu sekretorischen Zellen differenzierten Epithelrohres nehmen die Foveolae etwa ein Drittel, die Hauptdrüsen etwa zwei Drittel des Rohres ein. Die Drüsentubuli lassen sich wegen der unterschiedlichen zahlenmäßigen Lagerung der einzelnen Drüsenzelltypen in einen an das Magengrübchen anschließenden Drüsenhals, der vorwiegend aus Beleg- und Nebenzellen und nur wenigen Hauptzellen besteht, in ein Mittelstück mit zahlreichen Beleg- und Hauptzellen und in den Drüsengrund, in dem die Hauptzellen überwiegen, gliedern.

Die isoprismatischen oder prismatischen *Hauptzellen* mit rundlichen Kernen besitzen ein fein *granuliertes basophiles Cytoplasma* und produzieren das *Proenzym Pepsinogen*, das in Gegenwart der von den Magendrüsen produzierten Salzsäure zum proteolytischen (proteinspaltenden) Pepsin aktiviert wird.

In elektronenmikroskopischen Aufnahmen (Abb. 12.9) lassen sich in dem der Drüsenlichtung zugewandten Zellteil unterschiedlich große pepsinogenhaltige Granula, die durch Exocytose ausgeschleust werden, und ein dichtes granuläres endoplasmatisches Reticulum nachweisen, das die lichtmikroskopisch erkennbare Basophilie hervorruft. Das gelegentliche Auftreten von Vacuolen im Plasma ist auf

Abb. 12.9. Aufbau der Magendrüse (Fundus), schematisch. **a** LM (Vergr. etwa 150fach), **b** LM (Vergr. etwa 550fach), **c** und **d** ELM (Vergr. etwa 9000fach). **a** Drüsenschlauch mit Nebenzellen (*N*), Hauptzellen (*H*), Belegzellen (*B*): *E* = einschichtiges isoprismatisches Epithel. **b** Fundusdrüsen mit Hauptzellen (*H*) und Belegzellen (*B*). Der Pfeil markiert eine Magendrüse. **a** und **b** aus FREEMAN und BRACEGIRDLE, etwas verändert. **c** Belegzelle. *I* = intracelluläres Sekretkanälchen, *M* = Mikrovilli. **d** Hauptzelle. *Go* = Golgi-Feld, *gER* = granuläres endoplasmatisches Reticulum, *Sg* = Sekretgranula, *Lb* = Lamina basalis

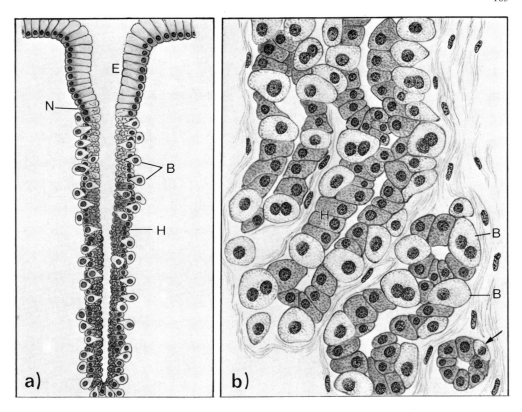

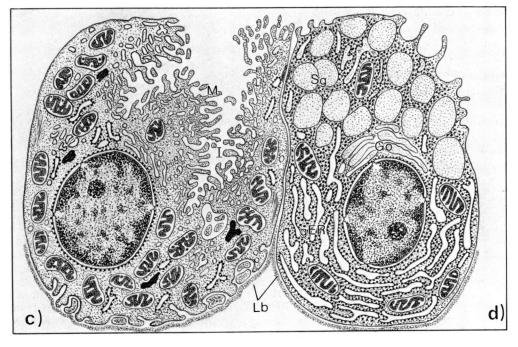

Abb. 12.9

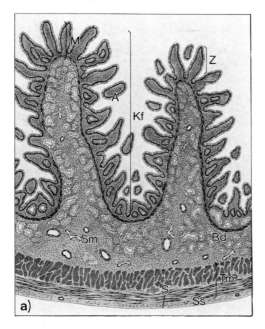
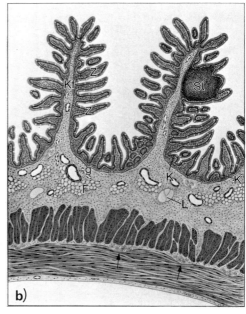
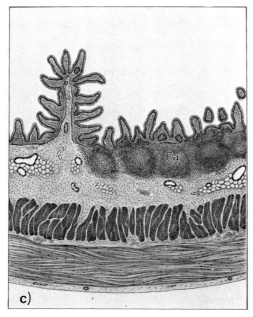
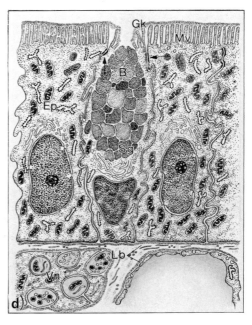

Abb. 12.10. Aufbau der Dünndarmwandung (Längsschnitte). **a** Duodenum mit Kerckringschen Falten (Kf). Z = Zotte, A = Anschnitte der Zottenoberfläche (halbtangential), Bd = Brunnersche Drüsen in der Submucosa (Sm) (Glandulae duodenales), M = Mucosa aus einschichtigem prismatischen Epithel mit Cuticularsaum und Becherzellen (hell). Tm = Tunica muscularis, Ss = Subserosa, S = Serosa. **b** Jejunum mit Kerckringschen Falten (Kf). Sl = Solitärfollikel, Z = Zotten, K = Krypten, g = Gefäße, F = Fettzellen, L = Lymphgefäß. Die Pfeile markieren Nervenzellen des Auerbachschen Plexus **c** Ileum mit reduzierten Kerckringschen Falten, mit niedrigen Zotten und Folliculi aggregati (Fa). **d** ELM-Bild des Dünndarmepithels. Ep = Epithelzelle mit Mikrovilli (Mv) und Glykokalix (Gk). B = Becherzelle mit Sekretgranula (Sg), Lb = Lamina basalis, Vn = vegetative Nervenfasern, c = Wand einer gefensterten Capillare. Die Pfeile weisen auf Zellkontakte hin

die Anwendung der entsprechenden histologischen Technik zurückzuführen, welche die Pepsinogenkörnchen heraus- oder auflöst. Erschöpfte und abgestoßene Hauptzellen werden durch Nebenzellen, die sich umdifferenzieren, ersetzt.

Die *größeren acidophilen,* rundlichen oder ovoiden, *fein granulierten Belegzellen* sind vorwiegend einkernig, können aber gelegentlich zwei oder drei Kerne enthalten. Da sie oft abgedrängt von der Lichtung des Drüsenschlauches liegen und einen den Hauptzellen außen anliegenden lückenhaften Belag bilden, werden sie als Belegzellen bezeichnet. Mitunter reichen sie mit nur schlanken Plasmavorbuckelungen bis an das Lumen des Drüsentubulus oder geben ihr Sekret an lichtmikroskopisch nur mit Spezialmethoden darstellbare intracelluläre Sekretcapillaren ab.

Als intracelluläre Sekretcapillaren (Abb. 12.9) bezeichnet man tiefe, verzweigte Einsenkungen des Spitzenplasmalemms, die manchmal bis an die Zellbasis reichen können und zahlreiche Mikrovilli entwickelt haben. Ein tubuläres System ist in dem den Sekretcapillaren benachbarten Cytoplasma nachweisbar und steht mit ihnen in kontinuierlicher Verbindung. In diesem Cytoplasmabereich finden sich Enzyme, vor allem die Carboanhydrase, während die übrigen Plasmabezirke zahlreiche, auffallend große Mitochondrien enthalten. Die aus dem Blut aufgenommenen Chlorionen werden zusammen mit Wasserstoffionen aus den Drüsenzellen in die Lichtung abgegeben, so daß jetzt Salzsäure (HCl) entsteht.

Die *Belegzellen* können allgemein als *HCl-Bildner* bezeichnet werden.

Die hauptsächlich im Drüsenhals der Corpus-Fundusschleimhaut befindlichen und im übrigen Drüsenschlauch zwischen den Haupt- und Belegzellen gelegenen *Nebenzellen* sind von unterschiedlicher Gestalt, weisen basale rundliche oder ovoide Kerne auf und zeigen durch die Anwesenheit von Sekretgranula im Spitzenabschnitt Sekretionserscheinungen. Sie bilden als mucoide Zellen einen glykoproteidhaltigen Schleim, der das Enzym Urease enthält und Magenepithel und Drüsen vor einer Selbstverdauung durch die Salzsäure schützen soll.

Ziemlich sicher dürfte auch die regenerative Leistung der Nebenzellen durch Mitosen für erschöpfte und abgestoßene Drüsenzellen, vielleicht auch für abgenutzte Epithelzellen sein, während ihre funktionelle Bedeutung als Produzenten des „intrinsic factor" noch ungeklärt ist.

Die Drüsenschläuche biegen an der Basis gelegentlich rechtwinklig um, so daß man an dieser Stelle von ihnen auch Querschnitte erhalten kann. Bei tangentialer Schnittführung läßt sich keine Lichtung erkennen.

3. *Regio pylorica* (Abb. 12.8): Die Wand des Magen-Pylorus zeigt die gleiche Gliederung der Magenwand wie auf Seite 163 geschildert. Der *Musculus sphincter pylori* wird durch eine verstärkte innere Ringmuskulatur gebildet. Die Foveolae gastricae sind hier länger als in den übrigen Magenabschnitten und können die Hälfte, gelegentlich auch zwei Drittel des eingesenkten Epithelrohres einnehmen, während die *mucoiden Pylorusdrüsen* die Basis des Epithelschlauches darstellen. *Haupt- und Belegzellen fehlen.* Die tubulös verzweigten, an der Basis aufgeknäuelten Glandulae pyloricae münden in die Foveolae, zeigen als Wandauskleidung prismatische Epithelzellen, deren Cytoplasma im Kurspräparat durch Herauslösung von Sekretgranula wabig erscheint, und produzieren einen alkalischen Schleim. Unter anderem wird ihnen ebenfalls die Ausbildung des „intrinsic factor" zugeschrieben.

In der Epithelwand der Magendrüsen zwischen den Drüsenzellen, an der Lamina basalis orientiert, liegen enteroendokrine Zellen, die sich in den Drüsen entlang der Magenstraße an der kleinen Kurvatur und in zunehmender Zahl im Pylorusbereich ausdehnen. Hierzu zählen
1. die enterochromaffinen, basal gekörnten (argentaffinen) Zellen (EC-Zellen), die Serotonin produzieren,
2. die serotonin- und histaminbildenden, den EC-Zellen ähnelnden, ovoiden „EC-like-Zellen" (ECL-Zellen) mit rundlichen Granula,
3. die ebenfalls granulierten A-Zellen mit der Synthese von Glucagon (Entero-Glucagon-Zellen) und
4. D-Zellen, die Somatostatin hervorbringen sollen.
5. Im Epithel des Magenpylorus kommen außerdem rundliche, unterschiedlich elektronendichte Granula enthaltende G-Zellen vor, deren Spitzenabschnitt Mikrovilli aufweist, sie bilden das Gastrin, das die HCl-Sekretion stimuliert. Die genannten Zelltypen sind histochemisch oder elektronenmikroskopisch differenzierbar (GEP-System).

Becherzellen als einzellige Drüsen, wie sie für das Darmepithel charakteristisch sind, kommen in der Magenschleimhaut nicht vor.

168 Verdauungsorgane

12.2.2 *Mitteldarm*

Dünndarm (Intestinum tenue) [H. 8.4.]
Allgemeiner Bau: Die Dünndarmwand läßt wiederum die Gliederung in *Mucosa, Submucosa, Muscularis* und *Serosa* bzw. bei retroperitonealer Lagerung (Duodenum) eine bindegewebige *Adventitia* erkennen. Die innere Oberfläche des Dünndarms erhält durch Ausbildung von *Plicae circulares* (Kerckring-Falten) als Vorwölbung der Submucosa, durch Bildung von *Zotten (Villi intestinales)* als Vorstülpungen der Tunica propria mit dem Epithel, durch Ausbildung von *Krypten* als tiefe schlauchförmige Epitheleinsenkungen in die Lamina propria und durch die Entwicklung eines *Cuticularsaumes* (Mikrovilli) an der Oberfläche der prismatischen Epithelzellen eine vielfache, die Resorption von Nährstoffen begünstigende Oberflächenvergrößerung. Während die etwa 1 mm langen Zotten im Duodenum und Jejunum gleichmäßig gut ausgebildet sind, beginnen die Kerckring-Falten als hohe Vorwölbungen im Duodenum, nehmen an Zahl und Höhe im Jejunum zu und werden wie die Zotten im Ileum flacher und seltener, um am Dünndarmende ganz aufzuhören. Die Zotten sind im Duodenum vorwiegend blattförmig gestaltet. Bei den im histologischen Präparat isoliert liegenden Zotten handelt es sich meistens um quere oder tangentiale Zottenausschnitte (Abb. 12.10).

Epithel des Dünndarms: Das *einschichtige Epithel* setzt sich

1. aus hohen *prismatischen*, einen *Resorptionssaum* tragenden *Epithelzellen*,
2. aus *schleimproduzierenden Becherzellen* zusammen und enthält
3. in der Tiefe der *Krypten* lokalisierte *Paneth-Körnerzellen* und
4. entero-chromaffine Drüsenzellen in den Krypten.

Die hohen prismatischen Epithelzellen werden auch Saum- oder Resorptionszellen oder Enterocyten genannt und besitzen an der Oberfläche ihrer die Zelloberfläche vergrößernden Mikrovilli eine aus sauren Mucopolysacchariden bestehende feinkörnige Glykokalix (Abb. 12.10). Im Bereich der Mikrovilli sind Enzyme wie z. B. alkalische Phosphatase, ATPase und Lipase lokalisiert. Bei Flachschnitten durch den Spitzenteil des Epithels wird besonders in Eisenhämatoxylinpräparaten ein vier- bis achtkantiges Schlußleistennetz (s. S. 22 u. Abb. 3.1 u. 1.16) sichtbar, das sich elektronenmikroskopisch aus Zonulae occludentes, adhaerentes und Maculae adhaerentes (Abb. 1.17) zusammengesetzt erweist. Die kurzlebigen Enterocyten (Epithel, 1–3 Tage) werden in die Lichtung abgegeben und durch regenerative Leistungen von indifferenten, in der Tiefe der Krypten gelegenen Epithelzellen ersetzt, indem ein Zellnachschub abläuft. Im Epithelverband können vereinzelt Lymphocyten auftauchen.

Die im H.E.- oder Eisenhämatoxylinpräparat hell erscheinenden, schleimproduzierenden Becherzellen (Abb. 3.1 u. 12.10) weisen einen basal gelegenen, im Schnitt oft dreiseitigen, dunkel anfärbbaren Kern auf und kommen in den Krypten zahlreicher vor.

Elektronenmikroskopisch erkennt man im Becher der einzelnen Drüse unterschiedlich große und verschieden geformte osmiophile Granula unterschiedlicher Elektronendichte, die durch Exocytose ausgeschleust werden (Abb. 12.10). Die Becherzellen sondern einen Mucopolysaccharidschleim ab.

Die in der Wandung der Lieberkühn-Krypten einzeln oder in Gruppen auftretenden *Paneth-Körnerzellen* sind durch die Anwesenheit von *groben, acidophilen Granula im Spitzenabschnitt* gekennzeichnet (Abb. 12.11). Sie geben *Peptidasen* und das antibakteriell wirkende *Lysozym* ab.

Unter den endokrinen Drüsenzellen sind die enterochromaffinen, ebenfalls vorwiegend in den

Abb. 12.11. Aufbau der Dünndarmschleimhaut. *E* = einschichtiges Epithel mit Resorptionssaum, *B* = Becherzelle, *K* = Krypte; *Zs* = Zottenstroma mit lympho-retikulärem Bindegewebe, zentralem Lymphgefäß (*L*) und subepithelialen Blutgefäßen (*C*, Capillaren). Durch das Zottenstroma ziehen Bündel glatter Muskelfasern (Zottenpumpe). Im Zottenstroma finden sich Reticulumzellen (*R*), Lymphocyten (*L*), Plasmazellen (*P*), eosinophile Granulocyten (*eG*), neutrophile Granulocyten (*nG*). Im Epithelverband befinden sich Epithelzellen (*Ez*) mit Resorptionssaum und Becherzellen (*Bz*). Vornehmlich in der Kryptenwandung basalgekörnte Zellen (Bkz, feingekörnte Zellen, gelbe Zellen, enterochromaffine Zellen) und Panethsche Körnerzellen (Pz, grobgekörnte Zellen). *Mp* = vegetative Ganglienzellen des Meißnerschen Plexus. *M* = glatte Muskelzellen der Tunica muscularis mucosae und im Zottenstroma (Zottenpumpe)

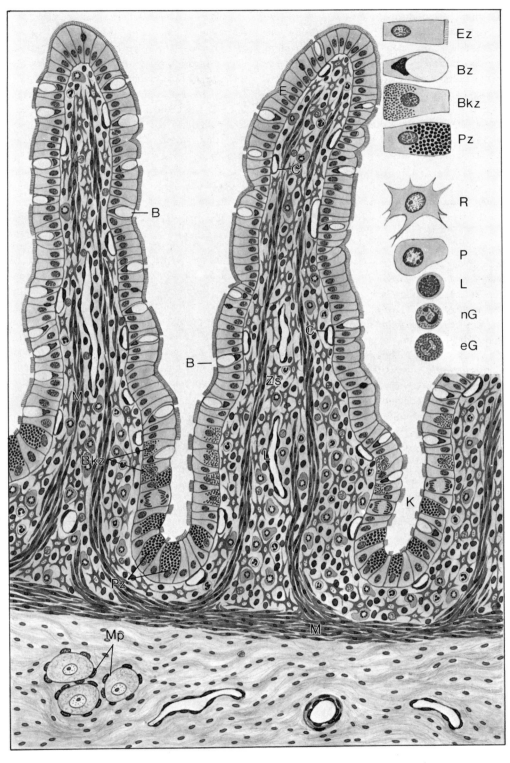

Abb. 12.11

Krypten befindlichen Zellen (EC-Zellen), die wegen ihrer Gelbtönung bei Einwirkung von Kaliumbichromat auch *gelbe Zellen* genannt werden, an ihrer *feinen Granulierung* zu erkennen. Da diese Sekretgranula im Gegensatz zu den groben apical lokalisierten Körnchen der Paneth-Zellen liegen, heißen sie auch *basal gekörnte Zellen*. Die EC-Zellen geben *Serotonin* ab, das auf die glatten Muskelzellen einwirkt.

Außerdem sind mit spezifischen Methoden und der elektronenmikroskopischen Technik sog. A-Zellen im Duodenalepithel lokalisierbar, die das Enteroglucagon produzieren sollen. Im Duodenum treten wie im Magenpylorus G-Zellen (Gastrin-Zellen) auf; die mit sehr feinen Granulationen ausgestatteten S-Zellen sollen das Hormon Secretin absondern.

Die *Tunica propria* setzt sich als Zottenstroma aus *lympho-reticulärem Bindegewebe* zusammen, das auch isoliert gelegene, mit Reaktionszentren versehene Lymphfollikel *(Lymphonoduli solitarii)* entwickeln kann, die sich im *Ileum* zusammenlagern und ganze Lymphfollikelareale *(Lymphonoduli aggregati, Folliculi lymphatici aggregati)*, auch Peyer-Plaques genannt, verkörpern. Zwischen den Reticulumzellen werden Lymphocyten, Plasmazellen, eosinophile und neutrophile Granulocyten sichtbar (Abb. 12.11).

Die großen, in der Submucosa verlaufenden Arterien geben Arteriolen an die Tunica propria ab, die axial oder randständig in der Zotte verlaufen und sich in der Zottenspitze in ein dichtes, die ganze *Zotte* durchsetzendes *Capillarnetz* aufzeigen. Das Capillarendothel liegt dem Epithel mit der kernfreien Seite an. Das Capillargebiet ist in der Resorptionsphase gut und während der Ruhephase durch Öffnung vorgeschalteter *arterio-venöser Anastomosen* minder gut durchströmt. In der Achse der formveränderlichen Zotte erstreckt sich eine zentrale *Lymphcapillarschlinge* (Chylusgefäß), das die resorbierten Lipide aufnimmt und die Chylusflüssigkeit in die größeren Lymphgefäße der Submucosa abgibt. Schließlich sind parallel zur Zottenlängsachse gestellte, *glatte Muskelzellen* im Zottenstroma zu erkennen, welche die rhythmischen Kontraktionen der Zotten verursachen und den Blut- und Lymphabfluß beeinflussen. Sie stehen mit der aus einer inneren circulären und äußeren longitudinal verlaufenden, aus glatten Muskelzellen zusammengesetzten Muscularis mucosae in Verbindung.

Die vorwiegend aus *kollagenen* (scherengitterartige Anordnung), weniger aus *elastischen Fasern* bestehende *Submucosa* erlaubt als *Verschiebeschicht* die Beweglichkeit und Formveränderung der Schleimhaut, enthält Fibrocyten, freie Bindegewebszellen, Fettzellen, größere Blut- und Lymphgefäße sowie Nervenzellen des Meissner-Plexus.

Die *Tunica muscularis* gliedert sich in eine *innere Ring- und äußere Längsmuskelschicht,* welche die Ganglien des Auerbach-Plexus begrenzen. An die Muscularis schließen sich eine bindegewebige Subserosa und das Serosamesothel an.

Duodenum [H. 8.4.1.]: Das *Duodenum* ist durch *hohe Plicae circulares* (Kerckring-Falten) als Vorwölbungen der Submucosa gekennzeichnet, die *Zotten sind plump bzw. blattförmig*. Als besonderes morphologisches Merkmal für das Duodenum sind die in der Submucosa gelegenen, *mucoiden Brunner-Drüsen* zu nennen. Es handelt sich um tubulo-alveoläre Drüsen, die sich auch in die Tunica propria vorschieben können. Die unterschiedliche Höhe ihres einschichtigen, isoprismatischen oder prismatischen Drüsenepithels wird durch den Sekretionsvorgang verursacht. Während der Sekretion liegen hohe Zellen mit abgeflachten basalständigen Kernen vor. Das Sekret der Brunner-Drüsen wird durch Ausführungsgänge an die Duodenallichtung abgegeben und enthält Proteine, Mucopolysaccharide und Enzyme (z. B. Amylase, Maltase, Cholecystokinin und Pankreozymin). Ist für die Herstellung eines Präparates Material aus der Hinterwand des Duodenums entnommen worden, so wird an

Abb. 12.12. a Schematische Darstellung der Blutgefäße, Lymphgefäße und Nerven in den Zotten. Z = Zotten, Kr = Krypten, Tp = Tunica propria, Tm = Tunica muscularis mucosae, S = Submucosa, M = Muscularis, Se = Serosa, Mp = Meißnerscher Plexus, Ap = Auerbachscher Plexus, A = Arterie, V = Vene, zC = zentrales Chylus-Gefäß, Pm = Plexus mucosus, Lk = Lymphknötchen (nach JUNQUEIRA, CARNEIRO, CONTOPOULOS, etwas verändert) **b** Querschnitt durch eine Zotte, Zs = Zottenstroma, c = Capillare, Ze = Zottenepithel **c** Querschnitt durch Krypten, Ke = Kryptenepithel, Ks = Kryptenstroma

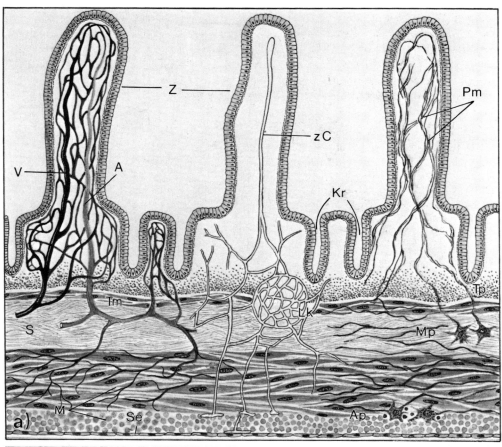
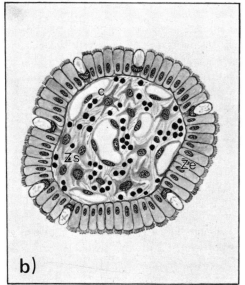
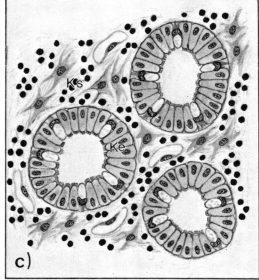

Abb. 12.12

172 Verdauungsorgane

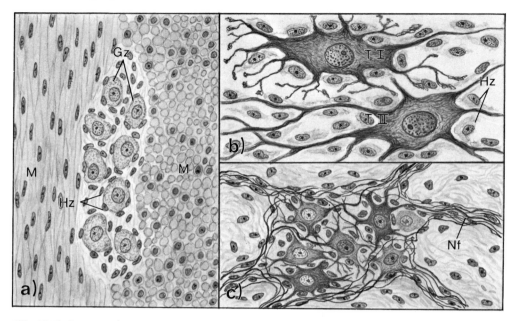

Abb. 12.13. Intramurale vegetative Ganglien des Darmrohres. **a** Ganglienzellen (Gz) des Auerbachschen Plexus zwischen Ring- und Längsmuskulatur der Tunica muscularis (M, glatte Muskelzellen); *Hz* = Hüllzellen. (Routinefärbung). (Vergr. etwa 500fach). **b** Ganglienzellen des Auerbachschen Plexus (Silberimprägnation). TI = Typ-I-Zelle mit kurzen Dendriten, TII = Dogielsche Typ-II-Zelle (mit langen Dendriten), *Hz* = Hüllzellen. (Vergr. etwa 600fach). **c** Ganglienzellansammlung des Meißnerschen Plexus (kleinere Nervenzellen). *Nf* = Nervenfasern. (Vergr. etwa 600fach)

Stelle der Serosa eine bindegewebige Adventitia sichtbar. Lymphocytenansammlungen in dem Maß wie sie im Jejunum und Ileum vorhanden sind, kommen im Duodenum nicht vor.

Im *Jejunum* [H. 8.4.2.] sind *keine Brunner-Drüsen* nachweisbar. Seine *Plicae circulares* sind *sehr hoch*, die *Zotten lang* und *fingerförmig*. Im Endabschnitt des Jejunums nehmen die Kerckring-Falten an Höhe ab, die Zahl der Zotten wird geringer, so daß die Oberflächenvergrößerung der Mucosa reduziert wird. Die auf Seite 168 besprochenen Zelltypen des Jejunalepithels werden hier gut sichtbar. Folliculi oder *Noduli solitarii* (Lymphocytenansammlungen) treten in der Tunica propria auf und können sich teilweise bis in die Submucosa vorschieben. Im *Ileum* [H. 8.4.3.] werden die *Kerckring-Falten niedriger* und *seltener*, die *Zotten* zahlenmäßig *geringer und kürzer*. Im Endgebiet des Ileums fehlen die Kerckring-Falten völlig. Paneth-Körnerzellen sind recht zahlreich vorhanden. Charakteristisch für das Ileum sind die dunkel anfärbbaren *Noduli lymphatici aggregati (Folliculi aggregati, Peyer-Platten oder Plaques)*, dichte, mit Reaktionszentren versehene Lymphfollikel, die sich aus der Tunica propria bis in die Submucosa vorschieben. Sie breiten sich gegenüber dem Mesenterialansatz aus und bilden hintereinandergelegene, makroskopisch sichtbare, bis zu 120 mm lange lymphatische Platten, die zum Ende des Ileums an Masse zunehmen.

12.2.3 Enddarm

12.2.3.1 *Colon* (Dickdarm) [H. 8.5.]

Für die *Dickdarmschleimhaut* ist das *Fehlen von Zotten* der Mucosa charakteristisch. Durch Vorwölbungen der Submucosa werden große Schleimhautfalten gebildet. Das einschichtige, hochprismatische Epithel senkt sich zu *tiefen Krypten* (reagenzglasförmig) in die *lympho-reticuläre Tunica propria* ein und setzt sich hier vornehmlich aus Becherzellen zusammen. Die Mikrovilli sind an den Saumzellen des Deckepithels zwischen den Krypten länger als jene auf

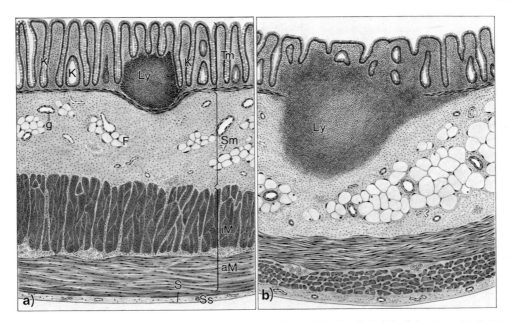

Abb. 12.14. a Längsschnitt durch die Dickdarmwandung mit Krypten (*K*) und Lymphfollikel (*Ly*) in der Tunica mucosa (*Tm*). Submucosa (*Sm*) mit Blutgefäßen (*g*) und Fettgewebe (*F*). Innere Ringmuskulatur (*iM*) und äußere Längsmuskulatur (*aM*) der Tunica muscularis. *Ss* = Subserosa, *S* = Serosa.

b Querschnitt durch die Wand des Appendix (mit typischer Dickdarmwandschichtung). Charakteristisch die starke Ausbildung des lympho-retikulären Bindegewebes, das sich stellenweise in die Submucosa vorschiebt. *Ly* = Lymphfollikel

den Epithelzellen in der Kryptenwand. In einer Arbeitsteilung dient die Oberfläche der Schleimhaut mit zahlreichen Resorptionszellen und wenigen Becherzellen vorwiegend der Wasserresorption, die Kryptenwandung mit zahlreichen Becherzellen der Schleimproduktion. Aus dem lympho-reticulären Bindegewebe der Tunica propria können gelegentlich Lymphocyten in das hochprismatische Deckepithel eindringen. Abgenutzte Resorptions- und Becherzellen werden aus dem Epithelverband ausgestoßen und wie im Dünndarm durch Zellteilungen, vermutlich indifferenter Zellen in der Kryptenwand, ersetzt. Vereinzelt tauchen enterochromaffine Zellen auf. Im lichtmikroskopischen Präparat können die Krypten nicht nur längs, sondern auch tangential und an ihrer Basis auch quer angeschnitten sein. Gelegentlich lassen sich in der Tunica propria lymphatische Solitärfollikel beobachten.

Die *Muscularis mucosae* besteht wie im Dünndarm aus inneren circulär und äußeren longitudinal ausgerichteten glatten Muskelzellen. Die *kollagene Submucosa* enthält mehr Fettzellen als die der Dünndarmwandung. Die *Tunica muscularis* zeigt eine dickere, innere Ringmuskelschicht und eine sehr dünne äußere Längsschicht, die im Bereich der Taenien (Längsmuskelzüge) verstärkt auftritt.

Die *Taenien* (längs gestellte Muskelzüge) verursachen durch Raffung die Plicae semilunares (quergestellte Schleimhautfalten). Die nach außen gerichteten Vorwölbungen oder Haustren werden durch die Plicae semilunares begrenzt.

Die sehr träge Motorik der Dickdarmmuskulatur bringt peristaltische Wellenkontraktionen hervor. Eine *Serosa* schließt die vordere Dickdarmwand (Caecum, Colon ascendens und descendens) nach außen ab, während an seiner Hinterwand eine *bindegewebige Adventitia* in Erscheinung tritt. Colon transversum und sigmoideum liegen intraperitoneal und sind allseits von Serosa überzogen. Das intramurale Nervensystem ist wie im Dünndarm durch den Plexus myentericus und submucosus vertreten.

174 Verdauungsorgane

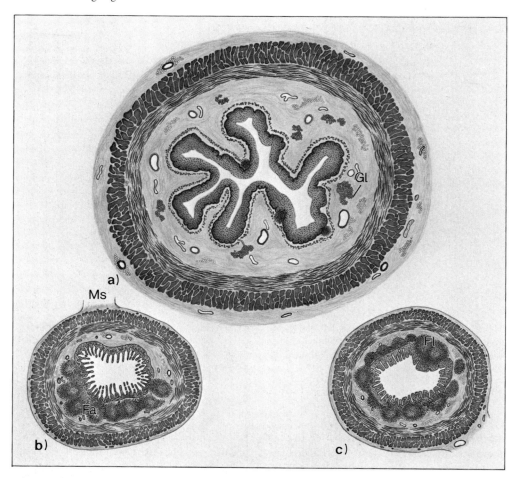

Abb. 12.15. Querschnitt durch **a** Oesophagus, **b** Ileum und **c** Appendix (Differentialdiagnose). (Übersichtsvergrößerung). **a** Oesophagus. Sternförmiges Lumen, durch mehrschichtiges Plattenepithel begrenzt, mit kleinen Lymphocytenansammlungen. *Gl* = Glandulae oesophagicae in der Submucosa, **b** Ileum (Katze) mit typischen Dünndarmzotten und Folliculi lymphatici aggregati (*Fa*) in der Mucosa und Submucosa gegenüber dem Mesenterialansatz(*Ms*). **c** Appendix. Folliculi lymphatici (*Fl*) umgeben das ganze Darmrohr

12.2.3.2 *Appendix* (Processus vermiformis, Wurmfortsatz) [H. 8.5.1.]

Der Wurmfortsatz zeigt die *typische Gliederung der Dickdarmwandung* in Mucosa (einschichtiges prismatisches Epithel, lymphatische Lamina propria und glatte Muscularis), Submucosa, Muscularis (innere Ring-, äußere Längsmuskelschicht) und Serosa. Die in die lympho-reticuläre Tunica propria ragenden, aus Resorptions- und Becherzellen bestehenden Krypten sind nicht so lang und in nicht so großer Zahl wie im Colon vorhanden. Enterochromaffine Zellen treten im Appendix zahlreicher als im Colon auf. Eine *starke Entwicklung* hat das *lympho-reticuläre Bindegewebe* der Tunica propria erfahren, das in Form von untereinander verbundenen *Lymphfollikeln* auftritt, die Muscularis mucosae durchdringt, die kollagene Submucosa gut zu einem Drittel einnimmt und charakteristisch für die Appendixwand ist.

Die an die Submucosa nach außen anschließende Muscularis läßt sich ebenfalls in eine innere Ring- und äußere Längsmuskulatur (glatte Myocyten) gliedern. Die äußere Begrenzung der Appendixwand wird durch ein einschichtiges Plattenepithel (Mesothel) der Serosa verkörpert.

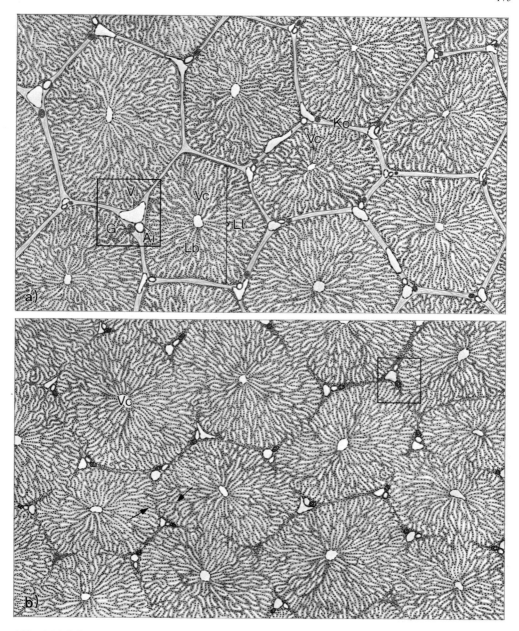

Abb. 12.16. Leber, **a** vom Schwein (deutliche Läppchengliederung durch Bindegewebe), **b** Mensch (undeutliche Läppchengliederung). (Vergrößerung etwa 20fach). **a** *Ll* = Leberläppchen mit Vena centralis (*Vc*) und zur Vena centralis radiär gestellten Leberzellbalken (*Lb*). Im Ausschnitt Glissonsches Dreieck (periportales Feld) mit Vena interlobularis (*Vi*), Arteria interlobularis (*Ai*) und Gallengang (*G*). *Ko* = kollagenes Bindegewebe. **b** Leberzellbalken benachbarter Leberläppchen gehen stellenweise ineinander über (Pfeile). Reduzierung des Bindegewebes bis auf die Glissonschen Dreiecke. Ausschnitte: Glissonsche Dreiecke. *Vc* = Vena centralis. Die hellen Räume zwischen den dunklen Leberzellplatten stellen die Lebersinusoide dar. Ausschnitt siehe stark vergr. Abb. 12.18a

Die Ganglienzellen des Meissner- und Auerbach-Plexus sind gut ausgebildet und lassen bei einer bestimmten Appendicitisform (Appendicopathia neuromatosa) ein starkes Neuritenwachstum erkennen.

12.2.3.3 Rectum (Mastdarm) [H. 8.5.3.]

Im Mastdarm treten *spärliche, aber sehr tiefe Lieberkühn-Krypten* und *zahlreiche Solitärfollikel* auf. Verdickungen der aus kollagenen und zahlreichen elastischen Fasernetzen bestehenden Submucosa verursachen die Ausbildung der Plicae transversae. Plicae semilunares und Taenien sind nicht ausgebildet. Die von der äußeren Längsmuskelschicht begrenzte innere Längsmuskulatur verdichtet sich ca. 20 mm oberhalb der äußeren Analöffnung zum M. sphincter ani internus, in dessen Bereich Auerbach- und Meissner-Plexus nicht ausgebildet sind, so daß keine Peristaltik auftritt. In der Pars analis recti haben sich fünf bis zehn längsgestellte Schleimhautfalten, die Columnae rectales, entwickelt, die von cavernösen Venen mit glatter Muskulatur unterlagert sind (Corpus cavernosum recti). Die genannten Berühme erhalten ihr Blut aus Arteriolen, geben es an sog. Hämorrhoidalvenen ab und unterstützen als Schwellkörper die Funktion des M. sphincter ani internus beim Verschluß des Anus. Am Ende des Anus im Bereich des M. sphincter ani interni tritt an Stelle des einschichtigen prismatischen Epithels schwach verhorntes mehrschichtiges Plattenepithel auf. Nach außen schließt sich im Bereich des Afters ein stark verhorntes und pigmentiertes Epithel, mit Haaren, Talgdrüsen, kleinen und großen Schweißdrüsen, an.

12.3 Anhangsdrüsen des Magen-Darm-Kanals

12.3.1 Leber (Hepar) [H. 8.6.—8.6.3.]

Die *exokrin* tätige, größte *Drüse* des Organismus zeigt eine *Läppchengliederung* und wird von einem *Serosaepithel* überzogen, dem sich die aus kollagenen und elastischen Fasern bestehende *Glisson-Kapsel unterlagert*. Diese setzt sich von der Leberoberfläche her und von der Leberpforte aus in das intrahepatische, die eindringenden Blutgefäße, Nervenfasern und Gallengänge begleitende Bindegewebe fort. Dieses verläuft im Parenchym einer tierischen Leber (z. B. Schweine- oder Rinderleber) zwischen den klassischen morphologischen und funktionellen Baueinheiten, den jeweils eine Zentralvene enthaltenden Leberläppchen (Lobuli).

Die in Präparaten einer tierischen Leber gut abgrenzbaren, aus Leberepithelzellen (Hepatocyten) zusammengesetzten *polygonalen Leberläppchen* (Abb. 12.16) werden allseitig von Bindegewebe umgeben, das im Bereich der Glisson-Dreiecke (s. unten und Abb. 12.16 u. 12.18) verstärkt auftritt. Die Lobuli einer menschlichen Leber (Abb. 12.16) sind bei räumlicher Darstellung unregelmäßig gestaltete, eng beieinanderliegende, meist ineinander übergehende, mehrkantige prismenartige Gebilde mit einem Durchmesser von etwa 1 mm und einer Länge von ca. 2 mm. Im Schnittpräparat sind sie infolge starker Reduzierung des interlobulären Bindegewebes schwer voneinander abgrenzbar.

Das kollagene Bindegewebe ist in der menschlichen Leber nur noch an den Bezirken zu erkennen, an denen meist drei Leberläppchen winkelförmig aneinandergrenzen. Diese bindegewebigen (Kollagen), als *periportale Felder* oder *Glisson-Dreiecke* (Abb. 12.16 u. 12.18) bezeichneten, meist dreiseitigen Regionen enthalten mindestens je einen Anschnitt der *A. interlobularis als Ast der A. hepatica (nutritiver Kreislauf, Vasa privata), der V. interlobularis* als Ast der V. portae (funktioneller Kreislauf, Vasa publica) und eines je nach Größe von einem einschichtigen Platten-, isoprismatischen oder prismatischen Epithel ausgekleideten *Gallenganges* (Ductus biliferus, D. interlobularis). A. und V. interlobularis und Ductus biliferus werden zur Glisson-Trias zusammengefaßt. Auch Lymphgefäße können im periportalen Feld (auch portales Feld genannt) angetroffen werden. Die Masse der Leberzellen wird als Leberparenchym, das Bindegewebe als Stroma bezeichnet.

Die morphologische Grundlage für die zahlreichen Aufgaben der Leber (Aufbau körpereigener Substanzen wie Glykogen, Proteine, Phosphatide, Cholesterin, Lipide, Speicherung von Glykogen, chemische Entgiftung von exo- oder endogenen Stoffen, z. B. Glucuronierung, Sulfatierung, Produktion der Gallenflüssigkeit durch die Leberepithelzellen, Abwehraufgaben und Blutbildung während der embryonalen und fetalen Zeit und bei Ausfall des Knochenmarkes durch Zellen mesenchymaler Herkunft Vitaminspei-

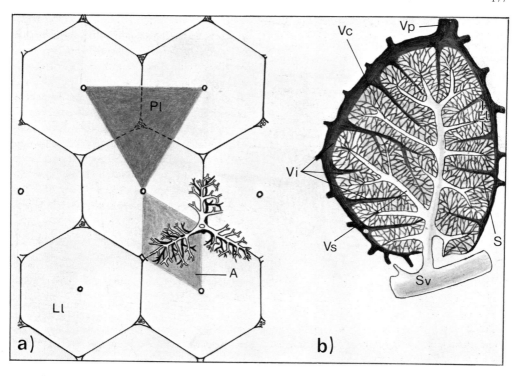

Abb. 12.17. a Schematische Gliederung der Leber in Leberläppchen (*Ll*), Pfortaderläppchen (*Pl*; Dreieck, in dem das periportale Feld die Achse darstellt, während die Kanten durch drei Venae centrales verkörpert werden), Acinus (A; Rhombus, durch jeweils zwei Glissonsche Dreiecke und zwei Venae centrales begrenzt). Zwischen drei Leberläppchen sind die Venae und Arteriae interlobulares mit ihren Verzweigungen angegeben. (In Anlehnung an LEESON und LEESON). **b** Schema der Gefäßverteilung der Leber (nach v. MAYERSBACH). *Vs* = Vena sublobularis, *Sv* = Sanmelvene, *Vc* = Vena centralis, *Vp* = Vena portae (Pfortader), *Vi* = Venae interlobulares, *Ll* = Leberläppchen, *S* = Sinussystem

cher, Speicher für Spurenelemente), ist durch die enge Koppelung von Leberzellen mit Gallecapillaren und erweiterten Blutcapillaren (Sinusoide) gegeben.

Das *Leberläppchen* (Lobulus hepatis) (Abb. 12.17 u. 12.18): Das Leberläppchen enthält in seiner Mitte (Achse) die *V. centralis* und besteht aus *Leberepithelzellen* (Hepatocyten), die zu ein- oder zweischichtigen, durchbrochenen und miteinander anastomosierenden *Zellplatten* in dreidimensionaler Ausdehnung angeordnet sind (Abb. 12.18 u. 12.19). Im Schnittpräparat erscheinen die Zellplatten als verzweigte Leberzellbalken (Trabekel, Zellstränge), die vornehmlich radiär zur V. centralis gestellt sind. Zwischen den Leberzellbalken verlaufen ebenfalls vorwiegend radiär zur Zentralvene zu sog. *Lebersinus (Sinusoide)* erweiterte Capillaren, die das sauerstoffarme, aber nährstoffreiche Blut der V. interlobularis und das sauerstoffreiche Blut der A. interlobularis erhalten und es der V. centralis zuleiten. Die A. interlobularis versorgt auch das bindegewebige Stroma.

Der schmale Spalt zwischen Sinusendothel und benachbarten Leberzellsträngen wird als *Disse-Raum* (Perisinusoidalraum) bezeichnet und ist in einer gesunden Leber nur elektronenmikroskopisch sichtbar.

Die *Sinuswandung* wird von einem locker gefügten Verband *siebplattenartiger Endothelzellen* verkörpert, die im Rahmen des Stofftransportes zwischen Blut und Leberzellen selektiv in Form einer Barriere tätig sind und filtrative Aufgaben übernehmen.

Das fenestrierte Sinusendothel zeigt die morphologischen Merkmale einer Endocytose und geringe Pinocytoseraten. Es wird nicht von einer distinkt ausgebildeten Lamina basalis unterlagert. An ihrer Stelle tritt eine locker gefügte, schwach osmiophile, wahrscheinlich aus Proteoglykanen zusammengesetzte Substanz auf.

Der lichtmikroskopisch an einer gesunden Leber kaum erkennbare, zwischen Sinusendothel und Leberzellbalken gelegene, elektronenmikroskopisch gut sichtbare Disse-Raum (Perisinusoidalraum) kann in der Leber des Erwachsenen *argyrophile Gitterfasern* (Reticulinfasern, Kollagentyp III) enthalten. Das Auftreten von Gitterfasern im Perisinusoidalraum ist auf pathologische Prozesse zurückzuführen. Als zweite Zellform in der Sinuswand ist die als Makrophage zu bezeichnende verzweigte und formveränderliche *v. Kupffer-Sternzelle* (Endocyt) zu nennen, die auch häufig an den Teilungsstellen des Sinus zu finden ist, mit Cytoplasmafortsätzen in die Sinuslichtung ragen kann und andererseits durch Zellausläufer mit dem Sinusendothel in Kontakt steht.

Außer ihrer Phagocytosetätigkeit (Phagocytose von Bruchstücken alter Erythrocyten, Fremdstoffen, Bakterien und Zelltrümmer), im Sinne eines Schutzsystems für die Leberzellen, leiten sie sehr wahrscheinlich den Leberzellen einige für diese erforderlichen Stoffe zu und können auch als Speicherzellen betrachtet werden. Die zum RES (s. S. 63) gehörenden v. Kupffer-Sternzellen beinhalten Peroxisomen und Lysosomen. Die im Perisinusoidalraum wie ein Pericyt gelegene sog. *Fettspeicherzelle* (perisinusoidaler Fibroblast) soll außer Fett auch Vitamin A, im Tierexperiment argyrophile Gitterfasern und bei Leberschrumpfung Kollagen synthetisieren können. Sie ist mit Spezialtechniken und im Elektronenmikroskop darstellbar und stellt den dritten Zelltyp im Sinusbereich dar.
Als vierte Zellform in der Sinuswand (im Disse-Raum) ist die elektronenmikroskopisch nachweisbare, membranbegrenzte Vesikel enthaltende und mit Membraneinfältelungen (Pits) versehene *Pit-Zelle* zu nennen, die möglicherweise eine endokrine Funktion ausübt.

Untereinander angrenzende Leberzellen zeigen an ihren Flächen umschriebene, gegenüberstehende Einsenkungen ihrer Zellmembran, die dünne Röhrchen, die sog. Gallencapillaren, begrenzen. Die *Gallencapillaren,* die die von den Leberzellen produzierte Gallenflüssigkeit aufnehmen, sind im H.E.- oder van Gieson-Schnitt nur bei starker lichtmikroskopischer Vergrößerung erkennbar und lassen sich mit Metallimprägnation als ein Gitterwerk sichtbar machen (Abb. 12.18). Im elektronenmikroskopischen Präparat sind sie stets an ihrer typischen Struktur nachweisbar (Abb. 12.18). Es handelt sich um durch *Invagination der Leberzellmembran* erweiterte Intercellularröhrchen, die somit keine eigene Wandung aufweisen. Sie münden am Rande des Leberläppchens über ein Zwischenstück in die Gallengänge ein (Abb. 12.18).
In einem Leberläppchen sind somit drei Systeme raumgitterartig angeordnet und miteinander verwoben: 1. die Leberzellplatten, 2. die zwischen den Leberzellplatten verlaufenden Sinusoide und 3. das System der zwischen den einzelnen Leberzellen vorhandenen Gallencapillaren.

Außer Leberläppchen lassen sich in einer anderen Einteilung noch Pfortaderläppchen und Leberacini (Abb. 12.17) unterscheiden. Beim dreiseitigen Pfortaderläppchen stellt das periportale Feld die Achse dar, während die Kanten des Dreieckes durch drei Vv. centrales verkörpert werden. Ein Leberacinus wird als Rhombus durch jeweils zwei Glisson-Dreiecke und zwei Vv. centrales benachbarter Leberläppchen begrenzt. Seine Achse erstreckt sich im Gebiet zwischen zwei angrenzenden Leberläppchen, in dem die Endäste der A. und V. interlobularis als Arteriolen und Venolen (Vasa circumlobulares) verlaufen. Somit beteiligt sich jedes Leberläppchen am Aufbau

Abb. 12.18. Leberläppchen und periportale Felder ▶ (Glissonsche Dreiecke). **a** Periportales Feld mit drei angrenzenden Leberläppchen (Anschnitte). (*LM*, Vergrößerung etwa 100fach). **b** Reticulinfasern (argyrophile Gitterfasern) der Lebersinusoide (aus erkrankter Leber). (*LM*, Vergrößerung etwa 350fach). **c** Darstellung der Gallencapillaren mit Silbernitrat (*LM*, Vergrößerung etwa 250fach). **d** Schematische Darstellung des Glissonschen Dreieckes mit Arteria interlobularis, Vena interlobularis und Gallengang (*LM*). Das Blut der Vena und Arteria interlobularis fließt in die Sinusoide. Der Gallengang (einschichtiges Platten- bis prismatisches Epithel) nimmt die Gallenflüssigkeit aus den Gallencapillaren auf. Vc = Vena centralis, Lp = Leberzellplatten, S = Sinusoide, Ai = Arteria interlobularis, Vi = Vena interlobularis, G = Gallengang, Gc = Gallencapillaren, Ko = kollagenes Bindegewebe. Rf = Reticulinfasern, Gs = gefensterte Sinusendothelien, K = v. Kupffersche Sternzelle (Endocyt). **e** ELM-Bild von Leberzellen. Die Leberzellen zeigen im Bereich der Gallencapillaren und dem Sinusendothel benachbart zahlreiche Mikrovilli. Gs = gefensterte Sinusendothelien, aER = agranuläres endoplasmatisches Reticulum mit Glykogen, gER = granuläres endoplasmatisches Reticulum, Ly = Lysosomen, Gc = Gallencapillare, Mv = Mikrovilli, Gf = Golgifeld, D = Dissescher Raum, die Pfeile weisen auf Desmosomen hin

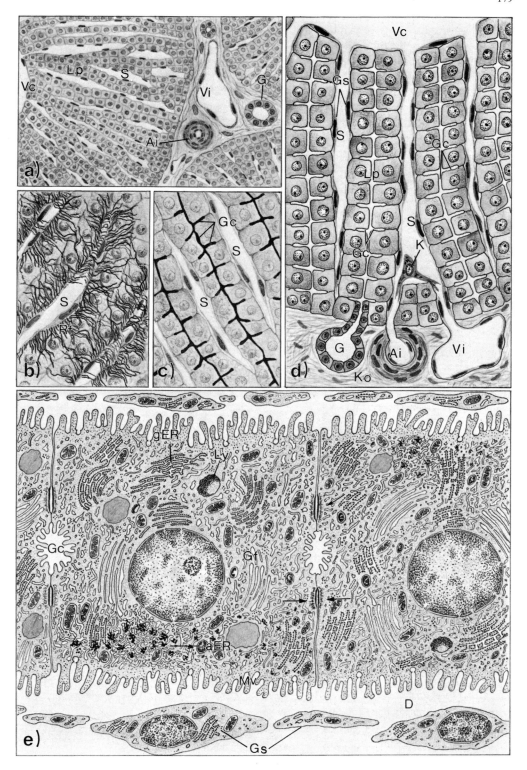

Abb. 12.18

180 Verdauungsorgane

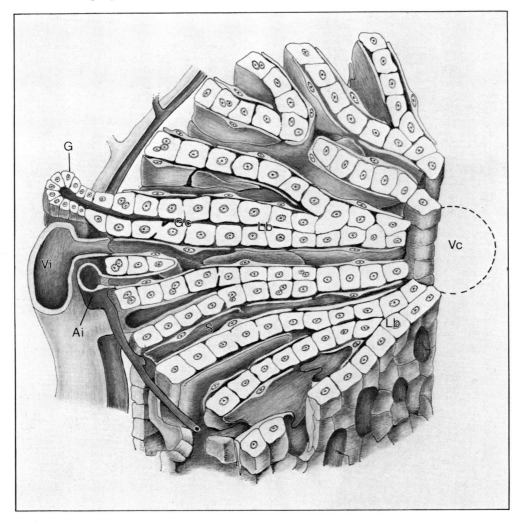

Abb. 12.19. Dreidimensionale schematische Darstellung von radiär angeordneten Leberzellplatten sowie Gallengang (*G*), Arteria interlobularis (*Ai*) und Vena interlobularis (*Vi*). *Vc* = Vena centralis, *Lb* = Leberzellbalken (Leberzellplatte), *Gc* = Gallencapillare, *S* = Sinus mit gefenstertem Sinusendothel (nach ELIAS und HAM, abgeändert)

mehrerer Acini und Pfortaderläppchen, während ein Acinus nur einen Anteil an zwei Leberläppchen aufweist. Die unter funktioneller Sicht aufgestellte Konzeption von Leberacini ist in der Leberpathologie von Bedeutung und berücksichtigt im wesentlichen die Blutzufuhr zum Leberparenchym, durch die jene Leberzellen im Zentrum des Acinus am besten, im Bereich um die V. centralis am schlechtesten mit Sauerstoff und Nährstoffen versorgt werden.

Die Leberepithelzelle (Hepatocyt): Die Grundeinheit der Leberzellbalken ist die Leberzelle. Die polygonalen Leberepithelzellen mit einem Durchmesser von 25 μm grenzen an Sinusoide an und besitzen einen, gelegentlich zwei oder drei rundliche Zellkerne mit gut erkennbaren Nucleolen. Zwei- und dreikernige Leberzellen finden sich zu etwa 20–30%.

Die Leberzelle zeigt an der Fläche, mit der sie an die Sinusoide angrenzt, und im Bereich der durch begrenzte Einsenkung der Zellmembran benachbarter *Hepatocyten* entstandenen Gallencapillaren, deutliche *Mikrovilli* (Abb. 12.18). Beiderseits der Gallencapillaren lassen sich an den Leberzellmembranen Zonulae occludentes und adhaerentes nachweisen.

Die Leberzelle enthält zahlreiche Mitochondrien vor allem mit überwiegend kurzen Cristae mitochondriales. In der Außenzone des Leberläppchens laufen vorwiegend oxydative, in der Innenzone hauptsächlich anaerobe Prozesse ab. Im Plasma erstrecken sich zahlreiche Golgi-Felder, die oft bevorzugt den Gallencapillaren benachbart liegen und für die Gallenproduktion von Bedeutung sein sollen. Die Golgi-Säckchen weisen vom Ergastoplasma stammende Proteine und Lipoproteine auf.

Das granuläre endoplasmatische Reticulum ist in Gruppen oder diffus angeordnet und kann oft in Folge seiner dichten Lagerung eine lichtmikroskopisch faßbare Basophilie hervorrufen. Im Bereich der zahlreichen, rosettenartig angeordneten Ribosomen und des granulären endoplasmatischen Reticulums vollzieht sich die Proteinsynthese (Albumine und Globuline des Blutplasmas). Die Synthese des Glykogens aus Glucose ist die Aufgabe des aus Schläuchen und Vesikeln bestehenden agranulären endoplasmatischen Reticulums, das auch durch Enzyme Entgiftungsfunktionen übernehmen und Triglyceride aufbauen soll. Bestimmte Pharmaka und Gifte vermögen das glatte Reticulum zur Proliferation anzuregen, dessen neugebildete Membranen nach Aufhören der Einwirkung autophagisch abgebaut werden. Die Aufnahme von körpereigenen und fremden Stoffen und ihr enzymatischer Abbau erfolgt in Lysosomen. Lysosomen, die zelleigene Strukturen, wie z. B. Mitochondrien, aufnehmen, treten als Autophagosomen auf. Peroxisomen (Microbodies) weisen feinkörniges, osmiophiles Material auf und zeigen bei Säugern kristallähnliche Strukturen, die das Enzym Uricase enthalten. In unterschiedlicher Zahl treten Filamente und Tubuli auf.

Lichtmikroskopisch läßt sich durch die Carminfärbung nach Best Glykogen in Form von Schollen oder Granula (Abb. 1.7) nachweisen, das bezüglich seiner Menge nahrungs- und tageszeitabhängigen Schwankungen unterliegt und elektronenmikroskopisch in Gestalt zusammengelagerter, 20–30 nm (200–300 Å) großer Granula erscheint (Abb. 12.18). Die Synthese von Glykogen beginnt zentral im Leberläppchen mit einem morgendlichen Maximum, während gleichzeitig ein Minimum der Gallebildung vorliegt. Die Produktion der Gallenflüssigkeit setzt morgens in der Läppchenperipherie ein, um zentralwärts fortzuschreiten. Das Gallemaximum liegt zusammen mit dem Glykogenmimimum bei etwa 20 Uhr.

Gelbliche Lipofuscingranula treten im Alter und bei chronischen Infekten häufig auf und bilden den In-

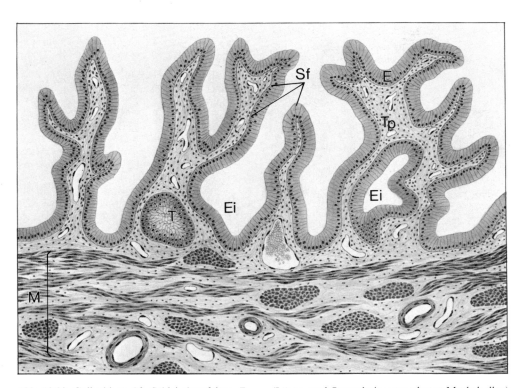

Abb. 12.20. Gallenblase. *Sf* = Schleimhautfalten, *E* = einschichtiges, hochprismatisches Epithel mit Mikrovilli, *Tp* = kollagene Tunica propria, *M* = Muscularis (Längs- und Querschnitte von glatten Muskelzellen), *T* = Tangentialschnitt des Epithels, *Ei* = Epitheleinsenkung

halt membranbegrenzender Lysosomen. Bei größerem Erythrocytenzerfall nehmen die Lysosomen eisenhaltiges Pigment (Hämosiderin, Ferritin) auf. Lipide erscheinen in granulärer oder Tröpfchenform in den Leberzellabschnitten, die den Sinus benachbart sind.

Zugrundegegangene Leberzellen können durch Mitosen und Amitosen ersetzt werden. Die langlebigen Hepatocyten (etwa 6 Monate) zeigen im Tierexperiment eine große Regenerationskraft, während in der menschlichen Leber nach Parenchymuntergang eine knotige Neubildung auftritt.

Die im periportalen Feld verlaufenden Aa. interlobulares weisen an ihren Aufzweigungen stellenweise epitheloide Muskelzellen auf. Vegetative Nervenfasern werden der Leber in Begleitung der Gefäße zugeführt, erstrecken sich in den Glisson-Dreiecken und dringen in das Leberparenchym ein. Anlagerungen von synaptischen Endigungen an einzelne Leberzellen im Abstand von 20 nm (200 Å) können beobachtet werden. Die in den periportalen Feldern befindlichen Lymphcapillaren nehmen eine proteinreiche Flüssigkeit aus dem Disse-Raum auf, die mit Lymphgefäßen den Lymphknoten an der Leberpforte zugeleitet wird.

In den Lebersinus vermischt sich das venöse, nährstoffreiche Blut der von der V. portae abstammenden Vv. interlobulares und das sauerstoffreiche Blut der von der A. hepatica kommenden A. interlobularis. Die V. centralis nimmt das Blut aus den Lebersinus auf und leitet es über Vv. sublobulares den Vv. hepaticae zu, die in die V. cava münden.

Kreislauf der Leber

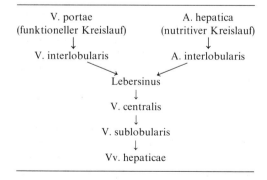

12.3.2 *Gallenblase* (Vesica fellea) [H. 8.6.4.]
Die Wand der Gallenblase setzt sich aus einer ein hohes *prismatisches Epithel*, eine *kollagene Tunica propria* und eine scherengitterartig gestaltete *Muscularis umfassenden Mucosa zusammen, die von einer bindegewebigen, mit Fettzellen versehenen Adventitia* unterlagert wird (Abb. 12.20). An ihrer ventralen Seite wird die Gallenblase mit Serosaepithel überzogen. Die sehr starke, vielgestaltige Schleimhautfältelung mit baumartigen, lumenwärts gerichteten Erhebungen führt im Schnittpräparat zum Auftreten von unterschiedlich großen *Kammern*, die von Epithel ausgekleidet sind (Abb. 12.20). Auch erinnert das Bild an von Epithel überzogene Schleimhautbrücken. Die hohen, durch Zonulae occludentes und Desmosomen verknüpften Epithelzellen tragen einen aus Mikrovilli bestehenden Resorptionssaum (Eindickung der Gallenflüssigkeit) und produzieren andererseits einen glykoproteinhaltigen Schleim.

Unter dem auf einer Lamina basalis ruhenden Epithel breitet sich eine locker gebaute, capillarreiche kollagene Tunica propria mit Fibrocyten, Histiocyten, Lymphocyten und Plasmazellen in wechselnder Zahl aus. Die glatten Muskelzellen bilden ein Gitterwerk, das durch rechts- und linksläufige, sich überkreuzende Spiralen entsteht. Mucoide Drüsen können in der Wand des Gallenblasenhalses vorwiegend in der Adventitia auftreten. Die aus lockerem Bindegewebe bestehende Adventitia stellt die äußere Wandschicht der Gallenblase dar und enthält zahlreiche große Blutgefäße. Sonst fehlen für den charakteristischen 4-Schichten-Aufbau des Darmrohrs die Submucosa und die Muscularis.

Extrahepatische Gallengänge (Ductus hepaticus, D. cysticus, D. choledochus): Die Wand der extrahepatischen Gallengänge gliedert sich 1. in eine aus hohem, einschichtigen Epithel mit Mikrovilli und Sekretgranula und einer lockeren kollagen-elastischen Tunica propria bestehenden Schleimhaut, 2. in eine Schicht glatter Muskelzellen (Tunica muscularis) und 3. in eine bindegewebige Adventitia, die mucoide Drüsen enthält. Die Mucosa entwickelt längsgestellte Schleimhautfalten, die im Bereich des Abganges des D. cysticus aus der Gallenblase spiralartig angeordnet sind (Plica oder Valvula spiralis). Unter dem Epithel erstreckt sich ein dichter Capillarplexus im Bindegewebe der Tunica propria. Die dünne Muscularis verdichtet sich an der Papilla Vateri zum M. sphincter Oddi.

12.3.3 *Pankreas* (Bauchspeicheldrüse) [H. 8.7.]
Die Bauchspeicheldrüse ist eine *exokrine Drüse mit endokrinen Anteilen.* Das exokrine, den Pankreassaft absondernde Drüsenparenchym

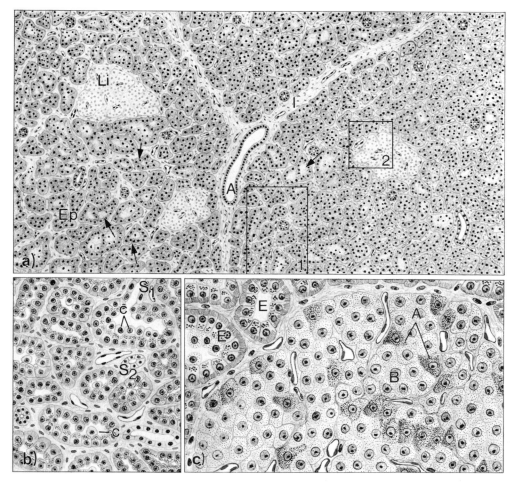

Abb. 12.21. a Exokriner Pankreasanteil (Ep) mit serösen Drüsenendstücken (Pfeile) und eingelagerte Langerhanssche Inseln (*Li*). *I* = interlobuläres Bindegewebe, *A* = Ausführungsgang. **b** Vergrößerung des Ausschnitts 1 aus **a**. Seröse Endkammern aus isoprismatischen Epithelzellen mit Sekretgranula und Basalstreifung. In der Lichtung mancher Endkammern sog. centro-acinäre Zellen (*c*). S_1 = Schaltstück, geht aus einem Endstück hervor. S_2 = Querschnitt durch ein Schaltstück. **c** Vergrößerung des Ausschnitts 2 aus **a**. *A* = A-Zellen (grob granuliert), *B* = B-Zellen (fein granuliert), *E* = seröses Endstück (exokrin)

läßt eine durch Bindegewebe hervorgerufene *Läppchengliederung* erkennen, in das die etwa 100—500 µm großen, im H.E.-Präparat hell *angefärbten, endokrinen Zellkomplexe (Langerhans-Inseln)* inselartig eingelagert sind.

Der exokrine Pankreasanteil bringt den Pankreassaft hervor, der protein-, peptid-, fett- und kohlenhydratspaltende Enzyme enthält. Die endokrin tätigen Langerhans-Inseln greifen durch ihre Hormone Insulin und Glucagon regulierend in den Kohlenhydrathaushalt ein.

Die vielgestaltigen Drüsenendstücke oder Acini des exokrinen Pankreas ähneln denjenigen der Gl. parotis, so daß man das Pankreas als *rein seröse Drüse* bezeichnen kann. Die etwa *pyramidenförmigen Zellen der englumigen Endstücke* enthalten kugelförmige Kerne, eine *basophile Basalstreifung,* die durch ein geordnetes, granuläres endoplasmatisches Reticulum hervorgerufen wird, und im *Spitzenabschnitt* ziemlich *große acidophile Zymogengranula,* die alle Proenzyme der Enzyme des Pankreassaftes enthalten. Die aus einem einschichtigen Plattenepithel beste-

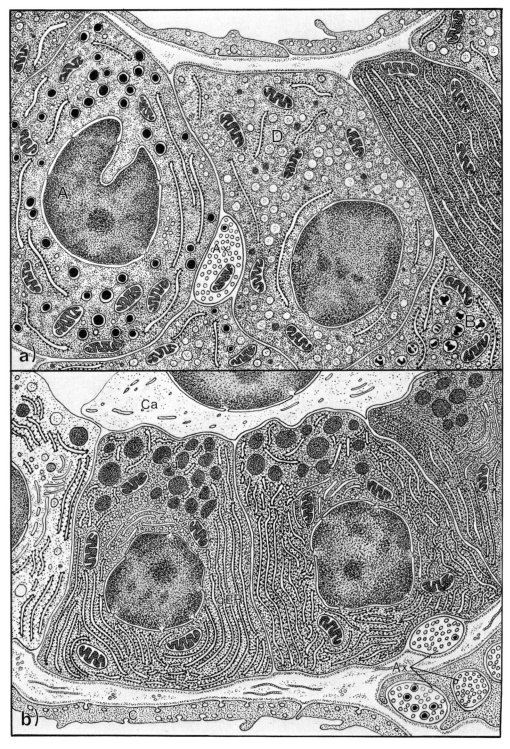

Abb. 12.22

henden Schaltstücke beginnen schon in der Lichtung des Endstückes. Die so in das Endstück eingeschobenen Zellen des Schaltstückes werden als *centroacinäre Zellen* bezeichnet. Da die hell anfärbbaren centroacinären Zellen oft eine fast geschlossene Lage über den Drüsenzellen bilden, wird das Sekret zwischen den centroacinären Zellen hindurch in die Acinuslichtung und von da aus in das *Schaltstück* geleitet, das direkt (Sekretrohre sind nicht ausgebildet) zunächst in intralobulär gelegene *Ausführungsgänge* übergeht. Die mit einem einschichtigen isoprismatischen bis prismatischen Epithel ausgestatteten *Ausführungsgänge* führen das Sekret etwas größeren, interlobulären Ausführungsgängen zu. Der D. pancreaticus kann von einem einschichtigen prismatischen Epithel ausgekleidet sein. Alle Ausführungsgänge zeigen in den Spitzen ihrer Epithelzellen feine Sekretgranula.

Die Langerhans-Inseln (Inselorgan, Inselapparat) stellen rundliche bis ovale, gut capillarisierte Komplexe endokriner Drüsenzellen dar, liegen inselartig im exokrinen Pankreasegewebe verteilt, heben sich durch ihre helle Anfärbung im H.E.-Präparat gut vom exokrinen Anteil ab und sind einmal gut vom exokrinen Gewebe abgrenzbar, andererseits kontinuierlich mit ihnen verbunden. Ihre Zahl (beim Erwachsenen auf etwa 1,5 Millionen geschätzt) ist im Pankreasschwanz am größten und nimmt zum Pankreaskopf ab. Die zu untereinander anastomosierenden Zellsträngen und Haufen angeordneten Drüsenzellen liegen den gefensterten Capillaren dicht an und bestehen aus durch morphologische und färberische Kriterien voneinander unterscheidbaren A-, B-, C- und D-Zellen. Diese nur mit Spezialmethoden trennbaren Zellen lassen sich im gewöhnlichen H.E.-Präparat nicht voneinander unterscheiden, während die Gomori-Färbung die B-Zellen in einem bläulichen und die übrigen Zellen in einem rötlichen Farbton darstellt. Die vorwiegend in der Inselperipherie gelagerten kleinen, polygonalen, mit kurzen zipfeligen Plasmavorwölbungen versehenen A-Zellen besitzen zahlreiche acidophile Granula, die sich auch durch Silberimprägnation schwarz darstellen lassen (argentaffine oder Silberzellen) und können als Produzenten des Glucagons angesehen werden. Die in großer Zahl auftretenden chromophoben (farbscheuen), größeren B-Zellen zeigen sehr feine Granulationen und bilden das Insulin. Sie enthalten einen Insulin-Zink-Komplex und können daher durch einen histochemischen Zinknachweis dargestellt werden. Die selteneren D-Zellen lassen sich mit ihren feinen Granula durch Anilinblau anfärben und bringen vermutlich das Somatostatin hervor.

◀ **Abb. 12.22.** ELM-Bild von endokrinen Zellen der Langerhansschen Inseln und von exokrinen Drüsenzellen der serösen Endkammern. **a** Endokrine Zellen, $D = \delta$-Zelle, $A = \alpha$-Zelle, $B = \beta$-Zelle, $C =$ Capillarwand, $Ax =$ Axon mit Transmittervesikeln. **b** Exokrine Drüsenzellen mit polarer Differenzierung; apikale Sekretgranula (*Sg*) und im basalen Abschnitt gerichtetes granuläres endoplasmatisches Reticulum (*gER*). $C =$ Capillarwand, $Ca =$ centro-acinäre Zelle, $Ax =$ Axon mit Transmittervesikeln

13 Harnapparat [H. 7.]

Der Harnapparat setzt sich aus den beiden *harnbereitenden Nieren* (uropoetisches System) und den harnableitenden Harnwegen zusammen, zu denen man die *beiden Nierenbecken*, die *Harnleiter*, die *Harnblase* und die *Harnröhre* zählt.

13.1 Niere (Ren, Nephros) [H. 7.1.–7.1.2.]

Das von einer straffen, leicht abziehbaren *Kollagenkapsel* (Capsula fibrosa) mit einzelnen glatten Muskelzellen überzogene Nierenparenchym besteht aus *gewundenen und gerade verlaufenden*, dicht gelagerten *Nierenkanälchen* und den für die Niere charakteristischen *Malpighi-Körperchen* (Corpuscula renis), die mit ihren Capillarknäueln einem besonders angeordneten Gefäßsystem angehören. Der fibrösen Kapsel liegt von außen ein *Fettkörper*, die Capsula adiposa, an.

Bei einem Schnitt durch die Niere läßt sich die aus gewundenen Nierenkanälchen (Tubuli contorti) und Corpuscula renis zusammengesetzte, etwa 10 mm breite, unmittelbar unter der Kapsel gelegene *Rinde (Substantia corticalis, Pars contorta)* von einem die gerade verlaufenden Kanälchen (Tubuli recti) enthaltenden *Mark (Substantia medullaris, Pars recta)* abgrenzen. Das Nierenmark läßt sich in 10–20 Pyramiden unterteilen, deren Basis zur Nierenoberfläche gestellt ist und deren Spitzen, die Nierenpapillen (Papillae renales), von den Nierenkelchen (Calices renalis) umfaßt werden. An den Papillen durchbrechen die Ductus papillares (Harnkanälchen, s. S. 194) die Pyramidenoberfläche (Area cribrosa) und geben den Harn an die Nierenkelche, die sich zum Nierenbecken vereinigen, ab. Die Räume zwischen den einzelnen Nierenkelchen enthalten ein fettreiches, kollagenes Bindegewebe und werden als Sinus renalis bezeichnet. Die Gliederung der einzelnen Pyramiden in eine dichtere Außen- und lockere Innenzone ist auf die unterschiedliche Lumenweite der betreffenden Nierenkanälchen und die verschiedenen Zusammensetzungen des Markes zurückzuführen.

Die Einteilung der Marksubstanz in eine Außen- und Innenzone ergibt sich aus folgenden morphologischen Kriterien: Die der Nierenpapille benachbarte Innenzone besitzt weitlumige Sammelrohre und Überleitungsstücke, während die Außenzone die geraden Anteile der Haupt- und Mittelstücke, Überleitungsstücke und Sammelrohre aufweist. Die Anordnung der Pyramiden entspricht der früheren Läppchengliederung (Renculi) der fetalen und neugeborenen menschlichen Niere (Lappenniere, Ren lobatus oder lobatum).

Die Rinde setzt sich aus den charakteristischen, harnbereitenden Malpighi-Körperchen und den gewundenen Nierenkanälchen zusammen. Die Rinde umgibt jede Pyramide an ihrer Basis kappenförmig und dehnt sich zwischen den Pyramiden als Columnae renales (Bertini-Säulen) aus. Die Rindenkappe mit der dazugehörigen Pyramide wird als Lobus oder Renculus renalis bezeichnet.

Abb. 13.1. Niere. **a** Längsschnitt durch die Niere (halbschematisch) mit fibröser Kapsel (*K*), Rinde (*R*), Marksubstanz (*M*) und Nierenbecken (*Nb*). *Ca* = Capsula adiposa (Fettkörper), *Py* = Pyramide, *P* = Papille, *Nk* = Nierenkelch (Calix renalis), *Sr* = Sinus renalis, *Cr* = Columna renalis, *g* = Gefäße, *U* = Ureter. Die Pfeile weisen auf Malpighische Körperchen hin. **b** Ausschnitt (Vergrößerung etwa 200fach) aus der Rindensubstanz mit Malpighischen Körperchen und gewundenen Nierenkanälchen. *Gl* = Glomeruluscapillaren, *Va* = Vas afferens mit epitheloiden Zellen (*, Polkissenzellen), *Md* = Macula densa, *G* = Goormaghtighscher Zellhaufen, *Ve* = Vas efferens, *Bk* = Bowmansche Kapsel, *HP* = Harnpol (Beginn des Hauptstücks an der Bowmanschen Kapsel), P_I = Pars contorta I des Hauptstücks mit Bürstensaum und Basalstreifung, P_{II} = Pars contorta II des Mittelstücks. **c** Ausschnitt aus der Rinde (*R*) mit angrenzenden Markstrahlen (*Ms*). *Gl* = Glomerulus, P_I = Pars contorta I des Hauptstücks, P_{II} = Pars contorta II des Mittelstücks, *A* = Arterie, *Pr* = Pars recta des Hauptstücks (längs geschnitten), *Pm* = Pars recta des Mittelstückes (längs geschnitten), *Sr* = Sammelrohr

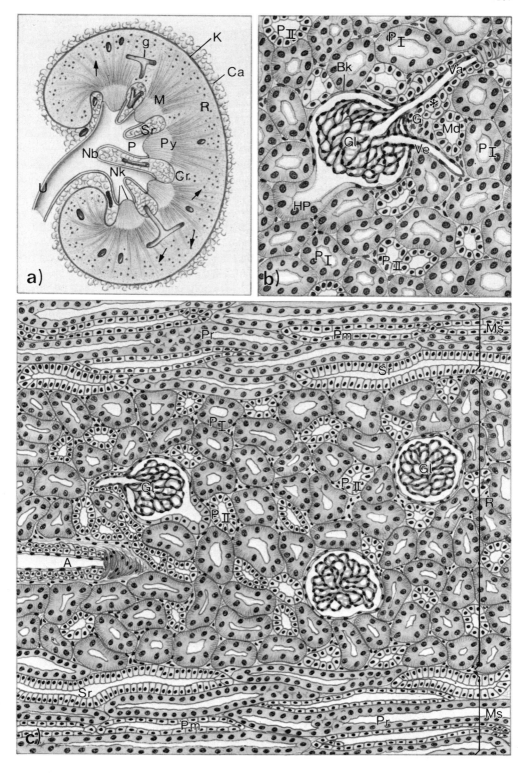

Abb. 13.1

Gefäßsystem der Niere: Die A. renalis teilt sich im Bereich des Sinus renalis in mehrere Äste auf, die als Aa. interlobares zwischen den Pyramiden im Gebiet der Columnae renales in das Nierenparenchym eindringen und funktionelle Endarterien darstellen. Die arterielle Versorgung eines Lobus renalis erfolgt durch mindestens zwei Interlobararterien, die jeweils in den der Pyramide benachbarten Columnae renales verlaufen. Die Aa. interlobares teilen sich in Höhe der Rinden-Markgrenze in die Aa. arcuatae auf, die zwischen Rinden- und Marksubstanz arkadenförmig entlangziehen. Die Aa. arcuatae übernehmen die Versorgung des Rinden- und Markgewebes. In die Rinde dringen radiär zur Nierenoberfläche als Äste der Aa. arcuatae die Aa. corticales radiatae (Aa. interlobulares) ein, aus denen in fast regelmäßigen Abständen Arteriolen hervorgehem. Diese Arteriolae oder Vasa afferentes bilden jeweils ein von einer Epithelkapsel (Bowman-Kapsel) umgebenes Capillarknäuel (Glomerulum oder Glomerulus), in dessen Bereich die Ultrafiltration des Blutes abläuft. Capillarknäuel (Glomerulum) und Bowman-Kapsel (einschichtiges Plattenepithel) werden zusammen als Corpusculum renis oder Malpighi-Körperchen bezeichnet. Das Blut wird aus dem Glomerulum (funktionelles Gapillargebiet) durch ein Vas efferens, das durch eine Arteriole oder Capillare vertreten wird, weitergeleitet. An das Vas efferens schließt sich ein zweites Capillarnetz (nutritives Capillargebiet) an, das die Nierenkanälchen vornehmlich der Rindensubstanz versorgt und aus dem Tubulusapparat rückresorbierte Stoffe aufnimmt. Die zwischen den Nierenkanälchen gelegenen Capillaren werden von einem gefensterten Endothel ausgekleidet, dessen Poren feine Membranen (Diaphragmen) aufweisen. Hierdurch wird der Stoffaustausch zwischen Capillare und Nierenkanälchen begünstigt. Über postcapillare Venen gelangt das Blut in die Vv. corticales radiatae (Vv. interlobulares), dann in die Vv. arcuatae und durch die Vv. interlobares in die V. renalis.

Zwischen den Tubuli recti gelegene Vv. recti bringen das Blut aus dem Mark vorwiegend in die V. arcuata. Die arterielle Versorgung des Markes erfolgt durch sog. Arteriolae rectae, die parallel zu den Tubuli recti verlaufen, meist der A. arcuata entstammen oder sich von den Vasa efferentes der dem Mark benachbarten Glomerula ableiten. Die in den Columnae renales lokalisierten Glomeruli erhalten ihr Blut durch Vasa efferentes aus der A. interlobaris. Einige Arteriolen entwickeln kein Glomerulum und können so direkt die Rindensubstanz ernähren. In Begleitung der Blutgefäße sind auch Lymphgefäße zu beobachten.

Das *Parenchym* beider menschlichen Nieren setzt sich aus etwa 2 Millionen Baueinheiten, den Nephronen, zusammen. Ein *Nephron* umfaßt ein *Malpighi-Körperchen* und ein *System von Nierenkanälchen,* unter denen man ein *Hauptstück* mit einem *gewundenen (Pars contorta)* und einem *geraden Anteil (Pars recta),* ein *dünnes Überleitungsstück,* ein *Mittelstück* ebenfalls *mit einer Pars recta und contorta* und ein *Verbindungsstück* unterscheidet, das ein Nephron in ein *Sammelrohr* überleitet (Abb. 13.2). Die gewundenen Abschnitte eines Nephrons liegen jeweils in der Rinde, die geraden Anteile in der Marksubstanz.

Abb. 13.2. Schema des Nephron mit dem Nierenkreislauf und LM- und ELM-Charakterisierung der Nierenkanälchen. Mk = Malpighische Körperchen (Glomeruluscapillaren mit Bowmanscher Kapsel). Hp = Harnpol, P_1 = Hauptstück (Pars contorta), Pr = Hauptstück (Pars recta), $Üs$ = Überleitungsstück, Hl = Henlesche Schleife, Pm = Mittelstück (Pars recta), P_2 = Mittelstück (Pars contorta), Sr = Sammelrohr. Die *Pfeile 1* weisen auf das LM-Bild, die *Pfeile 2* auf das ELM-Bild des jeweiligen Nierenkanälchens hin. A_1 = A. interlobaris, Aa = A. arcuata, A_2 = A. interlobularis (Corticalis radiata), Va = Vas afferens, Ve = Vas efferens, C = Capillarnetz, Avr = Arteriolae et Venulae medullaris rectae, Av = arterio-venöse Anastomose, Bl = basales Labyrinth, Mv = Mikrovilli

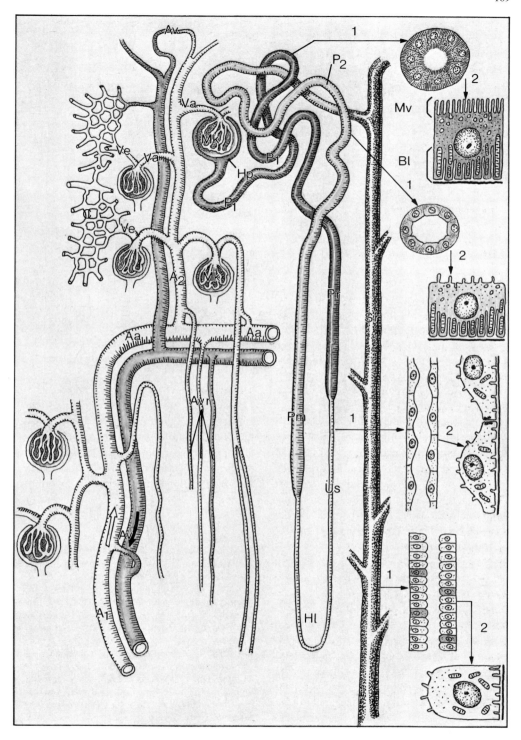

Abb. 13.2

Harnapparat

I. *Nephron*
  1. Malpighisches Körperchen (Corpusculum renis, Nierenkörperchen) mit Gefäß- und Harnpol (in der Rinde gelegen)
       a) Glomerulum (us) (Capillarknäuel)
       b) Bowmansche Kapsel (einschichtiges Plattenepithel)
  2. Tubulusapparat (Nierenkanälchen)
       a) Hauptstück
            α) Pars contorta   (Pars contorta I, proximaler Tubulus) in der Rinde
            β) Pars recta   (Pars recta I, dicker Teil der Henleschen Schleife) im Mark
       b) Überleitungsstück   Henle' Schleife (im Mark)
            (dünner Teil)
       c) Mittelstück
            α) Pars recta   (Pars recta II, dicker Teil der Henleschen Schleife)
            β) Pars contorta   (Pars contorta II, distaler Tubulus) in der Rinde
       d) Verbindungsstück   (in Rinde)

II. *Sammelrohr (im Mark)*

Baueinheiten des Nephrons (Abb. 13.2): Der Tubulusapparat beginnt am Harnpol eines Malpighi-Körperchens als Hauptstück, dessen Pars contorta in der Rinde vielfach gewunden verläuft und dessen Pars recta in das Markgewebe, vornehmlich in die Markstrahlen, gelangt und in ein dünnes Nierenkanälchen, das Überleitungsstück, übergeht. Das Überleitungsstück biegt haarnadelförmig um und führt den Harn in die Pars recta des Mittelstückes, die sich in einen gewundenen Abschnitt (Pars contorta II) fortsetzt und sich dem Malpighi-Körperchen, vornehmlich an seinem Gefäßpol, anlagert. Pars recta des Haupt- und Mittelstückes sowie das Überleitungsstück verkörpern die Henle-Schleife, bei der man das Überleitungsstück als deren dünnen Teil bezeichnet.

Die marknahen Nephrone bilden lange, bis in die Papillenspitze reichende Schleifen, die Nephrone des mittleren und oberflächlichen Rindenareals entwickeln kurze Schleifen, die sich bis in den mittleren Markbereich erstrecken.

Das sich an die Pars contorta II anschließende Verbindungsstück nimmt die Verbindung mit einem Sammelrohr auf, das als Ductus papillaris auf einer Nierenpapille mündet. Ein Sammelrohr kann Verbindungsstücke mehrerer Nephrone aufnehmen. Die Pars contorta des Hauptstückes des Nephrons ist länger und stärker gewunden als die eines Mittelstückes, so daß man im histologischen Präparat mehr Anschnitte des Hauptstückes als solche des Mittelstückes erhält. Das ganze Nephron und die Sammelrohre werden von einer Basalmembran umhüllt. Die Unterteilung des Nephrons kann aufgrund verschiedener morphologischer Kriterien des Wandaufbaues und des unterschiedlichen Kalibers der Nierenkanälchen durchgeführt werden:

Malpighi-Körperchen (Corpusculum renis, Abb. 13.1 u. 13.3): An einem Malpighi-Körperchen lassen sich das Glomerulum, die Bowman-Kapsel, ein Gefäß- und ein ihm gegenüberliegender Harnpol unterscheiden. Der Gefäßpol wird durch das Vas afferens (∅ 20–50 μm), das das Blut in die Glomerulumcapillaren einströmen

Abb. 13.3. Nierenkörperchen, dreidimensionale ELM-Rekonstruktion. *Va* = Vas afferens, *Pk* = Polkissenzellen mit Sekretgranula, *Ve* = Vas efferens, *Md* = Macula densa, *Mg* = Mesangiumzellen, *G* = Zellen des Goormaghtighschen Zellhaufen (?), *Gc* = Glomeruluscapillaren, *Pd* = Podocyten, *Bk* = Bowmansche Kapsel, *H* = Hauptstück mit Mikrovilli. (Aus BARGMANN, nach KRSTIC). Der Ausschnitt gibt die morphologischen Bestandteile der Blut-Harn-Filtrationsbarriere mit Podocyten (*Pd*), Lamina basalis (*Lb*), gefenstertem Capillarendothel (*C*) und Mesangiumzellen (*Mg*) wieder. *Links unten:* Morphologische Beziehung zwischen Endothel von Glomeruluscapillaren, Lamina basalis (*Lb*) und Fortsätzen der Mesangiumzellen (*Mg*) und Podocyten (*Pd*). *c* = gefenstertes Capillarendothel (in Anlehnung an HAM). *Rechts unten:* Blut-Harn-Schranke. *c* = gefenstertes Capillarendothel, *Lb* = Lamina basalis, *Pd* = Podocytenfortsätze mit Schlitzmembran. (nach LEONHARDT)

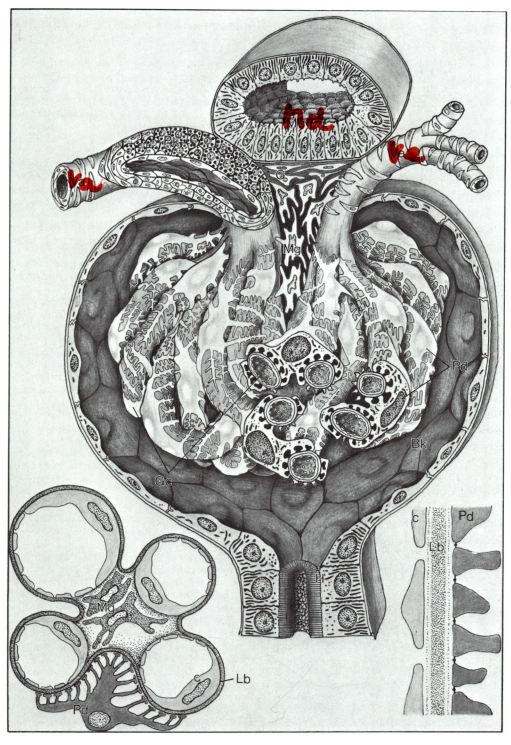

Abb. 13.3

läßt, und durch das Vas efferens vertreten, welches das Blut aus dem Glomerulum in ein zweites (nutritiv und resorptiv) Capillarnetz rührt. Am Gefäßpol erstreckt sich der juxtaglomeruläre Apparat (s. unten). Am Harnpol liegt die Übergangsstelle der Bowman-Kapsel in den Tubulusapparat.

Da es sich bei den Corpuscula renis um nahezu kugelige Gebilde handelt, wird man bei der Herstellung eines Präparates nur selten einen oder beide Pole anschneiden. Die Malpighi-Körperchen fallen im histologischen Schnitt schon bei schwacher Vergrößerung als rundliche, zellreiche Gebilde auf.

Das Glomerulum ist ein 200–300 µm großes, aus etwa 30 anastomosierenden Capillarschlingen bestehendes Knäuel und hat sich während der Entwicklung in das blinde Anfangsstück des Tubulusapparates eingesenkt, so daß eine doppelwandige Blase seitens des Epithelrohres (Bowman-Kapsel) entsteht. Die Innenwand der Epithelblase (inneres viscerales Blatt der Bowman-Kapsel) liefert durch Umbau die den Glomeruluscapillaren anliegenden Podocyten oder Epicyten; das äußere Epithelblatt (parietales Blatt) setzt sich aus polygonalen Plattenepithelzellen zusammen und verkörpert die Glomerulumkapsel (Bowman-Kapsel). In den Raum zwischen Glomerulumcapillaren und Podocyten einerseits und Bowman-Kapsel andererseits wird aus dem Blut der Primärharn (150–180 l/Tag) abfiltriert, so daß die Bowman-Kapsel als Auffangbecken für den Primärharn anzusehen ist. Über den Harnpol wird der Primärharn in den Tubulusapparat geleitet.

Im gewöhnlichen lichtmikroskopischen Kurspräparat lassen sich Endothelzellen der Capillaren, Podocyten, die ihren Zelleib in den Kapselraum vorbuchten, und sog. Mesangiumzellen als dritte Zellform eines Glomerulums, nicht unterscheiden.
Elektronenmikroskopisch lassen sich folgende Einzelheiten des Baues eines Glomerulums (Abb. 13.3) erkennen: Die Capillarwand besteht aus dünnem, gefensterten Endothel, dessen Poren stellenweise durch Diaphragmen verschlossen sind. Der Capillarwand liegt eine 60–80 nm (600–800 Å) dicke, stellenweise unterbrochene Basallamina an, die durch Verschmelzung der Laminae basalis der Capillaren und des inneren Epithelblattes der Bowman-Kapsel entstanden ist. Die Lamina basalis läßt sich in eine dem Endothel angelagerte L. rara interna, eine mittlere Lamina densa und eine äußere podocytenwärts gerichtete Lamina rara externa gliedern. Die sehr stark verästelten, aus dem inneren Blatt der Bowman-Kapsel hervorgegangen Deckzellen, Podo- oder Epicyten, weisen kräftige, vorwiegend parallel zum Capillarverlauf orientierte Fortsätze (Primärfortsätze) auf, von denen zahlreiche dünnere Cytoplasmaausläufer ausgehen und an der Lamina basalis füßchenförmig enden. Diese quer zur Längsachse der Capillaren gestellten Sekundärfortsätze verschränken sich fingerförmig (Abb. 13.3) und lassen etwa 7,5 nm (75 Å) weite Spalten zwischen sich frei. Zwischen den Enden der Cytoplasmafüßchen der Podocyten breiten sich sehr dünne Diaphragmen [⌀ etwa 6 nm (60 Å)] aus, die die benachbarten Zellmembranen verbinden. Der Abstand zwischen benachbarten Podocytenfüßchem beträgt etwa 30–40 nm (300–400 Å). Die Füßchen der Podocyten und die zwischen ihnen befindlichen Diaphragmen verkörpern in der Gesamtheit eine sog. Poren- oder Schlitzmembran. Im Zelleib und in den Fortsätzen der Deckzellen sind unterschiedlich dicke Filamente, wahrscheinlich Myosinfilamente, nachweisbar.

Zwischen den Glomerulumcapillaren treten, als eine weitere Form verzweigter Zellen, die Mesangiumzellen auf, die gehäuft auf der Seite des Gefäßpols vom Glomerulum liegen (Abb. 13.3) und Filamente und Actomyosin enthalten. Die Mesangiumzellen (Mesangiocyten) scheiden um sich herum eine aus Mucopolysacchariden zusammengesetzte Matrix ab, die kollagene Fasern enthält, den Raum zwischen den Glomeruluscapillaren ausfüllt und der Lamina basalis anliegt. Die lichtmikroskopisch faßbaren argyrophilen Gitterfasern dürften dem aus Mesangiocyten und Mesangiummatrix zusammengesetzten Mesangium angehören.

Als morphologisches Substrat für den Harnfilter (Ultrafiltration) sind das Porenendothel, die durchlöcherte Lamina basalis und die Fortsatzfüßchen der Podocyten mit ihren Diaphragmen anzusehen. Die Basallamina stellt eine Filtrationsbarriere für hochmolekulare, die sog. Poren- oder Schlitzmembranen eine solche für niedermolekulare Stoffe dar. Wasser, Zucker, Aminosäuren, Harnstoff und Salze passieren die Filtrationsbarriere und sind Bestandteil des Primärharns.

Abgesehen von ihrer Beteiligung am Aufbau des glomerulären Filterapparates wird den Podocyten und Mesangiumzellen auch die Fähigkeit der Phagocytose zugeschrieben; die Mesangiocyten sollen außerdem an der Regulation der Durchblutung der Glomerulumcapillaren beteiligt sein. Entzündliche Prozesse an den Glomerula (Glomerulonephritis) können eine Vermehrung der Mesangiocyten und eine Anschwellung ihrer Matrix bewirken.

Juxtaglomerulärer Apparat: Zum juxtaglomerulären Apparat zählen die Polkissenzellen und die Macula densa. Unter Polkissenzellen hat man zu epitheloiden Zellen umdifferenzierte Myocyten in der Wandung des Vas afferens kurz vor Eintritt in das Glomerulum zu verstehen. Diese kissenartig gelagerten, schon im Kurspräparat sichtbaren epitheloiden Zellen enthalten außer relativ wenigen Filamenten dichtgelagerte Sekretgranula, in denen das Enzym Renin nachweisbar ist. Das in die Blutbahn abgegebene Renin bewirkt eine Umwandlung von Angiotensinogen über Angiotensin I in Angiotensin II, das eine Kontraktion der Arteriolen hervorruft. Die kontraktile Wirkungsweise des Angiotensin II auf die Muskelzellen des Vas afferens ist für den Filtrationsdruck im Glomerulum von Bedeutung. Unter dem Einfluß des Angiotensin II tritt auch eine vermehrte Ausschleusung von Aldosteron aus der Nebennierenrinde ein.

Als Macula densa hat man den Teil der Pars contorta des Mittelstückes zu bezeichnen, der sich regelmäßig dem zugehörigen Malpighi-Körperchen, meist im Winkel zwischen Vas afferens und Vas efferens (Abb. 13.3), anlagert und sich an der Anlagerungsstelle durch vornehmlich hohe prismatische, schmale Zellen auszeichnet. Experimentelle Untersuchungen weisen auf eine Übermittlung der Na-Ionenkonzentration im Harn des Mittelstückes durch die Macula densa und die Polkissenzellen des Vas afferens hin, die ihrerseits die Produktion von Renin je nach Bedarf erhöhen oder vermindern. Eine sehr dünne Lamina basalis an der Macula densa begünstigt die Übermittlerfunktion.

Im Gebiet, das vom Vas afferens, efferens und der Macula densa begrenzt wird, liegen spindelförmig verzweigte Zellen, die von einer netzartigen Matrix umgeben sind. Sie zeigen eine große morphologische Ähnlichkeit mit den Mesangiocyten und werden in der Gesamtheit als extraglomeruläres Mesangium bezeichnet. Sie sind wahrscheinlich mit dem früher so bezeichneten Goormaghtigh-Zellhaufen identisch.

Die funktionelle Bedeutung der nicht immer konstant in der Umgebung des Vas afferens auftretenden, kleinen, epithelartigen Zellgruppen (paraportale und paravasculäre Zellen) ist nicht bekannt.

System der Nierenkanälchen:

Hauptstück: proximaler Tubulus (Pars contorta I = Tubulus contortus I und Pars recta).

Das aus den Capillaren abgepreßte Ultrafiltrat gelangt am Harnpol in das Hauptstück, das sich aus einem mehrfach gewundenen Teil *(Pars contorta)* und einem geraden Abschnitt *(Pars recta)* zusammensetzt, der in den Markstrahlen markwärts zieht. Die im Routinepräparat (H.E.- oder Azanfärbung) rötlich (acidophil) darstellbare, etwa 40–60 µm dicke Pars contorta des Hauptstückes wird von einem einschichtigen sich zum Lumen konisch verjüngenden isoprismatischen oder prismatischen Epithel mit einem dichten Bürstenbesatz (Cuticularsaum) ausgekleidet, besitzt eine lichtmikroskopisch erkennbare Basalstreifung und undeutliche Zellgrenzen.

Der Bürstensaum setzt sich aus Mikrovilli zur Oberflächenvergrößerung zusammen, die von einer Glykocalix überzogen sind und in ihrem Bereich alkalische Phosphatase für die Zuckerrückresorption besitzen. Im apicalen Zellabschnitt treten Mikropinocytosebläschen auf.

Die lichtmikroskopisch faßbare Basalstreifung erweist sich elektronmikroskopisch aus tiefen Einfältelungen der basalen Zellmembran mit dazwischengelagerten Mitochondrien in Reihenstellung zusammengesetzt. Die Gesamtheit der Membraninvagination wird basales Labyrinth genannt, das ebenfalls eine erhebliche Oberflächenvergrößerung darstellt. Filamente können im basalen Zellbereich beobachtet werden. An benachbarten Zellen machen sich Maculae adhaerentes und Zonulae occludentes bemerkbar.

Die Mikrovilli dienen der Rückresorption nicht-harnpflichtiger Stoffe (z. B. Glucose, Chloride) und von Wasser (obligate Wasserrückresorption), das basale Labyrinth der Ausschleusung der resorbierten Stoffe in das die Nierenkanälchen umgebende Capillarnetz. Außer der Rückresorption kommen dem Hauptstück die Aufgaben der Speicherung bestimmter Stoffe (z. B. Überangebot an Lipiden, Arzneimittel) und sekretorische Tätigkeit (z. B. Abgabe von Kreatinin) zu.

Die Pars recta des Hauptstückes ist ebenfalls acidophil und enthält in ihrer Wandung etwas niedrigere Zellen mit kürzeren Mikrovilli, weniger Mitochondrien und Membraneinsenkungen und stellt den Anfangsabschnitt der Henle-Schleife dar.

Überleitungsstück: Die Pars recta des Hauptstückes geht im Bereich der Marksubstanz kontinuierlich in das gerade verlaufende, dünne, ziemlich hell anfärbbare Überleitungsstück über (dünner Teil der Henle-Schleife). Das für die Konzentration durch fakultative Wasserrückresorption des Harnes (Gegenstromprinzip) verantwortliche Kanälchen biegt in der Marksubstanz haarnadelförmig in einen aufsteigenden Schenkel um und wird von Plattenepithelzellen ausgekleidet, die so flach sind, daß die rundlichen Kerne das Plasma in die Lichtung vorwölben (Abb. 13.2). Lumenwärts vom Zellkern befinden sich Centriolen.

Kurze und lange Überleitungsstücke zeigen in der Zellhöhe Größenunterschiede auf: Die kurzen Schleifen besitzen das erwähnte flache, die langen Schleifen ein höheres Epithel. Die Epithelzellen sind durch Cytoplasmavorwölbungen eng miteinander verzahnt. Vereinzelte Mikrovilli haben sich an der Zelloberfläche ausgebildet.

Das Überleitungsstück ist im Zusammenhang mit den parallel gestellten Sammelrohren und Arteriolae und Venae rectae für die fakultative Rückresorption des Wassers nach dem Gegenstromprinzip (s. Lehrbücher der Physiologie) verantwortlich.

Im Querschnittspräparat der *Nierenpapille* läßt sich eine Differentialdiagnose zwischen dünnem Teil der Henle-Schleife und Capillaren folgendermaßen durchführen: Capillaren besitzen ein flacheres Endothel als das einschichtige Epithel des Überleitungsstückes. Bei dieser Schnittrichtung kommen auch Querschnitte von Ductus papillares mit einem einschichtigen, hohen prismatischen oder prismatischen Epithel zur Darstellung.

Mittelstück: (Pars recta II, Pars contorta II = distaler Tubulus): Das Mittelstück setzt sich ebenfalls aus einer *Pars contorta* und *Pars recta* zusammen, wobei der gerade Anteil zur Henle-Schleife gehört und sich an den aufsteigenden Schenkel des Überleitungsstückes anschließt.

Da die Pars contorta II des Mittelstückes kürzer ist und nicht so stark geschlängelt wie die Pars contorta I des Hauptstückes verläuft, erhält man von ihr vergleichsweise weniger Anschnitte als vom gewundenen Teil des Hauptstückes. Bei ihrem gewundenen Verlauf in der Nierenrinde lagert sich die Pars contorta II regelmäßig mit einem kurzen Anteil dem Glomerulum des eigenen Nephrons, vorwiegend am Gefäßpol zwischen Vas afferens umd efferens, als Macula densa des juxtaglomerulären Apparates (s. S. 192) an. Die in den Markstrahlen zu erkennende Pars recta des Mittelstückes besitzt flachere isoprismatische Zellen als das gerade Nierenkanälchen des Hauptstückes, die Epithelzellen färben sich heller an und besitzen keinen Bürstensaum (Cuticularsaum). Im elektronenmikroskopischen Bild sieht man nur vereinzelte Mikrovilli und eine nicht ganz so starke Ausprägung eines basalen Labyrinthes mit Plasmalemminvaginationen und Reihenstellung der Mitochondrien (ELM-Äquivalent einer Basalstreifung) (Abb. 13.2) wie im Hauptstück. Die Pars contorta ist im morphologischen Bau der Pars recta ähnlich und zeichnet sich durch ein flaches, isoprismatisches, hell an-

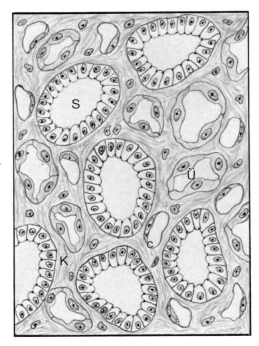

Abb. 13.4. Querschnitt durch die Nierenpapille (Markinnenzone). S = Ductus papillaris, Ü = Überleitungsstück, c = Capillare, K = interstitielles, kollagenes Bindegewebe. (Vergrößerung etwa 280fach)

färbbares Epithel ohne Bürstenbesatz mit deutlichen Zellgrenzen und sehr dunkel anfärbbaren Kernen aus.

Verbindungsstück: Unter dem Verbindungsstück versteht man ein Kanälchen des Nephrons, das den gewundenen Abschnitt des Mittelstückes mit einem Sammelrohr verbindet, morphologisch dem Mittelstück weitgehend gleicht und sehr hell anfärbbare Epithelzellen besitzt.

Alle bisher besprochenen Kanälchen des Tubulusapparates (Hauptstück, Überleitungsstück, Mittelstück und Verbindungsstück) stellen verzweigte Röhrchen dar.

Sammelrohr: Die gerade verlaufenden, mit einem weiten Lumen versehenen Sammelrohre können als verzweigte Kanälchen angesehen werden, da die großen Sammelrohre in ihrem Verlauf benachbarte kleinere Sammelrohre aufnehmen und als sehr weitlumige Ductus papillares auf einer Nierenpapille münden. Die Wandung kleinerer Sammelrohre besteht aus einschichtigem isoprismatischen Epithel, die der größeren aus einem einschichtigen hochprismatischen Epithel, an dem man helle und dunkle Zellen (Abb. 13.2) unterscheiden kann.

Der Ort des in der Niere produzierten und der Steuerung der Erythropoese dienenden Erythropoietins ließ sich bisher nicht genau lokalisieren.

13.2 Ableitende Harnwege [H. 7.2.]
Das einschichtige isoprismatische Epithel der Nierenpapille setzt sich am Nierenkelch in ein Übergangsepithel (s. S. 34) fort, das die ableitenden Harnwege (Nierenbecken = Pelvis renalis, Ureter = Harnleiter, Vesica urinaria = Harnblase) bis in den Anfangsabschnitt der Urethra (Harnröhre) auskleidet.

Das an ein mehrschichtiges Plattenepithel erinnernde Übergangsepithel setzt sich aus Zellen zusammen, die alle durch Entwicklung feiner, langer, dünner Fortsätze die Lamina basalis erreichen. Das Epithel enthält Glykogen, Phosphatase und Hyaluronidase. Die oberflächlichen, oft zweikernigen Deckzellen sind für das Übergangsepithel, das sekretorische und resorptive Leistungen zeigt, charakteristisch (weitere Einzelheiten s. S. 34).

13.2.1 *Pelvis renalis* (Nierenbecken)
Die innere Oberfläche des Nierenbeckens ist ein Übergangsepithel mit einer gefäßreichen Lamina propria. Bündel glatter Muskelzellen, die rhythmische Kontraktionen ausführen können, sind Bestandteile der Wand des Nierenbeckens und der Nierenkelche.

13.2.2 *Harnleiter* (Ureter) [H. 7.2.1.]
(Abb. 13.5)
Charakteristisch für das histologische Bild des Ureters ist seine *sternförmige Lichtung,* die durch eine Fältelung des *Übergangsepithels* und einer capillarreichen Lamina (Tunica) propria entsteht. Im mittleren und unteren Abschnitt des Ureters zeigt sich eine deutliche, lockere Dreischichtigkeit einer inneren longitudinalen, einer mittleren circulären und äußeren longitudinalen Zone seiner *glatten Muskulatur.*

Im Querschnittsbild findet man demnach in der inneren Zone Querschnitte, in der mittleren Längsschnitte und in der äußeren longitudinalen Zone wieder Querschnitte der glatten Muskelzellen. Die unterschiedlichen Anschnitte der Muskulatur sind durch die Ausbildung einer Muskelspirale verursacht.
Im oberen Ureterabschnitt ist eine äußere Längsmuskulatur nicht ausgebildet. Nach außen schließt sich eine kollagene Adventitia mit größeren Blutgefäßen an. Das vegetative Nervensystem ist durch dichte Geflechte an der Muskelschicht und durch einen subepithelialen Plexus vertreten, von dem aus marklose Nervenfasern in das Epithel eindringen.

13.2.3 *Harnblase* (Vesica urinaria)
[H. 7.2.2.] (Abb. 13.6)
Das *Übergangsepithel* kleidet ebenfalls die Innenwand der Harnblase aus und wird von einer kollagen-elastischen Lamina propria mit zahlreichen Blutgefäßen unterlagert. Bei einer nicht geeigneten Vorbereitung des Präparates kann es zu Fältelungen des Epithels und der *Lamina propria* kommen, so daß im Schnittpräparat mitten im Epithel Capillaren auftauchen, die in dieser Lokalisation durch die Schnittführung vorgetäuscht werden. Die Blasenschleimhaut wird nach außen meistens durch *eine innere, breite Längs- und äußere Ringmuskelschicht begrenzt,* die zu einem circulären System glatter Muskelzellen gehören. Der M. sphincter urethrae am Beginn der Harnröhre ist als verstärkte Blasenmuskulatur aufzufassen. Eine bindegewebige Subserosa wird vom Serosaepithel an der äußeren Oberfläche umfaßt. Im Trigonum vesicae erstrecken sich dichte, als Schwellkörper anzusehende Venenplexen.

Die Harnblase besitzt ein gut ausgebildetes intramurales Nervensystem, das sich aus dichten Geflechten markloser vegetativer Nervenfasern und Ansammlungen multipolarer Nervenzellen in der Subserosa und Muskulatur zusammensetzt.

196 Harnapparat

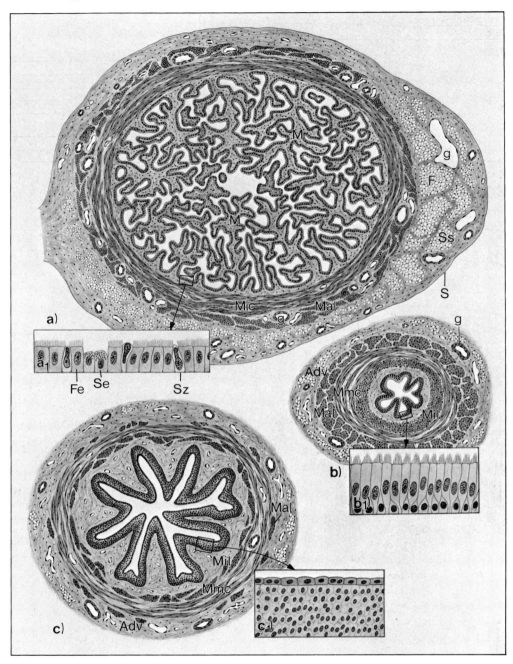

Abb. 13.5

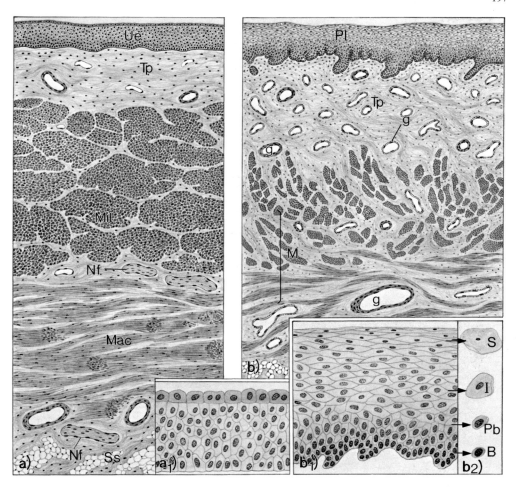

Abb. 13.6. Differentialdiagnose von der Wandung **a** der Harnblase und **b** der Vagina. **a** Harnblase. Ue = Übergangsepithel (siehe auch Ausschnitt a_1. Tp = Tunica propria, Mil = innere Längsmuskulatur, Mac = äußere Ringmuskulatur, Ss = Subserosa, Nf = Nervenfasern. (Vergrößerung etwa 35fach).

b Vagina mit mehrschichtigem, unverhorntem Plattenepithel (Pl, siehe auch Ausschnitt) b_1. Tp = Tunica propria mit zahlreichen Blutgefäßen (g). M = Muscularis mit sich überkreuzenden Muskelzellen. b_2 Zellen des Vaginalabstrichs, S = flache Superficialzelle, I = Intermediärzelle, Pb = Parabasalzelle, B = Basalzelle

◀ **Abb. 13.5.** Differentialdiagnostische Zusammenstellung von Querschnitten **a** durch die Tuba uterina. **b** durch den Ductus deferens und **c** durch den Ureter. **a** Querschnitt durch die Tuba uterina. Man beachte die starke Schleimhautfältelung in der Tuba uterina. M = Mucosa (gefältete Schleimhaut), Mic = innere circuläre Muskelschicht, Mal = äußere longitudinale Muskelschicht, Ss = Subserosa mit Fettgewebe (F), S = Serosa, g = Gefäß. Der Ausschnitt a_1 gibt bei stärkerer Vergrößerung das einschichtige Epithel der Tuba uterina wieder. Fe = Flimmerepithelzellen, Se = sezernierende Zellen, Sz = Stiftchenzellen. **b** Querschnitt durch den Ductus deferens mit innerer Längsmuskulatur (Mil), mittlerer Ringmuskulatur (Mmc) und äußerer Längsmuskulatur (Mal). Adv = Adventitia aus kollagenem Bindegewebe mit Blutgefäßen (g). Der Ausschnitt b_1 gibt das zweireihige, stereocilientragende Epithel wieder. **c** Querschnitt durch den Ureter mit deutlich sternförmigem Lumen. Adv = Adventitia, Mil = innere Längsmuskelschicht, Mmc = mittlere Ringmuskelschicht, Mal = äußere Längsmuskelschicht. Der Abschnitt c_1 gibt das Übergangsepithel (mehrreihiges Epithel) wieder. Abb. **a, b, c**: Übersichtsvergrößerungen

14 Geschlechtsorgane [H. 10.]

14.1 Männliche Geschlechtsorgane [H. 10.2]

Zu den männlichen Geschlechtsorganen gehören die beiden *Hoden,* Testes, (Produktion von Samenzellen und Geschlechtshormonen), die aus den Hoden hervorgehenden ableitenden Samenwege, wie *Nebenhoden* (Epididymis), Samenleiter (Ductus deferens), die Anhangsdrüsen der Samenwege, wie *Glandulae vesiculosae* (Samenblase, Bläschendrüse), *Prostata* (Vorsteherdrüse) und die *Glandulae bulbourethrales* (Cowper-Drüsen), die ihre Sekrete dem Samen zugeben und der *Penis* (Glied).

14.1.1 *Hoden* (Testis) [H. 10.2.1.]

Das aus Kanälchen bestehende Hodenparenchym wird von einer derben, bläulich-weißlich aussehenden kollagenen Kapsel, der Tunica albuginea, umgeben, die im Bereich des Rete testis und der Hodenpole auch glatte Muskulatur besitzt. Die an der Außenfläche von einem einschichtigen Plattenepithel *(Epiorchium* = Serosa) überzogene, etwa 500 µm dicke *Tunica albuginea* wirkt dem Binnendruck des Hodens entgegen. Von der Kapsel aus begeben sich kollagene Scheidewände *(Septula testis)* in das *Hodenparenchym* und unterteilen es in etwa *400 Hodenläppchen* (Lobuli, Abb. 14.1). Jedes Läppchen besteht aus 1–4 gewundenen Hodenkanälchen, die *Tubuli contorti* bzw. *Tubuli seminiferi* genannt werden. Die etwa 300–600 mm langen Tubuli seminiferi mit einem Durchmesser von 200 µm sind der *Ort der Entwicklung der Samenzellen* (Spermatogenese) und gehen als kurze, gerade verlaufende Röhrchen *(Tubuli recti)* in ein am Hodenhilus befindliches Netz von Hodenkanälchen *(Rete testis)* über, die in einem mit den Septula in Verbindung stehendem Maschenwerk (Mediastinum) liegen. Die Wandung der Kanälchen des Rete testis besteht aus einem einschichtigen Platten- oder isoprismatischen Epithel. An das Rete testis schließen sich die *Ductuli efferentes* des Nebenhodens an, die die Samenflüssigkeit in den Ductus epididymidis weiterleiten. Der Nebenhoden setzt sich in den Ductus deferens (Samenleiter) fort (Abb. 14.1).

Im histologischen Präparat wird man infolge ihres geschlängelten Verlaufes Quer-, Längs- oder Tangentialschnitte von Tubuli seminiferi in einem Schnitt finden, zwischen denen sich in einem schwach entwickelten lockeren Bindegewebe die endokrinen Anteile der männlichen Keimdrüse, die Leydig-Zwischenzellen, einzeln oder in Gruppen ausdehnen.

Bau der Wandung eines Tubulus seminiferus (Abb. 14.1).:

Die zellreiche Wand eines Tubulus seminiferus erweckt bei Übersichtsvergrößerung den Charakter eines mehrschichtigen Epithelgewebes (Keimepithel), wird von einer Basalmembran und von angrenzenden kollagenen und elastischen Fasern mit myoiden Zellen umgeben. Diese Zellen zeigen elektronenoptisch Bündel von Filamenten, so daß sie als kontraktile Zellen zu betrachten sind. Die zellige Wand des Hodenkanälchens (Keimepithel) ist infolge der lockeren Lage der oberflächlichen Zellen zum Lumen hin nicht scharf abgrenzbar und enthält zwei grundverschiedene Zellarten:

1. *Die Sertoli-Stützzellen* und
2. *die samenbildenden Zellen* (Keimzellen) in unterschiedlichen Stadien der Spermatogenese (Abb. 14.1).

11. *Die Sertoli-Stützzellen* liegen breitbasig der Innenfläche der Basalmembran auf. Der Zelleib verjüngt sich zum Lumen des Kanälchens hin, besitzt an der Spitze fingerförmige Fortsätze und enthält einen hell anfärbbaren, rundlich-ovalen, basal gelagerten Kern, der stets einen deutlichen Nucleolus aufweist.

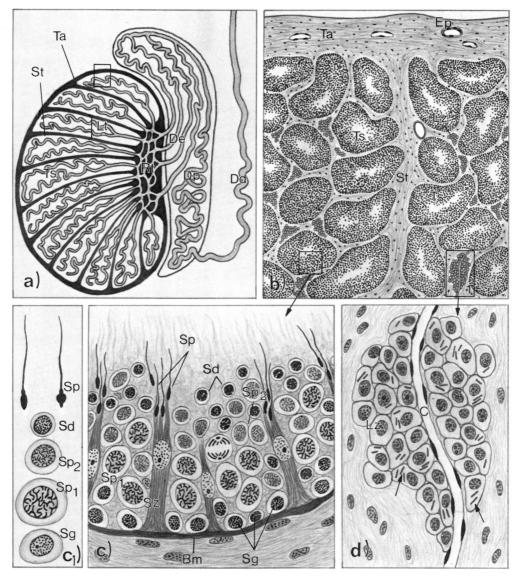

Abb. 14.1. Hoden. a Schema vom Schnitt durch den Hoden und Nebenhoden. *Ta* = Tunica albuginea, *St* = Septulum testis, *Lt* = Lobulus testis, *Ts* = Tubuli seminiferi (contorti), *Rt* = Rete testis, *De* = Ductuli efferentes, *Dp* = Ductus epididymidis, *Dd* = Ductus deferens. **b** Vergrößerung (etwa 50fach) des Ausschnitts von **a** mit Epiorchium (*Ep*), Tunica albuginea (*Ta*), Tubuli seminiferi (*Ts*); * = Tangentialschnitt (Oberflächenanschnitt) eines Tubulus seminiferus, *St* = Septulum testis, *Lz* = Leydigsche Zwischenzellen. **c** Vergrößerung (etwa 600fach) des Ausschnitts 2 von **b** aus der Wand eines Hodenkanälchens. *Bm* = Basalmembran, *Sz* = Sertolische Stützzellen, *Sg* = Spermatogonien, Sp_1 = primäre Spermatocyte, Sp_2 = sekundäre Spermatocyte, *Sd* = Spermide, *Sp* = Spermien (in der Flächen- und Profilansicht, siehe Abb. c_1). **d** Vergrößerung (etwa 300fach) des Ausschnitts 1 von **b**. Leydigsche Zwischenzellen (*Lz*) mit Capillare (*C*). Die Pfeile weisen auf Reinkesche Kristalle hin

Ihre funktionelle Bedeutung dürfte in einer Stützfunktion, in einer Ernährung der Samenzelle und in einer Produktion einer Flüssigkeit liegen, mit der die noch unbeweglichen Spermatozoen abtransportiert werden. Vermutlich wird in den Sertoli-Zellen auch das testiculäre Östrogen produziert.

2. *Die Keim- oder Stammzellen* der Samenzellen liegen zwischen den Sertoli-Zellen und erwecken wegen ihrer dichten Lagerung den Eindruck eines Epithelverbandes (Keimepithel). Im Keimepithel läuft die Spermatogenese ab, so daß man in der Tubuluswandung verschiedene Zellgenerationen von Keimzellen unterscheiden kann. Von der Basalmembran an bis zur Lichtung zeigt sich folgende Schichtung von samenbildenden Zellen: Der Basalmembran liegen die lebhaft teilungsfähigen kleineren *Spermatogonien* (Spermiogonien, Ursamenzellen) an. Lumenwärts schließen sich die größeren *Spermatocyten I. und II. Ordnung* (primäre und sekundäre Spermatocyten) und die in Vierer- oder Achtergruppen im Spitzenbereich der Sertoli-Stützzellen liegenden, wieder etwas kleineren *Spermatiden* an. An der Oberfläche der Sertoli-Zellen werden die reifen *Samenzellen* mit ihren kleinen, dunklen Kernen sichtbar, die mit ihrem Schwanzfaden in die Lichtung frei hineinragen. Die der Basalmembran der Tubuli seminiferi eines geschlechtsreifen Mannes von innen anliegenden Spermatogonien (Spermiogonien) lassen sich licht- und elektronenmikroskopisch in verschiedene Typen einteilen: So unterscheidet man *A- und B-Spermatogonien*. Die A-Spermatogonien wiederum gliedern sich in die Typen A „pale" und in A „dark". Die Spermatogonien A „pale" sind durch ein helles Plasma und feingranuläres Karyoplasma mit zwei, meist randständigen Nucleolen gekennzeichnet, während die Spermatogonien A „dark" eine dichtere, infolgedessen intensiver anfärbbare Kernsubstanz mit einer zentralen Aufhellung und ein glykogenhaltiges Cytoplasma mit verklebten Mitochondrien aufweisen. Die vorwiegend in Kernnähe zu Gruppen zusammengelagerten Mitochondrien vom Cristaetyp A „pale" Spermatogonien können durch eine intermitochondriale, elektronendichte Substanz miteinander verklebt sein.

Die Kerne der B-Spermatogonien, die der Basalmembran nur unvollständig anliegen, sind relativ groß und lassen ein feingranuläres, zu kleinen Bezirken angeordnetes Karyoplasma und mehrere Nucleolen erkennen. Eine Verklebung von Mitochondrien bei den A-Spermatogonien läßt sich nicht feststellen.

In den mit den größten Kernen ausgestatteten primären Spermatocyten (Spermatocyte I) lassen sich die verschiedenen Phasen der Prophase der Meiose (Leptotän, Zygotän, Pachytän und Diplotän s. S. 201) morphologisch faßbar machen.

Die etwas kleinere sekundäre Spermatocyte besitzt einen kleineren Zellkern.

Die Keimzellen erscheinen im Keimepithel mit Ausnahme der Spermien in Gruppen, wobei die Spermiogonien unter sich, so jeweils auch die Spermatocyten und Spermiden, durch Intercellularbrücken miteinander verbunden sind. Danach unterscheidet man „*Clones*" der Spermatogonien, „*Clones*" der Spermatocyten und solche der Spermiden.

Die beim Erwachsenen sich ständig vermehrenden Spermatogonien werden einerseits über B-Spermatogonien zu Spermatocyten, Spermiden und Spermatozoen, während ein anderer Teil als sog. Stammzelle auf einem niedrigen Entwicklungszustand in Form eines *Pools* verharrt, aus dem Zellen zur Entwicklung von Spermiden abgegeben werden. Die Erneuerung des Pools der Stammspermatogonien (Reservezellen) erfolgt durch mitotische Zellteilung. Aus einer Stammspermatogonie sollen 8 primäre Spermatocyten entstehen. Die aus einer Stammspermatogonie hervorgegangenen Zellgruppen gelangen während ihrer Teilung, Reifung und Differenzierung von der Basalmembran bis zur Lichtung des Tubulus seminiferus, ein Vorgang, der als *Kinetik des Keimepithels* bezeichnet wird. Sie schieben sich dabei an den Sertoli-Zellen hoch.

Als „*Stadien*" (beim Menschen 6 Stadien) eines Umbauvorganges werden bestimmte Kombinationen von Zellgruppen bezeichnet.

Stadium I: ist durch das Vorhandensein von A-Spermatogonien („dark"- und „pale"-Typ), B-Spermatogonien, pachytänen Spermatocyten I (meiotische Prophase, pachytäner Teil) rundkernige Spermiden (früheres Stadium der Spermatogenese), ausgereifte Spermatiden gekennzeichnet.

Während Stadium II treten A-Spermatogonien („dark"- und „pale"-Typ), B-Spermatogonien, ruhende oder vorleptotänische primäre Spermatocyten, pachytäne primäre Spermatocyten, rundkernige Spermatiden (frühes Stadium), ausgereifte Spermatiden (letztes Stadium der Spermiogenese) mit Residualkörpern auf.

Im Stadium III finden sich A-Spermatogonien („dark"- und „pale"-Typ), ruhende oder vorleptotänische primäre Spermatocyten, pachytäne primäre Spermatocyten, Spermatiden im mittleren Stadium der Spermatogenese (rundlicher Kern, dunkleres, homogenes Chromatin).

Im Stadium IV zeigen sich A-Spermatogonien („dark"- und „pale"-Typ), leptotäne Spermatocyten, pachytäne Spermatocyten, Spermatiden im etwas weiter fortgeschrittenen Stadium der Spermatogenese als in Stadium III (unregelmäßige Kerne, berühren die cytoplasmatische Membran).

Im Stadium V erscheinen A-Spermatogonien („dark"- und „pale"-Typ), leptotäne und zygotäne Spermatocyten, pachytäne Spermatocyten (zum Teil im Stadium der Diakinese), Spermatiden im weiter fortgeschrittenen Stadium (spitzere, kräftig gefärbte Kerne, zur begrenzenden Membran ausgerichtet).

Im Stadium VI sind A-Spermatogonien („dark"- und „pale"-Typ), B-Spermatogonien, zygotäne und pachytäne Spermatocyten, sekundäre Spermatocyten, Spermatocyten im Zustand der I. und II. Reifeteilung, Spermatiden wie im Stadium V vorhanden.

In diesem Zusammenhang versteht man unter einem *Zellcyclus,* daß nach Durchlaufen der 6 Stadien alle 16 Tage an einem Bezirk des Keimepithels die gleiche Kombination von Zellgruppen wiederentsteht. Der Zeitraum der Entwicklung von Spermatogonien über Spermatocyten, Spermiden bis zum reifen Samenfaden beträgt 4,6 Cyclen, demnach etwa 74 Tage, zusätzlich des Transportes durch die Nebenhoden ca. 8–17 Tage. Damit beträgt die Entwicklung von der Stammspermatogonie bis zum im Ejakulat erscheinenden Spermatozoon 84 Tage.

Die der Basalmembran des Hodenkanälchens von außen angelagerten fibrillenhaltigen Fibrocyten werden auch als *myoide Zellen* bezeichnet und sollen durch ihre Contraction spontane rhythmische Contractionen der Tubuli hervorrufen und damit den Abtransport der Spermien unterstützen.

Zum Zeitpunkt aller Stadien der Spermatogenese (Spermatogonien, primäre und sekundäre Spermatocyten, Spermatiden und Spermatozoen) können Keimzellen zugrunde gehen. So werden z. B. 30% der Spermatiden degenerativ abgebaut. Ein Abbau von degenerativen Keimzellen kann durch die Sertoli-Stützzellen erfolgen. Aus der Blutbahn stammende Monocyten zwängen sich unter starker Formveränderung durch das Keimepithel hindurch und phagocytieren Spermatozoen. Die phagocytierenden Zellen (Makrophagen) werden auch Spermatophagen genannt, nehmen bei der Phagocytose zuerst den Kopf der Spermatozoen in sich auf und erscheinen im Ejakulat.

Ein weiterer Abbauprozeß ist im Auftreten von mehrkernigen Riesenzellen im Keimepithel zu erblicken, die durch Erweiterung der Intercellularbrücken (s. S. 200) eines Clones und durch Zusammenrücken der Zellkerne entstehen. Ihr weiteres Schicksal ist noch nicht bekannt. Der beschriebene physiologischerweise auftretende Keimzellenverlust läßt sich von Störungen der Spermatogenese, die z. B. durch Alkohol- und Nikotinmißbrauch eintreten, einstweilen schwer abgrenzen.

Als *Blut-Hoden-Schranke* hat man die von der Basalmembran etwas lumenwärts gelegene Grenze zu verstehen, die durch Sertoli-Zellen selbst und durch echte Zellkontakte von Fortsätzen der Sertoli-Zellen verkörpert wird. Durch die Blut-Hoden-Barriere können keine in das Keimepithel eindringende Substanzen in die Tubuluslichtung gelangen.

Bei Altersveränderungen des Hodens zeigt sich eine Verdickung des den Tubuli seminiferi anliegenden und als Tunica propria bezeichneten Bindegewebes, wobei eine Vermehrung und Verdickung der elastischen Fasern zu verzeichnen ist. Abgesehen von einer geringeren Samenbildung lassen sich gewöhnlich keine regelrechten Rückbildungserscheinungen am Keimepithel beobachten. Die schon bei jüngeren Männern festzustellende Verklumpung von Spermatogonien und Spermatiden und eine Abstoßung von Sertoli-Stützzellen treten im höheren Lebensalter jedoch häufiger auf. Die Leydig-Zwischenzellen zeigen im älteren Hoden mehr bräunliche Pigmentgranula als bei jungen Individuen. Eine weitere Altersveränderung ist in der Sklerosierung der Blutgefäße zu sehen.

Spermatogenese: Die Spermatogenese ist durch eine dauernde Vermehrung von jungen Keimzellen (Spermatogonien) und durch Reduzierung des diploiden Chromosomensatzes zu einem haploiden Satz durch

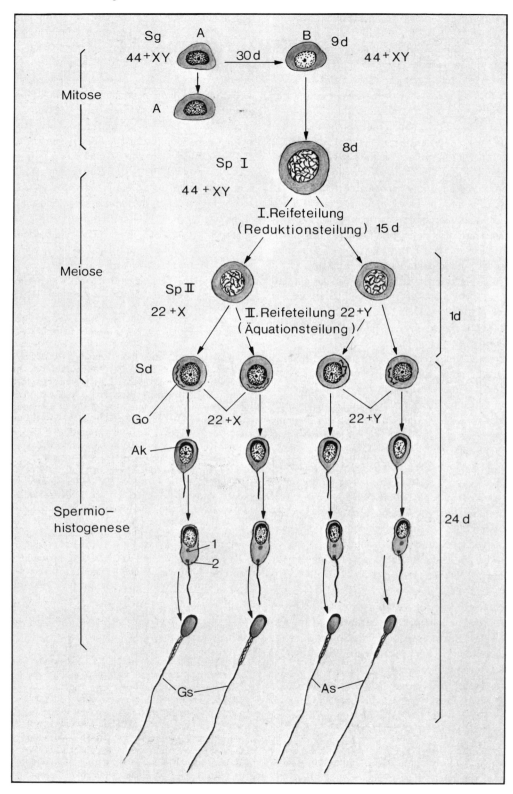

Meiose gekennzeichnet. Die Spermatogenese beginnt mit der Pubertät, kann bis ins Greisenalter reichen und wird vom FSH stimuliert. Unter den Spermatogonien lassen sich zwei Typen unterscheiden: Die meistens mit einem dunkel anfärbbaren, ovalen Kern und einem dichten Cytoplasma ausgestatteten A-Spermatogonien stellen einen Spermatogonienstamm (Reservezellen) dar. Sie teilen sich mitotisch, entwickeln wieder A-Zellen, aus denen B-Spermatogonien hervorgehen, die über einen locker gefügten, hell anfärbbaren Kern und über ein schwach anfärbbares Plasma verfügen. Spermatogonien können durch Intercellularbrücken untereinander zusammenhängen. Die unterschiedlichen Typen der A- und B-Spermatogonien stellen wahrscheinlich nur den morphologischen Ausdruck von verschiedenen Zuständen dar: So wird das Erscheinungsbild der A-Spermatogonien als Ruhezustand, das der B-Spermatogonien als einer teilungsbereiten Zelle angesehen. Durch inneres Wachstum der Spermatogonien entstehen die auffällig großen Spermatocyten I. Ordnung (primäre Spermatocyten), die durch einen großen Kern gekennzeichnet sind. Durch Teilung einer Spermatocyte I. Ordnung entstehen zwei Spermatocyten II. Ordnung (sekundäre Spermatocyten), die an kleineren Kernen zu erkennen sind. Bei der Entstehung der Spermatocyte II. Ordnung läuft die erste Reifeteilung als Reduktionsteilung ab, so daß aus einer diploiden Spermatocyte I. Ordnung 1. eine haploide Spermatocyte II. Ordnung mit 22 Chromosomen und einem X-Chromosom und 2. eine andere haploide Spermatocyte II. Ordnung mit 22 Chromosomen und einem Y-Chromosom entstehen. Die zweite Reifeteilung führt als Äquationsteilung durch Längsspaltung der 23 Chromosomen aus zwei Spermatocyten II. Ordnung zu je zwei weiblich bzw. zwei männlich determinierten Spermatiden; sie sind kleiner als Spermatogonien und Spermatocyten und weisen einen rundlich-ovalen, exzentrischen Kern auf. Im Plasma findet man ein dem Kern benachbartes proximales Centriol und ein zweites, zwischen Zelloberfläche und dem proximalen Centriol gelegenes, distales Centriol.

Die Teilung der Spermatogonien wird als Vermehrungs-, die Umwandlung der Spermatocyten I. Ordnung und der Spermatiden als Reifungsperiode bezeichnet (s. Schema). Die an der Oberfläche der Sertoli-Stützzelle ablaufende Umwandlung der Spermatiden in Spermien nennt man Spermiohistogenese. Im Laufe der Spermatogenese sind aus einer Spermatocyte I. Ordnung vier Spermatiden bzw. Spermien geworden (s. Schema). Die Hälfte der Spermien wird durch Gynäkospermien (22 Chromosomen und ein X-Chromosom), die andere Hälfte durch Androspermien (22 Chromosomen und ein Y-Chromosom) vertreten. Im Routinepräparat sind die besprochenen Zellgenerationen sehr schwer differentialdiagnostisch auseinanderzuhalten.

Spermiohistogenese: Die Spermiohistogenese ist die Differenzierung der Spermatiden zu Spermien (Samenzellen). Die rundlich-ovale Spermatide besitzt zunächst einen zentralgelegenen Kern, der sich bald exzentrisch verlagert. Zwei (proximales und distales Centriol) Centriolen sind vorhanden. Die Umwandlung der Spermide in ein Spermatozoon (Spermie) ist durch die Umformung des Kernes, die Entwicklung einer Kopfkappe oder eines Akrosoms und die Ausbildung eines Fibrillensystems charakterisiert. Der Kern wird kleiner, birnenförmig und dichter, seine Basis abgeflacht. Die als Produkt des Golgi-Apparates anzusehende Kopfkappe umschließt den Kern bis zu seinem Äquator. Die zunächst diffus im Plasma verteilten Mitochondrien sammeln sich spiralartig im sog. Mittelstück an. Unter Streckung des Zelleibes entwickelt sich das distale Centriol zum Streifenstück des Halsabschnittes und läßt einen Achsenfaden hervorgehen. Das für die Spindelbildung in der Eizelle verantwortliche proximale Centriol lokalisiert sich unter der Basalplatte. Ein Schlußring kennzeichnet die spätere Grenze zwischen Mittel- und Hauptstück.

Spermium: Im *Spermaausstrichpräparat* kann man an dem 60 μm langen Samenfaden (Spermatozoon, Spermium, Samenzelle) auch schon mit Hilfe eines Kursmikroskopes bei Einstellung der stärksten Vergrößerung einen Kopf (der den Kern mit 23 Chromosomen enthält), einen kurzen Halsabschnitt (mit Centriol), ein Mittelstück (mit Mitochondrien) und ein Hauptstück und Endstück unterscheiden. Mittel-, Haupt- und Endstück werden zusammen auch als Schwanzfaden bezeichnet. Der in der Flächenansicht oval geformte, etwa 4 μm große Kern erscheint in der Profilansicht birnenförmig. Die Samenzelle besitzt wenig Cytoplasma (Abb. 14.3).

◀ **Abb. 14.2.** Schema der Spermiogenese (in Anlehnung an Clermont, aus v. Mayersbach, modifiziert). *Sg* = Spermatogonien (Spermiogonien), *A* = Spermatogonie mit kleinem dichten Kern (Ruhezustand), *B* = größere Spermatogonie mit hellerem Kern (teilungsbereit), Sp_1 = primäre Spermatocyte, *Ak* = Akrosom, Sp_2 = sekundäre Spermatocyte, *Sd* = Spermide, *Ak* = Akrosom, *1* = erstes Centriol, *2* = zweites Centriol, *Gs* = Gynäkospermien, *As* = Androspermien, *Go* = Golgi-Apparat

Elektronenmikroskopische Untersuchungen (Abb. 14.3) lassen folgende Einzelheiten erkennen: Ein aus dem Golgi-Apparat der Spermatide hervorgegangenes Akrosom liegt dem Kern kappenförmig auf und enthält die Enzyme Hyaluronidase und Acrosin, die für die Auflösung des Schleimpfropfens in der Cervix uteri, für das Eindringen des Spermiums in die Zona pellucida und für die Eizelle selbst von Bedeutung sind. Unter dem basal abgeflachten Kern liegt im Halsabschnitt die Basalplatte, die eine gelenkige

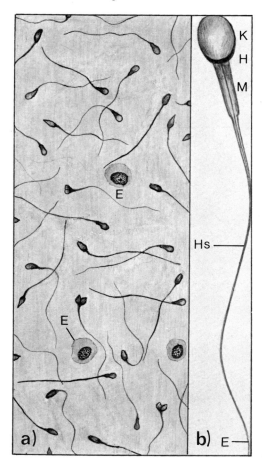
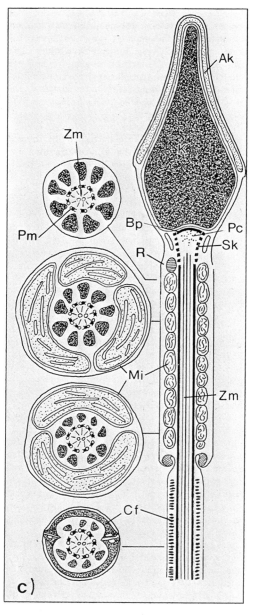

Abb. 14.3. Ejakulat mit Spermien (Ausstrichpräparat), LM- und ELM-Bau eines Spermiums. **a** Ejakulat mit Spermien. *E* = abgeschilferte Epithelzellen. **b** LM-Darstellung einer Samenzelle. *K* = Kopf, *H* = Hals, *M* = Mittelstück, *Hs* = Hauptstück, *E* = Endstück (Haupt- u. Endstück = Schwanzfaden). **c** *ELM*-Bau eines Spermatozoons, *K* = Kern (Kopf), *Ak* = Akrosom (Kopfkappe), *Sk* = Streifenkörper, *R* = Rest des distalen Centriols, *Mi* = Mitochondrien, *Zm* = zentrale Mikrotubuli, *Pm* = periphere Mikrotubuli, *Cf* = circuläre Faserscheide, *Bp* = Basalplatte, *Pc* = proximales Centriol (aus Horstmann u. Wartenberg, 1973)

Verbindung zwischen Kopf und Mittelstück darstellt. Die Basalplatte wird zentral von einem Centriol und am Rand von einem aus neun quergestreiften Segmenten bestehenden Streifenkörper als Abkömmling des distalen Centriols der Spermatide unterlagert. Vom Streifenkörper gehen sog. äußere, ungleich lange Fasern aus, die den Achsenfaden (Axonema) begrenzen. Der Achsenfaden besteht wie ein Kinocilium aus zwei zentralen und neun peripheren Doppeltubuli, die das Mittel-, Haupt- und Endstück durchziehen.

Das Mittelstück ist infolge seines Gehaltes an zahlreichen Mitochondrien als Energiezentrum für die Bewegung der Spermien anzusehen. Bei lichtmikroskopischer Untersuchung treten die Mitochondrien als sog. Spiralfäden hervor. Im Hauptteil umgibt eine Faserscheide den Achsenfaden. Die ganze Zelle wird mit ihrem Kern von einem Plasmalemm umgeben.

Die Spermatogenese wird vom follikelstimulierenden Hormon (FSH) des Hypophysenvorderlappens mit Eintritt der Pubertät in Gang gesetzt und bleibt auch weiterhin unter dem Einfluß von FSH. Die vor der Pubertät meist aus massiven Epithelzellsträngen (Sertoli-Zellen und ruhende Spermatogonien) oder aus einem einschichtigen Epithel bestehenden Hodenkanälchen (Sertoli-Zellen und ruhende Spermatogonien) zeigen dann mit Beginn der Pubertät und während des weiteren Lebens alle Zellgenerationen der Spermatogenese.

Die Ausreifung der Samenzellen kann nur bei einer intratesticulären Temperatur von 32–35° erfolgen, die durch den Kreislauf und durch in der Haut des Hodensackes gelegene glatte Muskulatur reguliert wird. Da diese Temperatur 2–5° unter der des Körpers liegt, ist eine Einwanderung des Hodens aus dem Bauchraum in das Scrotum (Hodensack) erforderlich (Descensus testis). Bleibt der Hoden während seines Descensus im Bauchraum oder im Leistenkanal liegen (Kryptorchismus), kann keine Spermatogenese einsetzen, während die endokrine Tätigkeit der Leydig-Zwischenzellen von der Körpertemperatur unbeeinflußt bleibt.

Im Alter findet man außer im Sinne der Spermatogenese tätigen Tubuli seminiferi auch solche Tubuli, in deren nur noch aus Sertoli-Zellen bestehender Wandung keine Spermatogenese mehr abläuft.

Durch die Abgabe von Flüssigkeit aus den Sertoli-Stützzellen und dem entstandenen Sekretionsstrom werden die zunächst noch nicht beweglichen Spermien aus den Tubuli seminiferi über die Tubuli recti in das Rete testis abgegeben und von hier den Ductuli efferentes des Nebenhodens zugeleitet. Ihre Bewegungsfähigkeit erhalten die Spermien durch die Hinzufügung der alkalischen und verdünnenden Sekrete von Prostata und Samenblase.

Leydig-Zwischenzellen als endokrine Anteile des Hodens: Die in größeren und kleineren Gruppen zwischen den Hodenkanälchen in einem lockeren Bindegewebe liegenden, endokrin tätigen Zellen mesenchymaler Herkunft werden als interstitielle Zellen oder als Leydig-Zwischenzellen bezeichnet. Die polygonalen Zellen zeigen eine starke Acidophilie und gruppieren sich eng um Capillaren. Die schwer voneinander abgrenzbaren Zellen besitzen einen zentralständigen kugeligen Kern mit deutlichem Nucleolus. Die in manchen Zellen vorhandenen Vacuolen sind auf die Herauslösung von Lipidtröpfchen bei der Herstellung des Präparates zurückzuführen. Für die Leydig-Zwischenzellen sind die aus Proteinen bestehenden Reinke-Kristalle (Abb. 14.1) typisch, die elektronenmikroskopisch ein Kristallgitter hexagonaler Struktur erkennen lassen. Die funktionelle Bedeutung der Kristalle ist noch unbekannt. Außer einem dichten, glatten, endoplasmatischen Reticulum (Steroidsynthese) zeigen sich auch Mitochondrien vom Tubulustyp und Lysosomen. Die vom ICSH (Interstitialzellen-stimulierendes Hormon des Hypophysenvorderlappens) beeinflußten Leydig-Zwischenzellen produzieren das Androgen Testosteron, das für die Aufrechterhaltung der sekundären Geschlechtsmerkmale und für die Funktion der akzessorischen Geschlechtsdrüsen von Bedeutung ist. Vermutlich werden auch geringfügig Oestrogene von den interstitiellen Zellen hervorgebracht.

Tunica vaginalis testis: Die vom Bauchfell abstammende Tunica vaginalis testis besteht aus einem einschichtigen Plattenepithel, das die Fähigkeit der Resorption und Sekretion besitzt. Das dem Hoden und teilweise dem Nebenhoden anliegende innere Blatt heißt Epiorchium, das parietale Blatt wird Periorchium genannt.

14.1.2 *Ableitende Samenwege*

Zu den ableitenden Samenwegen gehören die Tubuli recti und das Rete testis des Hodens, der Nebenhoden und die Harnröhre oder Harnsamenröhre (s. S. 198).

14.1.3 *Nebenhoden* (Epididymis)

Die aus dem Rete testis hervorgegangenen, etwa 8–20 stark gewundenen Ductuli efferentes durchbrechen die Tunica albuginea und verkörpern hauptsächlich den Kopf (Caput), der ebenfalls geschlängelt verlaufende Ductus epididymidis den Körper (Corpus) und Schwanz (Cauda) des Nebenhodens. Die Ductuli efferentes gehen kontinuierlich in den Ductus epididymidis über (Abb. 14.1).

a) *Ductuli efferentes* (Abb. 14.4): Wegen ihrer stark geknäuelten Anordnung erhält man stets mehrere Anschnitte der Ductuli efferentes (quer, längs und tangential) im histologischen Präparat. Die Wandung eines Kanälchens besteht aus einem unterschiedlich hohen, teilweise mehrschichtigen Epithelverband, der in fast regelmäßigen Abständen lumenwärts gerichtete Vorwölbungen entwickelt, zwischen denen sich Grübchen ausdehnen. Die Vorwölbungen set-

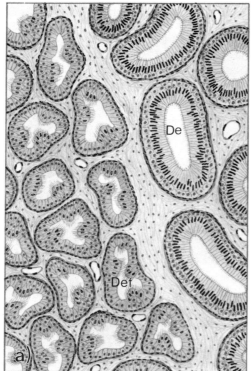 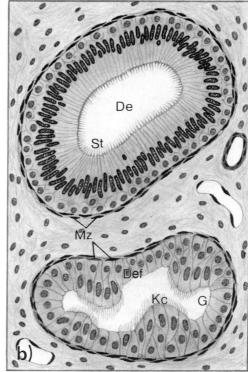

Abb. 14.4. Nebenhoden. **a** Ausschnitt aus dem Nebenhoden (Epididymis; siehe auch Abb. 14.1a). Anschnitte der Ductuli efferentes (*Def*) und des Ductus epididymidis (*De*). Vergr. etwa 60fach). **b** Querschnitt durch den Ductus epididymidis (*De*), (ein zweireihiges, regelmäßig gebautes Epithel mit Stereocilien (*St*) begrenzt ein glattes Lumen) und Ductulus efferens (*Def*) mit ein- bis mehrschichtigem (mehrreihigem) Epithel mit stellenweise Kinocilien (*Kc*) und grübchenförmigen Einsenkungen (*G*), begrenzen eine unregelmäßige Lichtung. *Mz* = glatte Muskelzellen (Vergr. etwa 270fach)

zen sich aus mehrschichtigem oder mehrreihigem Epithel hoher, prismatischer, zum großen Teil Kinocilien tragender Zellen zusammen, die durch ihren Flimmerstrom zur Fortbewegung der Spermien beitragen. Die Grübchen enthalten ein einschichtiges, isoprismatisches, vornehmlich flimmerfreies Epithel, dessen Zellen Mikrovilli tragen und wahrscheinlich der Resorption und auch der Sekretion befähigt sind. Der das Kanälchen (Epithelrohr) umgebenden Basalmembran liegen spiralartig angeordnete glatte Muskelzellen an.

b) *Ductus epididymidis* (Nebenhodengang, 4 m lang): Bei Herstellung eines histologischen Präparates erhält man infolge des stark gewundenen und aufgeknäuelten Verlaufes des Nebenhodenganges ebenfalls stets zahlreiche Quer-, Längs- und Tangentialschnitte. Seine glatte Wandung ist durch ein zweireihiges, hochprismatisches Epithel vertreten (Abgrenzung gegen die Ductuli efferentes mit ungleich hoher Wandung der Ductuli efferentes), das hohe, prismatische Epithelzellen mit Stereocilien und etwa isoprismatische, der Basalmembran anliegende Basalzellen enthält, die wahrscheinlich Ersatzzellen darstellen. Die Basalzellen liegen der Lamina basalis breitbasig auf, während die hohen prismatischen Zellen mit schmalen, meist nur elektronenmikroskopisch erkennbaren Fußstücken die Lamina basalis erreichen. Elektronenmikroskopisch lassen sich im Spitzenabschnitt der hohen prismatischen Epithelzellen unregelmäßig lange, fingerförmige Fortsätze mit gebündelten Filamenten nachweisen (Abb. 1.16), die lichtmikroskopisch als unbewegliche, meist verklebte Stereocilien sichtbar werden (Abb. 1.16).

Die stereocilientragenden Zellen enthalten in ihrem apicalen Zellabschnitt zwischen Lysosomen, vacuolären Einschlüssen und Pigmenten vor allem Sekretgranula, die sie zwischen den Stereocilien in die Lichtung abgeben. Bei einer Verweildauer der Sekretgranula zwischen den Stereocilien soll ihre endgültige Ausreifung erfolgen. Die Höhe der prismatischen Zellen scheint vom Funktionszustand abhängig zu sein. Während sie im Sekretionszustand sehr hoch erscheinen, verlieren die Epithelzellen nach Abgabe des Sekretes an Höhe. In den stereocilientragenden Zellen werden regelmäßig kugelige Einschlüsse beobachtet, deren funktionelle Bedeutung unbekannt ist. Den hohen prismatischen Zellen werden auch Resorptionsfähigkeiten zugesprochen. Durch die etwa 5–7 μm langen Stereocilien ergibt sich eine erhebliche Vergrößerung der Zelloberfläche. Benachbarte Zellen sind desmosomenartig miteinander verknüpft.

Ähnlich wie bei den Ductuli efferentes liegen auch am Ductus epididymidis Züge glatter Muskelzüge der Basalmembran in Spiraltouren von außen an. Sie dürften durch die Kontraktion und Erschlaffung für eine Veränderung der Lumenweite des Nebenhodenganges und durch Kontraktionswellen für einen Weitertransport der Spermien sorgen.

Das Sekret des Nebenhodens zeigt bei einem pH-Wert von 6,84–6,40 eine relativ hohe Wasserstoffionenkonzentration, wirkt durch sein saures Milieu dämpfend auf die Beweglichkeit der Spermien und schützt sie somit vor einem vorzeitigen Energieverbrauch. Der Ductus epididymidis ist außerdem ein Samenspeicher.

14.1.4 *Ductus deferens* (Samenleiter, Abb. 14.5) [H. 10.2.2.]

Der Nebenhodengang geht kontinuierlich in den etwa 500 mm messenden Ductus deferens über. Die im Vergleich zur Wanddicke sehr enge Lichtung wird von einer gefalteten Schleimhaut begrenzt, die sich aus einem *zweireihigen Epithel* mit hohen prismatischen Zellen und flachen Basalzellen und einer schmalen, *kollagenelastischen Lamina propria* zusammensetzt. Die sehr niedrigen Stereocilien des Epithels können am Ende des Ductus deferens auch fehlen.

Die sich an die Mucosa anschließende sehr dikke, spiralig verlaufende *glatte Muskulatur* läßt sich bei Querschnitten in eine dünnere innere Längs-, in eine daran nach außen angrenzende dickere, mittlere Circulär- und in eine ebenfalls gut entwickelte äußere Längsmukulatur gliedern. Die den Ductus deferens umgebende *kollagene Adventitia* enthält Arterien und Venen.

14.1.5 *Funiculus spermaticus* (Samenstrang)

Der *Ductus deferens* ist Bestandteil des Samenstranges, so daß das Querschnittsbild des Samenstranges den Ductus deferens mit seiner dicken Muskelwandung, *Lymphgefäße, Nervenbündel, einige Arterien* musculären Typs, Venen mit einer kräftigen inneren Ring-, und äußeren Längsmuskelschicht (Plexus pampiniformis) und Anschnitte des quergestreiften *Musculus cremaster*, sowie *kollagenes Bindegewebe* und reichlich *Fettgewebe* zeigt. Differentialdiagnostisch läßt sich die viel dickere Muskelwandung des Ductus deferens von der dünneren Wandung der Gefäße abgrenzen.

14.1.6 *Glandula vesiculosa* (Samenblase, Bläschendrüse)

Die an der Hinterwand der Harnblase an ihrem unteren Pol gelegenen *paarigen Bläschendrüsen* bestehen jeweils aus einem sehr stark *gewundenen, etwa 100–150 mm langen Schlauch*, dessen Wandung durch Drüsenkammern (tubuloalveolär) und durch ein System spiralig geordneter, glatter Muskelzellen verkörpert wird. Infolge der starken Schlängelung des Epithelschlauches wird dieser bei Querschnitten mehrfach angeschnitten. Die Trennwände der mit einem einschichtigen, *zwei- oder mehrreihigen, iso- bis hochprismatischen Epithel* ausgekleideten, eng- oder weitlumigen Drüsen sind durch kollagenelastische Bindegewebsstücke (Lamina propria) vertreten. Daher ergibt sich im mikroskopischen Präparat das Bild von Schleimhautleisten, die in eine Lichtung hineinragen und brückenartig verbunden sein können. Die unterschiedlich hohen Epithelzellen enthalten Sekretgranula, die sie in die Lichtung abgeben, und mit zunehmendem Alter gelbe Lipufuscinkörnchen (Abb. 14.6).

14.1.7 *Prostata* (Vorsteherdrüse) [H. 10.2.3.]

Das etwa kastaniengroße, an der Basis der Harnblase gelegene unpaare Organ setzt sich aus *40–50 tubulo-alveolären Drüsen* zusammen,

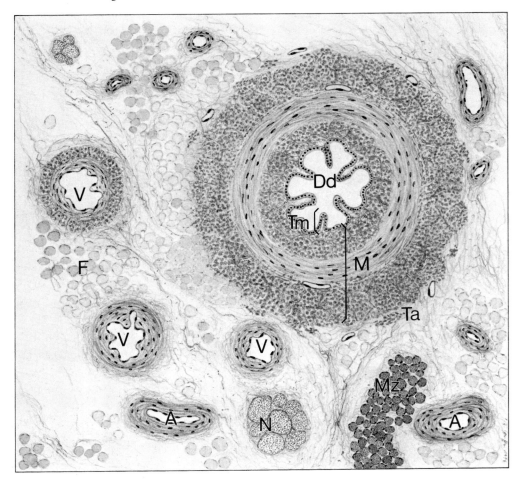

Abb. 14.5. Funiculus spermaticus (Querschnitt) mit Ductus deferens (*Dd*), bestehend aus Tunica mucosa (*Tm*; zweireihiges, hochprismatisches Epithel und bindegewebige Lamina propria), Tunica muscularis (*M*; innere Längs-, mittlere Ring-, äußere Längsmuskulatur) und Tunica adventitia (*Ta*; kollagenes Bindegewebe), *A* = Arterien (vom muskulären Typ), *N* = Nerv, *Mz* = Muskelzellen (Anschnitt des Musculus cremaster, quergestreift), *V* = Venen des Plexus pampiniformis, *F* = Fettgewebe. (Vergr. etwa 30fach)

die in einen dichten und dicken Muskelkörper eingebettet sind. Der muskulöse Drüsenkörper umfaßt die Pars prostatica der Urethra, mündet mit seinen Ausführungsgängen im Bereich des Colliculus seminalis (Samenhügel) der Harnröhre und wird von beiden Ductus ejaculatorii durchbohrt. Die unterschiedlich weiten Lumina der verästelten *Drüsenschläuche* werden von einem *platten, einschichtigen oder einem hochprismatischen, teilweise mehrreihigen Epithel* abgegrenzt, das seine Höhe je nach Funktionszustand ändern kann (Abb. 14.7). Die Sekretgranula, Lipide und zum Teil auch Glykogen enthaltenden Epithelzellen geben ein saure Phosphatase enthaltendes Sekret an die Lichtung ab.

Das proteinarme, dünnflüssige, milchige Prostatasekret dient der Verdünnung des Spermas und soll durch seine schwache Alkalescenz ebenso wie das Sekret der Bläschendrüse eine Motilität der Spermien und einen Schutz vor dem sauren Vaginalmilieu für die Samenzellen bewirken.

In den Lichtungen der Drüsen finden sich vom 20. Lebensjahr an, besonders häufig bei Älteren, die charakteristischen, kugeligen oder ovalen *Prostatasteine* bis zu einem Durchmesser von 2 mm (Abb. 14.7). Es handelt sich um ein-

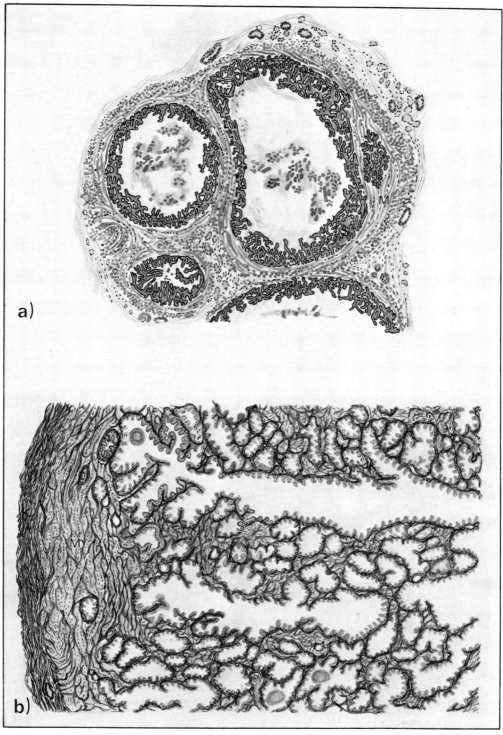

Abb. 14.6. Samenblase und Prostata (Übersichtsvergrößerung). **a** Samenblase (Ausschnitt aus SOBOTTA). S = Schleimhaut, M = Muscularis. **b** Prostata (aus BARGMANN) mit Kapsel (K), Muskulatur(M) und Schleimhaut (S)

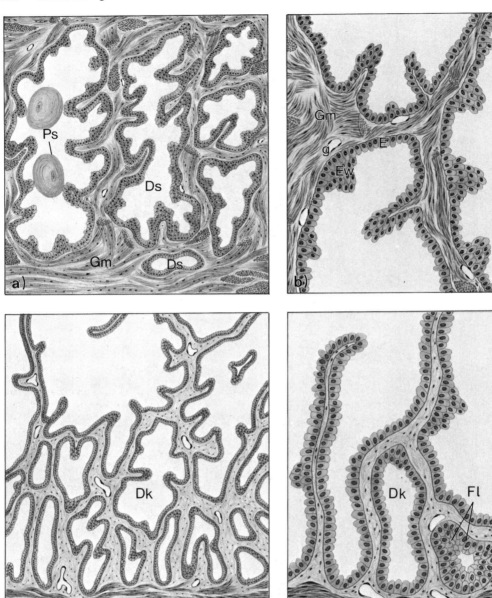

Abb. 14.7. Feinbau der Prostata und Samenblase (*LM*). **a** Ausschnitt aus der Prostata (Vergr. etwa 100fach). Drüsenschläuche (Ds) mit ungleich hohem Epithel (unterschiedlicher Funktionszustand), Ps = Prostatastein, Gm = glatte Muskulatur. **b** Ausschnitt aus der Prostata bei stärkerer Vergrößerung (etwa 200fach). Ew = Epithelwulst (Stelle mehrreihigen Epithels), E = Epithel, Gm = glatte Muskulatur, g = Gefäß. **c** und **d**. Ausschnitt aus der Samenblase. Anschnitt von Drüsenkammern (Dk) mit einschichtigem bis zweireihigem Epithel, Gm = glatte Muskulatur, Fl = Flachschnitt einer Drüsenkammer. (Vergr. von **c** etwa 140fach, von **d** etwa 230fach)

gedicktes Sekret in konzentrischer Schichtung, so daß eine Ähnlichkeit mit einem Stärkekorn entsteht. Die bei der H.E.-Technik rötlich anfärbbaren Prostatasteine enthalten Proteine, Nucleinsäuren und Calciumphosphat. Ihre Verkalkung bei älteren Männern macht sich durch eine intensiv blau-violette Anfärbung im H.E.-Präparat bemerkbar.

Im Gebiet zwischen den Drüsenkammern erstrecken sich *glatte Muskelzellen* und *elastische Fasernetze*. An die zwischen den Drüsen befindlichen, geflechtartig angeordneten glatten Muskelzellen schließt sich nach außen eine dicke Muskelschicht an, die von einer gefäß- und nervenreichen *kollagenen Kapsel* umschlossen wird.

Der zwischen dem rechten und linken Prostatalappen gelegene Lobus medius kann beim alternden Mann der Ausgangsort einer Prostatahypertrophie (Vermehrung des Drüsen-, Binde- und Muskelgewebes) sein, die auf eine hormonelle Umstellung des Organismus zurückgeführt werden kann.

14.1.8 *Glandula bulbo-urethralis* (Cowper-Drüsen)

Die Cowper-Drüsen liegen als etwa erbsengroße, tubulo-alveolären Drüsen beiderseits des Bulbus penis, verkörpern echte Schleimdrüsen und bringen ein schwach alkalisches, proteinhaltiges, fadenziehendes Sekret hervor, das über einen Ausführungsgang an die Harnröhre abgegeben wird. Die Drüsenendstücke werden von einem einschichtigen, hohen prismatischen Epithel mit abgeflachten basalständigen Kernen ausgekleidet.

14.1.9 *Penis* (Glied) [H. 10.2.4.] (Abb. 14.8)

Der Penis besteht aus zwei dorsal gelegenen, cylindrischen Schwellkörpern, den *Corpora cavernosa penis* und einem basal gelagerten, die Urethra umfassenden, ebenfalls cylindrischen *Corpus spongiosum* (Corpus cavernosum urethrae, Abb. 14.8). Jeder Schwellkörper setzt sich aus einem *cavernösen Schwellgewebe* zusammen. Die Corpora cavernosa penis werden von einer festen, aus Geflechten kollagener und elastischer Fasern zusammengesetzten, das Corpus spongiosum von einer schwächer ausgebildeten *Tunica albuginea* umgeben. An die Tunica albuginea schließt sich eine die zwei Schwellkörper umgreifende, lockerer gefügte kollagene Fascie an, die an der dorsalen Penisfläche größere Blutgefäße und Nervenstämme (Aa., Vv. und Nn. dorsales penis) führt. Im hinteren Abschnitt sind die Corpora cavernosa penis getrennt, während sie weiter vorn miteinander verschmelzen und nur noch von einem der Tunica albuginea abstammenden, durchlöcherten Septum pectiniforme (Septum corporum cavernosum) unvollständig getrennt sind. Nach außen wird das Glied durch die Haut begrenzt, die im Corium ein musculär-elastisches System aufweist.

Das cavernöse Schwellgewebe des Corpus cavernosum stellt ein Gerüst glatter Muskelzellen, zahlreicher elastischer und weniger kollagener Fasern dar, in dem sich zahlreiche, von Endothel begrenzte Räume (Cavernen) erstrecken. In diese ergießt sich direkt das Blut der sehr stark geschlängelt verlaufenden Rankenarterien (Aa. helicinae). Die Endabschnitte der Rankenarterien enthalten zur Regulation des Blutstromes in der Media dickere innere Längs- und Ringmuskelzüge sowie an manchen Stellen Wülste epitheloider Zellen. Sie haben daher den typischen Bau der arteriellen Abschnitte von indirekten arterio-venösen Anastomosen (s. S. 129). Bei Öffnung der aus Cavernen und Rankenarterien bestehenden arteriovenösen Anastomosen tritt Erektion ein, bei der sich die Schlängelungen der Rankenarterien ausgleichen und die Tunica albuginea gespannt wird. Beim nichterigierten Penis (Verschluß der Rankenarterien) kollabieren die Cavernen, während sie bei der Erektion einen Durchmesser von 1–9 mm haben. Die Cavernen gehen in die Venen über, die nach ihrem Verlauf durch die Tunica albuginea in größere Venen einmünden. Da der Abfluß des Blutes durch die Spannung der Tunica albuginea bei der Erektion gedrosselt wird, zeigt sich bei ihr ein vermehrter Zufluß durch die Rankenarterien in die Cavernen und gleichzeitig ein verminderter Abfluß durch die Venen.

Das Corpus cavernosum urethrae schließt die Urethra in sich ein und geht in die Glans penis (Eichel) über, die den Enden der Corpora cavernosa penis aufliegt. Das urethrale Schwellgewebe besteht aus dünnwandigen Venen, die in ihren Wänden Wülste längs gestellter glatter Muskelzellen in wechselnder Anzahl ausgebildet haben. Die Regulation des Blutstromes erfolgt im Corpus cavernosum urethrae durch im Zwischengewebe verlaufende, mit epitheloiden Zellen und Längs- und Circulärmuskelschichten ausgestattete Rankenarterien (Kennzeichen arterio-venöser Anastomosen). Das Corpus cavernosum urethrae wird bei der Erektion nur wenig komprimiert, so daß die Samenflüssigkeit durch die Urethra hindurchtreten kann.

Die *Schleimhaut der Urethra* besteht in der Pars prostatica aus Übergangsepithel, zum Teil auch aus mehrreihigem Epithel, in der Pars cavernosa urethrae aus mehrschichtigem, von einer Lamina propria unterlagerten prismatischen Epi-

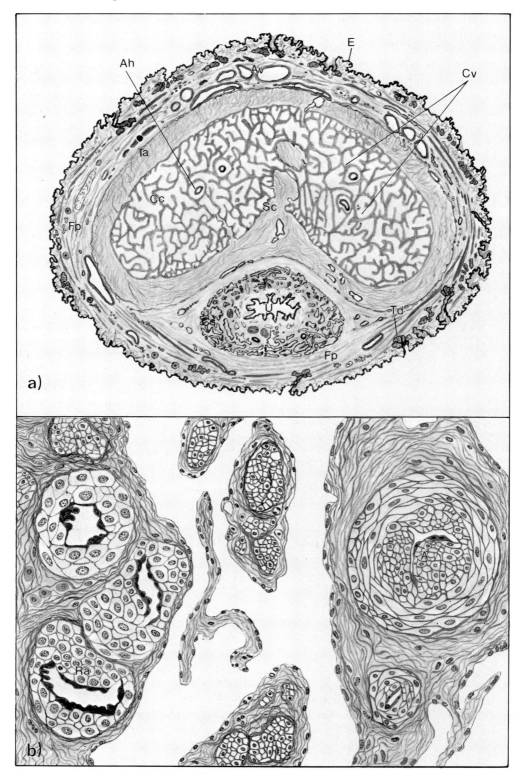

thel, das sich in der Fossa navicularis in ein unverhorntes mehrschichtiges Plattenepithel fortsetzt. In der aus einem kollagen-elastischen System zusammengesetzten Lamina propria verlaufen zahlreiche Capillaren, Netze muskelfreier Venen, Lymphgefäße und marklose Nervenfasern. Das Epithel der Urethra läßt unterschiedlich tiefe Einsenkungen (Lacunae Morgagni) in die Lamina propria hinein entstehen, in die kleine, aus prismatischem Epithel bestehende, im Corpus spongiosum lokalisierte Paraurethraldrüsen (Littre-Drüsen) einmünden. Auch intraepitheliale Drüsen können beobachtet werden.

Die meist drüsenlose Glans penis hat an ihrer Oberfläche einen Überzug eines nicht-verhornenden, mehrschichtigen Plattenepithels und besteht im Innern aus zahlreichen elastischen Fasern und wenigen glatten Muskelzellen, zwischen denen sich als Schwellgewebe ein Netz gewundener, weitlumiger Venen ausdehnt. Unter dem mehrschichtigen Plattenepithel der Haut des Penis und der Vorhaut erstrecken sich im Corium zahlreiche Schweiß- und freie Talgdrüsen.

Abgeschilferte Epithelzellen und die Produkte der Talgdrüsen bilden das Smegma praeputii. Ein im Corium befindliches, aus glatten Muskelzellen und elastischen Fasernetzen zusammengesetztes System hängt mit der Tunica dartos der Scrotalhaut zusammen und sorgt nach Abklingen der Erektion für die Zusammenziehung der Penishaut.

◀ **Abb. 14.8. a** Querschnitt durch den Penis, *Cc* = Corpus cavernosum, *Cs* = Corpus spongiosum, *U* = Urethra, *Ta* = Tunica albuginea, *E* = Epidermis, *Av* = Arteria et Vena dorsalis penis, *Cv* = cavernöse Räume, *Sc* = Septum cavernosum, *Ah* = Arteria helicina, *Td* = Talgdrüse, *Fp* = Fascia penis. **b** Arteriae helicinae (Rankenarterien) des Corpus cavernosum, *A* = Arterie mit längs und circulär verlaufenden glatten Muskelzellen, *Ra* = Rankenarterie mit epitheloiden Zellen. (Aus CLARA, 1939)

14.2 Weibliche Geschlechtsorgane [H. 10.1.]

Die *Ovarien* (Eierstöcke), die *Tubae uterinae* (Eileiter), der *Uterus* (Gebärmutter) und die *Vagina* (Scheide) verkörpern den inneren weiblichen Genitalapparat, während die *Clitoris* (Kitzler), die *Labia majora* und *minora* (große und kleine Schamlippen) zum äußeren Genitale gehören. Als akzessorische Geschlechtsdrüsen sind die *Glandulae vestibulares majores* (Bartholini-Drüsen) zu nennen.

14.2.1 *Ovarium*
(Eierstock, weibliche Keimdrüse)
[H. 10.1.1.] (Abb. 14.9)

In den Ovarien vollzieht sich die Oogenese, das Wachstum der Eizellen, die Ausreifung von Follikeln und die Produktion von Hormonen. Bei einem Längsschnitt durch das mandelförmige, etwa 25–30 mm lange, 15–25 mm breite und 5–15 mm dicke Ovarium läßt sich bei schwacher lichtmikroskopischer Vergrößerung folgende Gliederung seiner Zonen von außen nach innen durchführen: Das Ovarium (Abb. 14.9) wird an seiner Oberfläche von einem dem Bauchfell abstammenden, aus platten bis prismatischen Zellen bestehenden, sog. *Keimepithel* überzogen (das Oberflächenepithel wurde früher fälschlicherweise als Keimepithel bezeichnet, da es während der Entwicklung die aus dem Dottersack-Allantois-Grenzbereich über die Keimbahn in das Ovar eingewanderten Ureizellen nur aufnimmt). Die an Zellen und kollagenen Fasern reiche Zone unter dem Keimepithel heißt *Tunica albuginea*. Daran schließt sich das funktionell bedeutsame, aus zahlreichen spindelförmigen Zellen und wenigen kollagenen Fasern bestehende *Stroma ovarii* an, in dem man bei geschlechtsreifen Mädchen als morphologisches Substrat eines Wachstums von Eizelle und der Follikelreife *Primär-*, *Sekundär-* und *Tertiärfollikel* sowie *Gelbkörper* und *weiße Körper* vorfindet. *Tunica albuginea* und *Stroma ovarii* werden unter der Bezeichnung *Rinde* zusammengefaßt. Die Rinde umschließt, abgesehen vom Hilus ovarii, das im Innern gelegene, aus kollagenem Bindegewebe und wenigen glatten Muskelzellen bestehende *Mark,* in dem stark gewundene, größere Blutgefäße, Lymphgefäße und Nerven verlaufen. Das Bindegewebsgerüst des Stroma ovarii setzt sich aus ei-

214 Geschlechtsorgane

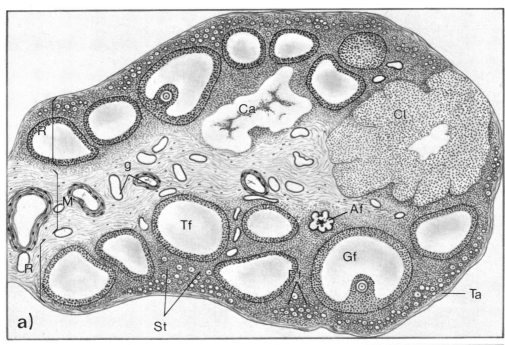
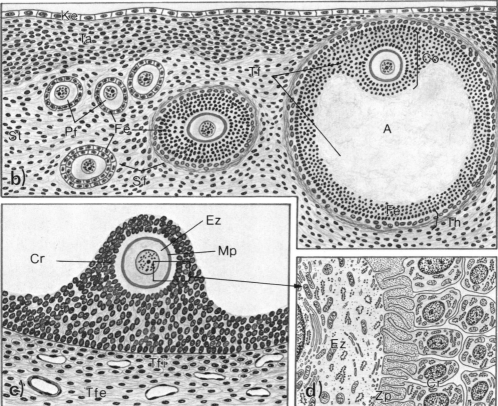

Abb. 14.9

nem spinocellulären Bindegewebe (s. S. 60) zusammen.

Follikelreifung: Die Follikelreifung ist vom Einfluß der Hypophysenvorderlappenhormone FSH und ICSH abhängig. Unter einem Follikel versteht man die Eizelle mit einer oder mehreren umgebenden Epithelzellschichten. Die Follikelreifung führt vom kleinen *Primärfollikel* über *mehrschichtige Sekundärfollikel zum sprungreifen, etwa 20–25 mm großen Graaf-Follikel* (Tertiärfollikel).

Die Ovarien eines neugeborenen Mädchens beherbergen etwa 1 Million Follikel, die bis zur Pubertät auf etwa 400 000 reduziert werden (Follikelatresie). Von diesen kommen nur etwa 350–400 im Laufe des Lebens zur Ausreifung. Bei Auswanderung der Ovogonie aus dem Keimepithel nehmen diese Epithelzellen mit. Die das Keimepithel verlassenden Ei- und Epithelzellen werden Pflüger-Zellstränge (Keimstränge oder Eiballen) genannt. Ein Eiballen enthält meist nur eine Ovogonie und mehrere Keimepithelzellen, die sich als Follikelepithel korbartig um die Eizellen gruppieren. Die Vermehrungsperiode liefert zahlreiche Ovogonien und schließt mit der Geburt ab. Die durch Cytoplasmabrücken verbundenen Ovogonien trennen sich und reifen zu Ovocyten aus. Bei einem *Primordialfollikel* liegen stark abgeflachte Epithelzellen einschichtig der Eizelle (Ovocyte) schalenartig an.

Mit Eintritt der Pubertät werden die flachen Zellen des *Primordialfollikels* isoprismatisch oder hochprismatisch. Unter gleichzeitigem Größerwerden der Eizelle und der Ausbildung einer *Zona pellucida* entsteht so der *Primärfollikel* (Abb. 14.9). Die *Eizelle* eines *Primärfollikels* wird als eine *Ovocyte I. Ordnung* (primäre Ovocyte) bezeichnet. Die Ovocyte eines Primärfollikels mit einem Durchmesser von 35–50 μm besitzt einen großen, hell anfärbbaren Kern (Keimbläschen, Vesicula germinativa) und einen deutlichen Nucleolus (Keimfleck, Macula germinativa).

Zwischen Follikelepithel und Eizelle hat sich eine bei der Azanfärbung bläulich, bei der H.E.-Technik rötlich anfärbbare Zona oder Membrana pellucida (Ovolemm) entwickelt, die im lichtmikroskopischen Präparat homogen oder leicht streifig differenziert aussieht. Nach elektronenmikroskopischen Befunden erweist sich die Membrana pellucida aus feinen Fortsätzen der Follikelepithelzellen und Mikrovilli der Membran der Eizelle zusammengesetzt, die sich fingerförmig gegenseitig verschränken (Abb. 14.9). Zwischen dem Stoffaustausch dienenden Mikrovilli der Epithelzellen und der Ovocyte sind neutrale und saure Mucopolysaccharide nachweisbar; im elektronenmikroskopischen Bild zeigt sich zwischen den Mikrovilli ein feines filamentöses Gefüge.

Im weiteren Verlauf der Follikelreifung führen zahlreiche mitotische Teilungen der Follikelepithelzellen zur Mehrschichtigkeit des Follikelepithels und zur Entstehung des *Sekundärfollikels* (∅ bis zu 0,2 mm). Somit besteht ein Sekundärfollikel aus einem mehrschichtigen Follikelepithel, das die Eizelle umgibt. Eine *Theca folliculi* kann sich beim weiterentwickelten Sekundärfollikel außen an das Epithel anschließen (Abb. 14.9).

Nach Entwicklung einer dickeren Follikelwandung beginnen die *Epithelzellen mit der Sekretion einer proteinhaltigen Flüssigkeit* (Liquor) und deren Abgabe an die Intercellularspalten, die dadurch sehr stark erweitert und zu unterschiedlich großen Räumen in der Follikelwand werden. Bei ständiger Vergrößerung infolge andauernder Liquorproduktion fließen die *Hohlräume unter Verdrängung der Eizelle an den Rand des Follikels* zu einem einheitlich großen Raum, dem *Antrum folliculi* (Cavum folliculi),

◄ **Abb. 14.9.** Ovarium. **a** Übersichtsvergrößerung mit Follikeln in der Rindensubstanz. *R* = Rinde, *M* = Mark, *Ta* = Tunica albuginea, *St* = Stroma ovarii, *Pf* = Primärfollikel, *Tf* = Tertiärfollikel, *Gf* = Graafsche Follikel, *Cl* = Corpus luteum, *Ca* = Corpus albicans, *Af* = atretischer Follikel, *g* = Gefäße. **b** Ausschnitt aus der Rindensubstanz mit Keimepithel (*Ke*). Tunica albuginea (*Ta*), Stroma ovarii (*St*), in dem Primärfollikel (*Pf*), Sekundärfollikel (*Sf*) und ein Tertiärfollikel (*Tf*, Graafscher Follikel) liegen. *Fe* = Follikelepithel (bei Tertiärfollikel auch Membrana granulosa), *Co* = Cumulus oophorus mit Eizelle, *Th* = Theca folliculi, *A* = Antrum folliculi. (Vergrößerung etwa 45fach). **c** Cumulus oophorus mit Eizelle (*Ez*, mit Kern), umgeben von Corona radiata (*Cr*). *Mp* = Membrana pellucida, *Tfi* = Theca folliculi interna, *Tfe* = Theca folliculi externa (Vergr. etwa 180fach). **d** Ausschnitt aus einer Eizelle mit Follikelepithel (*ELM*, Vergrößerung etwa 3600fach). Mikrovilli der Eizellmembran und der Corona radiata-Zellen (*Cr*) bilden zusammen mit Mucopolysacchariden die Zona pellucida (*Zp*) *Ez* = Eizelle

zusammen. Der im Antrum befindliche *Liquor folliculi* ist eine proteinreiche, Hyaluronsäure, Steroidhormone und proteolytische Enzyme enthaltende Flüssigkeit. Der prall mit Liquor angefüllte Follikel ist ein *Tertiärfollikel,* der durch *Vergrößerung* der Follikelhöhle (Cavum folliculi) zum *Graaf-Follikel* heranreift. Ein *Tertiärfollikel* setzt sich demnach aus einem *mehrschichtigen Follikelepithel* zusammen, das diese liquorgefüllte *Follikelhöhle* umgibt und an einer Stelle den *Eihügel* (Cumulus oophorus) zeigt, der die *Eizelle, die Membrana pellucida* (Oolemm) und die ihr radiär anliegenden Epithelzellen als *Corona radiata* enthält (Abb. 14.9).

Die sprungreifen, 20–25 mm messenden *Graaf-Follikel* buckeln die Oberfläche des Ovars vor und zeigen folgende Zusammensetzung:

1. Ein *10–15 schichtiges Follikelepithel* umgibt das *Antrum folliculi* und trägt in seinem in das Antrum ragenden *Cumulus oophorus* (oviger) die *Eizelle* (Oocyte II. Ordnung, sekundäre Ovocyte). Das Follikelepithel wird auch Membrana granulosa, kurz *Granulosa* genannt (der Eindruck einer Granulierung wird bei Betrachtung mit schwacher lichtmikroskopischer Vergrößerung durch die enge Lagerung der Kerne der Follikelepithelzellen nur vorgetäuscht). Die der Eizelle direkt anliegenden Granulosazellen stehen in radiärer Anordnung an der Oberfläche der Ovocyte und werden in ihrer Gesamtheit als *Corona radiata* bezeichnet. Die Epithelzellen der Corona radiata haften fest an der Oberfläche der Ovocyte und werden beim Platzen des Follikels von der Eizelle als Schutz- und Ernährungsorgan mitgenommen. Die Corona radiata kann auch schon in kleineren Tertiärfollikeln ausgebildet sein.

Die Follikelepithelzellen enthalten zahlreiche Mitochondrien, Ribosomen, Golgi-Felder, granuläres endoplasmatisches Reticulum und Lipide. Das während der Follikelreifung in den Granulosazellen zunehmend auftretende agranuläre endoplasmatische Reticulum läßt an die Synthese von Steroiden denken. Die Zona pellucida ist gut entwickelt und setzt sich wie bei Primär- und Sekundärfollikeln aus den Mikrovilli der Eizelle und fingerförmigen Fortsätzen der Corona-radiata-Zellen mit dazwischengelagerten Mucopolysacchariden zusammen.

2. An das von einer *Basalmembran* (Glashaut) umhüllte Follikelepithel (Membrana granulosa) schließt sich eine bindegewebige *Theca folliculi* an, die sich infolge unterschiedlicher Zelldifferenzierungen in zwei Zonen gliedern läßt:

a) Die dem Granulosaepithel anliegende *Theca folliculi interna* setzt sich aus zahlreichen, polygonalen, epithelähnlichen Zellen *(epitheloide Zellen),* die sich durch Vergrößerung aus Bindegewebszellen des spinocellulären Bindegewebes entwickelt haben, und aus einem dichten Capillarnetz sowie Lymphgefäßen zusammen.

Die *epitheloiden Zellen* bringen außer wenigen Androgenen in großem Maß Östrogene (Follikelhormon) hervor, die an das Capillargebiet abgegeben werden, durch den Kreislauf in den Uterus gelangen und dort die Proliferationsphase der Uterusschleimhaut einleiten und unterhalten. Die Capillaren dienen so der Aufnahme des Follikelhormons und der Abgabe der aus der Adenohypophyse stammenden Hormone FSH und ICSH sowie der Ernährung der gefäßlosen Follikelwand mit der Eizelle.

b) In der aus spindelförmigen Bindegewebszellen zusammengesetzten, sich an die Theca folliculi interna nach außen anschließenden *Theca folliculi externa* sind außer kollagenen Fasern circulär angeordnete *glatte Muskelzellen* enthalten. Die kollagenen Fasern entstammen der Tunica albuginea, umgeben den Follikel ebenfalls circular und verursachen somit seine Verankerung. Eine Theca folliculi tritt schon bei Sekundärfollikeln in Erscheinung.

Das weitere Schicksal der Tertiärfollikel (Graaf-Follikel) ist in zwei verschiedenen Wegen zu sehen: entweder tritt ein Follikelsprung (Ovulation) ein oder der Tertiärfollikel fällt der *Atresie* (Rückbildung) anheim. Die Atresie kann in allen Stadien der Follikelreifung ablaufen und beginnt mit einer Degeneration der Eizelle, deren Kern chromatolytisch wird. Follikelepithel und Theca folliculi zerfallen und werden von Capillarsprossen, Fibroblasten, Phagocyten und Kollagenfasern durchzogen. Die besonders widerstandsfähige Basalmembran (Glashaut, Lamina vitrea) ist als homogene Haut zu erkennen, die oft einen mit einer Flüssigkeit gefüllten Hohlraum umgibt (Abb. 14.9). Die Atresie betrifft am häufigsten Primärfollikel und hinterläßt bei Tertiärfollikeln bindegewebige Narben. In der Theca folliculi zeigt sich oft eine Proliferation der Theca interna-Zellen, so daß eine kleine, umschriebene, endokrine

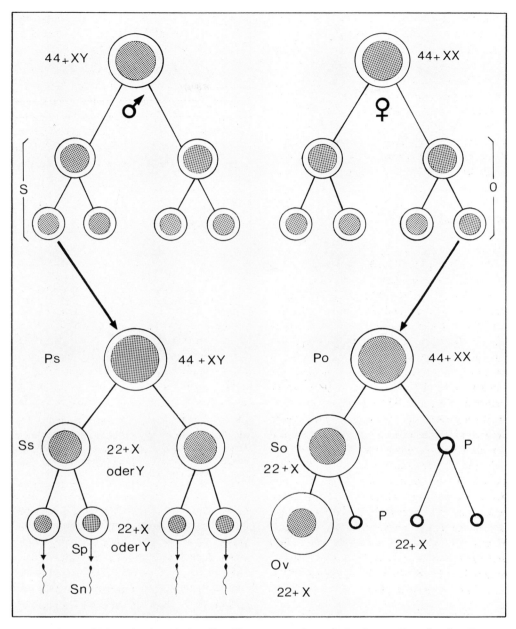

Abb. 14.10. Entwicklung der Geschlechtszellen (Gametogenese). (Schema, aus SCHUMACHER, verändert). *Links*: Spermiogenese; *rechts*: Oogenese, S = Spermatogonien, O = Oogonien, Ps = primäre Spermatocyte, Po = primäre Oocyte, Ss = sekundäre Spermatocyte, So = sekundäre Oocate, P = Polzellen, Sp = Spermatiden, Sn = Spermien, Ov = Ovum

Drüse (Thecaorgan, interstitielle Drüse) mit Östrogenproduktion entsteht.

Die *Ovulation* (Platzen des Graaf-Follikels) läuft zwischen dem 13. und 17. Tag eines Menstruationscyclus ab und wird durch Steuerung des gonadotropen Hormones des Hypophysenvorderlappens eingeleitet. Der sprungreife Graaf-Follikel dreht sich mit seinem Cumulus oophorus zur Oberfläche des Ovars hin und buckelt dieses vor. Die einzelnen, die Ruptur

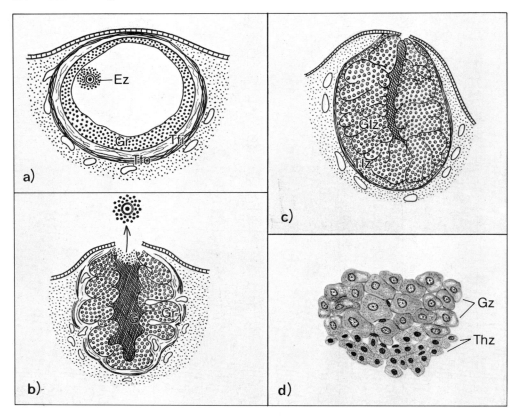

Abb. 14.11. Schematische Darstellung des Eisprungs und Bildung des Corpus luteum (aus STARCK). **a** Ez = Eizelle (Oocyte) mit anliegenden Corona radiata-Zellen, Gr = Granulosa, Tfi = Theca folliculi interna, Tfe = Theca folliculi externa. **b** Follikelsprung und Granulosafältelung (Gr$_1$). G = Gerinsel. **c** Umwandlung des Granulosaepithels in Granulosa-lutein-Zellen, (Glz) und der Theca interna-Zellen in Theca lutein-Zellen (Tlz). **d** Granulosa-lutein- (Gz) und kleinere Theca-lutein-Zellen (Thz)

der Follikel und Auflösung des anliegenden Gewebes verursachenden Faktoren sind noch nicht bekannt. Vermutlich spielen die Wirkung lytischer Enzyme des Liquors, eine Minderdurchblutung und eine Erhöhung des intrafolliculären Liquordruckes durch Kontraktion der glatten Muskelzellen der Theca folliculi externa eine Rolle. Die eingetretene Nekrose führt zur begrenzten Auflösung der Follikelwand, aus der sich die Eizelle (Ovum) mit der Corona radiata und noch anderen Granulosazellen des Cumulus oophorus löst und mit dem freiwerdenden Liquor von der Tuba uterina aufgenommen wird. Das Ausströmen des Liquors führt zu einer reaktiven Reduzierung der Höhle durch charakteristische Granulosafältelung.
Die während der Ovulation eingerissenen Thecagefäße ergießen ihr Blut in die Follikelhöhle, in der ein Blutgerinnsel entsteht *(Corpus rubrum*. Der Abbau des Corpus rubrum erfolgt durch eingewanderte Histiocyten und Granulocyten, danach beginnt die 3-4 Tage dauernde Umwandlung des im Ovar zurückgebliebenen Granulosaepithels in das *Corpus luteum* oder Gelbkörper, einer kompakten endokrinen Drüse.
Durch Proliferation und erhebliche Vergrößerung der Granulosazellen wird die Follikelhöhle ausgefüllt, so daß ein kompakter Zellkörper mit zahlreichen eingesproßten, von Bindegewebe begleiteten Capillaren entsteht, der als Corpus luteum bezeichnet wird. Auch die epitheloiden Zellen der Theca folliculi beteiligen sich an der Bildung des Gelbkörpers, indem sie einmal die Capillarsprossen begleiten, somit in das Innere des Corpus luteum gelangen und außer-

dem einen äußeren Wall des Gelbkörpers darstellen. In die Granulosazellen werden viele Lipidtröpfchen des carotinhaltigen Luteins eingelagert. Im Corpus luteum lassen sich nunmehr *Granulosaluteinzellen* und ebenfalls mit Lipidtröpfchen versehene *Thecaluteinzellen,* die etwas kleiner als die Granulosaluteinzellen sind, unterscheiden.

Für die Granulosaluteinzellen sind ein gut entwickeltes agranuläres endoplasmatisches Reticulum und Mitochondrien vom Cristae- und Tubulustyp charakteristisch. Sie produzieren das Progesteron. Die Thecaluteinzellen weisen ebenfalls ein glattes endoplasmatisches Reticulum, Mitochondrien und Glykogen auf und bringen Östrogene und Gestagene hervor. Das Progesteron sorgt für die Vorbereitung der Uterusschleimhaut zur Einnistung der befruchteten Eizelle (Nidation), indem die Mucosa aus der Proliferationsphase in die Sekretionsphase überführt wird (s. S. 222). Schließlich soll es das Heranreifen weiterer Follikel und einen erneuten Follikelsprung verhindern. Als sog. Antagonist des die Uterusschleimhaut zur Kontraktion anregenden Hypothalamushormons Oxytocin legt es die Uterusmuskulatur still.

Als *Corpus luteum menstruationis* bezeichnet man den Gelbkörper, wenn keine Befruchtung der Eizelle eingetreten ist. Das Corpus luteum menstruationis entfaltet seine Wirksamkeit etwa 10–12 Tage. Danach vollzieht sich seine Rückbildung, indem zuerst eine Verfettung und anschließend ein Untergang der Granulosa- und Thecaluteinzellen beginnt. Unter Abbau der Corpusluteum-Zellen kommt es gleichzeitig zu einer Vermehrung des Bindegewebes im und am Rand des Gelbkörpers, so daß am Ende des Rückbildungsprozesses ein weißlicher, bindegewebiger Narbenkörper, das *Corpus albicans,* entstanden ist. Das Corpus albicans unterliegt einer starken Schrumpfung, so daß nach mehreren Wochen von ihm schließlich nur noch eine mikroskopisch nachweisbare Narbe übrig bleibt.

Tritt eine Befruchtung und anschließende Einbettung der Eizelle in der Uterusschleimhaut ein, so bleibt der Gelbkörper erhalten und kann bis zu einem Durchmesser von 30–40 mm heranwachsen; es ist das *Corpus luteum graviditatis* entstanden. Der etwa drei bis vier Schwangerschaftsmonate aktive Gelbkörper unterliegt nach der genannten Zeit einem Rückbildungsprozeß, der ebenfalls zur Ausbildung eines Corpus albicans führt. Die Produktion des Progesterons wird jetzt von der Placenta übernommen.

Nach Beginn des Klimakteriums unterliegt das Ovarium Rückbildungsvorgängen, die zu seiner Schrumpfung und Verkleinerung führen. Alle noch vorhandenen Follikel werden atretisch und gehen in Narbenkörper über. Auch die Arterien zeigen degenerative Erscheinungen, wie Dickenzunahme der Intima, Hyalinbildung in der Media und Vermehrung des elastischen Materials.

14.2.2 *Tuba uterina* (Eileiter) [H. 10.1.2.]

Die beiden Tuben nehmen nach der Ovulation die Eizelle gewöhnlich über die Fimbrien von der Oberfläche des Ovars auf und transportieren die befruchtete Eizelle, wahrscheinlich durch peristaltische Kontraktionswellen der Tubenmuskulatur und durch den Flimmerstrom, in den Uterus.

Die etwa 150–200 mm langen röhrenförmigen Tuben zeigen im Querschnittsbild eine deutliche Gliederung in eine innengelegene *Mucosa,* daran anschließende *glatte Muskulatur, Subserosa mit Fettgewebe und Kollagen,* und in eine *äußere Serosa* (Plattenepithel). Die sehr starken, besonders in der Ampulle der Tuben entwickelten, längs verlaufenden *Schleimhautfalten (Primärfalten)* sind im Querschnitt baumartig verzweigt und lassen infolgedessen an ihrer Oberfläche Sekundär- und Tertiärfalten (Abb. 13.5) erkennen, zwischen denen sehr enge Spalten erscheinen. Die Schleimhaut ist von einem *einschichtigen, aus verschiedenen Zelltypen bestehenden, isoprismatischen bis prismatischen Epithel* überzogen. Die mit Kinocilien und Mikrovilli versehenen *Flimmerepithelzellen* entwickeln in ihrer Gesamtheit mit dem Sekret, das vom zweiten Zelltyp, *der Drüsenzelle* (Abb. 13.5), abgegeben wird, einen den Eitransport begünstigenden und für die Rheotaxis der Spermien bedeutsamen, uteruswärts gerichteten Flüssigkeitsstrom. Das Sekret der sezernierenden Epithelzellen soll auch der Ernährung der Eizelle in der Tuba uterina dienen. In der Schleimhaut der Ampulle stehen die Flimmerepithelzellen zahlenmäßig im Vordergrund. Im uterusnahen Tubenteil nehmen die sezernierenden Zellen erheblich zu.

Während des ovariellen Cyclus wechselt das Zellbild im Epithel. Wahrscheinlich unter dem Einfluß des Östrogens (Östrogenphase: Follikelreifung – Proliferationsphase im Uterus) stellen die Flimmerzellen den Hauptanteil des Epithels dar, während unter Einwirkung des Progesterons (Progesteronphase: Corpus luteum-Phase – Sekretionsphase des Uterus) die Drüsenzellen überwiegen.

Sehr schmale, zwischen Drüsen- und Flimmerzellen eingezwängte, dunklere, mit einem länglichen Kern versehene Zellen heißen *Stiftchenzellen* und werden als abgenutzte, vom Epithelverband abzustoßende Zellen angesehen. Der Ersatz erschöpfter und abgestoßener Epithelzellen soll von Basalzellen ausgehen.

Unter dem Epithel breitet sich ein lockeres, kollagenes Bindegewebe mit Fibro- und Histiocyten sowie Mastzellen als Tunica propria aus, die auch zahlreiche Blut- und Lymphgefäße enthält. Eine Muscularis mucosae ist nicht ausgebildet, so daß sich an der Schleimhaut direkt die aus drei schwer abgrenzbaren Schichten bestehende Tubenmuskulatur anschließt. Die glatten Muskelzellen bilden eine Spirale, so daß sich im Schnittpräparat eine innere, nur aus wenigen Muskelbündeln zusammengesetzte oder gar nicht ausgebildete achsenparallele Längsmuskulatur von einer stets vorhandenen, mittleren Circulärschicht abgrenzen läßt, an die sich starke Bündel einer äußeren Längsmuskulatur anschließen.

Eine außen gelegene, Fett und kollagenes Bindegewebe enthaltende Subserosa wird vom einschichtigen Plattenepithel der Serosa überzogen und enthält eine scherengitterartige glatte Muskulatur für die Tuben- und Fimbrienbewegung.

14.2.3 *Uterus* (Gebärmutter) [H. 10.1.3.]

Bei einem Schnitt durch den birnenförmigen, etwa 70–90 mm langen Uterus einer Erwachsenen läßt sich von innen nach außen folgende Schichtengliederung durchführen (Abb. 14.12):

1. *Endometrium* oder Schleimhaut mit tubulösen Drüsen,
2. *Myometrium* oder Muskelschicht und
3. *Perimetrium*, ein von wenig Bindegewebe unterlagerter Serosaüberzug.

Das starken cyclischen Veränderungen unterworfene Endometrium besteht aus einem *einschichtigen, prismatischen Epithel*, an dessen Oberfläche sich kurz vor der Menstruation Kinocilien entwickeln. Zum Endometrium gehört ebenfalls die sich an das Epithel anschließende, verhältnismäßig breite, aus reticulärem bzw. spinocellulärem Bindegewebe zusammengesetzte *Lamina propria*, in der sich die in das Epithel einmündenden *schlauchförmigen, manchmal verzweigten Uterusdrüsen* (Glandulae uterinae) erstrecken. In der faserarmen Lamina (Tunica) propria lassen sich zahlreiche verästelte Reticulumzellen, spindelförmige Zellen, auch Lymphocyten und Granulocyten feststellen. Wegen des Gehaltes an zahlreichen spindelförmigen Zellen wird das Bindegewebe der Tunica propria auch spinocelluläres Bindegewebe genannt.

Die vom Oberflächenepithel in die Lamina propria sich einsenkenden Drüsenschläuche werden von einem isoprismatischen oder prismatischen Epithel ausgekleidet, durchziehen das gesamte Endometrium und können stellenweise eine kurze Strecke in das anliegende Myometrium eindringen.

Im Endometrium sind zahlreiche Blut- und Lymphgefäße vorhanden. Die kleineren Blutgefäße stammen von den sog. Spiralarterien (Äste der A. uterina) ab, die sich in einem gewundenen Verlauf zwischen den Drüsenschläuchen senkrecht zur Längsachse des Uterus hin erstrecken. Sie werden von vegetativen Nervenfasern begleitet, die auch die Drüsen erreichen und Synapsen entwickeln.

Morphologische Kriterien und funktionelles Verhalten lassen eine Gliederung des Endometriums in eine *Zona functionalis und eine Zona basalis* zu (Abb. 14.12 u. 14.13). Unter der Zona functionalis versteht man das Oberflächenepithel und das daruntergelegene, wechselnd hohe, aufgelockerte, zellarme und im histologischen Präparat hell angefärbte Bindegewebe mit ziemlich gerade verlaufenden Drüsenschläuchen. Nur an der Zona functionalis laufen die durch Ovarialhormone hervorgerufenen, cyclischen Veränderungen des Endometriums ab. Die Einnistung der befruchteten Eizelle vollzieht sich im Bereich der Zona functionalis, die sich dann in die Decidua umdifferenziert und während der ganzen Schwangerschaft erhalten bleibt. Beim Ausbleiben einer Nidation (Einnistung der Eizelle) tritt eine Menstruation ein und die Zona functionalis wird abgestoßen.

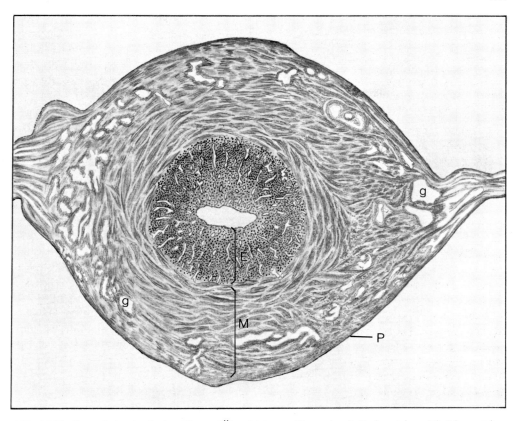

Abb. 14.12. Querschnitt durch den Uterus (Übersichtsvergrößerung) mit Endometrium (*E*), Myometrium (*M*) und Perimetrium (*P*), *g* = Gefäße

Unter der Zona functionalis breitet sich die etwa 1 mm breite, zellreichere, infolgedessen dunkler anfärbbare Zona basalis aus, die die Endabschnitte der oft rechtwinklig umbiegenden Drüsenschläuche enthält und bei der Menstruation erhalten bleibt. In der Zona functionalis finden sich im Präparat Längsschnitte, in der Zona basalis dagegen vorwiegend Querschnitte der Drüsenschläuche. Die Zona basalis ist für die Regeneration der Uterusschleimhaut verantwortlich.

Das *Myometrium* stellt die Hauptmasse der Uteruswandung dar und setzt sich aus dichten Geflechten glatter Muskelzellen zusammen, zwischen denen sich kollagen-elastisches Bindegewebe mit Fibrocyten, Makrophagen und Mastzellen erstreckt. Im Schnittbild erkennt man Längs- und Querschnitte von glatten Muskelzellen, die in ihrer Gesamtheit ein dreidimensionales Gefüge darstellen und einen schlecht abgrenzbaren Schichtenbau erkennen lassen.

Die etwa 40–90 µm langen glatten Muskelzellen des ruhenden Uterus können während der Schwangerschaft infolge einer Hypertrophie eine Länge von 500–900 µm erreichen. Gleichzeitig kommt es durch mitotische Zellteilung zur Vermehrung der glatten Muskelzellen (Hyperplasie). Kurz nach der Geburt, bereits im Wochenbett, tritt eine fettige Degeneration der vermehrten Muskelzellen und ihr Abbau durch Makrophagen ein; das elastische und kollagene Material wird stark reduziert. Bei der Rückbildung des Uterus nach der Geburt zeigen sich auch Veränderungen der intrauterinen Gefäße im Sinne einer Hyalinisierung, Verfettung der Media, Abbau der elastischen Fasern und einer Vermehrung der kollagenen Fasern. Im Klimakterium und im Alter treten Atrophien der Muskelzellen auf, an deren Stelle sich Bindegewebe ausbreitet. Die cyclischen Veränderungen der Schleimhaut nehmen allmählich ab, sie wird ebenfalls atrophisch.

Die etwa 2–4 mm dicke Schleimhaut der Cervix uteri zeigt eine starke Fältelung (*Plicae palmatae*) und besteht aus einem mit zahlreichen Kinocilien versehenen, hochprismatischen Epithel mit bindegewebiger Lamina propria, in der sich verzweigte Drüsen mit hochprismatischem Epithel ausbreiten.

Sie produzieren ein schleimartiges, Mucopolysaccharide und Proteine enthaltendes, alkalisches Sekret als Schutz vor aufsteigenden Bakterien. Die Drüsen bilden auch den im äußeren Muttermund befindlichen Kristaller-Schleimpfropf, der durch die Hyaluronidase der Spermien durchgängig gemacht wird.

Die Drüsenendkammern zeigen oft cystische, mit Sekretmassen angefüllte Erweiterungen (Ovula Nabothi). Obwohl es bei der Cervixschleimhaut zu keiner Desquamation kommt, macht sie ebenfalls hormonell bedingte, allerdings nur geringfügige cyclische Veränderungen durch. In der Östrogenphase zeigt sich eine gesteigerte Drüsentätigkeit, die nach der Ovulation stark zurückgeht.

Die Schleimhautsubstanzen zeigen in den verschiedenen Phasen des Cyclus eine unterschiedliche Kristallisation, die von diagnostischem Wert ist. In der Östrogenphase entstehen bei Eintrocknung farnkrautähnliche Figuren (Farnkrauttest), während der Schleim in der Progesteronphase feinfädig auskristallisiert.

In der Cervix uteri treffen zwei verschiedene Epithelarten aufeinander, es grenzen das die Portio vaginalis überziehende, nicht-verhornende Plattenepithel des Vaginalwand und das einschichtige prismatische Epithel des Uterus aneinander. Diese in der Kindheit etwas einwärts vom Orificium uteri externum gelegene Grenze verschiebt sich in den verschiedenen Lebensphasen (Abb. 14.16).

Während der Geschlechtsreife zeigt sich unter Einfluß von Östrogen die Tendenz mit Verlagerung der Cervixschleimhaut auf die Portio (Ektopie), wobei die Verschiebung nur die lockere Lamina propria der Cervixmucosa mit Drüsen, oder auch das einschichtige prismatische Epithel betrifft. Im letzten Falle würde man auf den Muttermundlippen Inseln von Platten- und prismatischem Epithel vorfinden. Die unter dem Epithel der Muttermundlippen befindlichen Drüsen gewinnen teilweise keinen Anschluß an das Epithel und erweitern sich ebenfalls zu Ovula Nabothi. Im Senium verschiebt sich bei nachlassendem Effekt der Sexualhormone (Menopause) das Plattenepithel der Portio wieder und dringt tiefer in die Cervix ein.

Cyclische Veränderungen der Uterusschleimhaut (Abb. 14.13 u. 14.14): Die cyclischen Veränderungen der Corpus- und Fundusschleimhaut werden vom ersten Tag der Menstruation an gerechnet und lassen sich bei Vorliegen eines 28 tägigen Cyclus in folgende Phasen einteilen:

1. Proliferationsphase, Regeneration (4. bis 14./15. Tag),
2. Sekretionsphase (15./16. bis 28. Tag),
3. Desquamationsphase (1. bis 4. Tag, Abstoßung, Menstruation).

1. *Proliferationsphase* (Follikelphase): Sie beginnt am 4. bis 5. Tag nach Eintritt der Menstruation am Ende der Menstruationsblutung, dauert etwa 10 Tage bis zum Follikelsprung (14. bis 15. Tag nach Beginn der Menstruation) und wird von Proliferationen in der etwa 1 mm dicken Basalis mit den darin verbliebenen Drüsenstümpfen eingeleitet. Unter Einfluß des vom Ovar über die Blutbahn kommenden Östrogens beginnt eine Proliferation der bindegewebigen Anteile der Lamina propria und eine Vermehrung der Drüsenzellen, von denen auch die Entwicklung eines neuen Epithelbelages für die epithellose Schleimhaut ausgeht. Dieser Vorgang führt zu einer Verdickung der Schleimhaut, wodurch auch ein erhebliches Längenwachstum der Drüsenstümpfe in der Zona basalis erforderlich ist. Die hochprismatischen Zellen der weitgehend gerade verlaufenden tubulösen Drüsen zeigen infolge einer starken Entwicklung des proteinbildenden Apparates (granuläres endoplasmatisches Reticulum, freie Ribosomen) eine leichte Basophilie, bilden Mikrovilli aus und enthalten alkalische Phosphatase, Glykoproteine und Glykogen.

Am Ende der Proliferationsphase tritt eine Erweiterung der Drüsenlumina und infolge Längenwachstum eine Schlängelung der Drüsen ein. Das Endometrium hat eine Höhe von 5–6 mm erreicht. Eine Unterscheidung von Zona functionalis und basalis ist zu diesem Zeitpunkt des Cyclus gut möglich.

2. *Sekretionsphase:* Die Sekretionsphase wird nach Aufbau des Gelbkörpers durch dessen Sekretionsprodukt, das Progesteron, eingeleitet. Sie äußert sich in einem starken Längenwachstum der Drüsen mit erhöhter Sekretion, in einer Anschwellung des Propriabindegewebes und in einer Flüssigkeitsdurchtränkung der Lamina propria, besonders in der Funktionalis, so daß es zu einer weiteren Verdickung der Schleimhaut (7–8 mm) kommt. Durch einen sehr stark gewundenen Verlauf und Auftreten sackartiger Ausbuchtungen der Drüsenschläuche (sägeblattartiges Aussehen) wird ihre Oberfläche sehr vergrößert. Alle Drüsenschläuche befinden sich im höchsten Stadium der Sekretion eines glykogenreichen Schleimes. Im Oberflächenepithel der Uteruslichtung treten sekretorische,

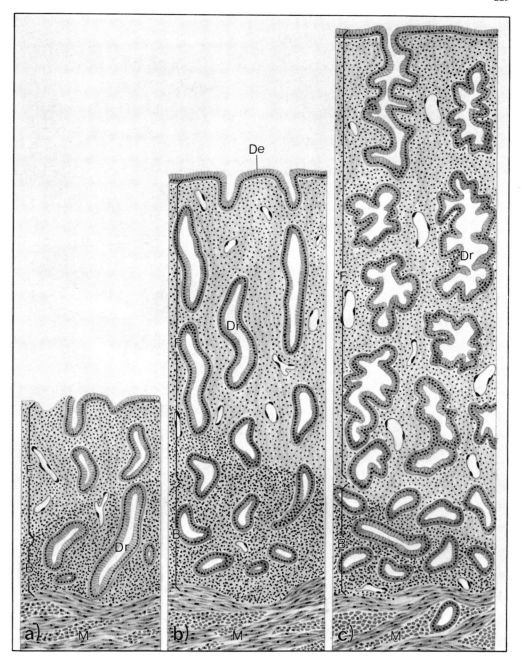

Abb. 14.13. Endometrium in verschiedenen Stadien des menstruellen Cyclus. **a** Beginnende Regeneration nach der Desquamationsphase. B = Basalis. Beginnende Regeneration der Functionalis (F). Von Drüsenepithel ausgehende Neubildung des Uterusepithels. **b** Proliferationsphase (etwa 12. Tag des Menstruationscyclus). B = Basalis, F = Functionalis, Dr = Drüsenschläuche, De = Deckepithel (einschichtiges, prismatisches Epithel). **c** Sekretionsphase (etwa 22. Tag des Menstruationscyclus). B = Basalis, F = Functionalis. Beachte die sägeblattartigen Kammern der Drüsenschläuche. M = Myometrium

mit Glykogen beladene und kinocilientragende Zellen auf. Die spindelförmigen Bindegewebszellen der Zona functionalis vergrößern sich, runden sich ab, lagern Glykogen und Lipide ein und werden Menstruations-Decidua-Zellen genannt (Abb. 14.15). Die Zellveränderungen betreffen besonders die oberflächlichen Functionalisareale und führen infolge dichter Lagerung der Zellen zu einer kompakten Bauweise. Diese Schicht wird als *Zona compacta* bezeichnet und ist von einer locker gefügten, tiefer gelegenen *Zona spongiosa* (schwammartig aufgelockert) abzugrenzen, die der an den Veränderungen nicht teilnehmenden Basalis benachbart liegt.

Die während der Proliferationsphase etwa bis zur Hälfte das Endometrium durchlaufenden Spiralarterien erreichen in der Sekretionsphase die Bindegewebszonen unmittelbar unter dem Deckepithel. Mit den genannten Veränderungen der Functionalis hat sie sich durch Schaffung günstiger Ernährungsbedingungen auf die Einnistung (Nidation) der befruchteten Eizelle vorbereitet. Der an die Uteruslichtung abgegebene Schleim ist für die Ernährung der Embryonalanlage vor der Einnistung von Bedeutung.

3. *Desquamationsphase* (Abstoßung der Zona functionalis): Im dritten Abschnitt des Cyclus (beim Ausbleiben einer Nidation der befruchteten Eizelle) kommt es zum Abbruch der Uterusschleimhaut. Vor der eigentlichen Abstoßung der Functionalis tritt durch die Abnahme des Progesteronspiegels im Blut eine Ischämiephase (örtliche Blutleere) in der

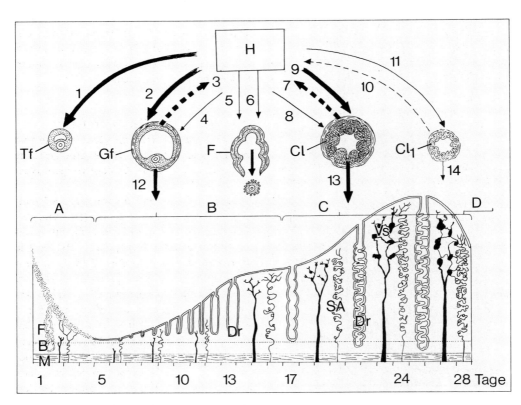

Abb. 14.14. Uteriner Cyclus (Auf- und Umbau der Uterusschleimhaut in Abhängigkeit von den Ovarialhormonen). (Nach FREEMAN und BRACEGIRDLE). *1* = FSH (Anstieg von FSH bei Progesteron-Abnahme), *2* = FSH, *3* = Feed-back von Oestrogen, regt LH (*4*)-Sekretion an. *5* = FSH, *6* = LH. Feed-back von Progesteron (*7*) hemmt FSH (*8*)-Sekretion. *9* = LH, *10* = Progesteron, *11* = LH (Abnahme von LH bei Oestrogen-Abnahme), *12* = Oestrogen, *13* = Progesteron, *14* = Progesteron-Abnahme. *H* = Hypophyse (Adenohypophyse). *Gf* = Graafscher Follikel. *Tf* = Tertiärfollikel, *F* = Follikelsprung (Ovulation), *Cl* = Corpus luteum, *Cl₁* = Rückbildung des Corpus luteum, *A* = Desquamationsphase, *B* = Proliferationsphase, *C* = Sekretionsphase, *D* = ischämische Phase. *M* = Myometrium, *B* = Zona basalis des Endometrium, *F* = Zona functionalis des Endometrium, *SA* = Spiralarterien, *Vs* = Venöser Sinus, *Dr* = Drüsen

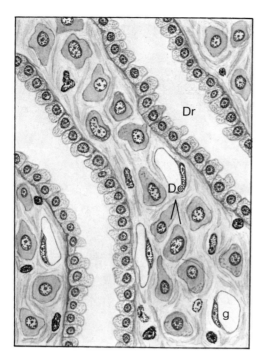

Abb. 14.15. Uterusschleimhaut mit Deciduazellen (*Dc*), Ausschnitt. (Vergr. etwa 400fach). *g* = Gefäß, *Dr* = Drüse

Schleimhaut auf, die durch längere Kontraktionen der ein subendotheliales Capillarnetz versorgenden Knäuelarterien verursacht wird. Dabei kommt es infolge mangelhafter Versorgung zur Schädigung von Zellen, besonders der Capillarwände und der Drüsenschläuche. Die Blutleere führt zu einer Schrumpfung des Endometriums bis zu einer Höhe von 3—4 mm. Die Desquamation der Functionalis ist auf eine jetzt auftretende Erschlaffung der Knäuelarterien zurückzuführen, die selbst sowie ihre Capillargebiete prall mit Blut gefüllt werden. Durch die vorher in der Ischämiephase geschädigten Capillarwände dringt das Blut in die Lamina propria, in die arrodierten Drüsenschläuche und in die Uteruslichtung ein. Der Zerfall der Uterusschleimhaut beginnt wahrscheinlich auch unter Mitwirkung von Drüsenenzymen zunächst in den oberflächlichen Functionalisabschnitten, um dann auf die tieferen Partien überzugreifen. Die Schleimhautfetzen enthalten zerfallendes Functionalisgewebe, Leukocyten, Abschnitte der Spiralarterien, Gewebsflüssigkeit, Blut und Drüsengewebe. Die Gerinnungsfähigkeit des Menstruationsblutes ist infolge eines Thrombocytenmangels und durch Wirkung beim Gewebszerfall freiwerdender Enzyme stark herabgesetzt bzw. verlorengegangen.

Die durch den Abriß der Functionalis (Desquamation) entstandene Wunde besteht aus der die Drüsenstümpfe enthaltenden Basalis mit wenigen Resten der Functionalis (zusammen etwa 1–2 mm dick). Die Abdichtung der Wunde erfolgt durch Proliferation der Zellen in der Wand der Drüsenstümpfe, so daß nach wenigen Tagen die Schleimhaut von einer geschlossenen Epithellage bedeckt ist. Damit hat bereits eine erneute Proliferationsphase begonnen.

Bei Befruchtung der Eizelle und ihrer Nidation in die Uterusschleimhaut bleibt das Corpus luteum erhalten und funktionstüchtig. In der Uterusschleimhaut treten keine Degenerationsvorgänge, sondern erhöhte Sekretion und Vergrößerung der Bindegewebszellen der Lamina propria zu epithelähnlichen Deciduazellen (Abb. 14.15) mit gesteigerter Glykogensynthese auf. Die gesamte Functionalis des Uterus unterliegt unter allmählichem Schwund der Drüsenschläuche und des Oberflächenepithels der decidualen Umwandlung (s. S. 227, Abb. 14.18), während die Basalis von diesen Veränderungen weitgehend verschont bleibt.

14.2.4 *Vagina* (Scheide) [H. 10.1.4.]

Die Vaginalwand zeigt eine Gliederung in eine innengelegene Mucosa, daran anschließende Muscularis und äußere, bindegewebige Adventitia (Abb. 13.6).

1. *Mucosa:* Die in Falten vorliegende Schleimhaut wird von einem *mehrschichtigen, nicht-verhornenden Plattenepithel* überzogen, das an seiner Unterfläche Epithelpapillen ausbildet. Die oberflächlichen, sehr flachen *Superficialzellen* (Abb. 13.6) enthalten Lipide und Glykogen, während die basalen Epithelzellen dunkler anfärbbare Kerne, zahlreiche Mitochondrien und Ribosomen besitzen. Die im Ovar ablaufenden unterschiedlichen Phasen machen sich auch am Epithel der Vagina bemerkbar. Während der Östrogen-(Follikel)Phase zeigen sich im Epithel Proliferationen, die zu einer Zunahme der Epithelhöhe führen. Am Ende der Follikel- und zu Beginn der Progesteronphase kommt es zu starken Glykogeneinlagerungen und zur Abstoßung von Epithelzellen, wodurch die Epitheldicke allmählich abnimmt.

Das Glykogen der abgestoßenen Epithelzellen wird von den Döderlein-Stäbchen (grampositive Bakterien) benutzt, um Milchsäure zu produzieren.

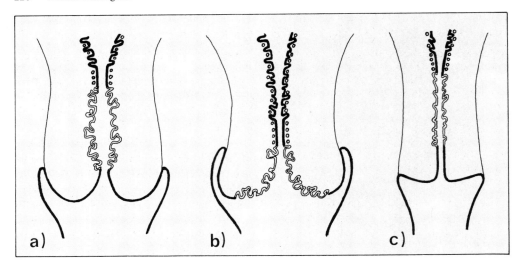

Abb. 14.16. Verschiebung des Cervixdrüsenfeldes und der Vaginalschleimhaut auf der Portio vaginae in den verschiedenen Lebensphasen **a** Kindheit vor der Pubertät, **b** Geschlechtsreife, **c** Senium. (Aus KNORR, BELLER, LAURITZEN)

Unter dem Einfluß der Östrogene differenzieren sich einzelne, kontinuierlich ineinander übergehende Zellschichten, die sich von der Basalmembran an gerechnet in eine Lage von *Basalzellen*, darübergelegene Zonen von *Parabasalzellen*, in eine anschließende Schicht von sog. *Intermediärzellen* und in die oberfläche *Superficialzellschicht* gliedern. Die Größe der Zellkerne nimmt von der unteren bis zu der oberen Schicht ab, in gleicher Richtung verschiebt sich die Kern-Plasma-Relation zugunsten des Zellplasmas (Abb. 13.6).

Die cyclusbedingten Epithelveränderungen lassen sich besser an Vaginalabstrichen als im histologischen Schnittpräparat erkennen. Die hierbei durchgeführte Cytodiagnostik läßt Rückschlüsse auf die Funktion der Ovarien zu und ist bei der Krebsvorsorgeuntersuchung von großer Bedeutung. Für die Diagnose des cytologischen Bildes ist die Anwendung der Polychromfärbung nach Papanicolaou erforderlich, um standardisierte Färberesultate zu erzielen. Ein Scheidenabstrich während der frühen Östrogenphase (Proliferationsphase) im Uterus enthält vorwiegend polygonale, sehr flache Superficialzellen mit relativ großen, rundlichen und hell anfärbbaren Kernen. Ihr Plasma ist basophil, nach Papanicolaou-Färbung schwach grün gefärbt. In der mittleren Östrogenphase (mittelhohe Östrogenproduktion) zeigen sich sowohl basophile wie acidophile Plattenepithelzellen mit verdichteten Zellkernen. Typisch für die späte Follikelphase (hohe Östrogenproduktion) ist das Auftreten von vorwiegend großen, acidophilen, flachen Superficialzellen mit sehr kleinen, dichten Kernen. Während der Progesteronphase erscheinen im Vaginalabstrich kleinere basophile Zellen, die kleine, dichte Kerne in einem zerknitterten Zelleib besitzen. In der Desquamationsphase sind außer basophilen „Knitterzellen" Erythro- und Leukocyten nachweisbar.
Das unter dem Einfluß von mütterlichem Follikelhormon stehende, aus etwa 60 bis 80 Schichten bestehende Epithel von Feten und Neugeborenen wird durch Wegfall des mütterlichen Hormons einige Zeit nach der Geburt auf ein ca. fünfschichtiges Epithel reduziert, das erst mit der Geschlechtsreife mehrschichtiger wird. In der Menopause (Aufhören der Regelblutungen im Klimakterium) erreicht das Epithel wieder die Höhe des kindlichen Vaginalepithels. Die Kenntnis der stark ausgeprägten cyclischen Veränderungen im Vaginalepithel von Ratten und Mäusen erlaubt die Wirkung von zugeführtem Follikelhormon zu testen (Allen-Doisy-Test).

Die *Lamina propria* beginnt mit bindegewebigen Anteilen zwischen den Epithelpapillen, reicht bis zur Muscularis und setzt sich aus einem geflechtartig angeordneten, kollagen-elastischen Bindegewebe zusammen. Außer Fibro- und Histiocyten liegen unmittelbar unter dem Epithel in unterschiedlicher Zahl Plasma-, Mastzellen und Lymphocyten, die teilweise in das Epithel eindringen.

Die *Muscularis* der Vaginalwand stellt ein System sich überkreuzender Bündel glatter Muskelzellen dar, so daß man im histologischen

Präparat Quer- und Längsschnitte in unregelmäßiger Lage zu Gesicht bekommt.

Während der Schwangerschaft tritt eine Hypertrophie der Muskelzellen ein, die eine Länge von 300 μm erreichen können. Das Wachstum der Muskelzellen ist von einer Vermehrung der kollagenen und elastischen Fasern begleitet. Im Epithel laufen Mitosen und Zellvergrößerungen ab.

Das besonders bei sexueller Erregung vermehrt abgegebene Scheidensekret kann als ein Transsudat aus den venösen Gefäßen angesehen werden, zu dem sich Schleim aus der Cervix uteri und abgestoßene Epithelzellen beimengen. Die saure Reaktion (pH 4–4,5) wird durch die von den Döderlein-Bakterien unter Verwendung von Glykogen produzierte Milchsäure hervorgerufen. Das saure Milieu des Scheidensekretes stellt einen Schutz gegen eindringende Bakterien dar und wirkt lähmend auf Spermien.

14.2.5 Äußere weibliche Genitalorgane

Clitoris (Kitzler): Die Clitoris entspricht mit ihren paarigen Schwellkörpern dem Bau des Corpus cavernosum penis. Auch die von einem mehrschichtigen Plattenepithel überzogene Glans clitoridis setzt sich aus cavernösem Schwellgewebe und einer großen Masse von receptorischen Nervenendapparaten wie Krause-Endkolben, Meißner-Tastkörperchen und verschiedenen Übergangsformen eingekapselter Endkörperchen zusammen. Aus ihnen und aus dichten subepithelialen Nervengeflechten steigen marklose Nervenfasern als intraepitheliale Fasern in das Plattenepithel empor. Auch im Praeputium der Clitoris liegt ein beträchtlicher Nervenreichtum vor.

Labia majora sind Hautfalten, die ein kollagen-elastisches Corium mit glatten Muskelzellen aufweisen und von verhorntem, mehrschichtigen Plattenepithel überzogen wird. Das subcutane Fettgewebe zeichnet sich durch eine starke Entwicklung aus. An der Innenseite der Falte treten freie Talgdrüsen auf, während an der Außenseite die Talgdrüsen mit den Haarwurzelscheiden verbunden sind und zahlreiche ekkrine und apokrine Schweißdrüsen vorkommen.

In den von einem kollagen-elastischen Netz durchzogenen und von einem mehrschichtigen Plattenepithel bedeckten Labia minora fehlt das subcutane Fettgewebe. In das unterschiedlich stark pigmentierte Epithel münden auf beiden Seiten der haarfreien Hautfalte die Ausführungsgänge von zahlreichen freien Talgdrüsen ein. Die Verhornungserscheinungen am Epithel sind gering. Zwischen Blutgefäßen (vorwiegend Venenplexus) und unter dem Epithel treten zahlreiche sensible Endkörperchen auf.

Im Vestibulum vaginae ist die Mündungsstelle der Urethra mit Plattenepithel überzogen. Die Schleimhaut in der Umgebung des Orificium urethrae und des Ostium vaginae enthält kleine Schleimdrüsen, die Glandulae vestibulares minores. Ein paariger, mit glatten Muskelzellen versehener Schwellkörper (Bulbi vestibuli) des Vestibulums entspricht in seinem Bau dem Corpus cavernosum urethrae des Mannes und enthält seine Blutzufuhr aus Arterien mit einem epitheloiden Intimapolster.

Die an der Innenfläche der kleinen Schamlippen mit Ausführungsgängen einmündenden tubulo-alveolären Drüsen (s. S. 40), die Glandulae vestibulares majores (Bartholini), gleichen in ihrem histologischen Bau dem der Glandulae bulbourethrales des Mannes.

14.2.6 *Placenta* (Mutterkuchen) [H. 10.1.3.]

Durch die Gemeinschaftsleistung des Chorions der Keimanlage und der Uterusschleimhaut entwickelt sich das Ernährungs-, Atmungs-, Ausscheidungs- und Schutzorgan des Keimlings, die Placenta. Der Hauptanteil der auch der Hormonproduktion und Speicherung dienenden Placenta wird vom Fetus geliefert.

Es lassen sich an einer reifen Placenta eine der Amnionhöhle zugekehrten *Placenta fetalis* und eine ihr gegenüberliegende, durch *Zotten* (Villi) verbundene, jedoch durch Biuträume *(intervillöse Räume)* getrennte *Placenta materna* (Decidua basalis) unterscheiden. Die Placenta fetalis besteht von der fetalen Seite an gerechnet aus dem *Amnionepithel* (einschichtiges isoprismatisches Epithel), der *Chorionplatte* (Membrana chorii) mit *mesenchymalem gallertigen Bindegewebe* und einzelnen glatten Muskelzellen, in der die Äste der Nabelschnurgefäße verlaufen, und als Grenze zu den placentaren Biuträumen ein *Syncytiotrophoblast* (einschichtiger epithelialer Zellverband ohne Zellgrenzen).

Von der Chorionplatte gehen die Chorionzotten ab, stehen mit der Placenta materna durch *Haftzotten* in Verbindung und entwickeln zahlreiche bäumchenartige Verzweigungen, die in den Blutraum zwischen Placenta fetalis und materna in Richtung auf die Chorionplatte hineinragen. Die so entstandenen, zwischen den Zotten gelegenen capillaren Spalträume werden als *intervillöse* Räume, in denen *mütterliches Blut* fließt, bezeichnet. Eine Haftzotte mit ihren Zottenverzweigungen enthält die Äste der Nabelschnurgefäße und wird als Cotyledo bezeichnet. Die als Strömungseinheiten aufzufassenden benachbarten *Cotyledonen* werden durch die von der Placenta materna ausgehenden Septen unvollständig getrennt.

Die im intervillösen Raum flottierenden *Chorionzotten* bestehen aus *mesenchymalem Bindegewebe* (Zottenstroma), in dem sich ein von den

228 Geschlechtsorgane

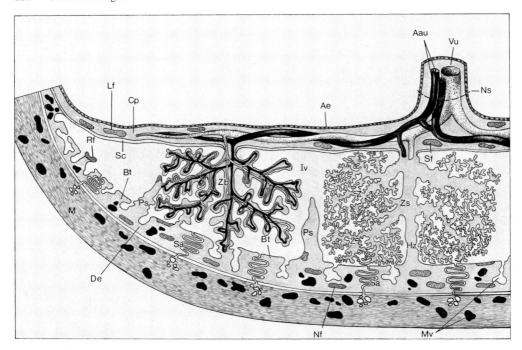

Abb. 14.17. Schema der reifen menschlichen Placenta. Fetale Seite (Placenta fetalis): *Ns* = Nabelstrang, *Vu* = Vena umbilicalis, *Aau* = Arteriae umbilicales, *Ae* = Amnionepithel, *Cp* = Chorionplatte, *Lf* = subchoriales Langhanssches Fibrinoid, *Sc* = Syncytiotrophoblast, *Zb* = Zottenbaum mit sich verzweigenden Blutgefäßen, *Hz* = Haftzotte, *Z* = Zotten des Zottenbaums, *Zs* = Zottenstamm. Materne Seite (Placenta materna): *Bt* = basaler Trophoblast, *Ps* = Placentarseptum, *Rf* = Rohrsches Fibrinoid, *Nf* = Nitabuchsches Fibrinoid, *Sa* = Spiralarterien, *De* = Decidua basalis, *Mv* = materne Venen, *M* = Myometrium, *Iv* = intervillöser Raum

Nabelschnurgefäßen abstammendes *Capillarsystem* ausbreitet, und sind bis zum 4. Schwangerschaftsmonat von einer *zweischichtigen Zelllage* überzogen. Die oberflächliche, dem intervillösen Raum zugewandte Schicht der Zotte wird durch ein Syncytium oder den *Syncytiotrophoblasten* vertreten. Diese einheitliche, zahlreiche Kerne enthaltende Plasmamasse ohne Zellgrenzen von der Höhe eines Plattenepithels färbt sich dunkler an, als die darunter gelegenen, hell erscheinenden, mit deutlichen Zellgrenzen versehenen *Langhans-Zellen oder Cytotrophoblastzellen.*

Da vom 4. Schwangerschaftsmonat an eine allmähliche Rückbildung des Cytotrophoblasten abläuft, ist diese Zellschicht im Kurspräparat einer Placenta nur noch in Resten vorhanden. Sie fallen jedoch durch ihre helle Tingierung in ihrer Lagerung unter dem Syncytiotrophoblasten auf. Der Syncytiotrophoblast besitzt an der Oberfläche einen aus Mikrovilli bestehenden, lichtmikroskopisch sichtbaren Bürstensaum für die Resorption. Er weist elektronenmikroskopisch in unterschiedlichen Mengen Ergastoplasmazonen, teilweise glattes endoplasmatisches Reticulum, Mitochondrien, Tu-

Abb. 14.18. a Materne Seite der Placenta und Zottenquerschnitte der fetalen Seite. *Nf* = Nitabuchsches Fibrinoid, *Dc* = Deciduazellen, *Rf* = Rohrsches Fibrinoid, *Bp* = Basalplatte, *Bt* = basaler Trophoblast, *A* = Haftzotte (Anschnitt), *Z* = Zotten des Zottenbaumes (Querschnitt), *Pk* = Proliferationsknospen, *St* = Syncytiotrophoblast, *g* = Gefäß, *Zs* = Zottenstroma. **b** Fetale Seite der Placenta. *A* = Amnionepithel, *Cp* = Chorionplatte, *Lf* = Langhanssches Fibrinoid, *St* = Syncytiotrophoblast, *Z* = Zotten des Zottenbaums (Querschnitt), *g* = Gefäß, *Zs* = Zottenstroma. **b$_1$** Vergrößerung des Ausschnitts aus **b**. *St* = Syncytiotrophoblast, *Zs* = Zottenstroma, *Hz* = Hofbauersche Zelle, *g* = Gefäß, *Lz* = Langhanssche Zelle (Cytotrophoblast)

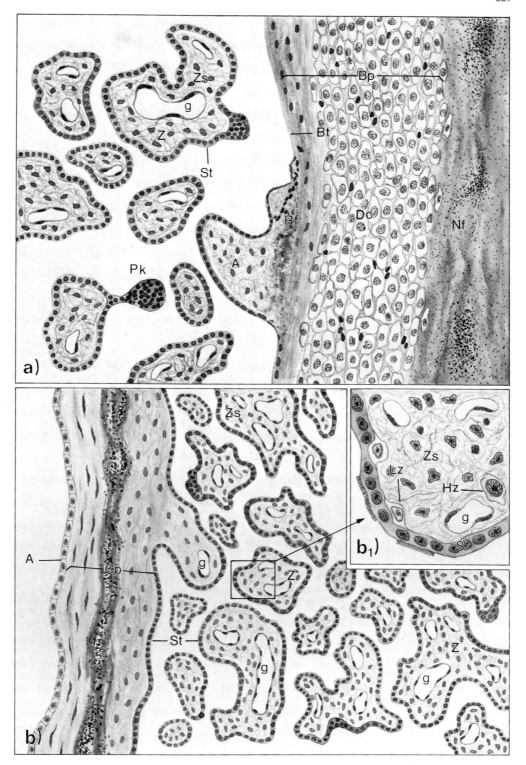

Abb. 14.18

buli, Filamente, Lipidtröpfchen und Pinocytosevesikel auf. Die Cytotrophoblastzellen enthalten Ribosomen, endoplasmatisches Reticulum, Mitochondrien, stellenweise Filamente, Lipide und Glykogen.

Der Syncytiotrophoblast kann durch amitotische Teilungen mit zunehmender Reife der Placenta stark anfärbbare *Proliferationsknospen* (massive Epithelzellhaufen ohne Zellgrenzen) hervorbringen.

Zur *Placenta materna* rechnet man die *Basalplatte*, die sich aus dem an die intervillösen Räume angrenzenden fetalen, *basalen Trophoblasten* und der aus großen Zellen (Deciduazellen) bestehenden *Decidua basalis* zusammensetzt. Die von der Basalplatte in Richtung der Placenta fetalis sich abhebenden Placentarsepten (Abb. 14.17) stellen topfartige Wände der Placenta materna dar. Durch die Basalplatte ziehen *mütterliche Spiralarterien*, münden in den intervillösen Raum und spritzen ihr Blut in den von den Septen umrahmten Placentartopf. Das venöse Blut wird durch materne Venen, möglicherweise auch durch Randsinus abgeleitet. Die Placentarsepten weisen mütterliche Deciduazellen und mehrkernige, intensiv basophile Riesenzellen auf, die sich von eingedrungenen fetalen Trophoblastzellen (junge, sich dauernd teilende epitheliale Zellen des Keimes) herleiten.

Mit zunehmender Ausreifung der Placenta zeigen sich physiologische, hyaline Degenerationserscheinungen und Ablagerungen von Fibrin in den Chorionplatten, stellenweise in den Zotten und in der Decidua basalis. Diese Fibrinoide sind an ihrer starken Acidophilie und an ihrem Gehalt an Zellen mit pyknotischen Kernen zu erkennen. Je nach Lokalisation unterscheidet man das *Langhans-Fibrinoid* (subchoriales oder hypochoriales Fibrinoid) in der Chorionplatte, das *Rohr-Fibrinoid* in den Zotten (Zottenfibrinoid) und der in der Decidua basalis gelegene, gut entwickelte *Nitabuch-Fibrinstreifen*, in dessen Bereich sich die Placenta bei der Geburt ablöst.

Die Placentarschranke trennt das fetale Blut in den Zottengefäßen vom mütterlichen Blut in den invervillösen Räumen und setzt sich als fetaler Anteil aus folgenden Bestandteilen zusammen (Abb. 14.18):

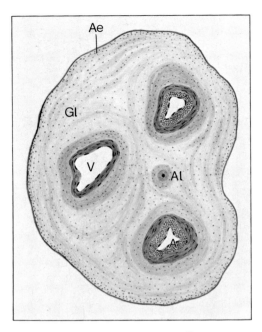

Abb. 14.19. Nabelstrang (Querschnitt, Übersichtsvergrößerung) mit einer Vena umbilicalis (*V*) und zwei Arteriae umbilicales (*A*). *Al* = Rest des Allantoisganges, *Gl* = gallertiges Bindegewebe, *Ae* = Amnionepithel

1. der Synctiotrophoblast (Zellverband ohne Zellgrenzen, stellenweise von Cytotrophoblast unterlagert, gut abgrenzbare Zellen) als Zottenüberzug,
2. die Lamina basalis des Syncytiotrophoblasten,
3. das mesenchymale Bindegewebe des Zottenstromas,
4. die Lamina basalis der Capillaren,
5. das Capillarendothel.

Die Placenta übernimmt die Aufgaben eines Gasaustausches zwischen mütterlichem und kindlichen Blut, der Stoffaufnahme (Kohlenhydrate, Proteine, Lipide, Vitamine, Wasser, Elektrolyte, Hormone der Mutter), der Stoffabgabe (z. B. Wasser, Kreatin, Kreatinin, Harnstoff) und der Hormonproduktion (Choriongonadotropin = HCG, Progesteron, Östrogen und Placentarlactogen) und deren Abgabe an den kindlichen und mütterlichen Kreislauf. Manche Stoffe, wie die mütterlichen Hypophysenvorderlappenhormone, werden von der Placentarschranke zurückgehalten, während Viren (z. B. das Rötelnvirus) und zahlreiche Medikamente aus dem mütterlichen Blut die Placentarschranke passieren. Auch der Durchtritt von Antikörpern durch die Placentarschranke ist von großer Bedeutung. Bei einer Mutter mit der Blutgruppe 0 und einem Fetus der Gruppe A können die im mütterlichen Serum vorhandenen Antikörper Anti-A nach Durchtritt durch die Placentarschranke eine Hämolyse der kindlichen Erythrocyten herbeiführen. Eine Rh-Inkompatibilität (Unverträglichkeit) besteht dann, wenn die Mutter Rh-negativ ist, das Kind den Rh-positiven Faktor des Vaters geerbt hat und gegen Ende der Schwangerschaft kindliche Erythrocyten in den mütterlichen Blutkreislauf gelangen. In zahlreichen Fällen kommt es nämlich gegen Ende einer normalen Schwangerschaft zum Untergang von kleinen Placentarbezirken (Placentarinfarkte), aus denen fetale Erythrocyten in das mütterliche Blut gelangen. Die von der Mutter dann gebildeten Antikörper zerstören nicht nur die eingedrungenen Erythrocyten, sondern passieren die Placentarschranke und lösen dort die kindlichen roten Blutkörperchen auf. Die Antikörperbildung bleibt im immunologischen Gedächtnis der Mutter haften, so daß bei späteren Schwangerschaften in kurzer Zeit eine große Menge von Antikörpern gebildet wird, die die Placentarschranke passieren.

14.2.7 *Funiculus umbilicalis* (Nabelschnur)

Die den Embryo mit der Placenta verbindende, kleinfingerdicke, etwa 0,5 bis 1 m lange Nabelschnur besteht aus gallertigem Bindegewebe (Wharton-Sulze), das an der Außenfläche von Platten- bis isoprismatischem Epithel überzogen ist, den beiden Aa. umbilicales und der weitlumigen V. umbilicalis. Der obliterierte Allantoisgang, der bis zum 5. Monat noch eine Lichtung zeigen kann, tritt bei einer älteren Nabelschnur als solider Epithelstrang zwischen den Gefäßen auf. Das gallertige Bindegewebe setzt sich aus verästelten Mesenchymzellen und einer gallertigen, saure Mucopolysaccharide enthaltenden Grundsubstanz zusammen. Etwa von der Mitte der Schwangerschaft an differenzieren sich die Mesenchymzellen zu Fibroblasten, die Kollagen produzieren. Die Nabelschnurarterien zeigen eine Intima, Media und eine von gallertigem Bindegewebe gelieferte Adventitia. Die Media läßt sich im Querschnitt in eine innere, achsenparallele Längsmuskulatur und eine äußere circuläre Muskelschicht gliedern, die zusammen eine Muskelspirale entwickeln. In der Venenmedia ist die innere Längsmuskulatur nur schwach oder gar nicht ausgebildet.

15 Endokrine Drüsen

Endokrine (inkretorische, hormonproduzierende) Drüsen sind *epitheliale Organe* oder *Zellverbände*.

Im Unterschied zu den exokrinen Drüsen weisen die endokrinen Drüsen keine Ausführungsgänge auf. Ihr Drüsenprodukt, das Hormon oder Inkret, gelangt über den Intercellularraum in das stets reichlich ausgebildete Capillarsystem der endokrinen Drüsen und so über das *Blutgefäßsystem in den ganzen Körper*.

Da das Produkt der Drüsenzellen endokriner Organe nicht gerichtet über einen Ausführungsgang ausgeschieden wird, sondern meist gleichmäßig über die Oberfläche der Zelle an den Intercellularraum abgegeben wird, ist als zweite deutliche histologische Unterscheidung zu den exokrinen Drüsen keine polare Differenzierung der Drüsenzellen anzutreffen. So läßt die endokrine Parenchymzelle keine apicale Sekretansammlung und basale Lagerung der Zellorganellen erkennen. Das Cytoplasma endokriner Drüsenzellen ist gleichmäßig mit Zellorganellen und den elektronenoptisch charakteristischen „dense core"-Vesikeln durchsetzt, die als intracelluläre Erscheinungsformen des Hormons bzw. der Hormonvorstufen angesehen werden können.

Die Hormone oder Inkrete koordinieren die Stoffwechselvorgänge im Körper, indem sie Enzyme aktivieren. Obwohl das Hormon durch den Blutkreislauf über den ganzen Körper verteilt wird, sprechen nur bestimmte Zellen, Gewebe oder Organe, die eine Affinität zu dem entsprechenden Hormon haben, auf diese an (s. Lehrbücher der Physiologischen Chemie).

Über die Hormone wirken die endokrinen Drüsen neben dem Nervensystem als Steuerungssystem des Körpers auf den Stoffwechsel, Grundumsatz und die Abstimmung der Organtätigkeit. Gleichzeitig ist eine gegenseitige Beeinflussung von endokrinen Drüsen und Nervengewebe Grundlage für die Feinabstimmung und Rückkopplung (s. Lehrbücher der Physiologie).

Man kann Hormone nach ihrem chemischen Aufbau in Peptid- oder Proteohormone (z. B. Oxytocin, antidiuretisches Hormon, Insulin) einteilen, in Hormone, die sich von Aminosäuren ableiten (z. B. Thyroxin, Adrenalin, Melatonin) und in Steroidhormone (z. B. Corticosteroide, Progesteron, Testosteron). Die Peptid- und Proteohormone werden nach dem allgemeinen Prinzip der Proteinbiosynthese gebildet. Die an den Ribosomen entstandenen Wirkstoffe (Hormone und deren Vorstufen) werden in den Cisternen des endoplasmatischen Reticulums gesammelt, konzentriert und im Golgi-Apparat zu Granula kondensiert. Sie liegen im Cytoplasma als membranumgebene Vesikel vor. Steroidhormone werden durch Enzyme der Steroidbiosynthese gebildet und wahrscheinlich nicht gespeichert (die synthetisierenden Zellen zeichnen sich durch einen großen Golgi-Apparat und viel glattes endoplasmatisches Reticulum aus). Von Aminosäuren abgeleitete Hormone werden durch aminosäuremodifizierende Enzyme synthetisiert und können als Granula abgelagert werden (z. B. Adrenalin).

Außer den epithelialen Zusammenschlüssen endokriner Drüsenzellen zu den endokrinen Drüsen finden sich spezifisch differenzierte *Nervenzellansammlungen* im ZNS, die *endokrin tätig* sind. Es handelt sich um Kerngebiete des Hypothalamus, die Neurosekrete bilden und diese über den Hypophysenhinterlappen in die Blutbahn ausschütten. Weiter finden sich vereinzelt gelegene Zellen, die ubiquitär im Bindegewebe (Mastzellen) und in der Wand der Verdauungsorgane (GEP-System) anzutreffen sind.

15.1 Hypothalamus-Hypophysensystem

Übergeordnetes Regulationszentrum für die endokrinen Drüsen ist das Hypothalamus-Hypophysensystem des Zwischenhirns am Boden des III. Ventrikels. Durch Ausschüttung hormonspezifischer "releasing factors" (Freisetzungsfaktoren) beeinflußt der Hypothalamus die Funktion der Hypophyse, die ihrerseits mittels spezifischer stimulierender Hormone die Tätigkeit der endokrinen Drüsen regelt. Die Hormonkonzentration im Blut steuert im Sinne der Rückkopplung die Ausschüttung der "releasing factors" des Hypothalamus sowie die Tätigkeit der Hypophyse. Dieser Regelkreis wird zusätzlich durch die nervöse Verknüpfung des Hypothalamus mit anderen Anteilen des ZNS beeinflußt.

Andererseits sind die Kerngebiete (Nervenzellansammlungen) des Hypothalamus zum zentralen An-

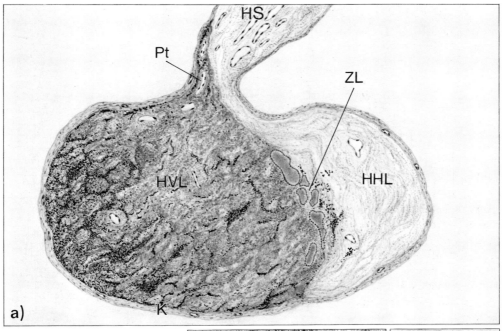

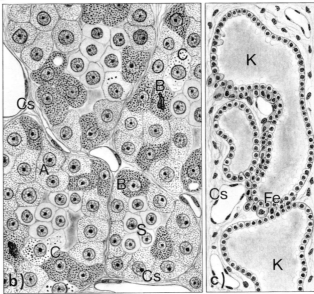

Abb. 15.1. Hypophyse. **a** Sagittalschnitt durch die Hypophyse (Übersichtsvergrößerung). *HVL* = Hypophysenvorderlappen, *HHL* = Hypophysenhinterlappen, *Pt* = Pars tuberalis (Trichterlappen), *HS* = Hypophysenstiel, *ZL* = Zwischenlappen, *K* = Kapsel. **b** Ausschnitt aus der Adenohypophyse (Hypophysenvorderlappen, Vergr. etwa 800fach). *S* = indifferente Stammzellen, *B* = basophile Zellen, *A* = acidophile Zellen, *C* = chromophobe Zellen, *Cs* = Capillarsinus. **c** Adenohypophyse. Pars intermedia. mit Kolloidcysten (Follikel). *Fe* = Follikelepithel, *K* = Kolloid, *Cs* = Capillarsinus (Vergr. etwa 250fach)

234 Endokrine Drüsen

teil des vegetativen Nervensystems zu rechnen, so daß der Hypothalamus über das periphere vegetative Nervensystem gleichzeitig die Tätigkeit der endokrinen Drüsen beeinflußt, die eine intensive nervöse Versorgung aufweisen. Durch Ausschüttung der Neurosekrete Oxytocin und ADH (antidiuretisches Hormon, Antidiuretin, Adiuretin) beeinflußt der Hypothalamus u. a. die Tätigkeit der glatten Muskulatur. Auch in dieser Beziehung ist eine enge Kopplung mit der Hypophyse vorhanden. Die Neurosekrete Oxytocin und ADH werden in den Kerngebieten des Hypothalamus produziert, durch Axontransport zur Hypophyse befördert und erst hier an die Blutbahn abgegeben (Abb. 15.3).

Die Hypophyse
Die Hypophyse oder Hirnanhangsdrüse liegt in der Sella turcica (Türkensattel) des Keilbeinkörpers. Die äußere Zone des Periosts bildet an dieser Stelle ein Segel, das sich als derbe Bindegewebskapsel aus kollagenen Fasern mit kleinen Blutgefäßen auf die Oberfläche der Hypophyse umschlägt. Sie wiegt etwa 0,6–0,8 g. Über den Hypophysenstiel ist die Hypophyse mit dem Boden des III. Hirnventrikels (Hypothalamus) verbunden.

Die *Hypophyse* besteht aus zwei, sowohl ihrem Bau als auch ihrer Entwicklung nach verschiedenen Teilen (Abb. 15.1 u. 15.3): 1. dem vorderen, bei H.E.-Färbung dunkleren, epithelialen Drüsenteil, der *Adenohypophyse mit dem Vorderlappen, Zwischenlappen und Trichterlappen* (Abb. 15.1 u. 15.3) und 2. dem hinteren, bei der H.E.-Färbung helleren Hirnteil, der *Neurohypophyse*, die sich in den *Hypophysenstiel* und den *Hypophysenhinterlappen* (Abb. 15.1) gliedert.

Die Adenohypophyse (Hypophysenvorderlappen, Zwischenlappen und Trichterlappen)

Die Adenohypophyse (Pars glandularis) verkörpert etwa ¾ des gesamten Organs. Sie bildet die Pars infundibularis oder Pars tuberalis, die bis zum Tuber cinereum reicht.

Abb. 15.2. Zellen der Adenohypophyse (*ELM*; zusammengestellt aus Lentz, 1971). **a** Somatotrope Zelle (α-Zelle, acidophile Zelle, chromophile Zelle). Das Cytoplasma enthält elektronenoptisch dunkle, 300–350 nm große Granula. **b** Mammotrope Zelle (LTH-Zelle, α-Zelle, acidophile Zelle, chromophile Zelle). Das Cytoplasma enthält unterschiedlich große, teilweise membranbegrenzte osmiophile Vesikel und ist zu großen Teilen ausgefüllt von Cisternen des granulären endoplasmatischen Reticulum. **c** FSH-produzierende Zelle (β-Zelle, basophile Zelle, chromophile Zelle). Das Cytoplasma enthält weitgestellte Cisternen des granulären endoplasmatischen Reticulum, osmiophile Vesikel mit einem Durchmesser von ca. 200 nm und Lysosomen (*Pfeile*). **d** LH- bzw. ICSH-produzierende Zelle (β-Zelle, basophile Zelle, chromophile Zelle). Die osmiophilen Vesikel weisen kaum Größenunterschiede auf (Durchmesser etwa 250 nm). **e** TSH-produzierende Zelle (basophile Zelle) mit etwa 120 nm großen osmiophilen Vesikeln im Cytoplasma. **f** ACTH-produzierende Zelle (basophile Zelle?, chromophobe Zelle?) mit etwa 200 nm großen osmiophilen Vesikeln, teilweise membranbegrenzt. Beachte den eingekerbten Kern. **g** MSH-produzierende Zelle (Pars intermedia; basophile Zelle) mit gut entwickeltem Golgi-Apparat, leeren und osmiophilen Vesikeln, teilweise mit Membranbegrenzung

---

Der der Neurohypophyse angrenzende Teil der Adenohypophyse entwickelt sich zur Pars intermedia. Der frontal der Pars intermedia gelegene Anteil stellt den Lobus anterior oder Hypophysenvorderlappen (HVL) dar.

Der *Hypophysenvorderlappen* (HVL) ist aus *Strängen* und *Ballen von Epithelzellen* ungleichen Durchmessers durchsetzt, die miteinander anastomosieren und stellenweise Netze bilden. Die Parenchymzellen des Hypophysenvorderlappens sind nicht im Sinne eines Epithelverbandes miteinander verzahnt, sondern weisen unterschiedlich große Abstände gegeneinander auf. Die Oberfläche der Parenchymzellen ist

Tabelle 15.1. Verteilung der endokrinen Drüsenzellen im Hypophysenvorderlappen

Chromophile Zellen				Chromophobe Zellen	
Acidophile Zellen		Basophile Zellen			
35%		15%		50%	
α-Zellen	ε-Zellen	β-Zellen	δ-Zellen	γ-Zellen	Undiff. Zellen
STH	Prolactin (LTH)	TSH	FSH	ACTH (?)	
ACTH (?)		MSH (?)	LH-ICSH	LH-ICSH (?)	
Prolactin (?)					

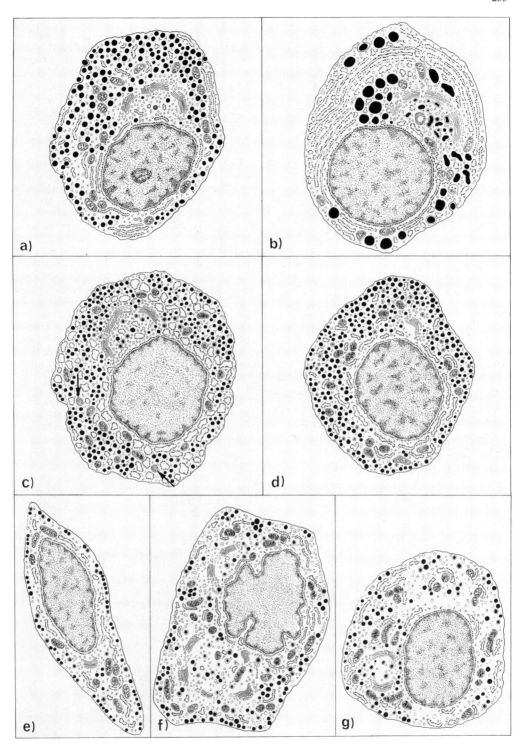

Abb. 15.2

von einer elektronenoptisch sichtbaren Lamina basalis umgeben.

Diese unregelmäßig geformten Zellstränge sind von weitlumigen, *fenestrierten Capillaren* umgeben, die in angedeuteten Bindegewebssepten gelegen sind.

Die Wand der als Sinusoide zu bezeichnenden Capillaren wird von schmalen Endothelzellen mit zahlreichen Poren gebildet. Im perisinusoidalen Raum sind Histiocyten mit phagocytären Eigenschaften anzutreffen.

Das engmaschige Netz von Sinuscapillaren und das Bindegewebsstroma, das hauptsächlich aus Reticulinfasern besteht, ist dem reticulo-endothelialen System (RES) zuzurechnen.

Die Zellen der einzelnen Stränge und Ballen des Vorderlappens weisen unterschiedliches färberisches Verhalten auf. Bei spezifischen Färbungen können verschiedene Zellformen differenziert werden. Entsprechend ihrer Affinität zu Farbstoffen können die *Drüsenzellen* in *chromophobe* und *chromophile Zellen* unterteilt werden. Die *chromophoben (farbscheuen) Zellen* zeigen oft einen *großen Kern* und ein *granulafreies Cytoplasma*. Die *chromaffinen (chromophilen) Zellen* enthalten in der Regel einen *kleineren Zellkern* und deutlich darzustellende *Granula*. Innerhalb der Gruppe der chromophilen Zellen sind verschiedene färberische Verhaltensmuster der Granulationen festzustellen, so daß im Routinepräparat meist nur *acidophile* und *basophile,* bei Spezialfärbungen eosinophile, fuchsinophile, cyanophile und siderophile Zellen zu unterscheiden sind. Das unterschiedliche färberische Verhalten der Hypophysenvorderlappenzellen (unterschiedliche Färbungen deuten auf die verschiedene stoffliche Beschaffenheit der intracellulär gestapelten Hormone bzw. deren Vorstufen hin) führte zu einer Einteilung in *6 verschiedene Zelltypen*.

Die Zuordnung der Hormone zu den unterschiedlichen Zelltypen ist umstritten, auch die Frage, ob verschiedene Hormone einem Zelltyp zugeordnet werden können. Die Tabelle 15.1 kann also nur als Anhaltspunkt angesehen werden, da dieses Gebiet noch einer sehr intensiven Untersuchung bedarf.

Hypophysenvorderlappenhormone
Die endokrinen Drüsenzellen des Hypophysenvorderlappens geben zwei Gruppen von stofflich unterschiedlichen Hormonen ab:

1. Die Proteohormone
a) STH (Somatotropin, somatotropes Hormon = Wachstumshormon), das fördernd auf das Längenwachstum der Knochen, Muskelwachstum, Organwachstum, Fettstoffwechsel u. a. wirkt. Der Bildungsort des STH wird in den α-Zellen des Hypophysenvorderlappens vermutet.
b) LTH (Prolactin, luteotropes Hormon, auch PRL) fördert u. a. die Milchsekretion, Stoffwechsel und Wachstum der Mamma. LTH soll in den acidophilen ε-(oder auch α-)Zellen gebildet werden.
c) ACTH (adrenocorticotropes Hormon, Corticotropin) wirkt fördernd auf die Produktion der Nebennierenrindenhormone (z. B. Glucocorticoide) und auf das Wachstum der Nebennierenrinde. Ein Teil der ACTH-Struktur ist identisch mit dem Melanotropin. Die Bildung des ACTH erfolgt wahrscheinlich in den chromophoben γ-, möglicherweise auch in den acidophilen, chromophilen α-Zellen.
d) MSH (Melanotropin, melanocytenstimulierendes Hormon) soll hauptsächlich in den polygonalen PAS-positiven β-Zellen des Hypophysenzwischenlappens (Pars intermedia) gebildet werden (eine Abgrenzung zum Hypophysenvorderlappen ist jedoch beim Menschen schwierig). MSH wirkt u. a. auf die Pigmentzellen (Melanocyten); seine Wirkung ist nur direkt unter pathologischen Bedingungen feststellbar. Bildung und Wirkung von MSH hängen eng mit dem ACTH zusammen.
e) LPH (Lipotropin, lipotropes Hormon), ein lipolytisch wirksames Hormon, setzt Fettsäuren frei. Seine Struktur gleicht über bestimmte Bereiche dem ACTH und MSH, die wahrscheinlich aus dem LPH entstehen.
Auch der chemische Aufbau der Endorphine und Enkephaline entspricht bestimmten Abschnitten des LPH-Moleküls. Diese körpereigenen morphinähnlichen Substanzen haben eine sedierende Wirkung (allgemeine Ruhigstellung, auch Schmerzbetäubung) auf den Organismus bei Erregungszuständen.

2. Die Glykoproteinhormone
a) TSH (thyreoideastimulierendes Hormon, Thyreotropin) soll in den basophilen (vermutlich β-)Zellen gebildet werden, wirkt allgemein stimulierend auf die Schilddrüse (Thyreoidea), fördert die Produktion und Abgabe von Schilddrüsenhormonen.
b) FSH (follikelstimulierendes Hormon) bewirkt zusammen mit dem LH im Hoden die Förderung der Spermatogenese, im Ovar Wachstum und Reifung des Follikels, Östrogenproduktion und Follikelsprung. Als Bildungsort werden die basophilen (vermutlich die δ-)Zellen angesehen.
c) LH-ICSH (luteinisierendes Hormon, "interstitial cell stimulating hormone") gehört zu den Gonadotropinen und wirkt sowohl im weiblichen (dort LH genannt) als auch im männlichen (dort ICSH genannt) Organismus. Beim Menschen sind LH und ICSH wahrscheinlich identisch (Bildungsort vermutlich die chromophoben Zellen). LH bewirkt zusammen mit dem FSH den Follikelsprung, die Umwand-

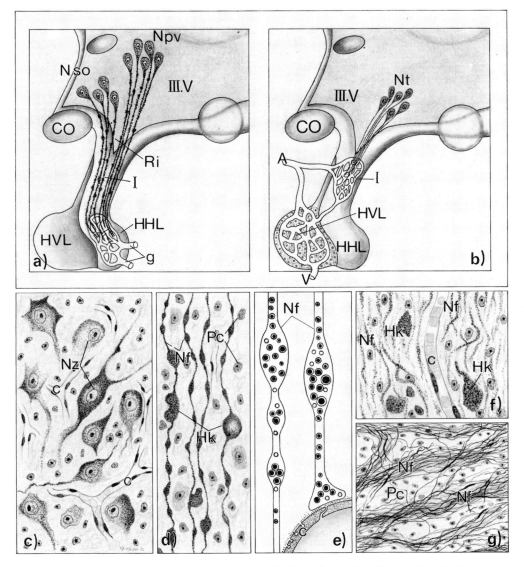

Abb. 15.3. Neurohypophyse, hypothalamo-hypophysäres System. **a** Tractus hypothalamo-hypophyseus (Schema). *Nso* = Nucleus supraopticus, *Npv* = Nucleus paraventricularis, *Ri* = Recessus infundibuli (III. Ventrikel), *I* = Infundibulum, *HHL* = Hypophysenhinterlappen, *HVL* = Hypophysenvorderlappen, *CO* = Chiasma opticum, *III. V* = III. Ventrikel (Wand), *g* = Blutgefäße. **b** Tractus tubero-infundibularis (Schema). *Nt* = Nucleus tuberalis (Nucleus infundibularis), *CO* = Chiasma opticum, *A* = Arterie, *V* = Vene, *HVL* = Hypophysenvorderlappen, *HHL* = Hypophysenhinterlappen, *I* = Infundibulum, *III. V* = III. Ventrikel (Wand). **c** Perikarya der neurosekretorischen Neurone (Nucleus supraopticus: Vergr. etwa 550fach, Gomori-Färbung). *Nz* = Nervenzelle, *c* = Capillare. **d** Nervenfasern des Tractus hypothalamo-hypophyseus mit Anschwellungen (Herring' Körper). *Nf* = Nervenfasern, *Hk* = Herring' Körper, *Pc* = Kerne von Pituicyten. (Vergr. etwa 600fach, Gomori-Färbung). **e** ELM-Schema neurosekretorischer Nervenfasern und -endigungen und ihr Kontakt zum Blutgefäßsystem. *c* = Capillare, *Nf* = neurosekretorische Nervenfasern mit osmiophilen Vesikeln (Vergr. etwa 12000fach). **f** Hypophysenhinterlappen. Darstellung der neurosekretorischen Neurone mit der Gomori-Technik (Vergr. etwa 600fach). *Nf* = neurosekretorische Nervenfasern, *Hk* = Herring' Körper, *c* = Capillare. **g** Neurohypophyse, Hypophysenhinterlappen (Vergr. etwa 550fach, Silberimprägnation). *Nf* = marklose Nervenfasern, *Pc* = Pituicyten

lung des gesprungenen Follikels zum Corpus luteum (Gelbkörper) und dessen Progesteronproduktion im Ovar. ICSH bewirkt im Hoden das Wachstum und die Reife der Leydig-Zwischenzellen (Interstitialzellen) und die Testosteronproduktion. LH-ICSH, FSH und TSH haben teilweise gleiche Strukturen.

Pars infundibularis, Pars tuberalis, Trichterlappen

Die *Pars tuberalis* lagert sich der *vorderen Fläche* des *Hypophysenstiels* an und besteht aus zwei bis drei Lagen von Zellsträngen, die überwiegend der Längsrichtung des Hypophysenstieles folgen. Die Zellen der Stränge sind klein (im Vergleich zu denen des HVL) und vielgestaltig. Sie sind licht- und elektronenmikroskopisch in wenigstens zwei unterschiedliche Zelltypen einzuteilen:
α-Zellen fehlen vollständig. β-Zellen sind nur in geringer Anzahl vorhanden. Es finden sich hauptsächlich die indifferenten Stammzellen und die γ-Zellen (beide sind chromophob). Außerdem kommen mitunter Inseln von Plattenepithel vor.

Pars intermedia, Zwischenlappen

Zwischen Adenohypophyse (Hypophysenvorderlappen) und Neurohypophyse (Hypophysenhinterlappen) ist die Pars intermedia gelegen.

Die Pars intermedia der menschlichen Hypophyse besteht aus unterschiedlich großen, mit *Epithel begrenzten Cysten* (Follikel) und dem *Rest der Hypophysenhöhle,* die beide *Kolloid* enthalten. Die der Neurohypophyse (HHL) zugewandte Seite der Cysten und der Hypophysenhöhlenanlage sind von einschichtigem Epithel begrenzt. Die dem Vorderlappen zugekehrte Seite der Cysten und der Hypophysenhöhlenanlage ist von einem unregelmäßig gebauten, vorwiegend mehrschichtigen Epithel begrenzt. Die Epithelzellen weisen z. T. Flimmerhärchen auf, die in das Lumen der Cysten hineinragen.

Das Epithel der Cysten und des Restes der Hypophysenhöhle enthält keine sekretorischen Granula und grenzt sich somit deutlich gegen die übrigen polygonal geformten Parenchymzellen des Zwischenlappens ab, die zu *Zellsträngen* zusammengelagert sind. Hier finden sich hauptsächlich feingekörnte basophile (chromophile) Zellen, die sich mit zunehmendem Alter vermehren und in die Neurohypophyse (HHL) einwandern, so daß dann keine klare Abgrenzung zwischen Neurohypophyse und Adenohypophyse möglich ist (Basophileninvasion).
Lichtmikroskopisch werden die Parenchymzellen als undifferenzierte β- und γ-Zellen beschrieben, die als Hormone das MSH und ein dem ACTH ähnliches Hormon bilden sollen. Das MSH oder Melanotropin soll bei Säugern die Melaninbildung beeinflussen. Das dem ACTH-ähnliche Hormon soll bisher noch nicht genau bekannte Wirkungen auf die Nebennierenrinde haben.

Neurohypophyse

Die Neurohypophyse besteht aus zwei Teilen: Dem *Hypophysenstiel* mit Infundibulum und dem *Hypophysenhinterlappen* (HHL) oder Lobus posterior. Lobus posterior und Infundibulum bilden anatomisch und funktionell eine Einheit.

Die Neurohypophyse setzt sich aus *Geflechten markloser Nervenfasern,* die den Nervenzellen aus hypothalamischen Kerngebieten entstammen, und vom *Gliagewebe* sich herleitenden Pituicyten zusammen. Die Geflechte sind mit Silbernitrat vollständig darstellbar. Die multipolaren Nervenzellen des Nucl. supraopticus und Nucl. paraventricularis sind sekretorisch tätig und senden ihre Axone durch das Infundibulum in den Hinterlappen. Ihre Neurosekretgranula werden intraaxonal in den Hinterlappen geleitet und sind mit der Gomori-Färbung (Chromhämatoxylin-Phloxin-Färbung) in einem stahlblauen Farbton nachweisbar. Die übrigen vom Hypothalamus kommenden Neuriten sind z. B. mit Silbertechniken gut darstellbar.

Wie im Zentralnervensystem ist Bindegewebe auf die unmittelbare Umgebung der Blutgefäße beschränkt. Um die Gefäße liegen zahlreiche vegetative Nervenfasern mit ihren Transmittersegmenten. Vom Zwischenlappen aus sind in Gruppen oder einzeln gelegene basophile Zellen eingedrungen.

Der größte Teil der Zellen des Hypophysenhinterlappens sind mehr oder weniger plasmareiche Gliazellen, *die Pituicyten.* Diese modifizierten Gliazellen erscheinen im Routinepräparat nur als langgestreckte Faserpituicyten und als protoplasmareiche, z. T. pigmentierte Pituicyten.

Die Pituicyten werden von Nervenfasern umgeben und sind auffällig vielgestaltig in Form und Größe. Häufig bilden sich lange Fortsätze aus. In Routinepräparaten sind nur die Kerne der Pituicyten sichtbar.
Die vielgestaltige, oft mit langen Fortsätzen versehene Zelle weist einen zentralständigen Zellkern mit vielen Oberflächeneinsenkungen auf. Im Perinuclearraum findet sich ein nur wenig entwickelter Golgi-Apparat. Gleichmäßig über die Zelle verteilt sind einzelne Mitochondrien und kleine Anteile des ER anzutreffen. Daneben finden sich geringe Gruppen von freien Ribosomen und Bündel von Filamenten, die z. T. in die Fortsätze hineinziehen.

Die Lagebeziehung von Pituicyten und Axonen entspricht dem Verhältnis von Neuroglia und Axonen in den anderen Abschnitten des Nervensystems.
Eine spezielle Funktion der Pituicyten ist bislang unbekannt.

Tractus hypothalamo-hypophyseus
Von bestimmten Kerngebieten (Ganglien = Zellansammlungen) des Hypothalamus, dem Nucleus supraopticus und Nucl. paraventricularis, strahlen marklose Nervenfasern in das Infundibulum ein (Tractus hypothalamo-hypophyseus). Ein Teil der Nervenfasern endigt hier in der Wand des Recessus infundibuli (III. Ventrikel, Eminentia mediana).
Die Eminentia mediana bildet den größten Teil des Infundibulums und stellt eine Erhabenheit der ventralen Trichterwand dar. Die hier endigenden Axone entwickeln ihre Axonanschwellungen in unmittelbarer Annäherung an das im Infundibulum reichlich vorhandene Capillarnetz und schütten so ihren Inhaltsstoff in das Blutgefäßsystem. Aufgrund dieser engen Verknüpfung von Nervengewebe und Blutgefäßsystem wird dieser Bereich auch neurohämale Region genannt. Die Capillaren der Eminentia dringen von außen radiär in das Infundibulum ein.
Der größte Teil der Nervenfasern des Tractus hypothalamo-hypophyseus verläuft durch das Infundibulum hindurch, um im Hypophysenhinterlappen sich erheblich aufzuzweigen und in unmittelbarer Nähe von den sinusoidartig erweiterten Capillaren zu endigen. Hier gelangt ihr Sekret in die Blutbahn, um so im ganzen Körper verteilt zu werden.

Der Tractus hypothalamo-hypophyseus wird von Axonen gebildet, die als die langen Zellfortsätze von neurosekretorischen Nervenzellen in der Hypothalamusregion entspringen.
Diese *neurosekretorischen Nervenzellen* (Nucl. paraventricularis und supraopticus) bilden in ihrem Cytoplasma die *Neurohormone* oder Neurosekrete. Die neurosekretorischen Nervenzellen weisen eine Cytoplasmaorganisation auf, die der allgemeinen Organisation eines Ganglionzellsomas entspricht.

Zusätzlich finden sich im Cytoplasma 120–200 nm große „dense core"-Vesikel, die Neurosekretgranula. Häufig sind die Neurosekretgranula in der Nähe von gut entwickelten Golgi-Apparaten anzutreffen. Granuläres endoplasmatisches Reticulum ist zu Nissl-Schollen zusammengelagert. Daneben finden sich freie Ribosomen, Mitochondrien, Lysosomen und Lipofuscinpigmente.

Die in den Kerngebieten des Hypothalamus gebildeten Neurohormone werden für die Speicherung und den Transport an eine Polypeptid-Trägersubstanz, das Neurophysin gebunden.

Dieser Neurophysin-Hormonkomplex entspricht dem Neurosekret und ist mit Chromhämatoxylin-Phloxin gut darstellbar. So lassen sich mit dieser Technik die Perikarya der neurosekretorischen Neurone deutlich von den anderen Kerngebieten des Hypothalamus abgrenzen. Eine unterschiedliche Farbstoffaufnahme (Anfärbbarkeit) deutet auf den unterschiedlichen Gehalt an gespeicherte Neurosekrete hin. Die Darstellung der Neurosekrete ist nicht auf das Perikaryon beschränkt; mittels der Gomori-Technik färben sich die im Axon transportierten Neurosekrete an. So erkennt man die Neurosekrettropfen z. T. als perlschnurartige, sehr feine Nervenfaseranschwellungen, die den Verlauf der Nervenfasern wiedergeben. Mitunter finden sich große, z. T. unregelmäßig geformte Axonanschwellungen, vollgefüllt mit Neurosekret, die als *Herring-Körper* gezeichnet werden.

Elektronenmikroskopisch fallen die Anschnitte von neurosekretorischen Axonen durch eine Lage dunkler, membranumgebener Neurosekretgranula mit einem Durchmesser von 120—200 nm auf. Herring-Körper unterscheiden sich im elektronenmikroskopischen Bild von anderen Axonabschnitten nur durch die Ausdehnung der Axonschwellung, die die Größe der Nervenzelleiber überschreiten kann.
Im N. supraopticus, N. paraventricularis, im Hypophysenstiel und im Hypophysenhinterlappen sind zwei Neurohormone nachweisbar, das Oxytocin und das antidiuretische Hormon. Diese Neurohormone werden in den Nervenzellsomata der neurosekretorischen Nervenzellen des Nucl. supraopticus und para-

240 Endokrine Drüsen

ventricularis des Hypothalamus gebildet und intraaxoplasmatisch in Form der Vesikel durch die Axone bis zu deren Ende am Blutgefäßsystem des Hypophysenhinterlappens transportiert. Der Hypophysenhinterlappen ist als ein Reservoir und Abgabeort für diese Neurosekrete anzusehen.

Oxytocin (Wehenhormon) regt die Tätigkeit der Uterusmuskulatur während der Austreibung (Geburt) und der menstruellen Desquamation an. In den Milchdrüsen sorgt es für die Kontraktion der Myoepithelzellen an den Drüsenendstücken.

Das antidiuretische Hormon (ADH, Adiuretin, Vasopressin) bewirkt eine Erhöhung des Blutdruckes und in der Niere die Hemmung der Diurese (s. Lehrbücher der Physiologie).

Tractus tubero-infundibularis

Eine weitere Gruppe von kleineren neurosekretorischen Nervenzellen mit der gleichen elektronenmikroskopischen Struktur, aber nicht gleicher Anfärbbarkeit, ist im Bereich des Trichtereingangs gelegen, die Nuclei tuberales.

Von den Nuclei tuberales (Ganglienzellansammlungen um den Trichtereingang) verlaufen die Nervenfasern als Tractus tubero-infundibularis zur vorderen Wand des Infundibulums und endigen dort an spiralig verlaufenden Capillaren (Capillarschlingen), den sog. Spezialgefäßen, deren Blutabfluß durch das Parenchym der Adenohypophyse verläuft. Das Sekret (Neurosekretgranula, Releasing Factoren), das von den Nervenendigungen an die Blutbahn abgegeben wird, gelangt auf diesem Weg in die Adenohypophyse.

Unter Releasing Factoren versteht man eine Gruppe von Peptidhormonen (in Kerngebieten des Hypothalamus gebildet), die die Bildung und die Ausschüttung der Hypophysenvorderlappen-Hormone stimulieren.

15.2 Epiphyse (Corpus pineale, Zirbeldrüse)

Die Epiphyse liegt im Dach des III. Ventrikels und hat die Form einer Kugel oder ist zapfenförmig. Das ca. 10 mm große Organ ist von einer Pia mater überzogen und hat eine Bindegewebskapsel, von der Septen in das Innere strahlen. Das Bindegewebe trennt die Drüse in *ungleich große Läppchen,* die von meist unregelmäßig angeordneten Zellen ausgefüllt sind.

Die *Bindegewebssepten* setzen sich aus kollagenen, wenigen elastischen Fasern und aus argyrophilen Gitterfasern zusammen, zwischen denen freie Bindegewebszellen, wie z. B. Mastzellen, anzutreffen sind.

Zellformen: In der Epiphyse treten zwei Zellarten auf, die *Pinealzellen* und die *Gliazellen* (Abb. 15.4).

Die *Pinealzellen* (Pinealocyten, Hauptzellen) sind *verzweigte* Zellen, die zu *epithelartigen Verbänden* in Form von kleinen Haufen *zusammengelagert* sind und die Hauptmasse des Organs ausmachen. Die Zellfortsätze dieser Zellen enden häufig mit Anschwellungen in Gefäßnähe oder in den angrenzenden Bindegewebssepten. Die Pinealocyten enthalten einen rundlichen bis nierenförmigen, zentralständigen Zellkern mit z. T. mehreren deutlichen Kernkörperchen. Außer Mitochondrien, Anteilen des Golgi-Apparates sowie geringen Anteilen des granulären endoplasmatischen Reticulums sind zwei weitere Differenzierungen im Cytoplasma der Pinealocyten vorhanden, die die Zelle im ELM-Bild charakterisieren: die Mikrotubuli und die Cisternen des agranulären endoplasmatischen Reticulums.

In der Epiphyse wurden das zu den biogenen Aminen gehörende Hormon Melatonin, dessen Vorstufen und Syntheseenzyme nachgewiesen. Bei Säugetieren scheint Melatonin das Ovar und den ovariellen Cyclus zu beeinflussen. Eine inhibitorische Wirkung von Melatonin auf die Tätigkeit endokriner Drüsen, wie z. B. der Schilddrüse, ist wiederholt beschrieben worden. Melatonin steht in enger stofflicher Beziehung zu dem Hormon Serotonin, so daß eine Beeinflussung der Aktivität serotoninerger Neurone durch die Pinealocyten angenommen werden darf.

In die Epiphyse gelangen Nervenfasern der Sehbahn, die an den Pinealocyten Noradrenalin und Serotonin freisetzen, das die Bildung und Ausschüttung von Melatonin bewirken soll. Aufgrund dieser direkten Verknüpfung von Nervengewebe, dessen Tätigkeit direkt von der Sehleistung abhängig ist, und den melatoninproduzierenden Pinealocyten wird die Epiphyse auch als photo-neuroendokrines Organ bezeichnet. In diesem Zusammenhang werden die Tag-Nacht-Konzentrationsschwankungen von Serotonin und Melatonin in der Epiphyse verständlich. Über diese lichtabhängigen Konzentrationsschwankungen von Serotonin und Melatonin wird eine rhythmische Beeinflussung des endokrinen Systems durch die Epiphyse möglich, so daß eine enge Beziehung der Epi-

Abb. 15.4. Epiphyse (Corpus pineale) und Glandula parathyreoidea (Nebenschilddrüse). **a** Schnitt durch die Epiphyse (Übersichtsvergrößerung). A = Acervulus (Hirnsand). L = Drüsenläppchen, S = Bindegewebssepten. **b** Pinealzelle aus der Epiphyse (nach STÖHR, jun.). **c** Fortsatzendigungen von Pinealzellen an einer Capillare (*c*) im septalen Bindegewebe (nach STÖHR, jun.). **d** Glandula parathyreoidea (GP) und Follikel (Fo) der Glandula thyreoidea. F = Fettgewebe. **e** Haufen und Balken von Epithelzellen, g = Gefäß

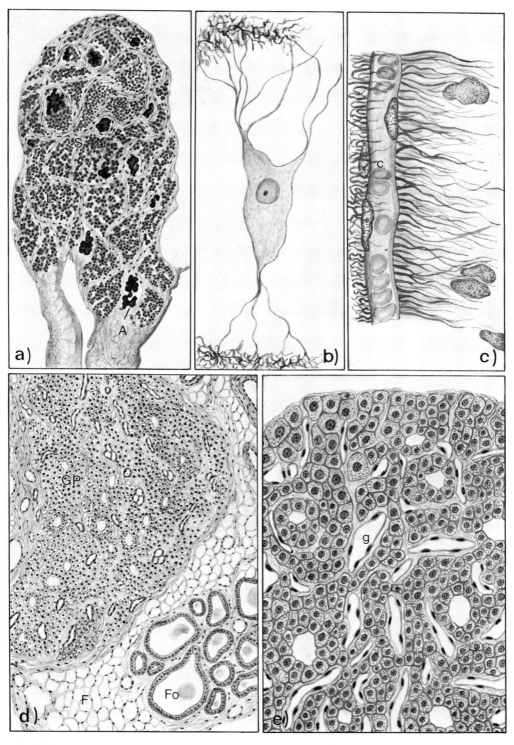

Abb. 15.4

physe zum Circadianrhythmus im Sinne einer Steuertätigkeit vermutet werden kann.

Die Interstitialzellen (Gliazellen)
Die Pinealocyten liegen in einem Gliafasergerüst aus Interstitialzellen, die zur Gruppe der *faserigen Astrocyten* gehören. Die Zellfortsätze dieser Interstitialzellen endigen z. T. an den zahlreichen Capillaren der Epiphyse.

Involution, Acervuli
Das Hauptwachstum der Epiphyse fällt beim Menschen in die ersten Lebensjahre, so daß sie um das siebte Jahr auf der Höhe ihrer Entwicklung steht. Zu diesem Zeitpunkt lassen sich auch die ersten Involutions-(Rückbildungs-)Erscheinungen in Form von Degeneration der Pinealzellen feststellen. So nimmt das Bindegewebe und das Gliagewebe auf Kosten des Drüsengewebes zu.
Infolge der Zunahme des Gliagewebes kommt es zur Bildung von Gliaplaques, in denen infolge Einschmelzung Cysten entstehen. Im Inneren dieser Cysten kommt es zur Konkrementbildung (Ablagerung fester Massen) aus lamellär geschichtetem Kolloid mit Ca- und Mg-Salzen, den Acervuli. Die Acervuli oder der Hirnsand sind 5 µm große tropfsteinähnliche Konkremente, die im Alter röntgenologisch nachweisbar sind.

15.3 Schilddrüse (Glandula thyreoidea)
Die *Schilddrüse* stellt eine *alveoläre Drüse* ohne Ausführungsgang dar und ist durch Bindegewebssepten in verschieden große Läppchenbezirke unterteilt. *Diese Septen* entspringen einer derben, bindegewebigen Kapsel, *der Capsula fibrosa,* die das ganze Organ umgibt. Bei Übersichtsvergrößerung und Routinefärbung erkennt man mit dem Lichtmikroskop die durch kollagenes Bindegewebe voneinander abgegrenzten, *verschieden großen Läppchenbezirke.* Durch feinere Septen werden diese noch weiter unterteilt. Diese Lobuli enthalten die dicht nebeneinanderliegenden *Schilddrüsenfollikel* und kleine Zellhaufen, die zwischen den Follikeln gelegen sind, *die parafolliculären Zellen,* sowie außerordentlich zahlreiche Blut- und Lymphcapillaren und vegetative Nervenfasern.
Schilddrüsenfollikel (Schilddrüsenbläschen): Die Schilddrüsenbläschen sind kugelige, ovoide bis schlauchförmige Hohlräume, die in der Größe sehr variabel sind und das *Schilddrüsenkolloid* enthalten, das bei H.E.-Färbung gewöhnlich rötlich erscheint. Älteres, festes Kolloid kann bei der gleichen Technik einen mehr bläulichen Farbton annehmen. Die Wand der Follikel besteht aus einem geschlossenen Verband eines unterschiedlich hohen, einschichtigen Epithels aus flachen, kubischen oder cylindrischen Epithelzellen.
Die *Follikelepithelzellen* (Hauptzellen) sind helle, *chromophobe* Zellen mit gut abgrenzbaren Zellmembranen und einem leicht basal gelegenen, locker strukturierten Zellkern.

In den basalen Bereichen des Cytoplasmas finden sich z. T. weitgestellte Cisternen des granulären endoplasmatischen Reticulums; im apicalen (der Follikelhöhle zugekehrten Seite) Cytoplasmabereich befindet sich in Kernnähe ein gut entwickelter Golgi-Apparat. Außerdem läßt sich nicht selten Kolloid bzw. seine Vorstufen in Form von Kolloidtropfen im Cytoplasma nachweisen. An der freien Oberfläche entwickelt die Follikelepithelzelle Mikrovilli, die in die Follikelhöhle hineinragen.

Sekretbildung (Abb. 15.5): Die Follikelepithelzellen sind gewöhnlich (indifferenter Zustand) *isoprismatisch.* Sie bilden feine *Prosekretgranula* oder *Kolloidtropfen,* die an die *Follikelhöhle* abgegeben werden. Die Kolloidtropfen sind ein Komplex aus Schilddrüsenhormon (Thyroxin, Trijodthyronin) und Trägerprotein, das Thyreoglobulin. Das proteingebundene Hormon wird dann in den Follikeln gestapelt.

In der Stapelform, *dem Ruhezustand,* sind die Follikel groß und von platten bzw. *flachen Epithelzellen* begrenzt. Die Konsistenz des angereicherten Kolloids ist erhöht und deshalb finden sich wenig Schrumpfungstendenzen des Kolloids und *Randvacuolen.* Die dichtere Konsistenz des Kolloids führt zu einer erhöhten Anfärbbarkeit.
Die Durchblutung der parafolliculär gelegenen Blutgefäße ist verringert.
Sekretausschleusung (Resorptionsphase):
Durch ein vom Follikelepithel produziertes, proteolytisches Enzym wird das in der Follikelhöhle eingedickte, gestapelte Kolloid wieder in freies Hormon und Globulin gespalten und dadurch schon in der Follikelhöhle wieder verflüssigt. So entstehen am Rand des Follikels Vacuolen, die Randvacuolen, aus denen dann das Hormon von den Follikelepithelzellen rückresorbiert und im aktiven Transport durch die Follikelwand an die Blutcapillaren abgegeben wird.

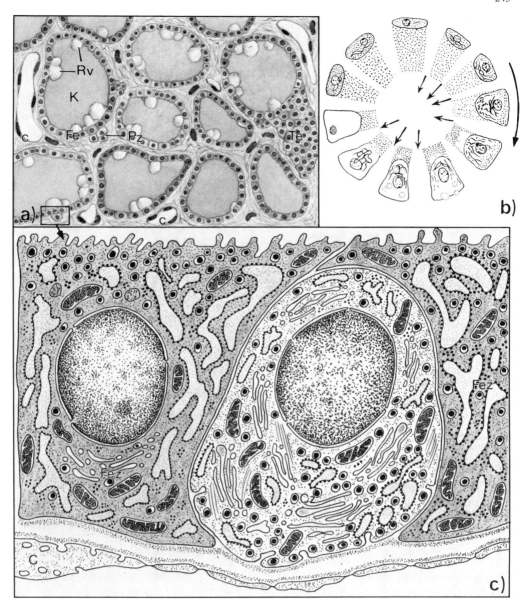

Abb. 15.5. Schilddrüse. **a** Schilddrüsenfollikel (LM), K = Kolloid, Rv = Randvacuolen, Fe = Follikelepithel, Pz = parafolliculäre Zellen, c = Capillarsinus, Te = Tangentialschnitt durch Follikelepithel. **b** Schema der Formveränderung von Follikelepithelzellen beim Übergang von der Stapel- zur Sekretions- und Resorptionsphase. (In Anlehnung an BARGMANN). **c** Ausschnitt (ELM) aus der Wand eines Follikelepithels (Vergr. etwa 25000fach). Fez = Follikelepithelzellen, Cz = parafolliculäre Zelle (C-Zelle, calcitoninbildend), c = Capillarsinuswand

In seiner Transportform an Blutproteine gebunden, wird es mit der Blutzirkulation in den Organismus gebracht. Die Hauptzellen sind in diesem Zustand *hochprismatisch* und enthalten häufig Vacuolen, die mit Hormon gefüllt sind. Die Zellkerne sind relativ klein und basalständig.

In dieser Aktivitäts- oder Resorptionsphase sind die Epithelzellen zu hochprismatischen Formen angeschwollen. Das Kolloid wird, am Epithelrand zuerst, verflüssigt, es entstehen Randvacuolen. Die Ausdehnung des Follikels nimmt ab und die umgebenden Blutgefäße sind stark erweitert.

Kolloidzelle: Außer den relativ hellen Hauptzellen (Thyreocyten) finden sich noch Zellen im Follikelepithel, die ein stark färbbares, kompaktes Cytoplasma und einen dunklen Kern aufweisen. Es handelt sich um zugrundegehende Zellen mit Degenerationszeichen am Kern, die regelmäßig im Follikelepithel anzutreffen sind.

Parafolliculäre Zellen (C-Zellen, Abb. 15.5): Neben und seltener in der Wand der Follikelbläschen finden sich häufig in enger Lagebeziehung zum Follikelepithel parafolliculäre Zellen oder C-Zellen (calcitoninbildende Zellen), die z.T. vereinzelt oder in Gruppen gelegen sind. Sie sind von der Follikelhöhle meistens durch das Follikelepithel getrennt.

Die parafolliculären Zellen sind rundlich oder oval und fallen durch die Helligkeit des Cytoplasmas im ELM-Bild auf. Kleine granuläre Vesikel („dense core vesicles") mit einem Durchmesser von 100–200 nm sind über den Zelleib verteilt und finden sich besonders in der Nähe des gut entwickelten Golgi-Apparates. Der Inhalt der granulären Vesikel läßt deutliche Unterschiede in der Dichte erkennen. Daneben finden sich Mitochondrien, freie Ribosomen und Lysosomen.

Funktion der Schilddrüse: Der Funktionszustand der Schilddrüse ist abhängig von exogenen Faktoren wie Ernährung, Temperatur, psychische Beanspruchung (Stress) u.a. Die Schilddrüse beeinflußt mit ihren beiden Follikelhormonen, dem Thyroxin und dem Trijodthyronin, den Grundumsatz und damit die Intensität des Körperstoffwechsels.
Die parafolliculären Zellen bilden das Thyreocalcitonin, das als Antagonist zum Parathormon den Blutcalciumspiegel senkt.

15.4 Epithelkörperchen (Glandulae parathyreoideae, Nebenschilddrüse)

Als Epithelkörperchen bezeichnet man kleine Organe, die beim Menschen auf der Dorsalseite der Schilddrüse gelegen sind. In der Regel befinden sich an jedem der beiden Schilddrüsenlappen mindestens je zwei dieser ca. 3–10 mm langen und 2–5 mm dicken Organe.

Jedes Epithelkörperchen ist von einer *Bindegewebskapsel* umschlossen, von der zahlreiche *Septen* in das Innere eindringen und sich miteinander verbinden.

Das Parenchym der Epithelkörperchen ist sehr unterschiedlich gebaut. Es kann als *kompakter Zellkomplex aus Epithelzellbalken* und *Haufen* angeordnet sein, die Epithelzellhaufen können aber auch durch Einlagerung von Fettgewebe lockerer verteilt und auseinandergezogen sein. Dazwischen erstreckt sich ein dichtes Capillarnetz.

Gelegentlich findet sich eine follikelähnliche Anordnung der Zellen und innerhalb dieser Follikel eine Kolloidsubstanz.

Das Drüsenparenchym besteht aus dichtgelagerten Zellen, die in zwei verschiedene Typen einzuteilen sind:
1. Die *Hauptzellen* sind *polygonal*, weisen einen zentralständigen Zellkern auf und sind *schwach acidophil*.

Das Cytoplasma dieser Zellen wird durch unterschiedlich große und elektronendichte Vesikel bzw. Granula, die z.T. von einer Membran umgeben sind, bestimmt. Daneben finden sich große Mengen von Glykogengranula und Lipofuscinpigmente. Die großen, elektronenoptisch dichten Granula sollen das Parathormon (wirkt auf den Calcium- und Phosphatstoffwechsel) enthalten und sind vermutlich das elektronenoptische Äquivalent für die mittels Chromalaun lichtmikroskopisch in den Hauptzellen dargestellten Sekretgranula.

2. Die *oxiphilen Zellen* sind *größer* als die Hauptzellen, und nur in deutlich *geringerer Anzahl* im Parenchym anzutreffen. Sie liegen vereinzelt oder in kleinen Gruppen und sind *stark acidophil*.

Das Cytoplasma ist nahezu vollständig von langen Mitochondrien ausgefüllt. Dazwischen sind Glykogengranula gelegen. Andere Zellorganellen, wie ER und Golgi-Apparat, sind nur selten anzutreffen. Die oxiphilen Zellen scheinen mit zunehmendem Alter vermehrt vorzukommen. Ihre Funktion ist bislang unbekannt.

15.5 Langerhans-Inseln (endokriner Pankreasteil, Inselapparat, Abb. 12.21)

Inmitten des exokrinen Teils des Pankreas, der eine rein seröse Drüse mit Ausführungsgangsystem darstellt und den Pankreasaft mit den Verdauungsenzymen produziert, liegen die sich im lichtmikroskopischen Schnitt deutlich abhebenden *endokrinen Langerhans-Inseln.*
Die Langerhans-Inseln bilden in ihrer *Gesamtheit das Inselorgan.* Insgesamt sind ca. 0,5–1,5 Millionen Inseln im Pankreas, hauptsächlich in seinem Schwanzteil, lokalisiert.

Die Langerhans-Inseln sind zumeist *rundliche Zellansammlungen* mit einem Durchmesser von 100–200 μm. In gefärbten Präparaten erscheinen sie als hellere Flecken, denn ihre Zellen färben sich schwächer als die der exokrinen Acini. Die Parenchymzellen der Inseln sind zu netzförmig miteinander anastomosierenden Strängen oder kleinen Haufen angeordnet, zwischen denen auffallend zahlreiche und sinusoidartig weitgestellte, fenestrierte Capillaren verlaufen.

Zellformen: Die einzelnen Inselzellen sind meist ca. 15 μm große Zellen, deren Kern länglich bis oval geformt ist. Eine H.E.-Färbung erlaubt keine Differenzierung der polyedrischen oder rundlichen Drüsenzellen in einzelne Zelltypen. Dagegen lassen sich in den Inseln mit verschiedenen Färbemethoden infolge unterschiedlicher Anfärbung folgende Zelltypen unterscheiden:

1. *α-Zellen* (A-Zellen): Die A-Zellen (15–20% aller Inselzellen) liegen meist in der Peripherie der Langerhans-Inseln, sind klein und enthalten in ihrem Cytoplasma die α-Granula, die mit Silberimprägnation intensiv schwarz imprägniert werden (Silberzellen). Bei der Gomori-Färbung tönen sie sich schwach rötlich.
Die α-Granula enthalten Vorstufen des Glucagons, eines Hormons, das u. a. den Blutzuckerspiegel durch Aktivierung des Glykogenabbaus in der Leber erhöht.
2. *β-Zellen* (B-Zellen): Die β-Zellen bilden den größten Teil der Langerhans-Inseln (ca. 80%). Die β-Zellen sind schwächer färbbar. Im Gomori-Präparat erscheinen sie in einem bläulichen Farbton. Ihr Cytoplasma ist feinst granuliert (β-Granula). Diese extrem elektronendichten Granula enthalten die Vorstufen des Insulins, eines Hormons, das u. a. den Blutzuckerspiegel durch Verstärkung des Glykogenaufbaus und des Zuckerabbaus (Glykolyse) senkt.
3. *D-Zellen* (A_1-Zellen, δ-Zellen, Abb. 12.22): Mit Anilinblau sind inmitten der Langerhans-Inseln selektiv Zellen mit einem chromatinreichen Kern und feiner Cytoplasmagranulation zu erkennen. Sie bilden etwa 2% des Inselparenchyms. Die D- oder δ-Zellen bilden eine in der Wirkung dem Gastrin ähnliche Substanz, das Polypeptid Somatostatin. Wahrscheinlich regelt das Somatostatin die Hormonabgabe der Inselzellen. Nach einer neueren Einteilung werden die D-Zellen zum GEP-System gerechnet.

15.6 Nebenniere (Glandula suprarenalis)
(Abb. 15.6)

Die Nebenniere ist auf dem oberen Nierenpol gelegen und ist paarig angelegt.

Schon mit Lupenvergrößerung läßt sich im lebensfrischen Schnitt durch die Nebenniere die dunklere Marksubstanz von der helleren Rindensubstanz unterscheiden. Das Nebennierenmark wird allseitig von der Nebennierenrinde umschlossen.

Nach außen ist die Nebenniere von einer starken bindegewebigen *Kapsel* aus kollagenem Bindegewebe umgeben, in dem elastische Fasern, glatte Muskelfasern und vegetatives Nervengewebe (Nervenfasern und Nervenzellen) enthalten sind.

In ihren äußeren, aufgelockerten Schichten enthält die Nebennierenkapsel Fettgewebe.

Von der Innenfläche der *Nebennierenkapsel* strahlen zahlreiche, Gefäße und Nerven führende bindegewebige Septen radiär in die Rindensubstanz ein. An der Grenze zwischen Mark- und Rindensubstanz lösen sich die Septen in feine, in die Marksubstanz einziehende Fasern auf.

Die Nebennierenrinde (Cortex suprarenalis, NNR): Die Nebenniere des Erwachsenen besteht zu etwa 80% aus den Schichten der Nebennierenrinde. Aufgrund des hohen Lipidgehaltes läßt sich die Nebennierenrinde in nativen Schnittpräparaten als gelbliche Schicht (Fett) von dem weißgrauen Mark abgrenzen. Mit Fettfarbstoffen wie Sudan III kann die Rinde intensiv rötlich angefärbt werden.

In der Rindensubstanz setzt sich das Parenchym aus Zellen zusammen, die in charakteristischer Weise innerhalb des Raumes zwischen den Bindegewebssepten in soliden Ballen und Strängen angeordnet sind und drei voneinander unterscheidbare und ineinander übergehende Zonen bildet:

Die *Zona glomerulosa* (Abb. 15.6) liegt direkt unter der Kapsel und ist nicht überall gleichmäßig entwickelt. Beim Menschen besteht sie aus *rundlichen* Zellbalken bzw. knäuelartig *gewundenen Zellsträngen*, die von acidophilen Zellen mit dunklem Kern gebildet werden.

Die *Zellen sind klein,* durch ein dichtes, feingranuliertes Cytoplasma gekennzeichnet und enthalten keine oder nur *wenig Lipoidtröpfchen*.

Die Zellen der Zona glomerulosa bilden Mineralocorticoide zur Regulierung des Na^+- und K^+-Stoffwechsel.

In der sich markwärts anschließenden *Zona fasciculata* laufen die *Zellstränge* gerade, radiär

246 Endokrine Drüsen

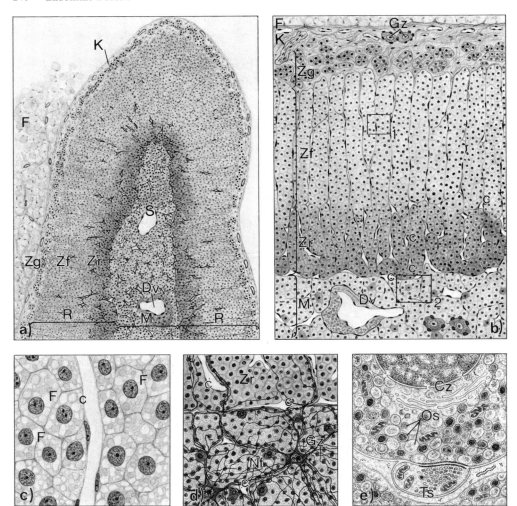

Abb. 15.6. Nebenniere. a Übersichtsvergrößerung. F = Fettgewebe, K = Kapsel, R = Rinde, M = Mark, Zg = Zona glomerulosa, Zf = Zona fasciculata, Zr = Zona reticularis, Dv = Drosselvene, S = Sinus. **b** Schichtenbau der Nebenniere (Vergr. etwa 65fach). F = Fettgewebe, K = Kapsel, Zg = Zona glomerulosa, Zf = Zona fasciculata, Zr = Zona reticularis, M = Mark, Gz = Ganglienzellen, Dv = Drosselvene, c = Capillarsinus. **c** Vergrößerung (etwa 400fach) des Ausschnitts 1 in **b**. Zona fasciculata mit intracellulären Fettvacuolen (F). c = Capillarsinus. **d** Vergr. (etwa 100fach) des Ausschnitts 2 in **b**. Nebennierenmark mit angrenzender Rindensubstanz (Zr = Zona reticularis), Silbertechnik. Gz = sympathische Ganglienzelle, Nf = Nervenfasern, c = Capillarsinus. **e** *ELM*: Vegetative Nervenendigungen (Transmittersegment, Ts) an chromaffiner Zelle (Cz, Synapse) mit unterschiedlich dichten osmiophilen Vesikeln (Os)

und bilden nur selten untereinander Verbindungen. Die Zellstränge werden durch die Bindegewebssepten mit weiten *Capillarsinus* getrennt. Für die Fasciculatazellen charakteristisch ist ein *spongiöses, netzmaschiges Cytoplasma*, das durch die im Zelleib gestapelten Lipidtröpfchen entsteht. Die Zellen der Zona fasciculata weisen im Vergleich zu den beiden anderen Schichten der NNR den höchsten Gehalt an intracytoplasmatischen *Fetttropfen* auf (Abb. 15.6 u. 15.7).

In der Zona fasciculata werden die Glucocorticoide gebildet, die zusammen mit Adrenalin, Insulin und Glucagon den Kohlenhydratstoffwechsel beeinflussen und auf den Protein- und Fettstoffwechsel durch Förderung der Gluconeogenese einwirken.

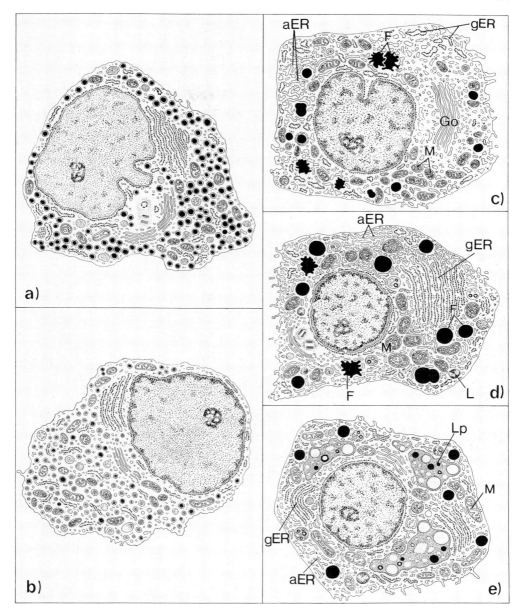

Abb. 15.7. Zellen der Nebenniere (*ELM*, aus LENTZ), **a** und **b** chromaffine Zellen des Nebennierenmarks, **c** bis **e** Zellen der Nebennierenrinde. **a** Noradrenalin produzierende Zelle mit membranbegrenzten dichten osmiophilen Vesikeln (Durchmesser 100–300 nm). **b** Adrenalin produzierende Zelle mit unterschiedlich dichten (osmiophilen), membranbegrenzten Vesikeln (Durchmesser 100–350 nm). **c** Zelle der Zona glomerulosa mit wenigen Fetttropfen (*F*), Cisternen des agranulären endoplasmatischen Reticulum (*aER*) und vereinzelten Cisternen des granulären endoplasmatischen Reticulum (*gER*) sowie Mitochondrien (*M*) vom Crista-Typ und Golgi-Felder (*Go*). **d** Zelle der Zona fasciculata mit agranulärem endoplasmatischen Reticulum (*aER*), Mitochondrien (*M*) und Fetttropfen (*F*) sowie lysosomalen Elementen (*L*). **e** Zelle der Zona reticularis mit granulärem endoplasmatischen Reticulum (*gER*), agranulärem endoplasmatischen Reticulum (*aER*), Mitochondrien (*M*), Lipofuscinpigmente (*Lp*)

In der *Zona reticularis* sind die *Epithelstränge zu einem Netzwerk angeordnet,* in dessen Maschen besonders weitgestellte *Sinuscapillaren* gelegen sind. Die Zellen sind kleiner als in der Zona fasciculata, weisen ein dichteres Cytoplasma auf, sind *frei von oder arm an Fetttropfen und* enthalten im Alter zunehmend Lipofuscinpigmentgranula, so daß diese Zona dann bereits mit Lupenvergrößerung am nativen Präparat als bräunliche Pigmentzone zu erkennen ist. Während im H.E.-Präparat die Fasciculatazellen hell erscheinen, zeigen sich die Zellen der Zona reticularis in einem rötlichen Farbton.

In der Zona reticularis werden Androgene und vermutlich in geringen Mengen auch Östrogene gebildet. Im Bereich der Zona reticularis sind zahlreiche Zelluntergänge bzw. -auflösungen anzutreffen, die an den pyknotischen Kernen und der stärkeren Anfärbbarkeit des Cytoplasmas zu erkennen sind.

Die prozentualen Anteile der drei Schichten am Aufbau der Nebennierenrinde sind nicht konstant, sondern erheblichen Schwankungen unterworfen, die von Lebensalter und funktioneller Belastung abhängig sind.

Während die Zona fasciculata in allen Lebensabschnitten weitgehend gleich ausgebildet ist, sind die nach außen und innen angrenzenden beiden Rindenschichten erheblichen Umbauvorgängen unterworfen (Rindenumbau bzw. *Transformation*).

Dieser Umbau der Nebennierenrinde, die sog. *Morphokinese,* ist auf die endokrine Beeinflussung durch die Hormone des Hypophysenvorderlappens (ACTH) und in der fetalen Phase auf das Placentahormon (Choriongonadotropin, HGG) zurückzuführen.

So ist die Ausbildung der fetalen Zona reticularis durch den Einfluß des HCG der Placenta und die Involution nach der Geburt durch das Fehlen des placentaren Chorion-Gonadotropins zu verstehen. Unter dem Einfluß der Geschlechtsdrüsen (Pubertät, Ansteigen der Gonadenhormone) entwickeln sich die Zona reticularis und Zona glomerulosa, die bei Abklingen der Gonadenaktivität wieder zurückgebildet werden. Die Zona fasciculata, die jetzt eine Verbreiterung erfährt, lagert in ihren Zellen vermehrt Lipide ab.

Auch bei Streßbelastungen kommt es zu einer charakteristischen Morphokinese: Aufgrund der bei Streß erhöhten Ausschüttung von ACTH zeigt sich in kurzer Zeit eine sog. „progressive Transformation", in der alle drei Rindenschichten deutlich verbreitert werden können.

Die Endothelien der Nebennierencapillaren sind zum reticulo-endothelialen System (RES) *zu rechnen.*

Nebennierenmark (Medulla suprarenalis, NNM): Das Nebennierenmark gehört entsprechend seines Baumaterials zu den *chromaffinen Paraganglien* (s. S. 134) und besteht aus Zellen, die zu *netzförmig miteinander* verbundenen *Strängen oder zu Zellballen* angeordnet sind. In den Maschen dieses Parenchymnetzes finden sich außerordentlich zahlreiche und weite Capillaren und Venen, die als charakteristische Besonderheit Längsmuskelwülste in der Intima aufweisen.

Durch diese Differenzierung der Venenwand können der Abfluß des Blutes gedrosselt und so Stoff- und Gasaustausch beeinflußt werden.

Die *Markzellen* sind *unregelmäßig polyedrische, 20—30 μm große Zellen mit chromatinarmem Kern.* Im Cytoplasma sind in unterschiedlicher Menge feine Granula gelegen, die eine starke Affinität zu basischen Farbstoffen haben und in *Chromsalzlösungen* einen *intensiven, braunen Farbton* annehmen.

Die chromaffine Reaktion beruht auf einer Oxydation der in der Granula enthaltenen Catecholamine.

Aufgrund dieses Verhaltens werden die Zellen des Nebennierenmarkes auch als chromaffine Zellen bezeichnet.

Die chromaffinen Zellen sind polygonale Zellen mit einem großen runden Zellkern und einem oder mehreren Kernkörperchen.

Im Cytoplasma finden sich in unterschiedlicher Menge 100—300 nm große, membrangebundene Granula *(große granuläre Vesikel; „dense core vesicles").* Es lassen sich aufgrund des unterschiedlichen elektronenoptischen Erscheinungsbildes *zwei Typen von chromaffinen Zellen* differenzieren. Die *Granula* der *noradrenalinproduzierenden Zellen* erscheinen *elektronendicht* oder *stark osmiophil,* die *adrenalinproduzierenden Zellen weisen* jedoch *keine einheitliche Osmiophilie* auf und sind heller als die Noradrenalingranula (Abb. 15.6).

Außer den chromaffinen Zellen finden sich im Nebennierenmark noch Zellen von lymphocytärem Aussehen, undifferenzierte Sympathicoblasten und vegetative Ganglienzellen, die an ihrem besonders großen und runden Kern erkennbar sind.

Die arterielle Versorgung des Nebennierenparenchyms erfolgt von der Oberfläche in Form eines subcapsulären arteriellen Netzes, von dem sinusoidale Rindencapillaren in Richtung Mark ziehen. An der Rinden-Mark-Grenze und an den basalen Bereichen der Zona reticularis sind die Rindencapillaren zu weit gestellten Sinus ausgebildet, die das Blut in die Venen der Marksubstanz ergießen.

Mit zunehmendem Kaliber sind die Markvenen durch charakteristische Längsmuskelwülste in der Intima ausgestattet, so daß der Abfluß des Blutes im Mark gedrosselt werden kann. Schwache Ringmuskulatur besitzt erst die zentral im Mark gelegene Vena centralis, die in die Vena suprarenalis einmündet.

16 Zentrales Nervensystem [H. 13]

16.1 Rückenmark (Medulla spinalis) [H. 13.3]
An einem Querschnitt durch das Rückenmark erkennt man die *innen gelegene, als H- oder Schmetterlingsfigur auftretende,* aus *Nervenzellen, aus vorwiegend marklosen und wenigen markarmen Nervenfasern* und *Neuroglia* bestehende *graue Substanz* (Substantia grisea), die den Zentralkanal *(Canalis centralis)* enthält. Diese wird allseitig von einem aus überwiegend *markhaltigen, markarmen* und wenigen marklosen *Nervenfasern ab- und aufsteigender Systeme* und *Gliagewebe* zusammengesetzten Markmantel der *weißen Substanz* (Substantia alba) umgeben. In der weißen Substanz gibt es *keine Nervenzellen.* An der Oberfläche der Substantia alba breitet sich das gefäßhaltige Bindegewebe der weichen Rückenmarkshaut, der Pia mater spinalis, aus (Abb. 16.1).

In ihrer Gesamtheit läßt sich die das ganze Rückenmark durchziehende Substantia grisea in bilateraler Symmetrie in eine Vorderhornsäule *(Columna anterior),* Hinterhornsäule *(Columna posterior)* und in eine im Thorakalmark gut entwickelte Seitenhornsäule *(Columna lateralis)* untergliedern.

Substantia grisea: Die Säulen des Rückenmarkes erscheinen im Querschnittsbild als Hörner oder Cornua, bei denen man ein breites Vorderhorn *(Cornu anterius),* ein schmales Hinterhorn *(Cornu posterius)* und ein kleines, vorwiegend im Brustmark ausgebildetes Seitenhorn *(Cornu laterale)* unterscheiden kann. Bei funktioneller Betrachtung gehört die Vorderhornsäule dem motorischen, die Hinterhornsäule dem sensiblen System und die Seitenhornsäule dem vegetativen Nervensystem an. Die Bezeichnungen Columna und Cornu werden oft synonym benutzt. Die graue Substanz zwischen Vorder- und Hinterhorn wird Pars intermedia genannt. In der Mitte der Schmetterlingsfigur der Substantia grisea liegt der bei Erwachsenen oft obliterierte, von Ependym ausgekleidete *Zentralkanal* (Canalis centralis), der von einer nervenzellfreien, aus Gliagewebe und Fortsätzen der Ependymzellen bestehenden Substantia gelatinosa centralis eingerahmt wird.

Im Mittelteil der H-Figur (Substantia intermedia centralis) vollzieht sich eine Kreuzung von Nervenfasern, die man als Commissura grisea bezeichnet.

Nervenzellen der grauen Substanz: Die sehr gut capillarisierte graue Substanz enthält außer marklosen wenige *markarme Nervenfasern, Neuroglia* und *als Hauptbestandteil multipolare Nervenzellen,* die man nach ihrem morphologischen Verhalten, dem Verlauf ihrer Axone und ihrer synaptischen Verknüpfung in folgende Gruppen unterteilt:

1. Somatomotorische und visceromotorische (vegetative) Wurzelzellen. Die Neuriten der multipolaren somatomotorischen Nervenzellen verlassen die graue Substanz, ziehen als Fila radicularia durch die Substantia alba und als vordere Wurzel aus dem Rückenmark heraus und verkörpern die motorische Wurzel des Spinalnerven (Abb. 16.2). Als Wurzelzellen werden die großen (60—140 μm) *motorischen Vorder-*

Abb. 16.1. Rückenmark. **a** Querschnitt durch das Halsrückenmark (Halsanschwellung). (Vergr. 8:1). Graue Substanz: dunkelgrau, weiße Substanz: hellgrau gezeichnet. V=Vorderhorn, S=Seitenhorn, H=Hinterhorn, C=Canalis centralis, fg=funiculus gracilis, F=Fissura mediana anterior, P=Pia mater, Ra=Radix anterior. **b** Canalis centralis mit Ependymauskleidung (E). (Vergrößerung etwa 350fach). **c** Vergrößerung des Ausschnitts 1 aus **a**. Typische multipolare motorische Vorderhornzellen (Pfeile). W=weiße Substanz mit quer getroffenen markhaltigen Nervenfasern. (**a–c:** Aus SOBOTTA). **d** Vergrößerung des Ausschnitts 2 aus **a**. (Nach STÖHR jun., 1951). Hinterer Anteil der Columna dorsalis. Rp=Radix posterior, Zt=Zona terminalis (Lissauersche Randzone), Z=Zona spongiosa, Sg=Substantia gelatinosa (Rolandi), F=quergeschnittene markhaltige Nervenfasern in Substantia alba, P = Pia mater

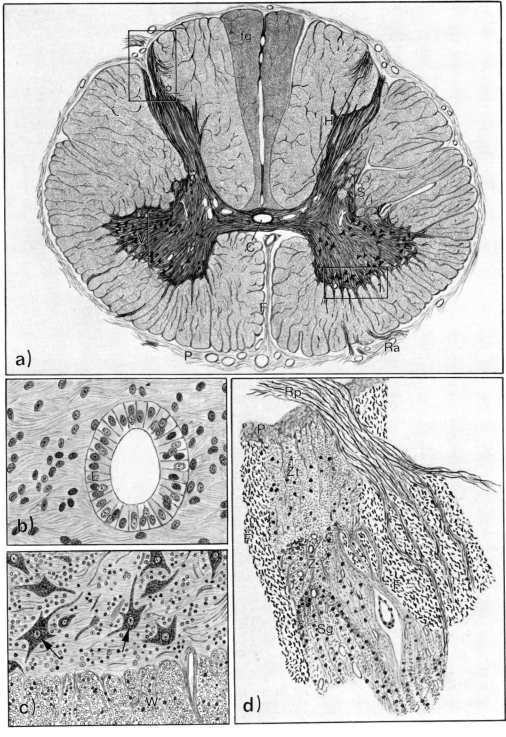

Abb. 16.1

hornzellen und die kleineren ebenfalls multipolaren sympathischen und parasympathischen Nervenzellen *(visceromotorische Wurzelzellen)* des Seitenhornes betrachtet. Die Unterscheidung von somatomotorischen (cerebrospinal) und vegetativen Wurzelzellen ist durch die Größe und den unterschiedlichen Gehalt von Nissl-Substanzen möglich.

2. Binnenzellen: Bei den Binnenzellen handelt es sich um kleinere Neurone, deren Neuriten das Rückenmark nicht verlassen, sondern synaptischen Endigungen an der Oberfläche anderer Nervenzellen der grauen Substanz entwickeln.

3. Die Neuriten von *sog. Strangzellen* verlaufen in der Substantia alba in den Leitungsbahnen, verbinden als afferentes Leitungssystem das Rückenmark mit Hirnteilen und stellen nach den Spinalganglienzellen das 2. Neuron dar. Während die Binnenzellen in der Vorderhornsäule und im Cornu posterius vorwiegend diffus verteilt in der grauen Substanz liegen, ordnen sich die Wurzel- und Strangzellen teilweise zu sog. Kerngebieten, Kernen oder Nuclei (um-

Abb. 16.2. Rückenmark, Spinalganglion und Verbindungen des Spinalnerven mit dem vegetativen Nervensystem (Sympathicus und Parasympathicus). (Nach einer Abb. aus LEONHARDT, neu bearbeitet). Substantia grisea (*Sg*) und periphere Ganglien sind grau getönt. *Gliederung des Rückenmarks:* 3 = Sulcus medianus posterior, 6 = Sulcus intermedius posterior und Sulcus lateralis posterior. 25 = Fissura mediana (anterior), 4 = Canalis centralis, umgeben von der Substantia intermedia centralis, an die sich seitlich die Substantia intermedia lateralis, vorne die Commissura alba anschließen. *Weiße Substanz:* 5 = Funiculus posterior, 30 = Funiculus lateralis, 26 = Funiculus anterior, 11 = Formatio reticularis. *Graue Substanz:* 28 = Cornu posterius, 29 = Cornu laterale, 27 = Cornu anterius. Kerngebiete der grauen Substanz. *Linke Bildhälfte:* 9 = Nuclei proprii posteriori (Hinterhornkerne, Binnenzellen), 12 = Nucleus thoracicus (Nucleus dorsalis, Stilling-Clarkesche Säule, Binnenzellen), 13 = Nucleus intermediolateralis (Sympathicus-) und Nucleus intermediomedialis (Parasympathicus-)Wurzelzellen, 21 = Nuclei cornu anterioris (Vorderhorn-Wurzelzellen, lateral für Extremität, medial für Extremitätengürtel und für Rumpfwand; Aα- und Aγ-Motoneurone). *Rechte Bildhälfte:* Wurzelzellen viereckig; *schwarz* = Somatomotorik, *weiß* = Viszeromotorik (hier Sympathicus). Binnenzellen rund; *groß* = Strangzellen (zwei Beispiele), *klein* = Eigenapparat (je ein Beispiel für Schalt-, Kommissuren- und Assoziationszellen). *Bahnen der weißen Substanz:* 2 = Fasciculus gracilis (GOLL, epikritische Sensibilität und Tiefensensibilität aus der unteren Körperhälfte), 1 = Fasciculus cuneatus (BURDACH, epikritische Sensibilität und Tiefensensibilität aus der oberen Rumpfhälfte und der oberen Extremität), 7 = Tractus dorsolateralis (LISSAUER, Schmerz, Temperatur), 8 = Tractus spinocerebellaris posterior (FLECHSIG, Afferenzen aus dem Bewegungsapparat zum Kleinhirn), 10 = Tractus rubrospinalis (MONAKOW, Extrapyramidalmotorik), 15 = Tractus spinothalamicus lateralis (Schmerz, Temperatur), 16 = Tractus spinotectalis und tectospinalis lateralis et reticulospinalis (Reflexbahn des Hirnstammes), 17 = Tractus spinocerebellaris anterior (GOWERS, Afferenzen aus dem Bewegungsapparat zum Kleinhirn), 18 = Tractus spinoolvaris, 19 = Fasciculi proprii (Eigenapparat des Rückenmarks, in der Abb. helle Zone um die graue Substanz), 20 = Tractus spinothalamicus anterior (Druck und Berührung), 22 = Tractus vestibulospinalis (Reflexbahn des Gleichgewichtsorganes), 23 = Tractus pyramidalis (corticospinalis) anterior (Willkürmotorik, ungekreuzter Anteil), 24 = Tractus tectospinalis medialis (Reflexbahn des Hirnstammes). Bezeichnungen z. T. nach WOLFF-HEIDEGGER. *Gliederung des peripheren Nervensystems: Spinalnerv:* 31 = Radix dorsalis (sensible Wurzel), 32 = Ganglion spinale (sensibles Ganglion), 35 = Radix ventralis (motorische Wurzel), 33 = Nervus spinalis, 34 = Ramus dorsalis („gemischter" hinterer Ast), 42 = Ramus ventralis („gemischter" vorderer Ast des Spinalnerven). *Sympathicus:* 36 = Ramus communicans albus (präganglionäre Fasern), 40 = Ganglion trunci sympathici (Perikaryen postganglionärer Neurone), 41 = Ramus communicans (griseus; postganglionäre Fasern zu Rumpfwand, Kopf und Extremitäten), 39 = Nervus splanchnicus (prä- und postganglionäre Fasern und afferente Fasern für Eingeweide). 38 = Ganglion plexus autonomici (prävertebrales vegetatives Ganglion, Perikaryen postganglionärer Neurone), 37 = Plexus autonomicus (vegetativer Plexus, postganglionäre Sympathicusfasern, prä- und postganglionäre Parasympathicusfasern und afferente Fasern). *Parasympathicus:* Die aus dem Nucleus intermediomedialis entspringenden visceromotorischen Fasern verlassen (nach Auffassung der meisten Autoren) mit der vorderen Wurzel das Rückenmark. Die 2. Neurone liegen in den vegetativen Plexus nahe an oder in den Eingeweiden; sie verhalten sich prinzipiell so wie die im Schema eingezeichneten Sympathicusfasern, die zu 2. Neuronen im prävertebralen vegetativen Ganglion ziehen. Die Parasympathicusfasern sind im Schema nicht eingezeichnet. Ausschnitt mit der Substantia grisea mit motorischen Vorderhornzellen. K_1 = Kern einer Gliazelle. Übersichtsvergrößerung Spinalganglion. *Nz* = Nervenzellen, *Nf* = Nervenfasern, *K* = Kapsel

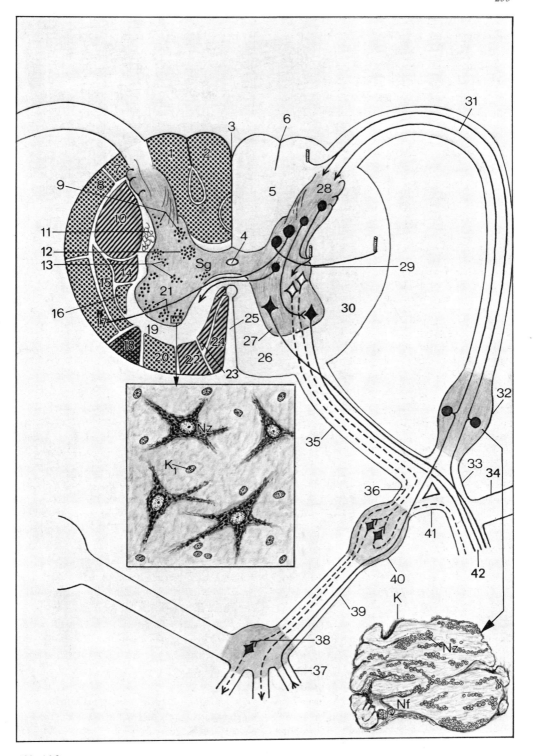

Abb. 16.2

schriebenen Ansammlungen von Nervenzellen) an, die in Höhe der Rückenmarkswurzeln am besten ausgebildet sind.

Cornu anterius: Man unterscheidet im Cornu anterius unter den großen *multipolaren motorischen Vorderhornzellen* ein ventrales, dorsales, mediales, laterales und intermediäres Kerngebiet. Die großen, an Nissl-Substanzen reichen, zahlreiche Synapsen am Perikaryon und den Dendriten aufweisenden Nervenzellen *(α-Motoneuron)* entwickeln durch ihre Neuritenenden motorische Endplatten an Skeletmuskelzellen. Ihre Zahl schwankt je nach Masse der zu versorgenden Skeletmuskulatur. Kleinere Vorderhornzellen heißen *γ-Motoneurone* und stehen mit Muskelspindeln in Verbindung. Als *Renshaw-Zellen* bezeichnet man die im Vorderhorn von Säugetieren vorkommenden kleinen Nervenzellen, die durch rückläufige Kollateralen der Motoneurone erregt werden und mit ihren Neuriten selbst inhibitorische Synapsen an den Perikarya von motorischen Vorderhornzellen bilden.

Cornu posterius: Im Cornu posterius breiten sich ebenfalls verhältnismäßig große, aber nicht so eng beieinanderliegende und dadurch weniger auffallende Nervenzellen aus. Die Kerne des Hinterhorns umfassen Assoziations- und Strangzellen. Als *Nucl. thoracicus* bezeichnet man eine umschriebene, medial in der Basis der Hinterhörner gelegene Ansammlung von Strangzellen, die sich im Thorakalmark von C_{VIII}-L_{II} säulenartig ausdehnen *(Stilling-Clark-Säule)*. Die Neuriten der Nervenzellen des Nucl. thoracicus verkörpern (Strangzellen) den Tr. spinocerebellaris post., die des Nucl. centralis columnae post. den Tractus spino thalamicus. Die der Hinterhornkante aufliegende *Substantia gelatinosa* (Rolandi) besteht aus zahlreichen kleinen Nervenzellen (Assoziations- und Schaltzellen) und dichtem Gliagewebe. Die sich daran anschließende, aus Assoziations- und Strangzellen zusammengesetzte *Zona spongiosa* enthält den magnocellulären Nucl. apicalis. Die Neuriten seiner Nervenzellen verlaufen gekreuzt und ungekreuzt im Seitenstrang der Substantia alba auf- und absteigend. Die äußere *Zona terminalis* (Lissauer-Randzone) gehört zur Substantia alba und besteht aus schräg verlaufenden markhaltigen Nervenfasern (Tractus dorso-lateralis). Die im Bereich der hinteren Wurzel (Radix post.) einstrahlenden sensiblen Nervenfasern (hintere Einstrahlungszone) dringen an der medialen Seite in die Hinterhornsäule ein.

Cornu laterale: Das Cornu laterale weist einen aus kleineren sympathischen Nervenzellen zusammengesetzten *Nucl. intermedio-lateralis* auf, der besonders deutlich im Thorakalmark in Erscheinung tritt. Die Neuriten der sympathischen Nervenzellen verlassen zusammen mit den Axonen der motorischen Vorderhornzellen das Rückenmark und dringen in die Radix anterior (aus somato-motorischen und sympathischen Nervenfasern bestehend) ein.

In der zwischen Vorder- und Hinterhornsäule gelegenen *Pars intermedia* breiten sich *Binnenzellen und parasympathische Nervenzellen* (Wurzelzellen) aus, die sich im Cervical- und Sacralmark zum Nucl. *intermedio-medialis* gruppieren und ihre Neuriten ebenfalls in die vordere Wurzel senden. Im Gebiet des Seitenhornes zeigt sich eine intensive netzartige Durchmischung grauer und weißer Substanz, als *Formatio reticularis* bezeichnet, die sich von hier aus durch das Stammhirn bis in das Diencephalon (Zwischenhirn) in erheblicher Ausdehnung ausbreitet.

Substantia alba: Die weiße Substanz oder der Markmantel des Rückenmarkes setzt sich aus longitudinal verlaufenden, zu auf- und absteigenden Bahnen angeordneten, *zahlreichen markhaltigen, wenigen markarmen und marklosen Nervenfasern* zusammen. Die lipidhaltigen Markscheiden bedingen die weiße Farbe der Substantia alba am ungefärbten Rückenmark. Zwischen den Nervenfasern breiten sich Oligodendrogliazellen aus, welche die entsprechenden Markscheiden liefern, während die Astrocyten, besonders aus den Randgebieten des Markmantels, mit verbreiterten Abschnitten ihrer Fortsätze an einer das Rückenmark umgebenden Lamina basalis enden und mit ihr die Membrana limitans gliae superficialis entwickeln. Der *Gliagrenzmembran* lagert sich das kollagene Bindegewebe der Pia mater spinalis (weiche Rückenmarkshaut) an.

Von der Membrana limitans gliae superficialis ausgehende, radiär in die weiße Substanz ziehende Bindegewebssepten führen Blutgefäße in die Substantia alba. Die durch die Bindegewebssepten verursachte Felderung stimmt nicht mit der Einteilung der weißen Substanz in Bahnen (Tractus) überein. Lediglich die Hinterstrangbahnen (Fasciculus cuneatus und gracilis) werden durch ein Septum intermedium unvollständig getrennt.

Die Neuriten von Strang- und Assoziationszellen verkörpern die Fasern der weißen Substanz. Während die langen Fortsätze der Assoziationszellen Grundbündel bilden, werden andere Nervenfasern der weißen Substanz von Neuriten der Strangzellen (aufsteigendes System), von Neuriten der pseudounipolaren Nervenzellen des Spinalganglions (Hinterstrangbahn) und von Neuriten der Nervenzellen im Gehirn (absteigendes Leitungssystem) dargestellt.

Die von der Neuroanatomie und Neurophysiologie her bekannten Tractus lassen sich an einem Querschnitt eines gesunden Rückenmarkes nicht voneinander abgrenzen, sondern können nur tierexperimentell mit Hilfe von Durchschneidungs- und Läsionsversuchen, die eine Degeneration von Axonen und Markscheiden nach sich ziehen, und durch degenerative Erkrankungen von Strangsystemen ermittelt werden. (Die einzelnen Tractus von afferenten aufsteigenden und absteigenden efferenten Systemen sind den Lehrbüchern der Neuroanatomie zu entnehmen.)

Die arterielle Versorgung des Rückenmarkes erfolgt durch die paarigen, in der Pia mater verlaufenden Aa. spinales posteriores und durch die in der Fissura mediana anterior ziehende A. spinalis anterior, die sich im Bereich der Commissura alba in einen rechten und linken Ast aufteilt. Die Zweige der A. spinalis anterior entwickeln in der grauen Substanz ein dichtes Capillarnetz, versorgen die Vorderhörner, die basalen Anteile der Hinterhörner und die der grauen Substanz anliegenden Anteile der Substantia alba. Aus der Pia mater eindringende Gefäße versorgen den Hauptanteil der weißen Substanz und der Hinterhörner.

Das Rückenmark zeigt in seiner ganzen Länge eine unterschiedliche Form und Entwicklung seiner grauen und weißen Substanz (Abb. 16.3). Das Querschnittsbild erscheint im Halsmark queroval, im Thorakal-, Lumbal- und Sacralmark rundlich. Der Durchmesser ist im Halsmark am größten und nimmt zum Sacralmark hin ständig an Größe ab, da die weiße Substanz an Masse von caudal und cranial kontinuierlich zunimmt. Im Bereich der Abgangsstellen der Extremitätennerven (Intumescentia cervicalis und lumbalis) ist die Substantia grisea am kräftigsten entwickelt, deren Querschnittsbild sich ebenfalls im Verlauf des Rückenmarkes ändert. Im Cervicalmark sind die Vorderhörner gut entwickelt, das Thoracalmark enthält schwach ausgebildete Vorder- und Hinterhörner, aber ein gut sichtbares Cornu laterale, Lumbal- und Sacralmark zeigen plumpe Vorder- und Hinterhörner. Auch das Querschnittsbild des Zentralkanals kann sich ändern (queroval, längsoval oder rundlich).

Rückenmarkswurzeln (Abb. 16.2): Die Neuriten der Wurzelzellen durchziehen, von der Substantia grisea

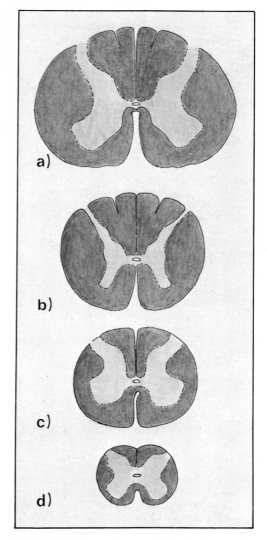

Abb. 16.3. Rückenmarksquerschnitte durch verschiedene Höhen des Rückenmarks. **a** 5. Halssegment, **b** 6. Brustsegment, **c** 4. Lendensegment, **d** 2. Sakralsegment

kommend, als Fila radicularis die weiße Substanz. Die im Bereich des Sulcus lateralis anterior aus dem Rückenmark abgehende vordere Wurzel (Radix anterior) besteht in der Hauptsache aus den Neuriten der motorischen Vorderhornzellen und aus sympathischen und parasympathischen efferenten Fasern des Nucl. intermedio-lateralis (sympathisch) und Nucl. intermedio-medialis (parasympathisch). Die hintere Wurzel (Radix posterior) wird durch die Neuriten der Spinalganglienzellen verkörpert, die an der medialen Seite des Hinterhornes in die weiße Substanz einstrahlen (hintere Einstrahlungszone, Fila radicularia

posteriores), im Hinterstrang verlaufen oder in das Cornu posterius eindringen. Auch parasympathische, den Zellen des Nucleus intermedio-medialis entstammende efferente Neuriten gelangen in die hintere Wurzel und verlassen das Rückenmark.
Spinalganglion (Ganglion spinale): Unter einem Ganglion versteht man eine umschriebene, meist peripher gelagerte Ansammlung von Nervenzellen. Die in der Hinterwurzel befindlichen Spinalganglien werden von einer kollagenen Kapsel umgeben, von der sich ein gefäßführendes Bindegewebe in das Ganglion erstreckt. Die *großen* ($\varnothing$ etwa 100 µm), *hell anfärbbaren* (lipidarmen) und *kleinen, dunkel anfärbbaren* (lipidreichen) kugeligen oder bohnenförmigen Nervenzellen liegen in unregelmäßigen Gruppen verteilt. Zwischen ihnen erstrecken sich markhaltige und marklose Nervenfasern. Vorwiegend erscheinen *pseudounipolare*, selten multipolare *Ganglienzellen*.
Der das Perikaryon verlassende Stammfortsatz umwickelt häufig locker den Zelleib, teilt sich T- oder Y-förmig in einen dünnkalibrigen, über die Radix posterior dem Hinterhorn des Rückenmarkes zustrebenden Neuriten und in einen dicken, in der Peripherie (z. B. in der Haut) verankerten, mit receptorischen Endigungen versehenen Dendriten auf. Das Perikaryon zeigt im Kurspräparat (Abb. 16.4) fein verteilte Nissl-Substanzen, die den Ursprungsconus (hell gefärbt) des Stammfortsatzes frei lassen. Das Perikaryon weist im Alter mit zunehmender Zahl Lipofuscinpigmente auf. Im Silberpräparat (Abb. 16.4) zeigen sich im Zelleib feine Neurofibrillen, die in den Neuriten und Dendriten übergehen. Dem Perikaryon liegen dicht Hüll- oder Mantelzellen an, die außen von einer Lamina basalis bedeckt sind und sich als Schwann-Zellen auf den Neuriten und Dendriten fortsetzen.

Sympathisches Ganglion: Die untereinander und durch Rami communicantes (Abb. 16.2) mit dem Spinalnerven verknüpften sympathischen Grenzstrangganglien sind ebenfalls von einer Kapsel umgeben und bestehen aus *multipolaren Ganglienzellen*. Ihre Fortsätze sind im einfachen Kurspräparat nicht, im Silberschnitt gut sichtbar (Abb. 16.4). Feinkörnige Nissl-Substanzen und Neurofibrillen, die sich auch in die Fortsätze erstrecken, treten im Zelleib auf. Außer einem granulären endoplasmatischen Reticulum sind Golgi-Felder und membranbegrenzte osmiophile Granula sichtbar. Besonders mit zunehmendem Alter und bei bestimmten Erkrankungen treten Lipofuscingranula auf. Auch die sympathischen Nervenzellen sind, wie jede periphere Nervenzelle, von Hüllzellen umgeben, denen eine Lamina basalis anliegt. Zwischen den Nervenzellen erstrecken sich mit Schwann-Zellen versehene marklose und markhaltige Nervenfasern. Gelegentlich treten Nervenzellen mit zwei oder mehreren, durch Amitose entstandenen Kernen auf. Licht- und elektronenmikroskopisch lassen sich am Perikaryon, zahlreicher an den Dendriten, typische klassische Synapsen erkennen.

16.2 Gehirn
16.2.1 *Großhirnrinde* (Cortex) [H. 13.1.]

Im Gegensatz zum Rückenmark liegt im Gehirn die *graue Substanz außen* (Substantia grisea), die *weiße Substanz innen*. Die oberflächlich gelegene Substantia grisea bildet die durchschnittlich *2–3 mm dicke Rinde* (von 1,5–5 mm) (Cortex, Substantia corticalis), an die sich die innen befindliche Substantia alba oder das Mark anschließt. Genau wie im Rückenmark und Kleinhirn setzt sich die *Substantia grisea (Rindengrau) aus Nervenzellen* unterschiedlichster Form, *zahlreichen marklosen* und *wenigen markhaltigen Nervenfasern* und *Neurogliagewebe* zusammen, während die *Marksubstanz* (Substantia medullaris) *keine Nervenzellen*, sondern *markhaltige und wenige marklose Nervenfasern und Glia* enthält. Im Bereich des motorischen Gyrus praecentralis (motorisches Rindenareal) kann der Cortex eine Dicke von 5 mm erreichen. Gegen die Pia mater (weiche Hirnhaut) wird der Cortex durch eine *Lamina basalis* abgegrenzt, deren hirnwärts gerichteter Fläche fußartig verbreitete Fortsatzenden von Astrocyten angelagert sind. Dieses dichte, gliöse Filzwerk heißt *Lamina limitans gliae superficialis*. Die Nervenzellen der Großhirnrinde sind in horizontal orientierten, ineinander übergehenden Lagen (Laminae) angeordnet. Der im Cortex zu findende Grundtypus eines Sechs-Schichtenbaues ist im Isocortex der Säuger vorhanden. Alle Rindenregionen, die vom genannten Grundtypus, z. B. durch Schichtenarmut, abweichen, werden unter der Bezeichnung Allocortex (Hippocampusformation, Riechhirn) zusammengefaßt. Die charakteristische Nervenzelle der aus 9–14 Milliarden Ganglienzellen bestehenden Großhirnrinde ist die multipolare Pyramidenzelle mit einem langen Spitzendendriten (Hauptdendrit) und mit dem aus den basalen Pyramidenkanten abgehenden sog. Nebendendriten. Der Neurit geht an der Pyramidenbasis ab, die markwärts gerichtet ist. Die Pyramidenzellen enthalten zahlreiche Nissl-Substanzen und Neurofibrillen (Abb. 16.5 u. 16.6).

Der Grundtypus des Isocortex zeigt im Zellbild folgende Schichtengliederung von außen nach innen (Abb. 16.5 u. 16.6):

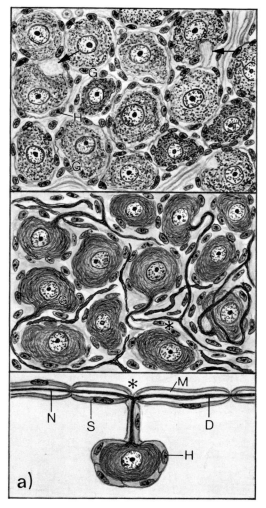
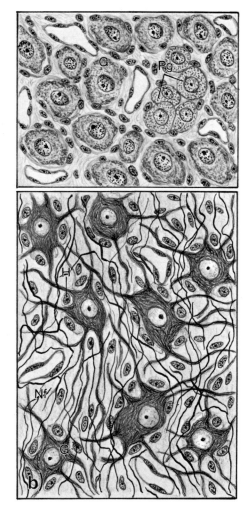

Abb. 16.4. Periphere Ganglien. **a** Spinalganglion, **b** sympathisches Ganglion. *Oben:* Routinepräparat. *Unten:* Silberimprägnation mit Darstellung der Zellfortsätze.

a Spinalganglion. Große lipidarme Nervenzellen (hell) und kleinere lipidreiche Nervenzellen (dunkel). G = Ganglienzelle (pseudounipolar), H = Hüllzellen. Die *Pfeile* weisen auf den Nissl' Substanz freien Ursprungsconus des Stammfortsatzes hin. ∗: markiert die Aufteilung des Stammfortsatzes in den Dendriten (D, dickkalibrig) und in den Neuriten (N, dünnkalibrig). M = Markscheide, S = Schwannsche Zelle (Vergr. etwa 500fach). **b** Sympathisches Ganglion. G_1 = Ganglienzelle mit Neurofibrillen und Fortsätzen, H = Hüllzellen, Nf = Nervenfasern, G = sympathische Ganglienzelle, Pg = paraganglionäre Zellen (SIF-Zellen). (Vergr. etwa 500fach)

I. Die *Lamina molecularis* (Molekularschicht) zeigt zwischen *zahlreichen Gliazellen* (Astrocyten) nur *wenige, sehr kleine, multipolare, oft spindelförmige,* parallel zur Hirnoberfläche gelagerte *Nervenzellen,* die mit ihren Fortsätzen ein tangential gerichtetes Flechtwerk entwickeln (Tangentialfaserschicht).

II. Die *Lamina granularis externa* (äußere Körnerschicht) enthält *zahlreiche kleine,* eng gelagerte *multipolare Nervenzellen* mit relativ großen, runden Kernen und kleine Pyramidenzellen, deren Spitzendendriten in die Molekularschicht gelangen, während die Neuriten entweder in die Molekularschicht einbiegen und in der Tangentialfaserschicht enthalten sind oder in die Marksubstanz eindringen.

III. Die *breite Lamina pyramidalis externa* (äußere Pyramidenschicht) wird durch *kleine, bis 40 μm große Pyramidenzellen* verkörpert, die durch ihren Spitzendendriten bis in die Lamina molecularis gelangen,

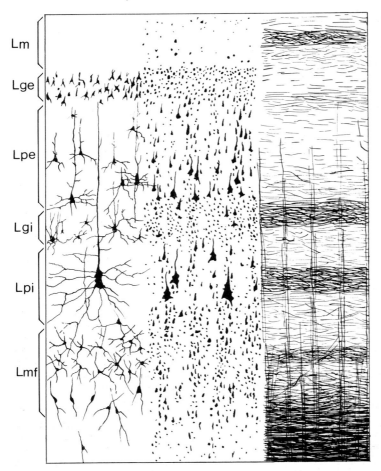

Abb. 16.5. Ausschnitt aus der Großhirnrinde (Isocortex). Links: Darstellung der Nervenzellen, rechts: Darstellung der Nervenfasern. (Schema nach BRODMANN, aus RAUBER-KOPSCH), *Lm* = Lamina molecularis, *Lge* = Lamina granularis externa, *Lpe* = Lamina pyramidalis externa, *Lgi* = Lamina granularis interna, *Lpi* = Lamina pyramidalis interna, *Lmf* = Lamina multiformis

während die anderen kürzeren Dendriten sich in der Lamina pyramidalis tangential erstrecken. Die an der Pyramidenbasis hervorgehenden Neuriten begeben sich in die weiße Substanz.

IV. Die *Lamina granularis interna* (innere Körnerschicht) setzt sich aus *zahlreichen kleinen*, ungleichmäßig geformten *Nervenzellen* (Körnerzellen) zusammen. Die Dendriten bleiben in derselben Schicht oder erreichen die Lamina molecularis, die Neuriten die Marksubstanz.

V. Die *Lamina pyramidalis interna* (innere Pyramidenschicht) oder *ganglionaris* ist durch das Auftreten *großer Pyramidenzellen* charakterisiert. Im Bereich des motorischen Rindenfeldes (Gyrus praecentralis) erscheinen die typischen, mit zahlreichen Nissl-Schollen versehenen *Betz-Riesenpyramidenzellen*, die bis zu 120 µm lang und 80 µm breit werden können. Die meist basal in dieser Zone gelagerten Riesenpyramidenzellen werden auch unter der Bezeichnung Lamina gigantopyramidalis (Area 4) zusammengefaßt. Von der Lamina pyramidalis interna nehmen die Pyramidenbahnen ihren Ausgang.

VI. Die ziemlich *breite Lamina multiformis* zeigt *kleine Nervenzellen unterschiedlicher Gestalt*, oft von Spindelform. Durch die markwärts abnehmende Zell- und zunehmende Fortsatzahl tritt eine unscharfe Grenze zwischen Rinden- und Marksubstanz auf (Zona infima = Grundschicht).

Das *Gliagewebe* des Gehirns setzt sich aus *Astrocyten, Hortega-Zellen* und *Oligodendrogliazellen* zusammen. Oligodendrocyten finden sich im Mark in größerer Zahl als im Rinden-

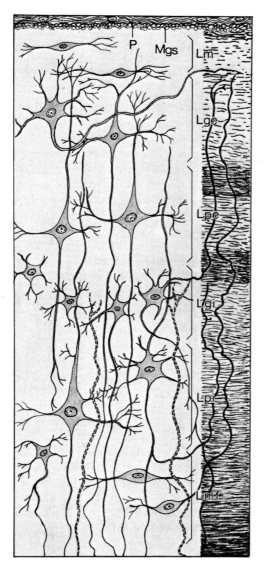

Abb. 16.6. Ausschnitt aus der Großhirnrinde (schematisch): *links:* Zellbild; *rechts:* Faserbild, P = Bindegewebe der Pia mater, *Mgs* = Membrana gliae superficialis, *Lm* = Lamina molecularis, *Lge* = Lamina granularis externa, *Lpe* = Lamina pyramidalis externa, *Lgi* = Lamina granularis interna, *Lpi* = Lamina pyramidalis interna, *Lmf* = Lamina multiformis, gestrichelt = thalamo-corticale Fasern

105) und einer perivasculären Gliagrenzmembran (s. S. 105), der *Membrana limitans gliae perivascularis,* verantwortlich.

Blut-Liquor-System: Das Gehirn wird an seiner Oberfläche von drei Hirnhäuten überzogen; von außen nach innen:
1. *Dura mater* oder harte Hirnhaut,
2. *Arachnoidea* (Spinngewebshaut) Subarachnoidalraum mit Liquor,
3. *Pia mater* oder weiche Hirnhaut (gefäßführend).

Die Äste der im Subarachnoidalraum liegenden, mit dem Bindegewebe der Pia mater verknüpften Arterien dringen in die Hirnsubstanz vor und stülpen dabei einen *Arachnoidea-Pia-Trichter* ein, der mit *Hirnliquor angefüllt* ist (Abb. 16.10). Dieser *Virchow-Robin-Raum* ist hirnwärts teilweise durch piales Bindegewebe, vollständig durch die aus einer Lamina basalis und Astrocytenfortsätzen bestehende *Membrana limitans gliae perivascularis* (s. S. 105) abgeschirmt. Zwischen Gefäßwand und Gehirngewebe dehnt sich daher ein Flüssigkeitsmantel aus. In diesen Bereich können Stoffe (z. B. auch Medikamente) aus dem Blut in den Liquor (Blut-Liquor-Schranke) übertreten, deren Passage jedoch selektiv erfolgt.

Manche Autoren bezeichnen auch das Gewebe zwischen Blutgefäßwand der Plexus choriodei und dem Hirnliquor als Blut-Liquor-Schranke und das den Liquor cerebrospinalis vom Hirngewebe abgrenzende Ependym als Liquor-Hirn-Schranke.

Im Bereich der Arteriolen nimmt die Weite des Virchow-Robin-Raumes kontinuierlich ab, so daß die Capillaren einen solchen Raum nicht besitzen. Der Stoffaustausch zwischen Gefäß und Nervensystem läuft im Capillarbereich somit durch Endothel und Gliagrenzmembran (Lamina basalis, Fortsatzenden der Astrocyten und Pericyten), der sog. *Blut-Hirn-Schranke,* ab. Der lichtmikroskopisch zu erkennende pericapilläre Spalt ist auf Schrumpfungsvorgänge zurückzuführen. Ein sog. „potentieller" Virchow-Robin-Raum zeigt sich unter pathologischen Bedingungen. Im Bereich der abführenden Venen tritt ein Virchow-Robin-Raum wieder in Erscheinung.

Ventrikel: In den zentralen Abschnitten des Gehirns und zwischen Medulla oblongata und Kleinhirn findet sich ein System unterschiedlich geformter, mit Hirnliquor angefüllter Räume, die man als Hirnkammern oder Ventrikel bezeichnet. Die Wandauskleidung des *Hirnventrikel* und des Zentralkanals des Rückenmarkes wird von einer Schicht *iso- bis hochprismatischer Epithelzellen (Ependym) verkörpert,* die meistens Kinocilien entwickelt haben und gelegentlich Mikrovilli aufweisen können. Im Ependym erscheinende Tanycyten (s. S. 105) sind durch Zonulae occludentes miteinander verknüpft. Das subependymale Gewebe besteht je nach Region aus einem dichten oder lockeren Gliafilz.

Marklose Nervenfasern dringen aus dem Hirngewebe in das Ependym ein, können mit den Spitzenabschnitten der Zellen Synapsen eingehen und als Percep-

grau, während die Hortega-Zellen zahlreicher in der Rinde auftreten. Die *Astrocyten* sind für die Ausbildung einer an der Hirnoberfläche befindlichen *äußeren Gliagrenzmembran,* der Membrana limitans gliae superficialis (s. S.

tionsorgane für die Liquorbeschaffenheit in den Ventrikel ragen.

Plexus chorioideus (Abb. 16.10 und s. S. 106): Unter einem Plexus chorioideus versteht man in die Hirnventrikel hineinragende, aus *pialem Bindegewebe mit zahlreichen Blutgefäßen* bestehende, von einem *Ependymgewebe* überzogene Gebilde (zottenförmige Vorwölbungen). Die Plexus chorioidei geben durch eigene sekretorische Leistung des ependymalen Epithels und durch Ultrafiltration des Blutes den Liquor cerebrospinalis ab. Die epithelialen Ependymzellen mit Mikrovilli oder Kinocilien sind mitochondrienreich, enthalten granuläres endoplasmatisches Reticulum, gelegentlich Lipidtröpfchen, Glykogen, Lipofuscine, Sekretgranula und liegen auf einer Basallamina. Sie enthalten außerdem saure Phosphatase, Succinatdehydrogenase und Esterase. Das basale Plasmalemm zeigt tiefe Membraninvaginationen. Die zahlreichen Capillaren des Plexus besitzen als Wandauskleidung ein Porenendothel. Zwischen den Blutgefäßen erstreckt sich ein dichtes Nervengeflecht, das auch eingekapselte und nicht-eingekapselte Endorgane entwickelt. Bei älteren Menschen werden im Bindegewebe der Plexus konzentrisch geschichtete, rundliche Kalkkonkremente gefunden.

16.2.2 *Kleinhirn* (Cerebellum)
[H. 13.2] (Abb. 16.7, 16.8, 16.9)

Das Kleinhirn weist ähnlich wie das Großhirn eine Oberflächenvergrößerung durch Ausbildung von Windungen (Gyri) und Furchen (Sulci) auf, die vergleichsweise feiner ist. So zeigt das Kleinhirn eine primäre und sekundäre Gyrifizierung, durch die im histologischen Präparat zusammen mit der Marksubstanz das Bild eines Lebensbaumes – Arbor vitae – entsteht. Mehrere Primärgyri werden mit ihren an der Oberfläche befindlichen Sekundärwindungen zu Lobuli zusammengefaßt. Das Schnittbild läßt eine Gliederung in die äußere, Nervenzellen enthaltende, *1 mm dicke graue Rinde* (Substantia corticalis, Cortex, Substantia grisea) und in ein aus markhaltigen Nervenfasern bestehendes *Mark* (Substantia medullaris, Substantia alba) zu, das sich in dünne Markblätter (Laminae medullares) aufzweigt. Außer Nervenzellen im Cortex und markhaltigen Nervenfasern im Mark finden sich verschiedene Typen von Gliazellen und Blutgefäßen in allen Kleinhirnregionen.

Im Innern der Marksubstanz tauchen gut abgrenzbare Ansammlungen von Nervenzellen (Kerngebiete, Kerne oder Nuclei), die Nuclei dentati, Nn. emboliformes, globiformes und fastigii auf, deren Nervenzellen kolloidales Eisen aufweisen. Der Nucleus dentatus (Zahnkern) enthält in seinen ventralen Anteilen kleine Ganglienzellen, in seinem dorsalen Bereich große, multipolare Nervenzellen. Am äußeren Rand des Kernes strahlen die Neuriten von Purkinje-Nervenzellen der Kleinhirnrinde und des mesencephalen Nucleus ruber ein.

In der Kleinhirnrinde unterscheidet man:
1. eine äußere, ziemlich breite, *nervenzellarme Molekularschicht* (Stratum moleculare),
2. das *Stratum gangliosum*, das sich aus nebeneinanderliegenden, für das Kleinhirn charakteristischen, großen Purkinje-Nervenzellen zusammensetzt und daher auch Schicht der Purkinje-Nervenzellen genannt wird, und
3. die ‚wieder breitere, aus zahlreichen, dicht gelagerten kleinen Nervenzellen bestehende Körnerschicht *(Stratum granulosum)*.

Stratum moleculare (Abb. 16.7 u. 16.8): Die Nervenzellen des Stratum moleculare (Stratum cinereum) lassen sich in *große (Korbzellen)* und *kleine Rindenzellen (Sternzellen)* unterteilen. In der Molekularschicht breiten sich außerdem die dichten, mit Spezialmethoden (Golgi-Imprägnation) sichtbar zu machenden *Dendritenbäume der Purkinje-Nervenzellen aus* (Abb. 16.7 u. 16.8). Infolge der geringen Größe der Rindenzellen stellen sich im einfachen Routinepräparat (Nissl-Färbung) nur ihre Kerne dar, während die Golgi-Methode auch ihre Perikaryen und Fortsätze imprägniert (Abb. 16.7). Unter den vorwiegend in den äußeren Regionen des Stratum moleculare befindlichen Sternzellen lassen sich kleine und große Formen erkennen.

Die sog., durch Silberimprägnation darstellbare Tangentialfaserschicht wird vorwiegend durch die Neuriten der Korbzellen verkörpert. Die Neuriten der Korb- und Sternzellen enden mit inhibitorischen Synapsen vorwiegend am Dendritengerüst, weniger an den Perikarya der Purkinje-Zellen.

Stratum gangliosum: Die großen, birnenförmigen *Purkinje-Zellen* stellen eine Zellage zwischen Stratum moleculare und Stratum granulosum dar. Ihr Perikaryon enthält unterschiedlich große Nissl-Schollen, die sich in den Anfangsabschnitt der meist 2–3 abgehenden, dicken Dendriten erstrecken. Charakteristisch ist der von den Dendriten durch zahlreiche Verzweigungen entwickelte *Dendritenbaum,* der spalierbaumartig nur in einer senkrecht zur

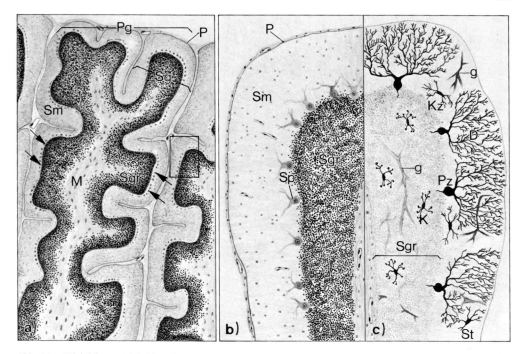

Abb. 16.7. Kleinhirn. **a** Kleinhirnwindung mit sekundärer Gyrifizierung. *Pg* = Primärgyrus, *Sg* = Sekundärgyrus, *P* = Pia mater mit Gefäßen, *Sm* = Stratum moleculare, *Sgr* = Str. granulosum, *M* = Marksubstanz (Substantia alba). Die *Pfeile* weisen auf die Schicht der Purkinjeschen Zellen hin. (Übersichtsvergrößerung). **b** Vergr. des Ausschnitts aus **a**. Schichtung der Kleinhirnrinde (Nissl-Bild). *P* = Pia mater, *Sm* = Stratum moleculare, *Sp* = Schicht der Purkinjeschen Zellen (Vergr. etwa 120fach). **c** Schichtung der Kleinhirnrinde (Golgi-Imprägnation). Beachte die Dendritenbäume (*D*) der Purkinjeschen Zellen (*Pz*) im Stratum moleculare. *K* = Körnerzelle, *g* = Gefäße, *St* = Sternzelle, *Kz* = Korbzelle, *Sgr* = Stratum granulosum. (Vergr. etwa 120fach)

Längsachse der Windungen gelegenen Ebene steht, das Stratum moleculare durchsetzt und bis zur Rindenoberfläche reicht. Die mit der Golgi-Imprägnation darstellbaren Dendriten lassen an ihrer Oberfläche (Abb. 16.8 u. 16.9) dicht gelagerte, zahlreiche kleine *dornenartige Vorwölbungen* entstehen, die so zu einer erheblichen Oberflächenvergrößerung der Dendriten führen und eine *riesige Synapsenfläche* verkörpern. Der efferent leitende Neurit verläßt den birnenförmigen Zellkörper an der Basis, erhält in der Körnerschicht durch Oligodendrogliazellen eine Markscheide und gibt auch rückläufig Collateraläste ab, die an anderen Purkinje-Zellen oder an Zellen des Stratum moleculare und granulosum inhibitorische Synapsen entwickeln. Die Neuriten der Purkinje-Zellen enden meist in den Kleinhirnkernen, vornehmlich im Nucl. dentatus.

Die gegen Sauerstoffmangel und Alkohol sehr empfindlichen Nervenzellen besitzen kein Lipofuscin und nehmen im Alter an Zahl ab.

Stratum granulosum: Durch die *dichte Lagerung sehr kleiner* und *zahlreicher plasmaarmer, rundkerniger Nervenzellen* erhält man bei Anwendung schwacher lichtmikroskopischer Vergrößerung den Eindruck, eine körnige Struktur vor sich zu haben; daher rührt die Bezeichnung granulierte Schicht. Im Stratum granulosum werden zahlreiche kleine und weniger große Körner- und Horizontalzellen deutlich. Die kleinen Körnerzellen besitzen einige wenig verzweigte, kurze, mit der Golgi-Technik darstellbare Dendriten, die an ihren Enden durch Aufzweigungen krallenartige Endverdickungen entwickeln. Die Dendritenenden breiten sich in den *Parenchyminseln* (Eosinkörper, Glomeruli cerebelli, s. S. 262) aus und nehmen dort mit af-

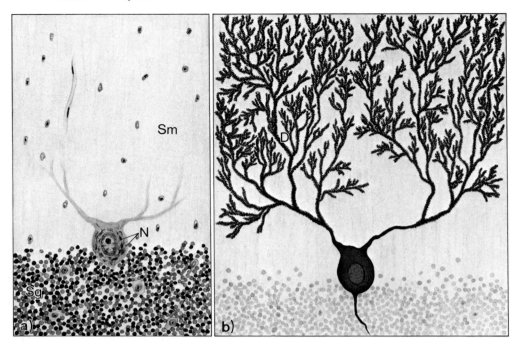

Abb. 16.8. Perikaryon und Dendritenbaum der Purkinjeschen Nervenzellen: **a** Nissl-Bild, **b** Silberimprägnation. (Vergr. etwa 550fach), **a** Sm = Stratum moleculare, N = Nissl' Schollen in einer Purkinjeschen Nervenzelle, Sg = Stratum granulosum mit großen und kleinen Körnerzellen, **b** D = Dendritenbaum mit Anschnitten dornenartiger Synapsen

ferenten Fasern, den Moosfasern (Abb. 16.8 u. 16.9), synaptischen Kontakt auf.

Die vergleichsweise selteneren, großen, multipolaren Körnerzellen, auch *Golgi-Zellen* genannt, lassen entweder einen kurzen Neuriten (Golgi Typ I) oder ein langes Axon (Golgi Typ II) erkennen, das im Bereich der Parenchyminseln synaptischen Kontakt mit den Dendriten der kleinen Körnerzellen aufnimmt. Die Horizontalzellen breiten sich vornehmlich an der Grenze des Stratum granulosum zur Schicht der Purkinje-Zellen aus.

Unter der Bezeichnung Eosinkörper, Parenchyminseln oder *Glomeruli cerebelli* (Abb. 16.9) hat man körnige, inselartig umschriebene Regionen im Stratum granulosum zu verstehen, die bei Anwendung des Farbstoffes Eosin deutlich hervortreten. In den Parenchyminseln treffen sich die Neuriten der Golgi-Zellen mit den Dendriten der kleinen Körnerzellen und die Neuriten aufsteigender Fasern, die Moosfasern, mit den Dendriten kleiner Körnerzellen zum synaptischen Kontakt, so daß die Glomeruli cerebelli als große, *mitochondrienreiche Synapsenfelder* zu betrachten sind.

Ein weiteres afferentes Fasersystem endigt mit seinen sich verzweigenden Klettenfasern am Perikaryon, vor allem aber an den Dendriten der Purkinje-Zellen, wo beide sich mit den Dornen der Dendriten synaptisch verknüpfen.

Abb. 16.9 Synaptische Verknüpfung von Kleinhirnnervenzellen. **a** LM, **b** ELM (nach einer Abb. aus BUSHE-GLEES, 1968, neu bearbeitet). **a** P = Pia mater, S = Sternzellen, Pn = Purkinjesche Nervenzelle, Kz = Korbzelle, Kk = kleine Körnerzelle. Der gestrichelte Kreis begrenzt ein Glomerulus cerebellus (synaptische Verknüpfung zwischen Körnerzellen und afferenten Moosfasern = M). B = Golgi-Epithelzelle, F = Fañanassche Gliazelle, Kl = Kletterfaser, Kg = große Körnerzelle (Golgi-Zelle). **b** Purkinjesche Nervenzelle = Pn, K = Körnerzelle, Gz = Golgi-Zellen, Kz = Korbzelle, M = synaptische Endigung einer Moosfaser, Kl = synaptische Endigung einer Kletterfaser. Kletterfasern bilden Synapsen mit Dendriten der Purkinjeschen Zellen, Moosfasern bilden Synapsen mit Dendriten der Körnerzellen (ELM-Äquivalent für Glomerulus cerebellus). Neuriten der Körnerzellen bilden Dornensynapsen mit Dendriten der Purkinjeschen Zellen, Korbzellen bilden Synapsen mit dem Perikaryon der Purkinjeschen Zellen

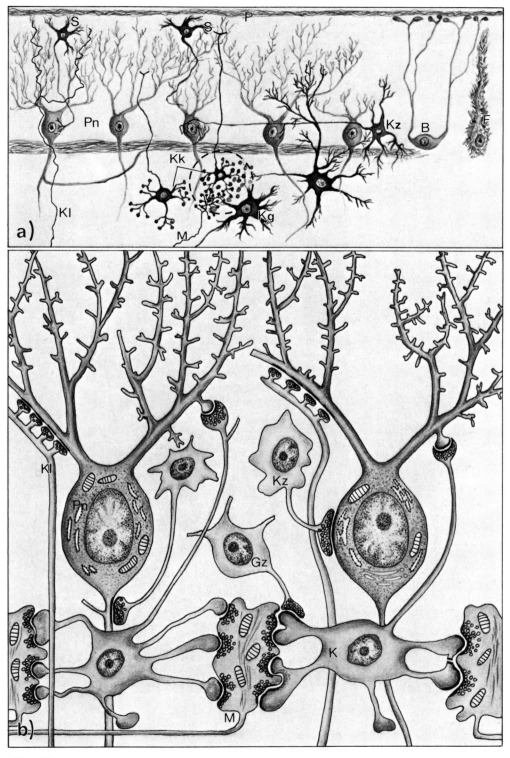

Abb. 16.9

264 Zentrales Nervensystem

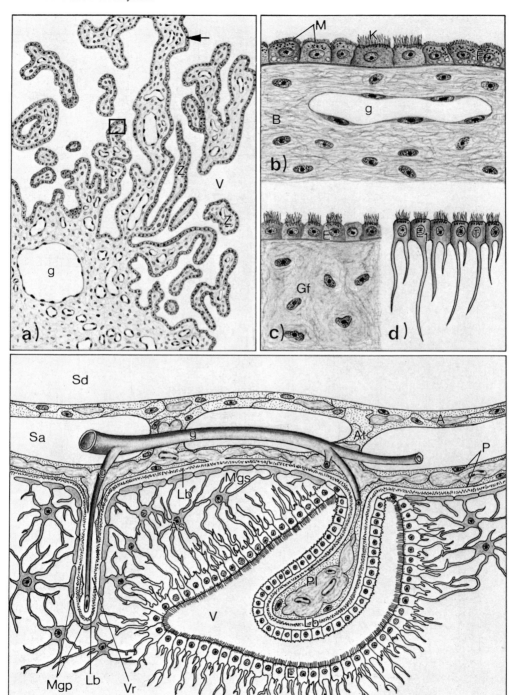

Abb. 16.10

Da Kletterfasern auch an Dendriten von kleinen Körnerzellen endigen, sind die Körnerzellen, Korb- und Sternzellen als Interneurone zu bezeichnen, die zwischen die afferenten Systeme der Moos- und Kletterfasern und die Efferenzen der Purkinje-Zellen eingefügt sind.

Das *Markgewebe* (Substantia medullaris) setzt sich aus den *efferenten markhaltigen Neuriten* der Purkinje-Zellen und markhaltigen Axonen aus anderen Abschnitten des ZNS stammender, in das Kleinhirn eindringender *afferenter Fasersysteme* und *Gliagewebe* zusammen.

Gliagewebe: Das Gliagewebe des Kleinhirns umfaßt die vorwiegend in der Rinde vorhandenen kurzstrahligen, protoplasmatischen *Astrocyten,* während sich die langstrahligen Astrocyten hauptsächlich im Markgewebe ausdehnen. Sie entwickeln mit ihren füßchenförmigen Verbreiterungen ihrer Fortsätze die Membrana limitans gliae perivascularis. Die *Oligodendrogliazellen* finden sich in größerer Zahl im Stratum granulosum; ihre Fortsätze wickeln sich um die Neuriten der Purkinje-Zellen und geben ihnen somit eine Markscheide. In der Marksubstanz erhalten auch die Axone afferenter Systeme eine Markscheide. *Hortega-Zellen* werden vornehmlich im Stratum moleculare beobachtet.

Außer den bekannten Gliazellen treten für das Kleinhirn charakteristische Gliazellen auf, die zur Makroglia zu rechnen sind. Die *Golgi-Epithelialzellen* breiten sich zwischen den Purkinje-Zellen aus und senden ihre Fortsätze senkrecht durch das Stratum moleculare, die sich mit Verbreiterungen zusammen mit Astrocytenfortsätzen an der Ausbildung der äußeren Gliagrenzmembran (Membrana limitans gliae superficialis) beteiligen (Abb. 16.9). Die *Fañanas-Zellen* sind nur mit Spezialtechniken nachweisbar, besitzen eine gefiederte Oberfläche und zeigen eine unregelmäßige Verteilung (Abb. 16.9). Ihre funktionelle Bedeutung ist unbekannt, ebenfalls die der mit zahlreichen, unterschiedlich langen Fortsätzen versehenen *Bergmann-Gliazellen* (Abb. 8.12).

◄ **Abb. 16.10.** Plexus chorioideus, Auskleidung der Ventrikel und Gliastruktur. **a** Plexus chorioideus mit Zotten (*Z*), die in die Ventrikelhöhle (*V*) hineinragen. *g* = Gefäß. Der *Pfeil* weist auf das Zottenepithel hin. **b** Vergrößerung des Ausschnitts in **a**. *E* = epitheliale Ependymzellen mit Kinocilien (*K*) oder Mikrovilli (*M*), *g* = Gefäß, *B* = piales Bindegewebe. **c** Ependymgewebe der Ventrikelwandung. *E* = Ependymzellen mit Kinocilien, *Gf* = Gliafilz. (Routinepräparat). **d** Ependymzellen (E_1) mit Fortsätzen und Kinocilien sowie Tanycyten (*T*). **e** Abgrenzung des ZNS gegen Oberflächen. Liquorräume und Blutgefäße (schematisch, nach FORSSMANN u. HEYM). *A* = Arachnoidea, *At* = Arachnoidaltrabekel, *P* = Pia mater, *Lb* = Lamina basalis, *Sa* = Subarachnoidal-Raum, *Sd* = Subdural-Raum, *V* = Ventrikel, *Pl* = Plexus chorioideus mit begrenzendem Epithel und zentralen Blutgefäßen im pialen Bindegewebe: *E* = verzweigte Ependymzellen als Ventrikelwandauskleidung, die durch ihre Fortsätze mit den Astrocyten (*As*) in Kontakt stehen. Fortsätze der Astrocyten bilden die Membrana limitans gliae superficialis (*Mgs*) und als Abgrenzung gegen die Blutgefäße die Membrana gliae perivascularis (*Mgp*). *Vr* = Virchow-Robinscher Raum, begrenzt durch Gefäßwand und Membrana gliae perivascularis. *g* = Gefäß

17 Sinnesorgane

17.1 Sehorgan, das Auge

Zum optischen System gehört der in der knöchernen Orbita gelegene *Augapfel*, der Bulbus oculi; er enthält die lichtaufnehmenden Elemente und steht durch den *Sehnerven*, N. opticus (II. Hirnnerv) mit dem Gehirn in Verbindung. Während der Bulbus oculi mit dem Sehnerv den eigentlichen receptorischen Apparat darstellt, sind als akzessorische Einrichtungen noch die für die Bewegung des Auges notwendigen sechs *Augenmuskeln* und als Schutzorgane des Augapfels die *Augenlider* (Palpebrae), die *Bindehaut* (Conjunctiva) und die *Tränendrüse* dem Sehorgan zuzurechnen.

Der Augapfel (Bulbus oculi)
Der Augapfel liegt, vom Fett umgeben, in der Orbita und stellt eine Kugel dar. Die Wand des Augapfels besteht zum größten Teil aus drei konzentrischen, zwiebelschalenartig angeordneten Häuten (daher der Name Bulbus):

I. *Tunica externa* (Tunica fibrosa), *äußere Augenhaut:* Sie bildet die äußere Haut des Bulbus, ist in den hinteren Abschnitten ($5/6$ des Bulbus) derb, undurchsichtig, von weißer Farbe und wird als *Sklera* (Lederhaut) bezeichnet.
Im vorderen Abschnitt ist die T. externa dagegen durchsichtig. Dieser Teil ($1/6$ des Bulbus) wird als *Cornea* (Hornhaut) bezeichnet, ist als Schutzorgan und als lichtdurchlässiges sowie lichtbrechendes Medium aufzufassen.

II. *Tunica media* (T. vasculosa), mittlere Augenhaut: Die Tunica media liegt im hinteren Bulbusabschnitt überall der Sklera eng an, enthält zahlreiche Blutgefäße und wird als *Chorioidea* oder *Uvea* (Aderhaut) bezeichnet. Nach vorn zu erfährt sie eine beträchtliche Verdickung durch Einlagerung von glatter Muskulatur und bildet das *Corpus ciliare,* den Strahlenkörper, von dem sich eine scheibenförmige Blende, die *Iris* (Regenbogenhaut), als begrenzende Schicht zwischen den vorderen und hinteren Bulbusabschnitt schiebt und eine zentrale Öffnung, die *Pupille*, frei läßt. Vom Corpus ciliare ragen in das Innere des Bulbus zentrale Falten, die *Processus ciliares,* hinein.

III. *Tunica interna*, *Retina* (Netzhaut, innere Augenhaut): Die Retina ist die innere Bulbusschicht und lagert sich überall dicht der Chorioidea an. In den hinteren Bulbusabschnitten ist sie am stärksten entwickelt, geht an der Ora serrata (Abb. 17.1) in die lichtunempfindliche Pars caeca retinae über und ist als dünne Epithelschicht bis auf die Hinterfläche der Iris zu verfolgen, wo sie am Pupillenrand endet.

Den Inhalt des Augapfels bildet im hinteren Abschnitt der *Glaskörper*, das Corpus vitreum, im vorderen Abschnitt das *Kammerwasser*. Am Corpus ciliare ist die *Linse* oder Lens crystallina aufgehängt.

Als *vordere Augenkammer* bezeichnet man den Hohlraum des vorderen Bulbusabschnittes, der von der Hinterfläche der Cornea, der Vorderfläche der Iris und den zentralen Partien der Linse begrenzt wird. Der Raum, den die Hinterwand der Iris, die peripheren Partien der vorderen Linsenfläche und der Ciliarkörper mit den Processus ciliares begrenzt, verkörpert die *hintere Augenkammer*. Das Kammerwasser füllt die beiden Augenkammern aus.

I. *Tunica externa* (Tunica fibrosa)
Die äußere oder faserige Augenhaut besteht im wesentlichen aus *straffem*, vorwiegend *kollagenen Bindegewebe* und ist die dickste (bis 1,5 mm) und festeste der Augenhäute. Sie ist als das bindegewebige Skelet des Bulbus aufzufassen.

Die Tunica externa setzt sich aus der undurchsichtigen *Sklera* zusammen, die vorne am Skleralfalz (s. u.) in den zweiten, durchsichtigen vorderen Teil, die *Cornea*, übergeht.

a) *Die Sklera* (Lederhaut, weiße Augenhaut): Die Hauptmasse der Sklera bilden *starke Bindegewebsbündel*, die in vielen Schichten übereinanderliegen und sich vielfach kreuzen.

Sowohl nach außen, als auch nach innen ist die Sklera durch eine einschichtige Lage platter epithelialer Zellen abgeschlossen.

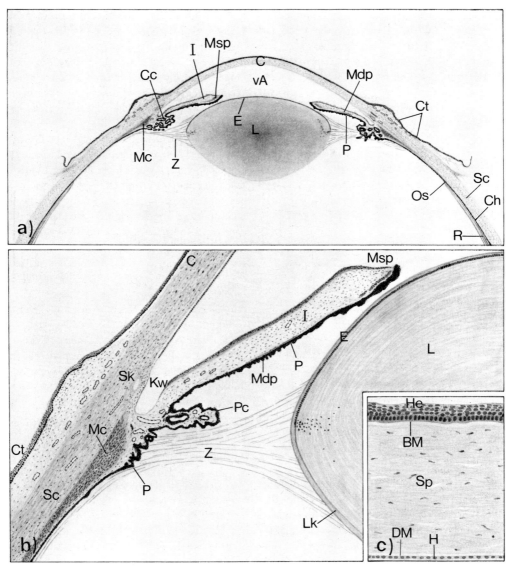

Abb. 17.1. Auge; vordere Bulbushälfte. **a** Übersichtsvergrößerung. C = Cornea, Ct = Conjunctiva, vA = vordere Augenkammer, L = Linse mit vorderem Linsenepithel (E), Z = Zonulafasern, Cc = Corpus ciliare; I = Iris mit Musculus sphincter pupillae (Msp), Musculus dilatator pupillae (Mdp) und Pars iridica retinae (Pigmentepithel, P); Os = Ora serrata, R = Retina, Sc = Sclera, Ch = Chorioidea, Mc = Musculus ciliaris. **b** Stärkere Vergrößerung (etwa 20fach) von **a**. Kw = Kammerwinkel (Angulus iridocornealis), Sk = Schlemmscher Kanal (Sinus venosus sclerae), Mc = Musculus ciliaris, I = Iris mit Musculus sphincter pupillae (Msp), Musculus dilatator pupillae (Mdp) und Pars iridica retinae (Pigmentepithel, P); Pc = Processus ciliaris, Ct = Conjunctiva, C = Cornea, Z = Zonulafasern (Aufhängeband der Linse), E = vorderes Linsenepithel, L = Linse, Lk = Linsenkapsel, Sc = Sclera. **c** Schichten der Cornea (Vergr. etwa 55fach). He = vorderes mehrschichtiges Hornhautepithel, BM = Bowmansche Membran (Membrana limitans anterior), Sp = Substantia propria, DM = Descemetsche Membran (Membrana limitans posterior), H = hinteres einschichtiges Hornhautepithel

Im Bereich der Eintrittsstelle des N. opticus (s. Abb. 17.2) ist die Sklera am dicksten (1–1,4 mm). Das Bindegewebsgefüge der Sklera ist gitterartig aufgelockert (Lamina cribrosa) und gestattet so den Durchtritt der Nervenfasern des Sehnerven.

An der Eintrittsstelle des Sehnerven setzt sich die Durascheide des N. opticus, die einen Liquorspalt umfaßt, direkt auf die Sklera fort.

Am Übergang der Sklera auf die Cornea bildet die Sklera die Wand eines die Cornea ringförmig umkreisenden Kanals oder Kanalsystems, des *Sinus venosus sclerae* (Schlemm-Kanal), der das Kammerwasser der vorderen Augenkammer ableitet.

b) *Die Cornea, Hornhaut:* Die Cornea bildet den vorderen Teil der Tunica externa.

Die Dicke der Hornhaut beträgt im Scheitel 0,8 mm, im Skleralfalz dagegen 1,1 mm. Der Skleralfalz stellt den Übergang der Cornea zur Sklera dar und wird auch als Rima cornealis bezeichnet.

Von vorn nach hinten sind fünf Schichten der Cornea zu unterscheiden:

1. Das *vordere Hornhautepithel:* Das vordere Hornhautepithel ist ein *mehrschichtiges unverhorntes Plattenepithel, das beim Menschen aus etwa fünf Zellschichten besteht und in der Regel eine Dicke von 50—100* μm aufweist.

2. Die *Lamina limitans externa:*
Die Lamina limitans externa (vordere Basalmembran) oder *Bowman-Membran* ist eine von der Substantia propria abgeleitete homogene Schicht von 10–20 μm Breite und besteht aus einem feinen *Filzwerk* von *Kollagenfibrillen*, die in eine Grundsubstanz aus Glykoproteinen eingebettet sind.

3. Die *Substantia propria* bildet die weitaus größte Masse der Hornhaut und macht ungefähr $9/10$ des Gesamtquerschnittes durch die Cornea aus. Sie besteht aus *kollagenen Faserbündeln,* die zu *Lamellen* oder *Platten* angeordnet sind. Ihre Zellen heißen Fibrocyten.

Der größte Anteil der Substantia propria wird durch Wasser und Glykoproteine (80%) zwischen den kollagenen Platten gebildet. Das Wasser dient als Transportmedium für die Ernährung der gefäßfreien Cornea und erhält die Kollagenfibrillen im Quellungszustand, so daß sie transparent sind und damit das Licht hindurchlassen.

4. Nach innen folgt auf die Lamina propria die *Lamina limitans interna* oder *Descemet-Membran* (Membrana limitans post.), die, wie die Bowman-Membran, lichtmikroskopisch homogen aussieht und aufgrund elektronenmikroskopischer Befunde aus *feinen, filzartigen Schichten* mit sehr unregelmäßiger *Netzstruktur* besteht.

5. Der Descemet-Membran sitzt als Grenzschicht zur vorderen Augenkammer das *hintere Hornhautepithel* auf, das aus einer Schicht niedriger, fast platter Zellen besteht und ebenso wie das vordere Hornhautepithel für die Konstanterhaltung des Wassergehaltes und die Ernährung der gefäßfreien Cornea verantwortlich ist.

Die Cornea des menschlichen Auges ist (im Gegensatz zur gefäßhaltigen Sklera) frei von Blutgefäßen. Die Ernährung erfolgt vom Hornhautrand per diffusionem (bradytrophes Gewebe).

II. *Tunica media* (mittlere Auenhaut, Uvea, Gefäßhaut)

Die mittlere Augenhaut ist eine *dünne, bindegewebige Haut*, die wie die Sklera mesodermalen Ursprungs ist und ihren Namen (Uvea = Gefäßhaut) aufgrund des außerordentlichen *Reichtums* an *Blutgefäßen* erhalten hat.

Die zarte Haut liegt vom Austritt des Sehnerven bis zum Skleralfalz (Skleralwulst) als sog. *Chorioidea* der Sklera dicht an, wendet sich dann im stumpfen Winkel nach innen, als freie, fast kreisrunde Platte (Iris), die in ihrer Mitte eine ebenfalls kreisrunde Aussparung, das Sehloch (Pupille) aufweist, sich mit ihrem freien Rand der Vorderfläche der Linse (Lens cristallina) anlagert und dadurch zur hinteren Begrenzung der vorderen Augenkammer beiträgt.

So läßt sich die Gefäßhaut in zwei Abschnitte unterteilen:

1 a. Die *Iris* (Regenbogenhaut), die in das Innere des Bulbus vorspringt und von außen durch die Cornea sichtbar ist.

1 b. Das Corpus ciliare mit den Processus ciliares. Iris und Corpus ciliare mit den Processus ciliares bilden den vorderen Teil der Tunica media.

2. Der hintere Teil der Tunica media wird als *Chorioidea* bezeichnet und liegt als Gefäßhaut der Sklera im gesamten Bulbus dicht auf.

Die Chorioidea (Aderhaut) besteht aus lockerem Bindegewebe mit Pigmentzellen, zahlreichen Blutgefäßen und einem dichten Nervenfasergeflecht und läßt sich in drei Schichten von außen nach innen wie folgt unterteilen:

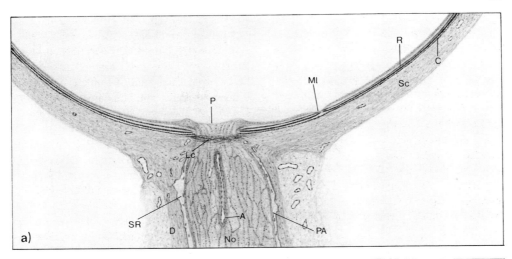

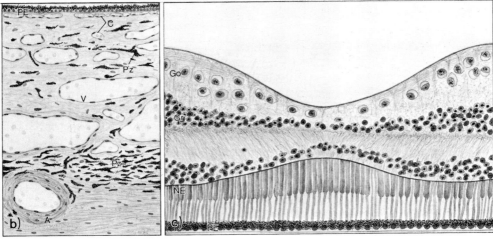

Abb. 17.2. a Auge; hintere Bulbushälfte (Übersichtsvergrößerung). *Ml* = Macula lutea, *P* = Sehnervenaustrittsstelle (Papilla nervi optici), *Sc* = Sclera, *C* = Chorioidea, *R* = Retina (Netzhaut), *No* = Nervus opticus, *A* = Arteria centralis retinae, *SR* = Subarachnoidal-Raum, *D* = Durascheide, *PA* = Pia-Arachnoidea-Scheide, *Lc* = Lamina cribrosa. **b** Chorioidea mit Arterien (*A*), Venen (*V*), Capillaren (*C*), *Pz* = Pigmentzellen, *PE* = Pigmentepithel. **c** Fovea centralis. *PE* = Pigmentepithel, *NE* = Neuroepithel, *Gr* = Ganglion retinae (innere Körnerschicht), *Go* = Opticus-Ganglien-Zellschicht. **a** und **c** nach WALLRAFF

a) *Chorioidea propria, Lamina vasculosa:* Die Chorioidea enthält muskelarme Arterienäste der Aa. chorioideae. Die Gefäße liegen innerhalb eines kollagenen Bindegewebes mit einem Netz elastischer Fasern, das durch seinen hohen Gehalt an verästelten Pigmentzellen charakterisiert ist. Vereinzelt finden sich Bündel glatter Muskelzellen. Zahlreiche Venen sind vorhanden.

Im Grenzbereich zur Sklera ist der Gehalt an Pigmentzellen so groß, daß bei Routinefärbungen häufig der Eindruck einer homogenen dunklen Schicht entsteht.

b) *Lamina choriocapillaris:* Die Choriocapillarschicht enthält die zu den größeren Gefäßen der Chorioidea gehörenden Capillaren, die im Bereich der Pars optica der Netzhaut bis zur Ora serrata in Form eines dichten Capillarnetzes (für die Versorgung des Sinnesepithels der Netzhaut) angeordnet sind.

c) *Bruch-Membran, Lamina vitrea* (Basalmembran, Glashaut): Die Bruch-Membran ist eine nur 2 μm dicke Grenzschicht zwischen der Lamina choriocapillaris und dem Pigmentepithel der inneren Augenhaut.

Sie besteht aus einer inneren, lichtmikroskopisch als homogen zu bezeichnenden Schicht und einer äußeren Zone, die aus kollagenen Fasern zusammengesetzt ist. Der Anteil elastischer Faserelemente ist im Bereich der Bruch-Membran außerordentlich groß, so daß sie auch als elastische Aponeurose angesehen werden kann.

Das *Corpus ciliare* (der Strahlenkörper)
Das Corpus ciliare erstreckt sich in Form eines Ringes von der Ora serrata (s. S. 266) bis zur Wurzel der Iris und ist im Schnitt etwa dreieckig. Der Strahlenkörper erweist sich als eine Verdickung und direkte Fortsetzung der Chorioidea. Im Gegensatz zur Chorioidea ist der Strahlenkörper an seiner Oberfläche nicht glatt, sondern gefaltet und verdickt.
Man unterscheidet an dem Strahlenkörper zwei Zonen:

a) Eine *vordere, breite Zone*. Sie zeigt an der Innenfläche etwa 70 meridional gerichtete, stark gefäßreiche Leisten, die *Processus ciliares*, zwischen denen kleine Buchten, die *Plicae ciliares*, vorhanden sind; ihre Gesamtheit bildet einen den Linsenrand rings umziehenden Kranz, die *Corona ciliaris*. Die Processus ciliares beginnen niedrig an der Ora serrata (s. u., Abb. 17.1) und erheben sich allmählich bis zu einer Höhe von 2 mm. Jeder Ciliarfortsatz besteht aus lockerem, feinfaserigen Bindegewebe mit elastischen Fasern und enthält zahlreiche Blutcapillaren. Die von einem dünnen Epithelbelag überzogenen Processus ciliares entspringen der sog. Grundplatte, die aus lockerem Bindegewebe mit zahlreichen protoplasmareichen, verästelten Pigmentzellen besteht. Den übrigen skleralwärts liegenden Teil dieser dreieckigen Zone bildet der M. ciliaris, der aus glatten Muskelfasern besteht.

Die Wirkung des M. ciliaris besteht darin, daß es bei seiner Kontraktion zu einer Erschlaffung des Aufhängeapparates der formveränderlichen Linse (Zonula-Fasern, s. u.) und damit zur stärkeren Abrundung der Linse kommt, während in Ruhestellung des Muskels ein stetiger Zug auf die Linse ausgeübt und dadurch eine Abplattung der Linse verursacht wird (Akkomodation).

b) Eine *hintere, schmale Zone* wird *Orbiculus ciliaris* genannt und stellt einen Übergangsteil zur Chorioidea dar. Der Orbiculus ciliaris ist weniger gefaltet als die vordere Zone und bildet den größten Teil des Überzuges für den M. ciliaris.

Das Corpus ciliare und die innere Fläche der Processus ciliares sind von einem *zweischichtigen Epithel* überzogen, der *Pars ciliaris retinae*, die aus zwei Zellagen besteht. Die äußere Zellschicht ist die Fortsetzung des Pigmentepithels der Netzhaut (s. u.) und enthält wie diese *Pigmentgranula* (Melaninpigmente) im Cytoplasma. Die innere Epithelzellschicht stellt die Fortsetzung der Müller-Stützzellen der Retina (s. u.) dar und besteht aus hohen pigmentfreien Zellen, die im Alter zunehmend Lipofuscinpigmente einlagern können.

Das Fasersystem des Aufhängeapparates der Linse, die *gliösen Zonulafasern* (Fibrae zonulares), ist innig mit den Epithelzellen der inneren Schicht verbunden. Die Zonulafasern, die vom Corpus ciliare ausgehen, sammeln sich zu kleinen Bündeln und inserieren nahe dem Linsenäquator (s. u.).

Die Iris (Regenbogenhaut)
Die Iris ist eine kreisförmige, das runde Sehloch (Pupilla) enthaltende Platte, die den vordersten Teil der mittleren Augenhaut darstellt und als eine direkte Fortsetzung der Grundplatte des Ciliarkörpers anzusehen ist.
Die Iris ist (von vorne nach hinten) in folgende Schichten einzuteilen:
1. das vordere Epithel
2. das Irisstroma (Gefäßschicht)
3. das hintere Epithel, Pars iridica retinae.

1. Das *vordere Epithel* ist ein nur unvollständiger Abschluß der Iris gegen die vordere Augenkammer und setzt sich aus *endothelartig ausgebreiteten Bindegewebszellen* zusammen. Es wird von einer vorderen Grenzschicht aus dicht gelagerten, verzweigten Zellen, die (nur bei dunkler Iris) Pigment enthalten können, gegen das Irisstroma abgegrenzt.

2. Das *Irisstroma* enthält als Grundlage ein *locker angeordnetes Geflecht kollagener Fasern*, die weite Maschenräume frei lassen, in denen zahlreiche Blutgefäße anzutreffen sind. Außerdem finden sich im Stroma noch Fibrocyten und Pigmentzellen mit unterschiedlichem Pigmentgehalt.
Je mehr Pigment sie enthalten, um so dunkler erscheint das Auge.
Innerhalb des Irisstromas finden sich im Bereich der Pupillenzone in Annäherung an die Hinterfläche der Iris circulär verlaufende, glatte Muskelzellen, die in ihrer Gesamtheit einen die Pupille umkreisenden

Muskelring darstellen und als *M. sphincter pupillae* bezeichnet werden. Ein zweiter Muskel, der *M. dilatator pupillae*, ist nicht so stark ausgebildet und stellt eine weniger zusammenhängende Schicht von radiären, vom Ciliar- zum Pupillenrand ziehenden Fasern dar, die in unterschiedlicher Menge Pigmentgranula speichern.

3. Die Hinterfläche der Iris ist mit der *Pars iridica retinae* überzogen und besteht aus einer Lage unregelmäßig gestalteter Zellen von annähernd prismatischer Form, deren Pigmentgehalt so hoch ist, daß die einzelnen Zellen nur schwer voneinander abgrenzbar sind.

Die Iris tritt im sog. *Iriswinkel* oder *Angulus iridiocornealis* mit der Sklera (etwa Cornea-Skleral-Grenze) und mit den vorderen Abschnitten des Ciliarkörpers in Verbindung. In diesem Iriswinkel (oder auch Kammerwinkel) liegt ein bindegewebiges Trabekelwerk, das *Lig. pectinatum anguli iridiocornealis;* zwischen und in der Umgebung dieser Fasern befinden sich *Spalträume* (Fontana-Räume), durch die das vom Ciliarepithel produzierte Kammerwasser aus der vorderen Augenkammer in den mit Endothel ausgekleideten *Sinus venosus sclerae* (Schlemm-Kanal) abfließen kann.

Tunica interna (innere Augenhaut, Retina, Netzhaut)

Die Netzhaut beginnt in der Peripherie der Papilla n. optici (Sehnervenaustrittsstelle, s. u.) mit abgeschrägtem Rand und kleidet nach vorne zu die gesamte Bulbusinnenfläche aus. Dabei verdünnt sie sich allmählich, von ungefähr 0,5 mm in der Augenachse auf 0,15 mm zu Beginn der Ora serrata, hier verliert sie die percipierenden und nervösen Elemente und wird dann zu einem ca. 50 µm dicken, zweischichtigen Epithel, welches Ciliarkörper, Processus ciliares und die Hinterfläche der Iris überzieht.

So ist die Netzhaut in eine *Pars optica* und eine *Pars caeca* (blinder Teil) zu unterteilen.

Pars optica

Die Pars optica ist eine durchsichtige Schicht und enthält einen *epithelialen Verband bipolarer Sinneszellen* (Photoreceptoren = Stäbchen und Zapfen) sowie *Nervenzellen,* die die Neuronenkette bilden, und modifizierte Gliazellen, die *Müller-Stützzellen.* Als Schutz- und Ernährungsschicht wird die Netzhaut an ihrer Außenfläche von einem *Pigmentepithel* begrenzt. Die Pars optica der Netzhaut ist in 10 lichtmikroskopisch unterscheidbare Schichten einzuteilen (von außen nach innen):

1. Das *Pigmentepithel*: Das Pigmentepithel setzt sich aus einer Schicht isoprismatischer Zellen zusammen, die auf der Lamina vitrea (Bruch-Membran) gelegen sind.

Von der inneren Oberfläche der Pigmentepithelzellen gehen feine Ausläufer aus, die sich zwischen die Elemente der Stäbchen- und Zapfenschicht einsenken. Die etwa 12–18 µm großen, polygonalen Zellen sind teils mit stäbchenförmigen, teils mit runden (ELM) Melaninpigmentgranula ausgefüllt.

Bei Lichteinfall auf die Retina können die Pigmentepithelzellen ihre mit Pigment beladenen Zellfortsätze zur Abschirmung zwischen die Stäbchen und Zapfen schieben. In der Dämmerung (Lichtentzug) weichen die Fortsätze wieder zurück.

2. *Schicht der Stäbchen und Zapfen: Neuroepithel: 1. Neuron der Sehbahn.* Die Stäbchen- und Zapfenschicht ist Bestandteil des Neuroepithels. In ihr liegen die schlanken, stäbchenförmigen und die etwas dickeren, zapfenförmigen Fortsätze der sog. Stäbchen- und Zapfenzellen (primäre Sinneszellen als Photoreceptoren). Der kernhaltige Abschnitt der Sinneszellen liegt in der äußeren Körnerschicht (4. Netzhautschicht). In der menschlichen Netzhaut finden sich ca. 110–125 Millionen Stäbchen und ca. 6–7 Millionen Zapfen.

In Annäherung an die Fovea centralis (s. u.) wird die relative Zahl der Zapfen immer größer, so daß in der Fovea selbst ausschließlich Zapfen anzutreffen sind. Nach der Duplizitätstheorie liegt die funktionelle Bedeutung der Stäbchen im Dämmerungssehen und dem Schwarz-Weiß-Kontrast. Die Zapfen sind für das Tagessehen und damit für die Farbunterscheidung verantwortlich.

Als *Stäbchen* und *Zapfen* werden somit die außerhalb der Membrana limitans externa (3. Netzhautschicht, s. Abb. 17.3) gelegenen Abschnitte der zwei Arten von Neuroepithelzellen bezeichnet.

Diese Abschnitte sind die lichtempfindlichen Fortsätze (Receptorteil) der Sinneszellen (bipolare Nervenzellen), die durch Poren der Membrana limitans externa nach außen treten und dem Pigmentepithel aufliegen. Diese Fortsätze, die Stäbchen und Zapfen, sind als spezifisch strukturierte Dendriten (Receptorteil) der bipolaren Nervenzellen (Stäbchen- und Zapfenzellen) anzusehen.

Diese Fortsätze von Stäbchen- und Zapfenzellen sind wiederum in ein Außen- und ein Innenglied differenziert und lassen folgende Gemeinsamkeiten erkennen: Die bei beiden Sinneszellen dünnen Außenglieder enthalten den Sehpurpur (Stäbchen: Rhodopsin; Zapfen: Jodopsin) und Lipide. Sie sind etwa 20 µm lang.

Die Innenglieder sind durch den Reichtum an Mitochondrien, Anteile des ER und einen Golgi-Apparat

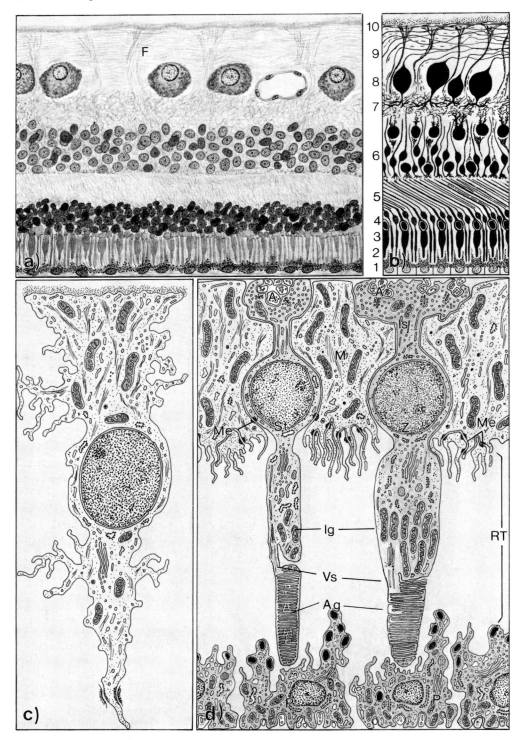

Abb. 17.3

charakterisiert und stellen das Stoffwechselzentrum der Sinneszellen dar.

Der Unterschied der Fortsätze von Stäbchen und Zapfen ergibt sich nicht durch die feinere Bauweise, sondern durch die äußere Form. Die Fortsätze der Stäbchenzellen erscheinen schon im lichtmikroskopischen Präparat als dünne, fadenförmige Gebilde, die deutlich schlanker sind als die plumperen, flaschenförmigen Fortsätze der Zapfenzellen (Abb. 17.3 d).

Diese kernlosen Fortsätze der Photoreceptoren reichen durch die 3. Netzhautschicht, die Membrana limitans externa, und stellen Fortsätze der Perikarya der Sinneszellen dar, die in ihrer Gesamtheit die 4. Schicht, die äußere Körnerschicht, bilden.

3. *Membrana limitans externa:* Die Membrana limitans externa ist eine gliöse, siebartige Faserschicht, die von *Fortsätzen der Müller-Stützzellen* (s. u., Abb. 17.3 c) gebildet wird, die kernhaltigen Anteile (äußere Körnerschicht) von den Fortsätzen der Sinneszellen abschließt und somit als Gerüstwerk für das Neuroepithel des Stäbchen- und Zapfenapparates aufzufassen ist.

4. Die *äußere Körnerschicht* (Lamina granularis externa), die sich nach innen direkt an die Membrana limitans externa anschließt, setzt sich somit aus den mittleren, kernhaltigen Abschnitten sämtlicher Stäbchen- und Zapfenzellen zusammen, deren Zellkerne dichtgedrängt liegen.

◄ **Abb. 17.3.** Netzhaut, Retina; **a** und **b** Schichten der Retina. **a** Routinefärbung, **b** Schema der Schichtungen nach Versilberung. **a** *1* = Pigmentepithel, *2* = Schicht der Stäbchen und Zapfen, *3* = Membrana limitans externa, *4* = äußere Körnerschicht (1. Neuron, Perikarya der Sinneszellen), *5* = äußere plexiforme (retikuläre) Schicht, *6* = innere Körnerschicht (2. Neuron, Ganglion retinae), *7* = innere plexiforme Schicht, *8* = Opticus-Ganglien-Zellschicht, *9* = Opticus-Faser-Schicht, *10* = Membrana limitans interna, F = Fortsätze der Müllerschen Stützzellen. **b** Schichtung siehe **a** (mod. nach SCHIEBLER). **c** Müllersche Stützzelle (*ELM*, aus LENTZ). **d** Stäbchen und Zapfenzellen. *St* = Perikaryon der Stäbchenzelle, *Z* = Perikaryon der Zapfenzelle, *Ag* = Außenglieder, *Vs* = Verbindungsstücke, *Ig* = Innenglieder, *RT* = Receptorteil, *Is* = inneres Segment (synaptisch) mit Dendriten (*A*) des Ganglion retinae verknüpft, *M* = Müllersche Stützzelle, *P* = Pigmentzelle, *Me* = Desmosomen der Müllerschen Stützzellen untereinander und mit den Sinneszellen (in der Gesamtheit = Membrana limitans externa)

5. In der *äußeren plexiformen* (reticulären) *Schicht* bilden die centripetalen Fortsätze (Neuriten der Sehzellen) mit den Dendriten der nachgeschalteten Ganglienzellen der nächsten Netzhautschicht (innere Körnerschicht) zahlreiche Synapsen. Die Perikarya dieser Ganglienzellen liegen in

6. der *inneren Körnerschicht* (Lamina granularis interna), die ihren Namen den dichtgedrängt liegenden, mit Routinefärbungen im lichtmikroskopischen Präparat dunkel erscheinenden Kernen der Ganglienzellen verdankt.

Außer den Perikarya der bipolaren Ganglienzellen der Sehbahn (2. Neuron oder Schaltneurone) liegen hier auch der Perikarya von Nervenzellen *(Horizontalzellen)*, die mit horizontal verlaufenden Neuriten, die bis zu 100 μm lang sein können und Querverbindungen in der äußeren plexiformen Schicht herstellen. Ein weiterer Zelltyp der inneren Körnerschicht stellt die reich verzweigte *amakrine Zelle* dar, die in der inneren Körnerschicht, aber auch in der inneren plexiformen Schicht gelegen sein kann und kurze Querverbindungen mit den Opticusganglienzellen bildet.

Außer Nervenzellen finden sich in der inneren Körnerschicht die Perikarya der *Müller-Stützzellen* (Abb. 17.3 c), die als das Gliagewebe (Stützgewebe) der Retina anzusehen sind, mit ihrem Zelleib bzw. Fortsätzen durch alle Schichten der Retina ziehen und mit ihren Fortsätzen die Neurone in Form einer Hüllschicht isolieren.

7. Die *innere plexiforme Schicht, Lamina plexiforme (reticularis) interna,* enthält die Ausbreitung der Fortsätze der amakrinen Zellen und auch eines Teils der kernhaltigen Abschnitte dieser Assoziationszellen. Zum anderen bilden die Neuriten der bipolaren Ganglienzellen (aus der inneren Körnerschicht, 2. Neuron) Synapsen mit den Dendriten der multipolaren Ganglienzellen des 3. Neurons (Opticusganglienzellen), die in der nach innen folgenden Schicht gelegen sind.

8. *Opticusganglienzellschicht (Lamina ganglionaris):* Die Opticus-Ganglienzellschicht (3. Neuron) setzt sich aus großen (10–30 μm ⌀) *multipolaren* Ganglienzellen zusammen, die in einfacher Schicht mit unterschiedlich großen Zwischenräumen nebeneinander gelegen sind. Eine Ausnahme bildet der Rand der Fovea centralis. Hier können die Ganglien zu mehreren Schichten übereinander angeordnet sein. Das licht- und elektronenmikroskopische Erscheinungsbild entspricht dem der Nervenzellen des

ZNS und wird an anderer Stelle besprochen (s. S. 86). Außer Ganglienzellen, Fortsätzen der Müller-Stützzellen und Nervenfasern finden sich in dieser Schicht regelmäßig unterschiedlich große Blutgefäße.

9. *Opticusfaserschicht:* Von den Opticus-Ganglienzellen geht je ein Neurit ab und tritt in die parallel zur Bulbusoberfläche verlaufende Nervenfaserschicht (Tangential-Fasern) ein, die aus Bündeln markloser Nervenfasern besteht. Alle diese Neuriten ziehen zur Papilla n. optici (Sehnerveintrittsstelle, s. u.) und verlassen durch sie als N. opticus das Auge. So ist zu verstehen, daß die Nervenfaserschicht von der Peripherie der Pars optica der Retina bis zur Papille stetig an Dicke zunimmt.

10. *Membrana limitans interna:* Die Membrana limitans interna stellt die Grenzschicht zwischen optischer Retina und Glaskörper dar und wird von den Fortsätzen der Müller-Stützzellen gebildet.

Die Einteilung der Netzhaut in 10 Schichten erfolgt nach histologischen Kriterien. Funktionell läßt sich die Retina wie folgt gliedern:
Als Abgrenzungen gegen die Chorioidea, zur Abschirmung gegen Lichteinfall und zur Ernährung der Retina ist als
1. äußere Schicht das Stratum pigmenti eingerichtet. Daran schließt sich die
2. Schicht, das Stratum neuroepitheliale, das aus Stäbchen- und Zapfenzellen besteht (Epithel der Sinneszellen bzw. Photoreceptoren) und als 1. Neuron der Sehbahn aufzufassen ist. Nach innen folgt dann als
3. Schicht das Stratum ganglionare retinae, das als 2. Neuron der Sehbahn die Reize der Sinneszellen über Zellfortsätze aufnimmt und den Ganglienzellen der
4. Schicht, dem Stratum ganglionare n. optici, dem 3. Neuron der Sehbahn, weiterleitet. Diese multipolaren Nervenzellen leiten die Impulse über Neuritenbündel über den Sehnerv zum ZNS.
Zwischen den Schichten 2 und 3 sowie 3 und 4 befinden sich Zonen des Faserkontaktes (Synapsenfelder, innere und äußere plexiforme Schicht) der Nervenzellen und der Sinneszellen, sowie Parallelverbindungen über die Assoziationszellen.

Macula lutea, Fovea centralis: Die Macula lutea stellt die nahe dem hinteren Augapfelpol gelegene Stelle des schärfsten Sehens dar und ist schon makroskopisch (beim Augenspiegeln) als etwa 2 mm großes querovales Feld (gelber Fleck) zu erkennen. Das Sinnesepithel besteht hier nur aus Zapfen mit monosynaptischen Verbindungen (Kontakt nur mit zugehörigen Ganglienzellen des II. Neurons). Da die inneren Retinaschichten zur Seite gedrängt sind, entsteht hier eine Vertiefung der Netzhaut mit stark verdünntem Boden, die Fovea centralis, die wallartig von einem verdickten Rand umgeben ist.
In den peripheren Teilen der Macula lutea fällt zunächst die dicke, mehrschichtige (bis zu 8 Lagen) Ganglienzellschicht auf. Die Nervenfaserschicht ist schwach entwickelt. In den zentralen Partien der Macula, der Fovea centralis, sind die Opticusganglienzellen (des 3. Neurons) reduziert oder fehlen vollständig. Die äußere und innere Körnerschicht fließen zusammen, so daß auf dem Grund der Fovea nur noch Zapfenzellen anzutreffen sind.

Nervus opticus und Papilla n. optici (Sehnervenaustrittsstelle, blinder Fleck, Abb. 17.2 a u. b)
Der Nervus opticus ist innerhalb der Orbita von *drei bindegewebigen Scheiden* umgeben, die der Dura mater, Arachnoidea und der Pia mater entsprechen. Zwischen der Dura- und Arachnoideascheide und zwischen der Arachnoidea- und Piascheide befindet sich je ein mit dem Subduralraum bzw. dem Subarachnoidalraum der Gehirnhüllen kommunizierender *liquorgefüllter Spaltraum*.

Die *Piascheide* dringt in Form von Septen in den Nervenfaserstamm ein und teilt ihn in ungefähr 800–1200 kleine Nervenbündel. Jedes Bündel besteht aus markhaltigen Nervenfasern von 0,2–10 μm Durchmesser. Zwischen diesen Fasern sind zahlreiche Gliazellen gelegen. Am Bulbus gehen Dura- und Piascheide in die Sklera über. Die Arachnoideascheide bleibt hier zurück.

Etwa 10 mm vor Eintritt des N. opticus in den Bulbus treten die für die Versorgung der inneren Netzhautschichten bestimmten A. und V. centralis retinae in den Sehnerven ein und verlaufen in dessen zentraler Partie bis in die Bulbuswand. Hier verzweigen sich die Blutgefäße und bilden ein Capillarnetz, das sich im Bereich der inneren Retinaschichten erstreckt.

Am Bulbus durchbricht der Sehnerv die Augenhäute (Bulbuswand) und tritt in der Papilla n. optici aus dem Auge heraus. Die marklosen Nervenfasern als Neuriten der Opticusganglien erhalten in diesem Bereich eine Markscheide, so daß der Durchmesser des Sehnerven hinter der Area cribrosa beträchtlich zunimmt. Die schon im Routinepräparat deutlich zu erkennenden, längsverlaufenden Septen, die die einzelnen Nervenfaserbündel voneinander trennen, bleiben im Bereich der Austrittsstelle zurück, und an ihre Stelle tritt hier ein System von querverlaufenden Septen (von der Sklera), die in ihrer Gesamtheit eine siebartig durchlöcherte Bindegewebsplatte darstellen, die als *Lamina cribrosa* bezeichnet wird.

Makroskopisch erscheint die Stelle des Sehnervenaustritts an der hinteren Bulbuswand (beim Augenspiegeln) als vorgewölbter, runder, weißer Fleck, von dem sich die Blutgefäße auf die innere Augenschicht verteilen. Da an dieser Stelle infolge des Nervenfaserdurchtritts kein Sinnesepithel vorhanden ist, wird die Stelle des Sehnervenaustritts auch als blinder Fleck bezeichnet.

Die Linse, Lens crystallina: Die Linse ist ein durchsichtiger, bikonvexer Körper, der durch die Zonulafasern (s. S. 270) am Corpus ciliare aufgehängt und formveränderlich ist und somit als lichtbrechender Körper im Zusammenhang mit dem M. ciliaris im Corpus ciliare und den Zonulafasern dem Akkomodationsapparat des Auges zuzurechnen ist.

Durch Kontraktion des M. ciliaris werden die Zonulafasern entspannt und infolge der elastischen Rückstellkräfte der Linse (s. u.) rundet sich diese ab (Einstellung auf Nahsehen). Eine Erschlaffung des M. ciliaris bewirkt über die Zonulafasern einen Zug auf die Linse, so daß sich diese abflacht (Einstellung auf Weitsehen).

Die Linse (Abb. 17.16) setzt sich aus der *Linsenkapsel*, dem *Linsenepithel* und der aus den *Linsenfasern* aufgebauten *Linsensubstanz* zusammen.

1. *Die Linsenkapsel* (Capsula lentis) bildet eine die Linse allseitig umhüllende, homogene Membran. Sie besteht aus lamellär geschichteten bindegewebigen Faserzonen. In die äußere Schicht der Linsenkapsel strahlen die Zonulafasern ein.

2. *Das Linsenepithel* liegt unter der Linsenkapsel und bedeckt als einschichtiges isoprismatisches Epithel die Vorderfläche der Linse.

3. *Die Linsensubstanz* bildet den größten Teil der Lens crystallina und besteht etwa ab dem 30. Lebensjahr aus einer weichen, zähen, wasserreichen Rinde und aus dem festeren, wasserärmeren Kern. Im Alter wird die Linse durch Wasserverlust weniger elastisch, so daß die Fähigkeit, sich spontan abzurunden, abnimmt. Durch diesen Elastizitätsverlust ist der altersbedingte Mangel des Akkomodationsvermögens, die Alterssichtigkeit (Presbyopie) zu erklären.

Der *Glaskörper, Corpus vitreum,* füllt den ganzen Bulbusabschnitt zwischen Linse und Netzhaut aus.

Er stellt eine gallertartige, fast zellfreie Masse dar, die etwa zu 99% aus Wasser, sauren Mucopolysacchariden (polymerisierte Hyaluronsäure) und Proteinen besteht. Diese als *Humor vitreus* bezeichnete Substanz wird von einem Geflechtwerk feinster (ELM-nachweisbarer) Fibrillen durchzogen.

Das Augenlid, Palpebra (s. Abb. 17.8 a)
Die Augenlider stellen Hautfalten der Gesichtshaut dar, die von oben und unten über die Orbita ziehen und Schutzfunktionen (Schutz vor Lichteinfall, Austrocknung und Fremdkörpern) für das Auge erfüllen und aktiv beweglich sind.

Das Stützgerüst der Augenlider ist der sog. *Tarsus*, der ungefähr $^2/_3$ der Höhe eines jeden Augenlides einnimmt und aus *fibrillärem, derbem Bindegewebe* besteht.

Die Bindegewebsfasern des Tarsus umschließen die Drüsenkörper der Tarsaldrüsen oder *Glandulae tarsales* bzw. *Meibom-Drüsen*. Die Meibom-Drüsen sind *Talgdrüsen* (s auch S. 42) von alveolärer Bauweise und fetten mit ihrem Sekret den Lidrand ein. Der mit mehrschichtigem Plattenepithel ausgekleidete Ausführungsgang erreicht die Oberfläche an der inneren Lidkante.

Am oberen Ende des Tarsus liegen verästelte tubulöse Drüsen, die akzessorischen *Tränendrüsen*.

Inmitten des Augenlides vor dem Tarsus liegen Bündel quergestreifter Muskulatur, die parallel zum Lidrand ausgerichtet sind und in ihrer Gesamtheit den *M. orbicularis* bilden. Am Tarsus inserieren zwei Muskeln, der *M. tarsalis*, aus glatten Muskelzellen bestehend, und die Sehne des quergestreiften *M. levator palpebrae*.

Der Tarsus mit den Meibom-Drüsen sowie der Muskelapparat des Augenlides werden von *mehrschichtigem Epithel* überzogen, das sich in bezug auf die Bauweise in einen hinteren (orbitalen) Abschnitt, die Conjunctiva und einen vorderen Lidüberzug, die Epidermis, unterteilen läßt.

1. *Die Conjunctiva* (Augenbindehaut) verbindet den Augapfel mit den Augenlidern und bildet den *Conjunctivalsack* (Bindehautsack). Sie stellt eine aus Epithel und Lamina propria bestehende *Schleimhaut* dar, die, bei geschlossenem Augenlid, dem Bulbus dicht aufliegt und somit die orbitale Fläche des Augenlides bedeckt.

Das Epithel der Conjunctiva besteht aus einem *mehrschichtigen unverhornten Plattenepithel*, das glatt und ohne Wellen das Augenlid nach hinten bedeckt.

Innerhalb der Lamina propria liegen (besonders in der lateralen Hälfte des Fornix conjunctivae) unterschiedlich viele seröse Drüsen, die als akzessorische *Tränendrüse* (Krause-Drüse) bezeichnet werden.

An der hinteren Lidkante geht das mehrschichtige unverhornte Plattenepithel in das mehrschichtige verhornte Epithel der Epidermis über, die die vordere Lidfläche überzieht.

So erkennt man bei einem Schnitt durch das Augenlid die Hinterfläche an der glatt verlaufenden Schleimhaut (Conjunctiva) und die Vorderfläche des Augenlides an der Falten aufwerfenden Epidermis.

In der Epidermis des Lidrandes sind starke, lange Wimpernhaare, die Cilien, eingelassen und in 2–3 Reihen angeordnet. Die Haarbälge (s. S. 292 und Abb. 17.8a) der Cilien sind mit kleinen Talgdrüsen ausgestattet und stehen in Kontakt mit den Ausführungsgängen der Glandulae sudoriferae ciliaries, den sog. Moll-Drüsen (apokrine Extrusion). Es handelt sich um weitlumige Endkammern, die von Myoepithelzellen umgeben werden.

17.2 Statoakustisches Organ, Organum vestibulo-cochlearis, das Gleichgewichts- und Gehörorgan (Abb. 17.4a)

Das „Ohr" stellt zwei Sinnesorgane dar, das *Gleichgewichtsorgan* und das *Gehörorgan*. Gehör- und Gleichgewichtsorgan liegen als Sinnesorgane (Sinnesepithel, Neuroepithel) im *Innenohr* in der Felsenbeinpyramide und werden gemeinsam vom VIII. Hirnnerv, dem N. vestibulo-cochlearis versorgt.

Dem Innenohr mit dem Sinnesepithel sind das schallübertragende *Mittelohr* und das schallaufnehmende *äußere Ohr* (Ohrmuschel und Gehörgang) als Hilfsvorrichtungen für das Gehörorgan vorgelagert.

17.2.1 *Innenohr*

Das in der Pars petrosa des Schläfenbeins gelegene Innenohr stellt ein System von Kanälen und Höhlen dar, das *knöcherne Labyrinth*, in dem eine membranöse Auskleidung, das *häutige Labyrinth*, gelegen ist. Das häutige Labyrinth ist ein mit Flüssigkeit *(Endolymphe)* gefülltes Schlauchsystem, das aus einer bindegewebigen Wand besteht und nach innen mit Epithel ausgekleidet ist, das an distinkten Bezirken zu einem *Sinnesepithel* differenziert ist.

Das häutige Labyrinth füllt den Raum des knöchernen Labyrinthes nicht vollständig aus, so daß ein ebenfalls flüssigkeitsgefüllter Raum zwischen häutigem und knöchernem Labyrinth frei bleibt, der *perilymphatische Raum*. In den Perilymphräumen ist das häutige Labyrinth durch Membranen, lockeres Bindegewebe und feine kollagene Faserstränge an dem Endost des knöchernen Labyrinthes aufgehängt.

Das häutige Labyrinth besteht aus dem Vorhof oder *Vestibulum*, der von zwei miteinander verbundenen Säckchen, dem *Sacculus* und dem *Utriculus*, gebildet wird sowie dem *Schneckengang*, dem *Ductus cochlearis* (mit dem Sacculus verbunden), und den drei *Bogengängen, Ductus semicirculares* (mit dem Utriculus verbunden). An allen Teilen des Innenohres gibt es indifferente und spezifische Abschnitte des auskleidenden Epithels. Die spezifischen Abschnitte bilden das *Sinnesepithel* und stehen synaptisch mit dem N. vestibulo-cochlearis (N. statoacusticus, N. VIII) in Verbindung. Der *Schneckengang* bildet mit seinem *Sinnesepithel* das *akustische Organ*. Der *Vorhof* (Utriculus, Sacculus) und die *Bogengänge* stellen das *Gleichgewichtsorgan* dar.

Das Gleichgewichtsorgan (Abb. 17.4)
Das Gleichgewichtsorgan besteht aus
1. den *drei häutigen Bogengängen* und
2. dem *Vorhof* mit dem *Utriculus* und dem *Sacculus*. Alle Anteile weisen einen grundsätzlich gleichen Wandaufbau auf.

Ihre Wand ist an den meisten Stellen sehr dünn und besteht aus einer *bindegewebigen Lamina propria*, die sich entweder mit dem Periost des Knochens direkt verbindet oder die perilymphatischen Räume in Form von kollagenen Fasersträngen durchsetzt. In dieser Bindegewebslage finden sich elastische Fasern und Pigmentzellen. Das indifferente Epithel, welches Sacculus, Utriculus und Bogengänge auskleidet, ist ein einschichtiges, plattes bis isoprismatisches Epithel, das die Lamina propria gegen den endolymphatischen Raum abgrenzt. Das Epithel wird von der Lamina propria durch eine Basalmembran (Glashaut) getrennt. Sacculus und Utriculus weisen je eine charakteristische, ovale, etwa 2 mm lange Wandverdickung, die Macula statica auf. An diesen Stellen ist das Bindegewebe vermehrt und flächig direkt mit dem Endost verwachsen.

Die *Macula statica* (Macula utriculi, Macula sacculi, Abb. 17.4 b) enthalten als neuroepitheliale Sinnesflächen das *Sinnesepithel* und weisen den gleichen Bau auf. Das Epithel ist zweireihig und enthält die *Haarzellen* (Sinneszellen, Me-

Abb. 17.4. Das stato-akustische Organ. **a** Schnitt ▶ durch das Innenohr (Übersichtsvergrößerung). Akustisches Organ (Schneckengang): *Sv* = Scala vestibuli, *St* = Scala tympani, *D* = Ductus cochlearis, *Co* = Cortisches Organ (*Sv, St, D, Co*: Bestandteile des Schneckenganges); *Gs* = Ganglion spirale, *Nc* = Nervus cochlearis, *Ks* = knöcherne Schnecke des Felsenbeins. *Statisches Organ* (Bogengänge): *Kb* = knöcherner Bogengang, *A* = Ampulle, *Ca* = Crista ampullaris. **b** Macula statica. *Nf* = Nervenfasern, *SE* = Sinnesepithel mit Sinneszellen (*Sz*) und Stützzellen (*St*), *Sh* = Sinneshärchen der Sinneszellen, *S* = Statolitenmembran (Vergr. etwa 250fach; modifiziert nach SOBOTTA). **c** Crista ampullaris. *Nf* = markhaltige Nervenfasern, *SE* = Sinnesepithel mit Sinneszellen (*Sz*), Stützzellen (*St*), *Sh* = Sinneshärchen der Sinnesepithelzellen in gallertiger Cupula (Vergr. etwa 300fach). **d** Zellen des Sinnesepithels der Bogengänge (ELM-Schema, Vergr. etwa 5000fach). *I* = kolbenförmige Typ I-Sinneszelle mit Cilium (*C*) an Statoliten (*S*) und synaptischem Kontakt mit afferenter Nervenfaser (*Nf*) an der Zelloberfläche. *Ms* = Myelinscheide. *II* = längliche Sinnesepithelzelle mit basalem synaptischen Kontakt zu afferenten Nervenfasern (*Nf*), mit oberflächlichem Cilium (*C*) und Mikrovilli (*Mv*). Stützzellen (*St*) mit apikaler Membrana reticularis (*Mr*). (In Anlehnung an FERNER und STAUBESAND, 1975)

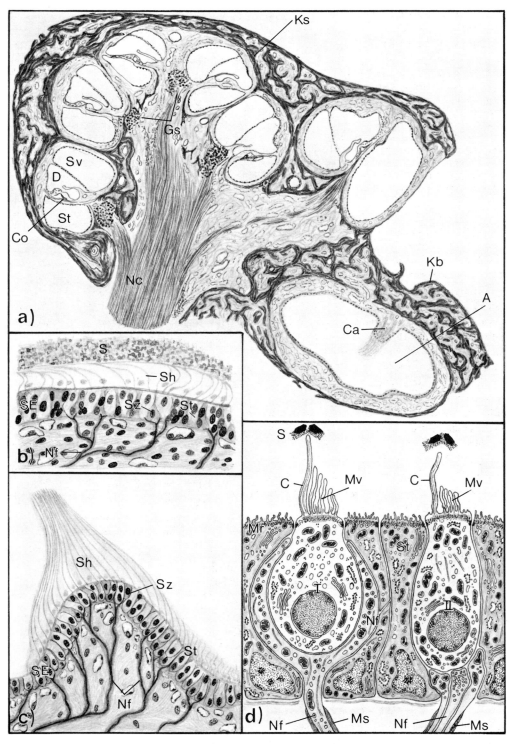

Abb. 17.4

chanoreceptoren) und die basal gelagerten *Stützzellen* oder *Basalzellen* und ist gegenüber dem unspezifischen Epithel sehr hoch. Über dem spezifischen Epithel liegt die *Statolithenmembran,* eine Art Cuticula, die eine gallertige Konsistenz aufweist und kleine Kristalle (Statolithen, Statokonien) aus Calciumcarbonat und Proteinen enthält.

Die *Stützzellen* (Fadenzellen) durchsetzen mit einem breitbasigen, kernhaltigen und einem zur Epitheloberfläche hin schlanken Zelleib die ganze Höhe des Epithels von der Basalmembran bis zur freien Oberfläche.

Die Stützzellen umgeben mit ihrem Zelleib die Sinneszellen, enthalten in ihrer Oberfläche die zu den Sinneszellen führenden Dendriten der bipolaren Nervenzellen des Ggl. vestibuli und lassen nur die an der Epitheloberfläche gelegene mit Sinneshärchen versehene Fläche der Sinneszellen frei. Die Funktion der Stützzellen ist in einer Ernährung, Isolierung und Fixierung der Sinneszellen sowie möglicherweise in einer Beteiligung an der Bildung der Endolymphe und dem Stoffaustausch zwischen Endolymphe und Blutgefäßsystem zu sehen.

Die *Receptorzellen* (Haarzellen) sind Sinneszellen von 25–40 µm Länge und enthalten einen großen, chromatinreichen, runden Zellkern. An ihrer freien Oberfläche weisen die Sinneszellen je einen langen, haarförmigen Fortsatz auf, der aus (im lichtmikroskopischen Bild) feinsten miteinander verklebten Fäden besteht.

Die Sinneshärchen der Receptorzellen ragen in die gallertige Masse der Statolithenmembran hinein.

Die Bogengänge, Ductus semicirculares: Die *häutigen Bogengänge* liegen exzentrisch im perilymphatischen Raum und weisen einen Wandaufbau (wie Sacculus und Utriculus) aus einer *Lamina propria* (= kollagenes Bindegewebe mit verästelten Zellen), der *Basalmembran* und dem *Epithel* auf.

Das spezifische *Sinnesepithel* der Bogengänge läßt den gleichen Aufbau wie das der Maculae staticae erkennen. Im Bereich der Anfangsabschnitte sind die häutigen Bogengänge zur sog. *Ampulle* erweitert. In der Ampulle befindet sich eine von hohem Sinnesepithel überzogene, bindegewebige Leiste, die *Crista ampullaris,* die in die Lichtung des Endolymphraumes vorspringt und senkrecht zur Ebene des Bogenganges ausgerichtet ist.

Das hohe Epithel der Crista ampullaris besteht aus *Stützzellen* und *Sinneszellen* (Typ-1- und Typ-2-Zelle), die ihre langen Fortsätze in eine gallertige Masse, die *Cupula ampullaris* entsenden. Die Cupula stellt einen Gallertkörper dar, der haubenartig dem Epithel der Crista ampullaris aufsitzt und sich aus Glykoproteinen und Proteoglykanen zusammensetzt.

Die Sinneszellen des Innenohres (Gleichgewicht und Gehör) sind sog. sekundäre Sinneszellen, d. h. diese Zellen sind nur Reizempfänger, aber keine Nervenzellen und bauen als Mechanoreceptoren den Reiz über die Auslenkung der Sinneshaare auf. Rotationsbewegungen des Kopfes (adäquater Reiz für das Sinnesepithel in den Bogengängen) bzw. Bewegung in Richtung der Schwerkraft (Reiz für Sinnesepithel von Utriculus und Sacculus) erzeugen eine Endolymphströmung in den Bogengängen bzw. ein relatives Zurückbleiben der Statolithenmembran oder Verharren in der alten Position und somit eine Scherbewegung der Sinneshärchen gegen die Sinneszellen. Die in den Härchenzellen entstehenden Impulse werden über den N. vestibulo-cochlearis zum ZNS geleitet.

Das Gehörorgan (Abb. 17.4 a u. 17.5)

Der Schallempfänger des Gehörorgans liegt zusammen mit dem Gleichgewichtsorgan im Innenohrlabyrinth der Pars petrosa des Schläfenbeins. Ein Teil des knöchernen Innenohrlabyrinths stellt ein gewundenes Gangsystem dar, das sich wie das Gehäuse einer Schnecke (Cochlea) um eine zentrale Achse wickelt.

Die *knöcherne Schnecke* (Cochlea) dreht sich mit zweieinhalb Windungen um einen knöchernen Achsenkegel, den *Modiolus* (Schneckenspindel), der die mediale Wand der knöchernen Schnecke darstellt. Das Grundgerüst des Modiolus bildet ein *spongiöses, z. T. weitporiges Knochenwerk* mit zahlreichen Blutgefäßen und lockerem kollagenen Bindegewebe und enthält die Nervenfasern des N. cochlearis mit den zugehörigen Nervenzellansammlungen des Ganglion spirale. Vom Modiolus entspringt eine Knochenleiste, die *Lamina spiralis ossea,* die frei in den Hohlraum des knöchernen Schneckenganges hineinragt.

Da sie die Schnecke durchzieht, ist ihr Verlauf in der Gesamtheit als Schraubenwelle oder Wendeltreppen-Form zu beschreiben.

An dem freien Rand der Lamina spiralis ossea setzen zwei Membranen spitzwinklig an, die *Basilarmembran* (s. u.) und die *Reissner-Membran,* so daß ein im Querschnitt dreieckiges, mit Endolymphe angefülltes Hohlraumsystem, der *Ductus cochlearis* oder häutige Schnecke (unter Ergänzung der gegenüberliegenden Ausklei-

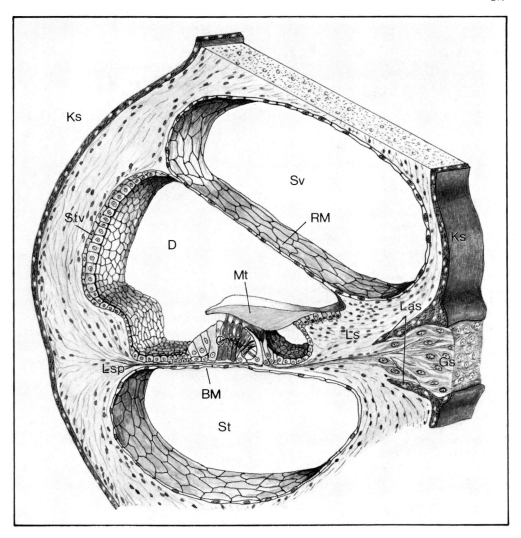

Abb. 17.5. Schnitt durch den Schneckengang (räumliches Schema. Übersichtsvergr., nach BLOOM und FAWCETT, 1975). Ks = knöcherner Schneckengang, Sv = Scala vestibuli, St = Scala tympani, D = Ductus cochlearis, RM = Reissnersche Membran, BM = Basalmembran, C = Cortisches Organ (Sinnesepithel), Mt = Membran tectoria, Ls = Limbus spiralis, Lsp = Ligamentum spirale, Las = Lamina spiralis ossea, Gs = Ganglion spirale, Stv = Stria vascularis

dung des Schneckenganges), entsteht und den knöchernen Schneckengang in zwei Perilymphräume, die *Scala vestibuli* und die *Scala tympani* unterteilt.

1. Die *Scala vestibuli* steht mit dem perilymphatischen Raum des Vestibulums in Verbindung, verläuft oberhalb der Lamina spiralis ossea und des Ductus cochlearis und geht an der Spitze der Schneckenwindungen, dem Helicotrema, über in

2. die *Scala tympani,* einem Perilymphraum, der unterhalb der Lamina spiralis ossea und des Ductus cochlearis gelegen und dessen basales Ende am runden Fenster (Fen. rotunda) in der Labyrinthwand der Paukenhöhle durch eine sehnige Platte abgeschlossen ist.

3. Der *Ductus cochlearis* (häutige Schnecke): Der Ductus cochlearis steht durch den Ductus reuniens mit dem Endolymphraum des Sacculus in Verbindung und endet an der Schnecken-

spitze blind. Er enthält das eigentliche Sinnesorgan, das sog. *Corti-Organ* (s. u.).

Auf einem Längsschnitt durch die Schnecke zeigt der Ductus cochlearis eine dreieckige Form, so daß drei begrenzende Wände zu unterscheiden sind:
eine obere, die den häutigen Schneckengang gegen die Scala vestibuli abgrenzt,
eine äußere, die den Ductus cochlearis mit dem Periost der äußeren Wand des knöchernen Schneckenganges verbindet und
eine untere, die ihn von der Scala tympani trennt.
Die obere oder vestibuläre Wand des Ductus cochlearis wird durch die *Membrana vestibularis* oder *Reissner-Membran* gebildet. Sie entspringt von dem die Lamina spiralis ossea bedeckenden bindegewebigen Limbus spiralis und zieht nach schräg außen oben zur äußeren Wand des knöchernen Schneckenganges.
Das Epithel, das diese äußere Wand bedeckt und gegen den Endolymphraum des Ductus cochlearis abgrenzt, wird als *Stria vascularis* bezeichnet und besteht aus einem teils ein-, teils mehrschichtigen Epithel aus prismatischen und isoprismatischen Epithelzellen.
Zwischen den Epithelzellen der Stria vascularis sind Blutgefäße (Capillaren) gelegen, so daß an dieser Stelle intraepithelial Capillaren verlaufen. (Einziges vascularisiertes Epithel des menschlichen Körpers.) Von der Stria vascularis wird die den Ductus cochlearis ausfüllende Endolymphe abgesondert.
Die dritte, untere oder *tympanale Wand* des Ductus cochlearis spannt sich zwischen der knöchernen Lamina spiralis ossea und der knöchernen Außenwand des Schneckenkanals aus und wird als *Basilarmembran* (Membrana basilaris oder Lamina basilaris) bezeichnet. Die Basilarmembran besteht aus kollagenen Bindegewebsfasern, die insgesamt eine verbiegbare Platte darstellen.
Die Lamina oder Membrana basilaris enthält radiär verlaufende kollagene Bindegewebsfasern, die sog. Gehörsaiten. Die Saitenlänge nimmt von der Schneckenbasis zum Helicotrema fortwährend zu.

Das Corti-Organ (Organon spirale): Das Corti-Organ sitzt als *differenziertes Sinnesepithel* der Basilarmembran in ihrem ganzen Verlauf über die zweieinhalb Schneckenwindungen auf und besteht aus einem die *Sinneszellen* (Haarzellen) und *Stützzellen* tragenden nervös versorgten *Epithelwulst*.

Nach lateral werden die hochprismatischen Sinnesepithelzellen von hochprismatischen Epithelzellen, den wasserreichen, hellen *Stützzellen (Hensen-Zellen)* begrenzt, die abflachen und nach außen in *prismatische, indifferente Epithelzellen (Claudius-Zellen)* übergehen, die den freien Teil der Basilarmembran bedecken. Hieran schließt sich nach außen das vascularisierte Epithel der Stria vascularis an.

Nach innen gehen die hochprismatischen Stützzellen, die das Corti-Organ begrenzen, in die isoprismatischen, indifferenten Epithelzellen (Claudius-Zellen) über, die die innere Partie der Basilarmembran und den Sulcus spiralis begrenzen.

Stützzellen in den zentralen Partien des Cortischen Organs bilden die *äußeren und inneren Pfeilerzellen*, die mit ihrer Fußplatte der Basilarmembran aufsitzen und sich im apicalen Teil aneinanderlagern. Durch diese Anordnung bilden sie einen intraepithelialen Raum, den (dreieckigen, großen) *inneren Tunnel*, der etwa in der Mitte des Cortischen Organs gelegen ist. Nach außen schließt sich an den Tunnel die Reihe der *äußeren Phalangenzellen* (Stützzellen, Deiter-Zellen) an.

Die *Sinneszellen* oder auch *Hörzellen* sind in der Bauweise den Receptorzellen des Gleichgewichtsorgans (s. S. 276) vergleichbar. Sie ruhen mit ihrer Basis auf dem seitlichen Fortsatz der Phalangenzellen (erreichen also nicht die Basilarmembran) und weisen an ihrer Oberfläche einen dichten Saum an *Sinneshärchen* auf. Die oberen Enden der Haarzellen sind in die Maschen der *Membrana reticularis* (Verdichtungszone, Abb. 17.4 d) eingefügt, so daß nur die Sinneshärchen frei bleiben.

Die Erregung, die die Sinneszelle aufbaut, wird von Dendriten des *N. acusticus* aufgenommen und weitergeleitet. Das zum N. acusticus (= Pars cochlearis n. statoacustici, N. VIII) gehörige Ganglion des Gehörorgans liegt längs der häutigen Schnecke im Modiolus und besteht aus bipolaren Ganglienzellen, die in der Gesamtheit das *Ganglion spirale cochleae* verkörpern. Die *Hör- und Haarzellen* stellen als sekundäre Sinneszellen das *receptive Organ* dar und sind beiderseits des inneren Tunnels verteilt. Auf der Innenseite (modioluswärts) findet sich nur eine Reihe von Sinneszellen, die sog. *inneren Haarzellen*, die auf den *inneren Phalangenzellen* ruhen. Nach außen sind im Querschnitt

Abb. 17.6. a Cortisches Organ (Vergr. etwa 350fach). ▶ *RM* = Reissnersche Membran, *S* = Sulcus spiralis, *IT* = innerer Tunnel, *AT* = äußerer Tunnel, *NR* = Nuelscher Raum, *Mt* = Membrana tectoria, *Lls* = Limbus laminae spiralis, *IS* = indifferente Stützzellen, *HZ* = Hensensche Zellen, *Ip* = innere Phalangenzellen, *Ap* = äußere Phalangenzellen, *IPf* = innere Pfeilerzellen, *APf* = äußere Pfeilerzellen, *IH* = innere Haarzellen, *AH* = äußere Haarzellen, *Lb* = Lamina basalis, *tB* = tympanale Belegschicht. (In Anlehnung an HAM)

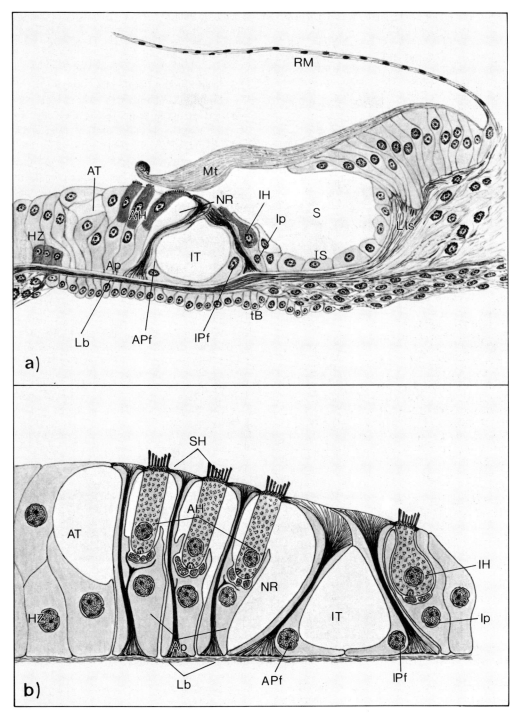

Abb. 17.6. b Schema des Sinnesepithels vom Cortischen Organ (*ELM*: nach HAM, ergänzt). *Ip* = innere Phalangenzelle, *IPf* = innere Pfeilerzelle, *APf* = äußere Pfeilerzeile, *Ap* = äußere Phalangenzelle, *HZ* = Hensensche Stützzelle, *IH* = innere Haarzellen, *AH* = äußere Haarzellen, *SH* = Sinneshärchen, *IT* = innerer Tunnel, *AT* = äußerer Tunnel, *NR* = Nuelscher Raum, *Lb* = Lamina basalis

282 Sinnesorgane

3–5 Reihen von *äußeren Haarzellen* auf den *äußeren Phalangenzellen* anzutreffen.

Über den Hörzellen schwebt eine gallertige, von feinen Fibrillen durchzogene Platte, die *Membrana tectoria*. Sie entspringt dem Winkel zwischen Reissner-Membran und der Basilarmembran und bedeckt in ihrer freien Fläche das Cortische Organ.

Im Epithelverband des Cortischen Organs sind drei Kanäle zu unterscheiden, die durch die Membrana reticularis und die Verknüpfung der Sinnesepithelzellen untereinander mittels „tight junction" vom Endolymphraum des Ductus cochlearis abgetrennt sind. Dieses Kanälchensystem ist von der Corti-Lymphe ausgefüllt, die vermutlich durch die Basilarmembran mit der Perilymphe der Scala tympani in Verbindung steht. Diese Hohlräume im Epithelverband sind im einzelnen (Abb. 17.6 b)
1. der *innere Tunnel* (s. o.)
2. der *Nuel-Raum*, der sich zwischen der äußeren Pfeilerzelle und den äußeren Phalangenzellen erstreckt und
3. der *äußere (kleine) Tunnel* zwischen Deiter- und Hensen-Zellen.

17.2.2 Äußeres Ohr

Die Grenzwand zwischen Paukenhöhle und äußerem Gehörgang bildet das *Trommelfell (Membrana tympani)*. Das Trommelfell ist eine ungleichmäßig ovale, 0,1 mm starke Scheibe mit grauer, glatter und in geringem Maße glänzender Oberfläche und besteht aus einer an elastischen Fasern reichen *Bindegewebsplatte*, der gefäß- und nervenreichen *Lamina propria*. Diese weist eine *äußere Faserzone*, das *Stratum radiatum* mit *radiär verlaufenden Fasern* und eine *innere Lage ringförmig verlaufender Fasern*, das *Stratum circulare*, auf. Die Fasern der Lamina propria sind mit dem Periost des Felsenbeins verankert. Das Trommelfell wird nach innen von der *Paukenhöhlenschleimhaut* und nach außen von dem papillenlosen *Stratum cutaneum*, das sich aus der äußeren Haut fortsetzt, überzogen.

Der äußere Gehörgang wird von der äußeren Haut ausgekleidet. Besonders im knorpeligen Abschnitt finden sich Knäueldrüsen, die *Glandulae ceruminosae*, die einen mit mehreren Lagen von Epithelzellen ausgekleideten Ausführungsgang aufweisen und aus Drüsenendstücke aus isoprismatischen Epithelzellen bestehen. Um die Drüsenendstücke sind Myoepithelzellen gelagert. Die Drüsenzellen enthalten in ihrem Cytoplasma Pigmentgranula und Fetttröpfchen, sind als apokrine Knäueldrüsen anzusehen und münden zusammen mit den Ausführungsgängen von Talgdrüsen in die Haarwurzelscheiden. Die Glandulae ceruminosae bilden den *Ohrschmalz* (Cerumen = abgeschilferte Epithelzellen und Talg). An der Bildung des Ohrschmalzes sind zusätzlich die Haarbalgdrüsen des äußeren Gehörganges beteiligt. Der stützende Knorpel des Gehörganges besteht aus elastischem Knorpel und geht ohne Unterbrechung in den Ohrmuschelknorpel über. Die Ohrmuschel (Auricula) ist eine fettgewebsfreie Hautfalte, die die Grundlage der Ohrmuschel, eine elastische Knorpelplatte, überzieht. Knorpelfrei ist nur das Ohrläppchen, das in seiner Haut Fettgewebe enthält.

17.3 Geruchsorgan (Regio olfactoria)

Die Nasenschleimhaut ist in zwei nach Funktion und Struktur verschiedene Gebiete, ein oberes, die *Regio olfactoria* und ein unteres, die *Regio respiratoria* (s. S. 138) einzuteilen.

Die an Umfang wesentlich kleinere *Regio olfactoria* reicht abwärts etwa bis zum unteren Rand der mittleren Muschel und bis zur entsprechenden Höhle an der Nasenscheidewand. Das Sinnesepithel ist ein *mehrreihiges Epithel ohne Flimmerhaarbesatz* und wird an seiner Oberfläche in der Regel von einem dünnen, viscösen Sekretbelag bedeckt. Das Epithel besteht aus drei Zellarten, den *Riechzellen*, den *Stützzellen* und den *Basalzellen*.

Die *Riechzellen* weisen im Schnitt durch das Epithel einen spindelförmigen, verdickten, kernhaltigen Mittelteil auf, von dem zwei Fortsätze ausgehen. Der apicale Fortsatz überragt die Schleimhautoberfläche mit einer kolbigen Verdickung, dem *Riechkolben*, von dem die *Sinneshärchen* ausgehen. Ein Riechkolben trägt etwa 10–20 ungefähr 200 µm lange *Sinneshärchen* (Kinocilien, Sinnesgeißeln), die in den Schleim der Schleimhautoberfläche ziehen.

Die basalen Fortsätze der Sinneszellen durchbrechen die Lamina basalis und werden in der Lamina propria

Abb. 17.7. a–c Geschmacksorgan, d–e Geruchsorgan. ▶ a Geschmacksknospen im mehrschichtigen unverhornten Epithel der Zunge (Papilla foliata). Gk = Geschmacksknospen, E = mehrschichtiges unverhorntes Epithel (= Schleimhaut der Zunge), Nf = Nervenfasern (Übersichtsvergr.). b Geschmacksknospen (*LM*, Vergr. etwa 450fach). E = mehrschichtiges Schleimhautepithel, SZ = Sinneszelle, StZ = Stützzelle, BZ = Basalzelle, P = Geschmacksporus. c Geschmacksknospe (*ELM*, halbschematisch; aus ANDRES, 1975). BZ = Basalzelle, SZ = Sinneszelle, StZ = Stützzelle, Nf = Nervenfasern, E = mehrschichtiges, unverhorntes Epithel. d und e Sinnesepithel des Geruchsorgans (*LM*; Regio olfactoria). d Regio olfactoria (*LM*, Vergr. etwa 750fach) mit Sinneszellen (SZ) mit Riechkolben (Rk), Stützzellen (StZ), Basalzellen (BZ, Ersatzzellen); BM = Basalmembran, Tp = Tunica propria mit Capillaren (c) und mukösen Drüsenendstücken (D). e Schema des Riechepithels (*ELM*; modifiziert nach ANDRES). SZ = Sinneszelle mit apikalen Riechkolben (Rk) und Riechhärchen (RH), StZ = Stützzelle mit apikalen Mikrovilli (Mv). BZ = Basalzelle, F = afferenter Zellfortsatz, S = Schwannsche Zelle, Lb = Lamina basalis

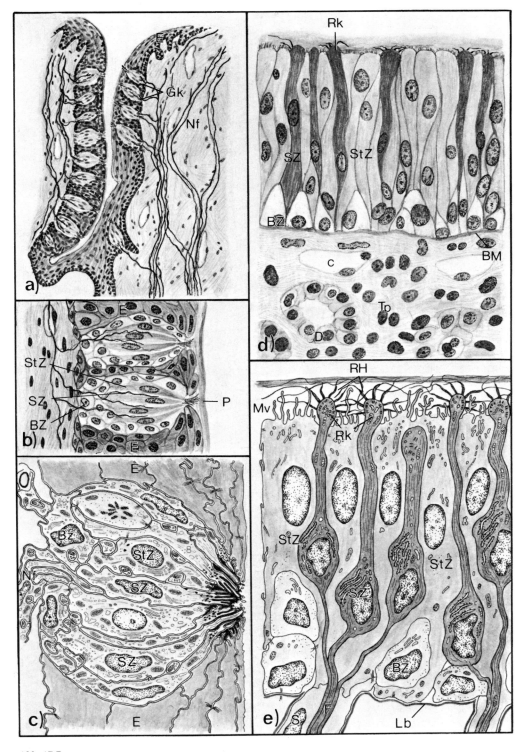

Abb. 17.7

284 Sinnesorgane

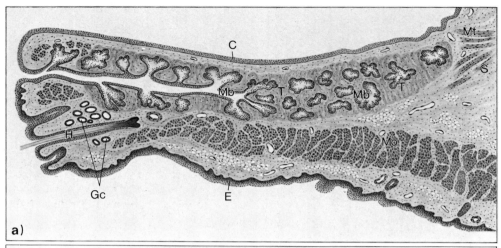

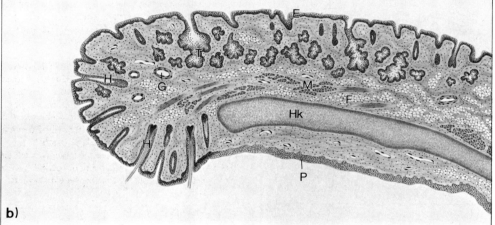

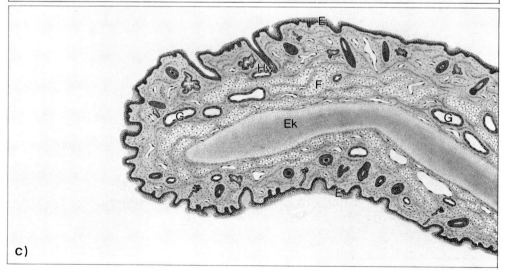

Abb. 17.8

von Schwann-Zellen umgeben. Sie schließen sich zu den marklosen *Fila olfactoria* zusammen, die durch die Lamina cribrosa in die vordere Schädelgrube gelangen.

Die *Stützzellen* des mehrreihigen Riechschleimhautepithels sind durch ein Schlußleistennetz miteinander verbunden und reichen wie die Riechzellen von der Basis bis zur Oberfläche des Epithels. Der Zelleib verschmälert sich in der Regel zur Basis hin und läßt häufig Pigmenteinlagerungen erkennen. Die Kerne der Stützzellen sind bei Routinefärbungen dunkler als die der Sinneszellen und liegen etwa in der mittleren Epithelhöhe.

Die *Basalzellen* stellen den dritten Zelltyp der Riechschleimhaut dar. Sie sind im Schnitt durch das Epithel von dreieckiger Form und liegen breitbasig auf der Lamina basalis. Sie erstrecken sich auf den unteren (Lamina-basalis-nahen) Abschnitt der Schleimhaut und dienen wahrscheinlich der Regeneration der Stützzellen.

Im Bindegewebe der Lamina propria liegen *tubulösverzweigte Drüsen* mit *serösen Endkammern*. Ihre Ausführungsgänge sind mit einschichtigem Plattenepithel ausgekleidet. Diese serösen Drüsen *(Bowman-Drüsen)* bilden einen Schleim, der die Sinneshärchen überzieht und wahrscheinlich dazu dient, die Geruchsstoffe wegzuspülen.

17.4 Geschmacksorgan, Geschmacksknospen

Die *Geschmacksknospen* sind *Chemoreceptoren* für die Geschmacksqualitäten *süß, salzig, sauer* und *bitter*.

Chemoreceptorisch tätige Geschmacksknospen sind in der *Schleimhaut der Geschmackspapillen der Zunge* (s. S. 151) anzutreffen. Sie finden sich am *Zungengrund* in der Wand eines runden Grabens der *Papillae vallatae*, am seitlichen Zungenrand an den blattförmigen Papillen, den *Papillae foliatae* sowie, wenn auch seltener, an den *Papillae fungiformes*.

Weitere Geschmacksknospen finden sich an beiden Seiten der *Epiglottis*, an der Spitze des *Aryknorpels* (Kehlkopfknorpel) und selten auch im oberen *Oesophagus*. Die so verteilten, insgesamt etwa 2000 40–70 µm großen Geschmacksknospen bilden insgesamt das *Geschmacksorgan*.

Die Geschmacksknospen sind zwiebelförmige Gebilde, die bei Routinefärbungen deutlich heller als das umgebende Schleimhautepithel erscheinen und die ganze Höhe des Epithels einnehmen. Sie bestehen in der Regel aus etwa 20 spindelförmigen, senkrecht zur Schleimhautoberfläche angeordneten Zellen, die sich in drei Zellarten einteilen lassen:

Die *Sinneszellen* enthalten einen runden Kern und weisen nach lichtmikroskopischen Befunden apical einen schlanken Cytoplasmafortsatz, das „Geschmacksstiftchen" auf, der in den Geschmacksporus hineinragt. Nach ELM-Befunden besteht ein Geschmacksstiftchen aus langen Mikrovilli-Büscheln, die in eine Grundsubstanz eingelagert sind.

Außer den receptorisch tätigen Sinneszellen wird die einzelne Geschmacksknospe noch aus den *Stützzellen* und den basaler gelegenen *Ersatzzellen* aufgebaut.

◀ **Abb. 17.8.** Schnitt durch Augenlid, Nasenmuschel und Ohrmuschel (Differentialdiagnose). **a** Augenlid. T = Tarsus, Mb = Meibomsche Drüse, Mt = Musculus tarsalis, Mo = Musculus orbicularis oculi, S = Sehne des Musculus levator palpebrae, Gc = Glandulae ciliares (Mollsche Drüse). C = Conjunctivaepithel, E = Epidermis, H = Haar. **b** Nasenflügel, E = Epidermis, H = Haare, T = Talgdrüse, Hk = Hyaliner Knorpel, P = verhorntes mehrschichtiges Plattenepithel, F = Fett, G = Gefäße, M = quergestreifte Muskelfaser. **c** Ohrmuschel, E = mehrschichtiges verhorntes Plattenepithel, Hw = Haarwurzelscheide, Ek = elastischer Knorpel, F = Fett, G = Gefäße

18 Haut (Cutis) [H. 12.]

Die Haut überzieht als *Integumentum* (äußere Decke) die äußere Oberfläche des Körpers und setzt sich aus der *epithelialen Oberhaut* (ectodermaler Herkunft) oder *Epidermis* und der darunter befindlichen *bindegewebigen Lederhaut* oder *Corium* (mesodermaler Herkunft) zusammen. Epidermis und Corium werden auch unter der Bezeichnung Cutis zusammengefaßt. Außerdem muß die unter dem Corium gelegene, aus *Binde- und Fettgewebe bestehende* und die Haut mit den Organen der Tiefe verbindene *Subcutis (Unterhautfettgewebe)* nach funktionellen Gesichtspunkten als dritte Schicht zur Haut gerechnet werden (Abb. 18.1). Zur Haut gehören auch ihre Anhangsorgane wie Drüsen, Haare und Nägel.

Die Haut schützt den Organismus gegen mechanische, thermische und chemische Einflüsse, gegen Eindringen von Bakterien und gegen Austrocknung. Sie beteiligt sich mit ihrem Gefäßsystem, Fettgewebe und durch Schweißsekretion an der Regulation der Temperatur, der Atmung und des Wasser- und Salzhaushaltes des Organismus. Infolge ihres Gehaltes an receptorischen Nervenorganen (s. S. 106 u. Abb. 8.13 u. 8.14) ist sie als wichtiges Sinnesorgan für Tast-, Temperatur- und Schmerzempfinden anzusehen, das so den Kontakt mit der Umwelt aufnimmt.

18.1 Epidermis

Die *Epidermis* läßt sich, besonders die der unbehaarten Haut, von außen nach innen in ein Stratum corneum, lucidum, granulosum, spinosum und basale gliedern. Im Stratum corneum, lucidum und granulosum läuft der Verhornungsprozeß bis zur verhornten Zelle ab, während das Stratum spinosum und basale als Regenerationszone zusammen Keimschicht oder Stratum germinativum heißen. In ihnen findet durch Mitosen der Ersatz abgestoßener verhornter Epithelzellen statt.

Im einzelnen ergibt sich folgende Gliederung der Epidermis von außen nach innen:

Stratum corneum ⎫
  im engeren Sinne ⎪
Stratum lucidum   ⎬ Verhornungsschicht
Stratum granulosum ⎭
Stratum spinosum ⎫ Stratum germinativum,
Stratum basale   ⎭ Regenerationsschicht

Da in der Epidermis eine Zellverschiebung und auch der Verhornungsprozeß von basal zur Oberfläche hin verlaufen, sei die Zusammensetzung der Epidermis in dieser Richtung besprochen.

Das *Stratum basale* als Grenzschicht zur bindegewebigen Unterlage wird durch eine *Reihe hochprismatischer Zellen* mit lichtmikroskopisch sichtbaren Wurzelfüßchen, durch die sie scheinbar mit dem Bindegewebe verknüpft sind, verkörpert. Elektronenmikroskopisch erkennt man in diesem Bereich Halbdesmosomen (s. S. 22).

Das ribosomenreiche Plasma der Basalzellen enthält Mitochondrien, granuläres und agranuläres endoplasmatisches Reticulum sowie Bündel von *Tonofilamenten*, die lichtmikroskopisch

Abb. 18.1. Unbehaarte Haut, Schnitt durch die Fingerbeere. **a** Übersichtsbild. Schichtungen der Haut: E = Epidermis (= Epithelschicht), C = Corium (Lederhaut), S = Subcutis (Unterhautfettgewebe). Sp = Stratum papillare des Coriums, Sr = Stratum reticulare des Coriums, A = Arterie, Sd = Schweißdrüsen, Ag = Ausführungsgang der Schweißdrüse, VP = Vater-Pacinische Lamellenkörperchen. **b** Vergrößerung (etwa 400 fach) des Ausschnitts 1 in **a**. Schichten der Epidermis. Sc = Stratum corneum, Sl = Stratum lucidum, Sg = Stratum granulosum, Ss = Stratum spinosum, Sb = Stratum basale. Stratum spinosum und Stratum basale = Stratum germinativum (Keimschicht). Mt = Meißnersches Tastkörperchen und Capillare (c) in den Bindegewebspapillen des Stratum papillare des Coriums. **c** Vergr. (etwa 300fach) des Ausschnitts 2 in **a**. Anschnitt ekkriner Drüsen (kleine Schweißdrüsen) mit Ausführungsgang. Ek = Endkammer, Ag = Ausführungsgang, Me = Myoepithelzellen am Endstück (Tangentialschnitt), A = Arterie, F = Fettzellen

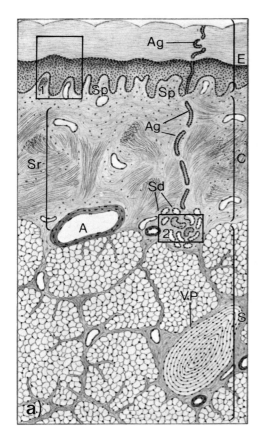
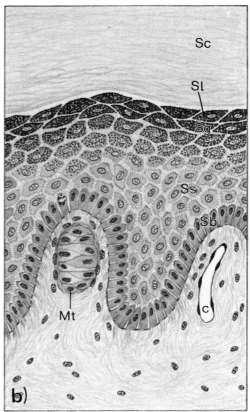
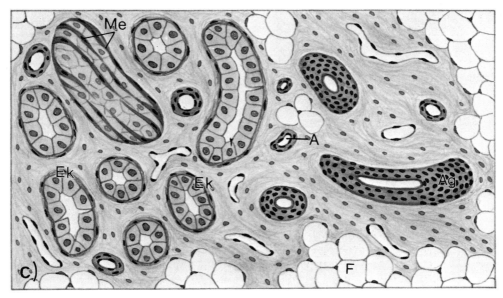

Abb. 18.1

besonders gut im Eisenhämatoxylinpräparat als Tonofibrillen erscheinen, an Desmosomen oder Halbdesmosomen enden und die Zelle nicht verlassen.

Unter dem Stratum basale erstreckt sich eine aus der Basallamina und Gitterfasern bestehende *Basalmembran,* der sich elastische Fasern anlagern.

Über dem aus einer Zellreihe bestehenden Stratum basale breitet sich das *vielschichtige Stratum spinosum* aus, das sich aus polygonalen Zellen mit rundlichen Kernen zusammensetzt. Die *Intercellularräume sind ziemlich weit,* lichtmikroskopisch faßbar und werden von sog. *Intercellularbrücken* durchzogen (Abb. 1.17). Bei den lichtmikroskopisch sichtbaren Intercellularbrücken handelt es sich um kleine, elektronenmikroskopisch gut erkennbare, sich gegenüberstehende Fortsätze der Epithelzellen mit Tonofilamenten (Abb. 1.17). Zwischen den Cytoplasmafortsätzen befindet sich ein Spalt, der durch eine Kittsubstanz überbrückt wird. Isolierte Epithelzellen heißen wegen ihres stacheligen Aussehens, das durch ihre Cytoplasmafortsätze hervorgerufen wird, auch Stachelzellen. Bei der Wanderung der Epithelzellen (lagenweise) durch den Epithelverband bis zur Oberfläche findet eine vorübergehende Lösung und dann wieder eine Ausbildung der Desmosomen statt. Die Zellen verschieben sich lagenweise.

Das in lichtmikroskopischen Präparaten scheinbare Übergehen der Tonofibrillen von einer Zelle in die andere wird lediglich vorgetäuscht.

Die Zellen des *Stratum germinativum,* besonders seine *basalen Zellen,* sorgen durch Zellteilung vor allem nachts für den *Ersatz* der an der Epitheloberfläche abgeschilferten verhornten Epithelzellen.

Zwischen den Zellen des Stratum basale und teilweise auch im Stratum spinosum, vorwiegend der behaarten Haut, breiten sich verästelte melaninbildende Zellen, die aus der Neuralleiste stammenden *Melanocyten,* aus. Sehr selten zeigen sie sich im subepithelialen Bindegewebe. Sie sind im Routinepräparat nicht abgrenzbar, da ihre schwarzbraunen Melaningranula nur mit speziellen Methoden (z. B. Dopareaktion zum Nachweis der zur Melaninbildung erforderlichen Tyrosinase) darstellbar sind.

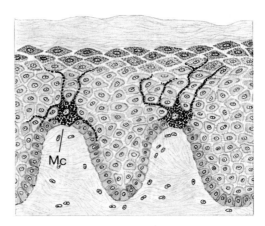

Abb. 18.2. Melanocyten (*Mc*) mit unterschiedlich langen Fortsätzen in der Epidermis

Die verzweigten Melanocyten entwickeln im granulären endoplasmatischen Reticulum das Enzym Tyrosinase, an das sich in Golgi-Vesikeln Phospholipide anlagern. Unter Heranwachsen und Umgestaltung zu ovoiden Gebilden werden Bläschen zu Prämelanosomen von fibrillärer Struktur, die sich in der weiteren Entwicklung als lamelläre Körperchen zeigen und unter Homogenisierung zum ausgereiften Melaningranulum werden.

Die *Melanocyten* (Abb. 18.2) geben über ihre langen, im Intercellularraum befindlichen Fortsätze Melanin an die Epithelzellen ab. Gewöhnlich sind nur die Basalzellen unterschiedlich stark pigmentiert.

Die zahlenmäßige Verteilung der Melanocyten zeigt regionäre, individuelle und rassische Unterschiede. Eine erhöhte Melaninproduktion kann durch Einwirkung des ultravioletten Lichtes als Schutzmaßnahme erzielt werden.
Eine deutliche Pigmentierung ist an der Achselhöhle, Scrotalhaut, am Penis, Labia majora und in der Umgebung des Afters sichtbar, die aber auch durch mesenchymale, im Bindegewebe gelegene Pigmentzellen (Chromatophoren) hervorgerufen werden kann. Die Muttermale (Naevi) sind starke Anhäufungen von Melaninpigmenten und können bösartige Tumoren (Melanome) entwickeln. Dunkelhäutige Menschen haben in allen Schichten der Epidermis Pigmente.
Die Bedeutung von ebenfalls verzweigten, hell erscheinenden, mit Silbernitrat schwärzbaren Langhans-Zellen, die verschieden gestaltete Kerne und vermutlich Sekretgranula enthalten, ist nicht bekannt.

An das Stratum germinativum schließt sich nach außen das *Stratum granulosum* an, dessen schon flachere Zellen deutliche, bei van Gieson-

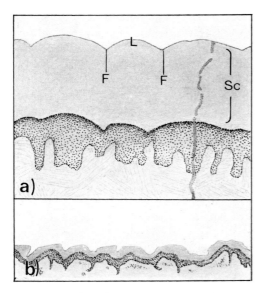

Abb. 18.3. Epidermis der Leisten- und Felderhaut, a Schnitt durch die Leistenhaut mit dickem Stratum corneum (Sc). Furchen (F) begrenzen eine Leiste (L), b Die dünnere Felderhaut wirft in der Aufsicht rhombische Felder auf

In den oberflächlichen Zellen des Stratum granulosum tritt parallel zum Erscheinen zahlreicher großer Keratohyalingranula eine Karyolyse auf, so daß die Zellen in dem sich nach außen anschließenden hell erscheinenden Streifen, *Stratum lucidum, kern- und strukturlos sind.* Im Stratum lucidum soll eine *Verflüssigung der Keratohyalingranula* zum ölartigen *Eleidin* stattfinden. Eine Zellschicht, die dem Stratum lucidum des lichtmikroskopischen Bildes adäquat ist, wird im elektronenmikroskopischen Bild nicht charakterisierbar. Im breiten, aus mehreren Zellagen bestehenden *Stratum corneum flachen sich die kernlosen Zellen noch stärker ab* und besitzen keine Zellorganellen mehr. Die Zellmembran zeigt zunehmende Elektronendichte, in der Zelle bleibt nur eine fibrilläre Masse als Keratin übrig, die Intercellularspalten sind verbreitert und mit einer homogenen Substanz, die den Keratosomen entstammt, ausgefüllt (Verhornungsprozeß, s. auch S. 33). An der Oberfläche der Epidermis kommt es zu dauernder Abschilferung verhornter Epithelzellen.

oder H.E.-Färbung dunkelbraun bis schwarz erscheinende *Keratohyalingranula* und in den oberflächlichen Zellen *stellenweise pyknotische Kerne* aufweisen. Vereinzelte Keratohyalinkörnchen können auch in den oberen Zellen des Stratum spinosum auftreten. Die *Keratohyalingranula* sind als *morphologischer Ausdruck* eines beginnenden *Verhornungsprozesses* anzusehen.

Nach autoradiographischen Untersuchungen wird als erstes Zeichen einer Verhornung ein histidinreiches Protein synthetisiert, das sich allmählich zu Keratohyalingranula zusammenlagert. Während der Verhornung treten auch Lipide auf. Die Keratohyalingranula stehen in engem Kontakt zu den nur noch elektronenmikroskopisch nachweisbaren Tonofilamenten, denen sie sich teilweise anlagern, und zeigen an ihrer Oberfläche Anhäufung von Ribosomen, mit denen sie manchmal verschmelzen. Die Tonofilamente erhöhen beim Keratinisierungsprozeß ihren Durchmesser von 5 auf 8 nm (50–80 Å), rücken näher zusammen und schließen die Keratohyalingranula in ihre Maschen ein. Es entsteht das Keratin. Die in den Zellen des Stratum spinosum auftretenden Keratosomen (lamellenartige, mitochondrienähnliche Gebilde) nehmen im Stratum granulosum an Zahl zu und werden im Stratum corneum an die Intercellularspalten abgegeben.

Auch nach dem neuesten Stand der Forschung ist ein genaues, abgerundetes Bild des Verhornungsprozesses noch nicht wiederzugeben.
Abgestoßene, verhornte Epithelzellen, bzw. Zellfragmente an der Oberfläche des Stratum corneum, bilden zusammen mit Talgsubstanzen die *Epidermisschuppen*, die vorwiegend auf der behaarten Haut auftreten.

Diese geschilderte, klar zu treffende Schichtengliederung ist in der Epidermis der unbehaarten Haut (Fußsohle und Handfläche), gut zu treffen, während ihre exakten Abgrenzungen in der dünneren Epidermis der behaarten Haut nur schwer durchführbar ist.

Es läßt sich eine *behaarte Felderhaut* von einer *unbehaarten Leistenhaut* (z. B. Fingerspitzen, Handinnenfläche und Fußsohle) unterscheiden. Durch Furchen werden etwa rhombische Felder an der Hautoberfläche begrenzt. In den die rhombischen Felder begrenzenden Furchen der Felderhaut stehen die Haare, während auf den etwa 0,5 mm breiten, durch Parallellinien getrennten Leisten der Leistenhaut die Ausführungsgänge von Schweißdrüsen münden. Die Leisten bilden ein genetisch festgelegtes Muster, sind in der Kriminalistik von Bedeutung (Fingerabdrücke) und regenerieren auch nach Verletzung meist in der gleichen Anordnung. Die Unterfläche der Epidermis ist durch die Ausbildung von unregelmäßigen Vorwölbungen des Epithels in das darunterliegende Bindegewebe gekennzeichnet, die man als Epithelpapillen oder Epithelzapfen bezeichnet. Sie stellen eine erhebliche Oberflächenvergrößerung des Epithelgewebes zur besseren Ernährung der gefäßlosen Epidermis durch die Capillaren, die im angrenzenden Bindegewebe verlaufen, dar. Die Verknüpfung von Epidermis mit dem darunter befindlichen Bindegewebe ist durch die Epithelpapillen und zwischen ihnen gelegene Bindegewebspapillen gewährleistet.

18.2 Corium (Lederhaut)

Das unter der Epidermis gelegene Corium gliedert sich in das zwischen den Epithelzapfen gelegene, aus Bindegewebspapillen bestehende *Stratum papillare* (Abb. 18.1), das fließend in das breite *Stratum reticulare* übergeht. Das Corium verkörpert ein kollagen-elastisches System als Verknüpfungszone von Epidermis mit der Subcutis. Die durch die Ausbildung von Epihelzapfen der Epidermis und Bindegewebspapillen (Stratum papillare) des Coriums hervorgerufene gegenseitige *Oberflächenvergrößerung dient der Verknüpfung beider Gewebsarten untereinander* und erlaubt eine bessere *Versorgung der Epidermis* durch Capillarschlingen im Stratum papillare, die sich der Epidermis dicht anlagern.

Die aus lockerem, kollagenen Bindegewebe bestehenden, an Fibro- und Histiocyten sowie Mastzellen reichen, mit elastischen Fasern versehenen Papillen weisen außer haarnadelförmig verlaufenden *Capillaren* in der unbehaarten Haut auch im gewöhnlichen Routinepräparat erkennbare *Meissner-Tastkörper* auf, die sich als ovoide, scheibenförmige, aus übereinandergeschichteten, abgeflachten Zellen bestehende Körper darstellen (Abb. 18.1). Im Stratum papillare können gelegentlich Pigmentzellen mesodermaler Herkunft vorhanden sein.

Die regelmäßige Ausbildung der Papillen an der unbehaarten Haut (Hand- und Fußfläche) verursacht leistenförmige Erhebungen (Leistenhaut, s. S. 289), ihre schwächere und unregelmäßige, spärliche Entwicklung in der behaarten Haut ruft die Felderhaut hervor.

Das breite *Stratum reticulare* setzt sich aus dichten, parallel zur Hautoberfläche verlaufenden *Kollagenfasern* (Fasertextur) zusammen, die von *elastischen Fasern* durchsetzt sind. Es ist reich an Mucopolysacchariden und Proteoglykanen und ermöglicht durch die elastischen Fasern die Elastizität der Haut. *Glatte Muskelzellen* liegen im Corium als *Mm. arrectores pilorum an den Haaren*, als *Myoepithelzellen an den großen (Duftdrüsen) und kleinen Schweißdrüsen*, als *Tunica dartos in der Scrotalhaut* sowie in der *Lederhaut von Brustwarze und Warzenhof* vor. Das capillararme Corium führt im Grenzbereich zur Subcutis, Arterien und Venen und zeigt hier Ansammlungen von Schweißdrüsen und an den *Haaren Talgdrüsen*.

18.3 Subcutis (Stratum subcutaneum, Unterhautfettgewebe)

Die Subcutis zeigt gegenüber der Lederhaut keine scharfe Grenze und ist je nach Grad und Art der mechanischen Beanspruchung und des Ernährungszustandes des Organismus von unterschiedlicher Ausbildung. Nervale und hormonelle Einflüsse sind für die Entwicklung des auch als Panniculus adiposus bezeichneten *Unterhautfettgewebes* von Bedeutung. Das stark capillarisierte Fettgewebe wird durch Bündel kollagener Fasern in Läppchen unterteilt und enthält im Grenzbereich von Corium und Subcutis in der unbehaarten Haut von Fuß und Hand schon im Routinepräparat sichtbare große *Vater-Pacini-Lamellenkörperchen* (Abb. 18.4 u. s. S. 110). Die Subcutis stellt die Verbindung der Haut mit der Unterlage her und ist stark verschieblich.

Sie eignet sich zur Aufnahme von Medikamenten, z. B. bei subcutaner Injektion, und nimmt bei Ödemen große Flüssigkeitsmengen auf.

Abb. 18.4. Behaarte Haut und Haarwechsel. **a** Behaarte Haut (Kopfhaut). E = Epidermis mit verhornten Epithelzellen (Epidermisschuppen), C = Corium, Sc = subcutanes Fettgewebe. Hwe = epitheliale Haarwurzelscheide, Hwb = bindegewebige Haarwurzelscheide, Hs = Haarschaft, Hw = Haarwurzel, Hz = Haarzwiebel, Hp = Haarpapille. *1, 2* und *3* zeigen verschiedene Schrägschnitte von Haaren. Tg = Talgdrüse mit Ausführungsgang in die Haarwurzelscheide, Map = Musculus arrector pili, Sd = Schweißdrüse, A = Arterie, V = Vene. **b** Schema des Haarwechsels. Kh = Kolbenhaar, E = Epithelstrang, Hs = Haarstengel, Eh = Ersatzhaar und neugebildete Papille (P). Hw = Haarwulst. (In Anlehnung an BUCHER)

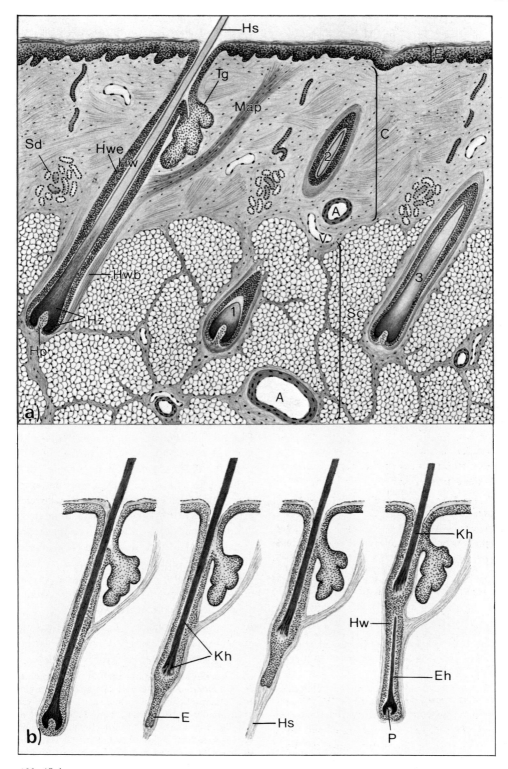

Abb. 18.4

18.4 Haare (Pili) [H. 12.3.]

Die meist schräg in die Haut eingelassenen Haare sind verhornte Abkömmlinge der Epidermis und weisen an der geneigten Seite die Hauptmasse der Talgdrüsen und den glatten Musculus arrector pili, der das Haar mit dem subepidermalen Bindegewebe verbindet, auf. Man unterscheidet den aus der Haut herausragenden *Haarschaft* (Scapus pili), die in der Haut befindliche *Haarwurzel* (Radix), die sich basalwärts zur *Haarzwiebel* (Bulbus) verdickt und eine eingesenkte *Bindegewebspapille* (Haarpapille) umfaßt. Als *Haarbalg* (Haarfollikel) bezeichnet man die der Haut abstammende Umhüllung des Haares, bei der man eine *epitheliale Haarwurzelscheide* (Anteil der Epidermis) und den *bindegewebigen Haarbalg* (bindegewebige Wurzelscheide als Anteil des Coriums) unterscheidet (Abb. 18.6). *Am Haar* kann man eine innengelegene *Marksubstanz* von einer das Mark umgebenden *Rindenschicht* abgrenzen, an die sich eine *Haarcuticula* anschließt.

Das *Mark* setzt sich aus flachen, säulenartig übereinandergelagerten, leicht pigmentierten, teilweise verhornten Epithelzellen zusammen, die acidophile Granula (Trichohyalin) enthalten. Das Mark ist unterschiedlich kräftig entwickelt und kann auch fehlen. Die sich nach außen anschließende dicke *Rinde* besteht aus verhornten Zellen (Keratin), die zahlreiche Tonofibrillen und Melaninpigmente besitzen. Die Melaningranula und die bei Rothaarigen auftretenden rötlichen, sog. Phäomelanosomen als membranbegrenzte Granula stammen von verzweigten, im Haarbulbus befindlichen Melanocyten ab. Je mehr Melaninpigment vorhanden sind, um so dunkler ist die Haarfarbe. Graue Haare besitzen wenige, weiße Haare gar keine Pigmente. Das im Bulbus entstandene Pigment wird mit dem wachsenden Haar innerhalb der Rinde bis in den Haarschaft geschoben. Die Haarcuticula umgibt die Rinde und besteht aus einer Lage verhornter, dachziegelartig angeordneter platter Epithelzellen, die im unteren Drittel der Haarwurzel noch kernhaltig sind, und weiter oben zu kernlosen abgeflachten Schüppchen umgewandelt werden. Das die Haare umschließende, von der Epidermis abstammende Epithelrohr läßt von innen nach außen folgende Gliederung erkennen:

1. *Die Scheidencuticula* grenzt an die Haarcuticula an und besteht aus wiederum dachziegelförmig gelagerten Epithelzellschuppen, deren freier Rand im Gegensatz zur Haarcuticula gegen die Haarpapille gerichtet ist. Hierdurch wird eine Verzahnung zwischen Haar- und Scheidencuticula hervorgerufen. Manche Autoren zählen die Scheidencuticula zur inneren Wurzelscheide.

2. *Die innere Wurzelscheide* erstreckt sich vom Bulbus bis zur Einmündung des Talgdrüsenausführungsganges und differenziert sich im unteren Drittel in eine innere isoprismatische Epithellage mit Trichohyalingranula (Huxley-Schicht) und in eine äußere verhornte Epithelschicht (Henle-Schicht). Von der Oberfläche bis zur Einmündung der Talgdrüse kleidet die Epidermis die Epitheleinsenkung aus. Die einschichtige Henle-Schicht zeigt Kernuntergänge und zahlreiche Trichohyalingranula.

3. *Die äußere Wurzelscheide* entstammt dem Stratum germinativum der Epidermis und setzt sich aus dem unverhornten, innengelegenen Stratum spinosum und dem äußeren Stratum basale zusammen.

Der vom Corium abstammende, bindegewebige *Haarbalg* zeigt eine innere kollagene Ringfaserschicht, eine äußere Zone haarparallel verlaufender Kollagenfasern und enthält Capillaren und sensible Nervenfasern. Die zwischen äußerer Wurzelscheide und bindegewebigem Haarbalg befindliche, homogen aussehende, im lichtmikroskopischen Präparat hell erscheinende Glashaut setzt sich aus einer inneren, der Basalmembran des Epithels abstammenden Lamelle und äußeren, von Bindegewebe gebildeten Lamelle zusammen.

Die *Haarpapille* ist aus Bindegewebe gestaltet, enthält eine Capillarschlinge und Melanocyten und ist für den Stoffwechsel und das Wachstum des Haares von Bedeutung.

Man unterscheidet an den der Tastempfindung dienenden Haaren die einzeln stehenden, bis in die Cutis reichenden Lanugohaare (Wollhaare) und in Gruppen formierte, bis in die Subcutis ragende Terminalhaare. Lanugohaare sind während der fetalen Zeit ausgebildet und werden während der Pubertät an Rumpf, Gliedmaßen und Gesicht etwas länger und an anderen Körperstellen durch kräftige Terminalhaare (Barthaare, die Vibrissae des Naseneinganges, die Tragi des äußeren Gehörganges, Achsel- und Schamhaare) ersetzt. Kopfhaare, Augenbrauen und Wimpern erscheinen vom 9. Monat an als dickere und längere Haare.

Besonders gebaute Sinneshaare werden von Blutkammern umgeben und treten als Sinushaare im tierischen Organismus (z. B. bei Katzen oder Affen) auf.

Die *Haarentwicklung* (Abb. 18.4) beginnt am Ende des 3. Embryonalmonats und deutet sich in Gestalt von Epidermisverdickungen oder Haarkeimen an, die in das Bindegewebe vorragen. Der schräg in das Corium durch Zellproliferation einwachsende Haarkeim verlängert sich erheblich und wird jetzt als Haarzapfen bezeichnet, an dessen basalem Abschnitt sich im angelagerten Bindegewebe eine Zellvermehrung, die erste Anlage der bindegewebigen Haarpapille, zeigt.

Während sich das papilläre Bindegewebe tiefer in die Basis des Haarzapfens einsenkt, erscheint in seiner Achse eine kegelförmige Zellansammlung als sog. Haarkegel. Die Zellen der Kegelbasis werden zur Matrixplatte zusammengefaßt, von der die Haarbildung ausgeht. Die den Haarkegel umhüllenden Zellen gestalten die äußere Wurzelscheide, während sich der Haarkegel selbst zum Haar und zur inneren Wurzelscheide entwickelt. Durch Sprossung des den Haarkegel umgebenden Zellmantels (spätere äußere Haarwurzelscheide) entsteht die Talgdrüsenanlage, die von einer epithelialen Ausbuchtung, dem Haarbeet (Haarwulst), der Ursprungsstelle des M. arrector pili, unterlagert wird. Die über der Spitze des Haarkegels befindlichen Zellen gehen zugrunde und lassen dadurch einen Haarkanal entstehen. Der Haarkegel wächst in den schräg gelagerten Haarkanal ein, die verbliebenen restlichen Zellen über dem Haarkanal werden aufgelöst, so daß das Haar die freie Oberfläche erreicht und sich durch die Kontraktion des M. arrector pili aufrichten kann.

Haarwachstum: Das von der Matrixplatte ausgehende Haarwachstum betrifft auch die Scheidencuticula und die innere Wurzelscheide, die bei Erreichen des Haartrichters zugrundegehen, jedoch von der Matrix aus dauernd neu gebildet werden. Nur das Haar wächst über die Epidermisoberfläche hinaus (Abb. 184).

18.5 Nägel [H. 12.2.]

Die Nägel liegen als Hornplatten (dicht gelagerte, verhornte, kernlose Zellen als Produkt der Epidermis) dem Nagelbett (Abb. 18.7) auf und werden seitlich und proximal vom Nagelwall der Epidermis begrenzt. Zwischen Nagelwall und Nagelbett erstreckt sich eine Rinne, der Nagelfalz. Die Epidermis biegt am Nagelwall in die Tiefe um und bildet für die Nagelwurzel eine 5 mm tiefe Nageltasche. Die der dorsalen Fläche der Nagelwurzel anliegende Epidermis wird als Eponychium, die unter dem Nagel befindliche, nur noch aus dem Stratum germinativum bestehende Epidermis wird als Hyponychium bezeichnet und verkörpert das Muttergewebe des Nagels, die Matrix. Ihr vorderer, weiß durch die Nagelplatte schimmernder Bezirk heißt Lunula. Das Hyponychium ist durch regelmäßige Ausbildung von zahlreichen Epithelleisten mit dazwischen gelagerten capillarreichen Bindegewebspapillen gekennzeichnet. Im Corium des Nagelbettes treten zahlreiche indirekte arterio-venöse Anastomosen auf.

18.6 Drüsen der Haut [H. 12.4.]

Die Drüsen der Haut sind die *Talgdrüsen* mit holokriner Extrusion, die *kleinen Schweißdrüsen* mit ekkriner Extrusion, die *großen Schweiß- oder Duftdrüsen* mit apokriner Extrusion und die *Milchdrüsen* mit apokriner Extrusion.

18.6.1 *Talgdrüsen* [12.4.1] (Abb. 18.4)

Die Talgdrüsen oder Haarbalgdrüsen sind als Drüsen mit *holokriner Extrusion* (s. S. 42) vorwiegend durch ihren aus mehrschichtigem Plattenepithel zusammengesetzten Ausführungsgang *mit der epithelialen Wurzelscheide* der Haare *verbunden* (Abb. 18.4). Freie Talgdrüsen sind solche, die mit ihrem Ausführungsgang unabhängig von Haaren an die freie Oberfläche des Deckepithels ausmünden. Die mehrschichtige, von einer Lamina basalis umgebene Talgdrüse zeigt in ihrem peripheren Abschnitt dunkler anfärbbare Zellen, die in ihrer Gesamtheit die Regenerationsschicht für die mit Talgtröpfchen beladenen, mit pyknotischen oder karyolytischen Kernen versehenen absterbenden Drüsenzellen darstellen. Die noch intakten Drüsenzellen entwickeln zunehmend Talgtröpfchen. Unter Verschiebung der Drüsenzellen in Richtung auf den Ausführungsgang kommt es nach Kernuntergang zum Absterben von Zellen mit Auflösung der Zellmembran, die dann in ihrer Gesamtheit den Talg darstellen (s. auch S. 42).

In einer anderen Auffassung wird ein Abtransport verflüssigten Fettes (Talg) durch das mehrschichtige Drüsenepithel zum Ausführungsgang hin angenommen.

Infolge Herauslösung der Fetttröpfchen bei der Herstellung üblicher Routinepräparate zeigt sich eine wabige Struktur der Zellen, die sich hell anfärben. Das Sekret der Talgdrüsen überzieht die Haut mit einem wasserabstoßenden und bactericid wirkenden Fettmantel.

Freie Talgdrüsen kommen am Lippensaum, im Praeputium, in der Glans penis, in der Labia minora, im Vestibulum nasi, in der Brustwarze und als Meibom-Drüse im Augenlid vor.

18.6.2 *Schweißdrüsen mit ekkriner Extrusion* [H. 12.4.2.] (s. auch S. 42 und Abb. 18.1)

Die Schweißdrüsen breiten sich in den tiefen Schichten des Coriums an seiner Grenze zur Subcutis über die gesamte Körperhaut in einer Zahl von etwa zwei Millionen aus. Es handelt sich bei diesen *tubulösen Drüsen* um unverzweigte Röhren, die sich in ein stark geknäueltes, *heller anfärbbares Endstück* (Knäueldrüse)

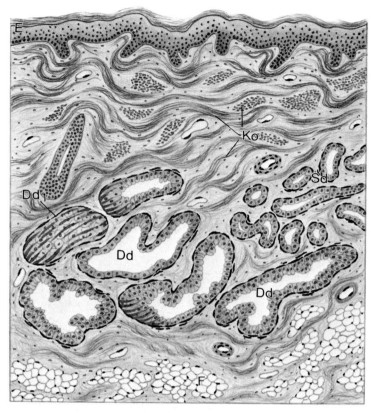

Abb. 18.5. Achselhaut, E = Epidermis mit verhornten Epithelzellen, Ko = kollagene Fasern im Corium, Dd = Duftdrüsen (große Schweißdrüsen, apokrine Sekretion?), Dd_1 = Flachschnitt einer Duftdrüse mit Myoepithelzellen, Sd = kleine Schweißdrüsen, F = Fettzellen (Vergr. etwa 50fach)

und in einen wellenförmig verlaufenden, *dunkler tingierbaren Ausführungsgang* gliedern. Infolge der Knäuelung können in einer Schweißdrüsenansammlung die Endstücke und Ausführungsgänge mehrfach angeschnitten sein. Das Endstück setzt sich aus einem einschichtigen isoprismatischen bis prismatischen Epithel mit Schlußleistennetz zusammen, dessen Zellen Mitochondrien, glattes endoplasmatisches Reticulum, Glykogen und Pigmentgranula enthalten. Im Epithel treten manchmal intercelluläre Sekretcapillaren auf. Zwischen den Endstücken und der Lamina basalis dehnt sich eine nicht ganz geschlossene Lage von Myoepithelzellen (s. S. 43) ektodermaler Herkunft aus, die durch ihre Kontraktion für die Auspressung des Schweißes in den Ausführungsgang von Bedeutung sind. Sie sind gut an Tangentialschnitten von Endstücken zu erkennen. Der schon im Bereich des Endstückknäuels beginnende, etwas dünnere Ausführungsgang läßt ein zweischichtiges isoprismatisches Epithel erkennen.

Die im Spitzenabschnitt der inneren Zellage lichtmikroskopisch sichtbare Cuticula zeigt im Elektronenmikroskop zahlreiche Filamente. Die durch Desmosomen verknüpften Epithelzellen sollen Na-Ionen rückresorbieren können.

Der in Schraubenwindungen durch das Corium ziehende Ausführungsgang dringt an einer Epithelpapille in die Epidermis ein, die jetzt die Begrenzung seines Lumens übernimmt, und findet in einer mit der Lupe gut erkennbaren Schweißpore an der Oberfläche der Haut sein Ende.

18.6.3 Große Schweißdrüsen oder Duftdrüsen mit apokriner Extrusion [H. 12.4.3.]
(s. auch S. 41 und Abb. 18.5 u. 4.4)

Die ein alkalisches, fettiges, Duftstoffe enthaltendes Sekret absondernden Duftdrüsen breiten sich an den Hautpartien der Achselhöhle, im Nasenvorhof, in den Augenlidern (Mollsche Drüsen), im äußeren Gehörgang (Glandulae ceruminosae), in Brustwarze und Warzenhof, in der Aftergegend, Scrotalhaut, Mons veneris, in den großen Schamlippen und in der Leistenbeuge aus.

Die geknäuelten, sehr weitlumigen Drüsen stehen im Gegensatz zu den kleinen Schweißdrüsen durch einen Ausführungsgang meistens mit den Haarbälgen in Verbindung. Das fett- und cholesterinhaltige Sekret sammelt sich unter Anwachsen der Zellen im Spitzenabschnitt an, der abgestoßen werden soll. Nach Sekretabgabe wird die Zelle erheblich kleiner. Je nach Funktionszustand findet man in der Drüsenwand hohe prismatische, isoprismatische oder platte Epithelzellen. Die Endstücke der Duftdrüsen werden von einer dichten, an Tangentialschnitten gut erkennbaren Lage von Myoepithelzellen (s. S. 43 und Abb. 18.5 u. 4.4) epithelialer Herkunft umschlossen, an die sich eine Lamina basalis anschließt. Die Sekretion der Duftdrüsen beginnt mit Eintritt der Pubertät und wird am Ende der Keimdrüsentätigkeit sehr stark eingeschränkt.

Die in die Subcutis eindringenden Blutgefäße verzweigen sich an der Corium-Subcutis-Grenze und entwickeln dichte Capillarnetze im subpapillaren Bindegewebe, von denen die Capillarschlingen der Papillen ausgehen, an den Drüsen, Haaren und in den Fettläppchen. Die Hautarterien sind Endarterien. In Finger- und Zehenbeere und im Nagelbett treten indirekte arterio-venöse Anastomosen als Hoyer-Grosser-Organe (s. S. 129 und Abb. 10.5) auf. Das vegetative Nervensystem liegt in der Haut als Geflecht vegetativer Nerven vor, die sich an den Gefäßen, Drüsen und im Fettgewebe ausbreiten. Der M. arrector pili wird durch adrenerge sympathische Nervenfasern versorgt. In der unbehaarten Haut finden sich zahlreiche, markhaltigen Nervenfasern entstammende, eingekapselte, organisierte Endorgane receptiver Natur wie Meissner-Tastkörperchen im Stratum papillare, Krause-Endkolben im Corium, Vater-Pacini-Lamellenkörperchen im Corium-Subcutis-Grenzbereich und freie receptorische Endigungen am und im Epithel. In der behaarten Haut wird die Haarwurzelscheide von dichten Geflechten receptiver Nervenfasern in spiralförmigem Verlauf umhüllt. Freie Nervenendigungen finden sich subepithelial und intraepithelial (s. hierzu Kapitel 8).

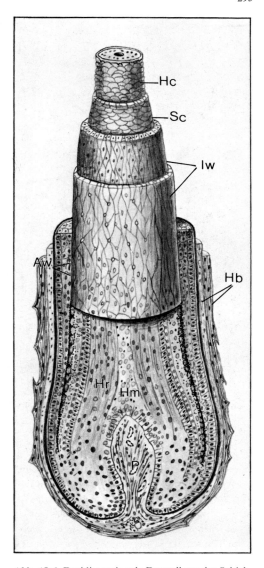

Abb. 18.6. Dreidimensionale Darstellung der Schichten des Haares und er Haarwurzelscheiden (nach BENNINGHOFF). P = Papille, Hm = Haarmark, Hr = Haarrinde, Hb = Haarbalg, Aw = äußere Wurzelscheide, Iw = Blätter der inneren Wurzelscheide, Ss = Scheidencuticula, Hc = Haarcuticula

18.7 Milchdrüse (Glandula mammaria, Corpus mammae) [H. 12.4.4.]

Die *weibliche Brustdrüse* ist eine *apo-* und *ekkrine Drüse* und setzt sich aus *12—20 tubulo-alveo-*

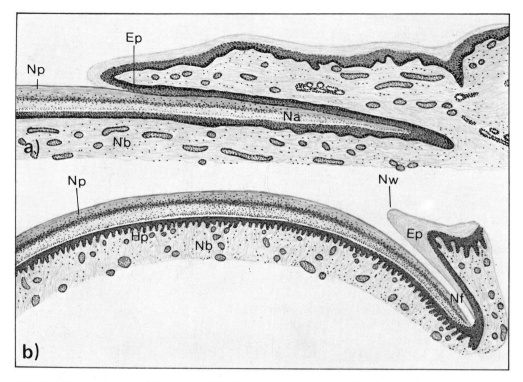

Abb. 18.7 Nagel. **a** Teil eines Nagels mit Nagelbett (längs geschnitten). **b** Querschnitt durch den Teil eines Nagels mit Nagelplatte. *Np* = Nagelplatte, *Nb* = Nagelbett, *Nw* = Nagelwall, *Nf* = Nagelfalz, *Ep* = Epinychium, *Hp* = Hyponychium, *Na* = Nagelwurzel

lären Einzeldrüsen zusammen, von denen jede einen eigenen Ausführungsgang besitzt, der an der Brustwarze mündet. In den Drüsen lassen sich

1. die gewundenen und *verzweigten Milchgänge* (Ductus lactiferi), aus denen sich die *Alveolen* (Drüsenbläschen) während der Schwangerschaft *entwickeln,*

2. die sich an die Milchgänge anschließenden weitlumigen, von prismatischem Epithel ausgekleideten *Sinus lactiferi* und

3. die von zweischichtigem isoprismatischen Epithel, kurz vor Einmündung an der Brustwarze von mehrschichtigem Plattenepithel begrenzten *Ausführungsgänge* unterscheiden.

Abb. 18.8. Milchdrüse (Glandula mammaria). **a** Nicht lactierende, ruhende Brustdrüse. *Dr* = Drüsenkörper mit Milchgängen in kollagenem Bindegewebe (*Ko*), *g* = Blutgefäße. **b** Ausschnitt aus lactierender Milchdrüse mit Drüsenalveolen (*Da*). Der Ausschnitt zeigt eine Drüsenalveole bei stärkerer LM-Vergrößerung. *Fk* = Fettkügelchen, *Ko* = kollagenes Bindegewebe. Die Pfeile weisen auf Kerne von Myoepithelzellen hin. **c** Aktive Milchdrüsenzelle (ELM, Zustandsbild der apokrinen Extrusion). 1 bis 5: Die Ziffern geben die Reihenfolge der unterschiedlichen Stadien des Ausschleusungsvorgangs der Fettröpfchen aus der Milchdrüsenzelle an. Bei der Ausschleusung wird das Fettröpfchen von der Zellmembran mit Zellbestandteilen (z. B. Mitochondrien) umgeben. Die schwarzen, unterschiedlich großen Punkte stellen Caseingranula dar, die nach dem Prinzip der ekkrinen Extrusion ausgeschleust werden. *My* = Myoepithelzellen mit contractilen Proteinfasern, *C* = Capillare (aus Krstic). **d** Ausführungsgangsystem der Milchdrüse. *Ko* = Kollagen, *Sl* = Sinus lactiferus, *Dl* = Ductus lactiferus

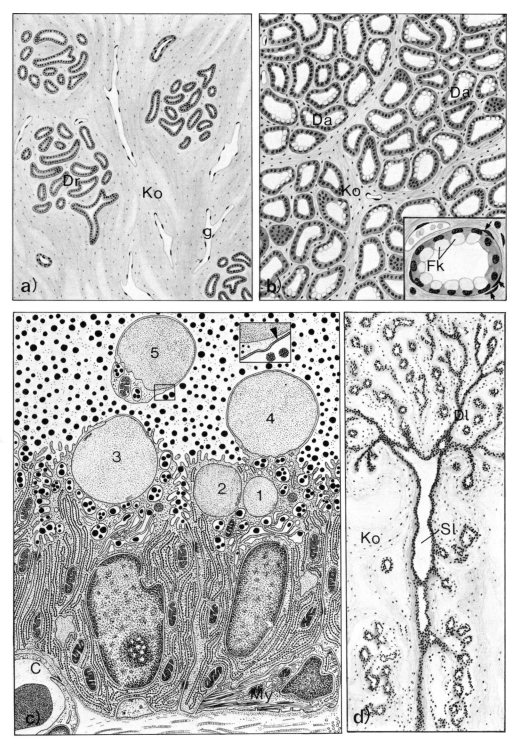

Abb. 18.8

Kräftiges Binde- und Fettgewebe schließen die einzelnen Drüsen zu einem gemeinsamen Drüsenkörper von *Lappenbauweise* zusammen. Die Drüsenlappen lassen ihrerseits eine durch Bindegewebe hervorgerufene *Läppchengliederung* erkennen. Im interlobulären Bindegewebe erstreckt sich ein dichtes Netz von Lymphgefäßen. Im histologischen Schnitt einer *nicht-lactierenden (ruhenden) Brustdrüse* herrscht das kollagene Bindegewebe vor, während nur wenige, von einschichtigem Epithel begrenzte Anschnitte von *Milchgängen* zu finden sind. Sie sind zu *kleinen Gruppen* gelagert und werden von einem *zellreichen Bindegewebe* umgeben. Die inselartig verteilten Einzeldrüsen werden durch kollagenes Bindegewebe mit Fettzellen zusammengefaßt.

Während der Schwangerschaft sprossen die aus einem ein- bis zweischichtigen prismatischen Epithel bestehenden Milchgänge aus und lassen die von einem einschichtigen isoprismatischen Epithel ausgekleideten Drüsenalveolen entstehen, die von zwischen Epithel und Lamina basalis gelegenen Myoepithelzellen umfaßt werden. Im weiteren Verlauf der Schwangerschaft kommt es unter Verdrängung des Bindegewebes zu einer engen Lagerung der alveolären Drüsenendstücke und zur Bildung von Fetttropfen, der Vormilch oder Colostrum, während der Lactationsperiode zur Abgabe der Milch, die sich von der Vormilch durch höheren Fett- und geringeren Proteingehalt unterscheidet.

Das lichtmikroskopische Bild einer lactierenden Brustdrüse (Abb. 18.8) ist durch eine enge Lagerung von zahlreichen *Drüsenalveolen und durch wenig Bindegewebe* gekennzeichnet. Außerdem treten zahlreiche *Fettkügelchen* im Spitzenabschnitt der je nach Funktionszustand unterschiedlich hohen Drüsenzellen der Alveolen auf (s. auch S. 40).

Bei der Aufarbeitung eines gewöhnlichen Routinepräparates werden die Fetttröpfchen herausgelöst, so daß an ihrer Stelle unterschiedlich große helle Vacuolen auftreten.

Der basale Zellabschnitt ist im elektronenmikroskopischen Bild (Abb. 18.8) von einem dichtgefügten granulären endoplasmatischen Reticulum und Mitochondrien ausgefüllt, während im Spitzenabschnitt Lipidtropfen erscheinen, die von einer Membran umgeben sind. Die *Fetttropfen* werden zusammen mit der Membran, die gelegentlich auch noch Zellorganellen wie z. B. Mitochondrien umfassen kann, durch *apokrine Extrusion* ausgeschleust. Gleichzeitig synthetisiert die Drüsenzelle elektronendichte, unterschiedlich große *Caseingranula*, wobei die gehäuft zusammenliegenden Caseingranula eine Membran von den Golgi-Feldern erhalten; die Caseingranula gelangen *durch ekkrine Extrusion* in die Lichtung.

Den Kontraktionen der Myoepithelzellen wird die Aufgabe eines Abtransportes der Milch, die außer Fett und Proteinen noch Kohlenhydrate und Carotinoide enthält, in die Ausführungsgänge zugeschrieben. Ein lockerer Besatz von Mikrovilli an der Drüsenzellspitze und in daran anschließenden erweiterten Intercellularräumen deutet auf resorptive Vorgänge hin. Nach Sekretabgabe flachen sich die Drüsenzellen ab, die jedoch bei erneuter Sekretion wieder zur ursprünglichen Größe anwachsen. Abgenutzte Drüsenzellen werden an die Lichtung abgegeben. Die Brustdrüse ist gut vascularisiert. Die Milchbildung wird durch Hormone der Adenohypophyse und Nebennierenrinde gesteuert (s. Kapitel Endokrine Drüsen).

Das beim Mann rudimentär angelegte Drüsenorgan besteht nur aus wenig verzweigten Epithelrohren. Beim Einstellen der Lactation tritt eine Rückbildung des Drüsengewebes durch Zellzerfall und Phagocytose ein, während sich eine starke Vermehrung des Fett- und Bindegewebes zeigt.

Die Haut der Brustwarze, deren Epidermis zahlreiche Melanineinlagerungen aufweist, enthält große und kleine Schweißdrüsen und Talgdrüsen sowie ein elastisch muskulöses System, das für die Erektion der Brustwarze sorgt. Unter dem Epithel und zwischen glatten Muskelzellen der Mamille sind sensible Endkörperchen nachweisbar.

19 Histopathologie, Cytologie

19.1 Degeneration (Dystrophie) von Zellen
[H.P. 14.]

Als Degeneration werden reversible und irreversible zum Zelltod führende Zellveränderungen bezeichnet. Verschiedene morphologisch faßbare Formen der Zellschädigung sind in der Regel Folge einer Stoffwechselstörung. Geringgradige, reversible Zellschädigungen gehen meist ohne schwere Funktionsstörungen einher.

19.1.1 *Wasserstoffwechselstörungen*
[H.P. 14.1.]

Eine Störung des Wasserhaushaltes der Zelle bezeichnet man als Zellödem. Dieses ist charakterisiert durch eine Vermehrung von Flüssigkeit im Zytoplasma, den Zellorganellen und selten auch im Zellkern. Ursachen eines Zellödems sind Störungen der Bildung oder Verwertung von Energie, hervorgerufen z. B. durch Sauerstoffmangel, unzureichende Nahrungszufuhr oder Überbeanspruchung. Schädigungen der Zellmembran können durch Kälte- und Hitzeeinwirkung, ionisierende Strahlen und bakterielle oder chemische Gifte hervorgerufen werden. Formal kommt es beim Zellödem als Folge des Sauerstoffmangels zur Störung des Energiesystems an der Zellmembran mit Versagen der „Natrium-Pumpe". Die Folge ist ein Einstrom von Natrium und Wasser in die Zelle mit einer Volumenzunahme (hydropische Schwellung).

Das Ödem bleibt selten auf das Zytoplasma beschränkt. Meist sind die Mitochondrien als Zellorganellen stärker betroffen (trübe Schwellung). Die Mitochondrien können sich unter Verlust der Cristae in wassergefüllte Bläschen umwandeln (vacuolige Transformation). Die Ansammlung von Wasser in der Zelle kann auch in erweiterten Zisternen des endoplasmatischen Reticulums erfolgen (vacuolige Degeneration).

Neben dem Ödem in einzelnen Zellen gibt es Flüssigkeitsvermehrungen in Geweben, in Organen oder Hohlräumen (Erguß). Bei einem erhöhten intravasculären hydrostatischen Druck oder einem zu geringen Eiweißgehalt des Blutes kommt es zu interstitiellen Ödemen mit Übertritt von Wasser aus den Capillaren in das interstitielle Bindegewebe.

19.1.2 *Eiweißstoffwechselstörungen*
[H.P. 14.2.]

Pathologische intra- und extracelluläre Eiweißablagerungen werden nach ihren unterschiedlichen Zusammensetzungen und färberischen Verhalten als Hyalin, Amyloid oder Fibrinoid bezeichnet.

Unter *Hyalin* versteht man eine stark lichtbrechende, homogene, intercelluläre Substanz, die sich gut mit sauren Farbstoffen anfärbt. In der H.E.-Färbung ist Hyalin intensiv rot, in der van Gieson-Färbung fuchsinrot gefärbt. Nach der Lokalisation sind epitheliales und bindegewebiges sowie vasculäres Hyalin voneinander zu unterscheiden.

Epitheliales Hyalin entsteht bei Koagulationsnekrosen von Einzelzellen [z. B. in der Leber bei einer Virushepatitis (Abb. 19.8 c) oder im Herzmuskel bei Herzinfarkt]. Die nekrotischen Zellen werden homogen eosinophil, färben sich aber in der van Gieson-Färbung fuchsinrot, so daß es sich nicht um Hyalin im eigentlichen Sinne handelt. Die hyalinen Nekrosen bei der Virushepatitis werden als Councilman-Körperchen bezeichnet. Sie sind etwas größer als die Leberzellen und haben ein hyalin-transparentes eosinophiles Zytoplasma. Meist werden sie aus ihrem Zellverband ausgestoßen. Mallory-Körperchen findet man in Lebern nach chronischem Alkoholkonsum. In einzelnen Zellen kommt es zu grobscholligen, hyalinen Ausfällungen.

Bindegewebiges Hyalin ist charakterisiert durch Einlagerung und Anlagerung lichtbrechender, homogener Substanzen an kollagene und elastische Faserstrukturen. Die genaue Pathogenese des bindegewebigen Hyalins ist noch unklar. Die Hyalinisierung kollagener Fasern wird besonders in alten Narben, aber auch in Tumoren beobachtet. Vasculäres Hyalin entsteht infolge einer gesteigerten Durchtränkung der Gefäßwand mit Blutflüssigkeit und imponiert histologisch als homogene hyaline Einlagerung und Wandverdickung besonders der Arteriolen (vasculäre Arteriolohyalinose). Dieser Prozeß ist im höheren Alter fast physiologisch. Bei Bluthochdruck und bei Diabetes mellitus wird die hyaline Umwandlung der Arteriolenwand mit Untergang der glatten Muskelfasern auch in früheren Lebensaltern gefunden.

Als *hämatogenes Hyalin* wird hyalinisiertes Fibrin in Thromben bei ungenügender bindegewebiger Organisation bezeichnet. Das in den Gefäßen liegende thrombotische Material sintert unter Wasserverlust zusammen und wird zu transparent erscheinendem Thrombohyalin umgewandelt. Hyaline Mikrothromben entstehen in peripheren kleinen Gefäßen im Rahmen von Mikrozirkulationsstörungen bei einem Kreislaufschock mit Blutdruckabfall.

19.1.2.1 *Amyloid*

Als *Amyloid* wird eine biochemisch nicht einheitlich definierte Substanz aus Proteinen und Polisacchariden bezeichnet, die unter krankhaften Bedingungen im Organismus gebildet und abgelagert wird. Die Bezeichnung „Amyloid" (Virchow) gründet sich auf besondere Färbeeigenschaften der Substanz, die der pflanzlichen Stärke (=Amylum) ähnlich ist. Amyloid wird durch die Reaktion mit Jod, z.B. Lugol-Lösung (wäßrige Jod-Jod-Kali-Lösung), mahagonibraun gefärbt. Der braune Farbton schlägt bei Zusatz von Schwefelsäure in blau um.

In der histologischen Technik färbt sich Amyloid mit Methylviolett rot an (Metachromasie). Mit Kongorot läßt sich Amyloid ebenfalls in frischem und fixiertem Zustand rot anfärben und ergibt dann zusätzlich eine typische, grün fluoreszierende Doppelbrechung im Mikroskop. Nach der unterschiedlichen Ablagerung des Amyloids in den Organen werden heute zwei Formen unterschieden: Bei der *perireticulären Form* wird Amyloid an Reticulinfasern, besonders entlang der Basalmembranen von Capillaren, Arteriolen und Venolen sowie in der Umgebung aller versilberbaren Reticulinfasern des Interstitiums abgelagert. Bei der *perikollagenen Form* wird Amyloid besonders an Kollagenfasern des interstitiellen Bindegewebes angelagert.

Amyloidose

Als *Amyloidose* werden degenerative Veränderungen der Gewebe und Organe als Folge der Ablagerungen von Amyloid bezeichnet. Die häufigste Form ist die sekundäre Amyloidose, die als Folge chronischer, mit Gewebszerstörung einhergehender Erkrankungen beobachtet wird. Durch die Ablagerungen von Amyloid werden die befallenen Organe vergrößert und verfestigt. Die Schnittflächen der befallenen Organe sind eigenartig speckig glänzend, glasig und wachsartig. Häufig befallene Organe im Rahmen einer Amyloidose sind Milz, Leber und Nieren.

Milzamyloidose: In der Milz kann das Amyloid bevorzugt im Bereich der Milzfollikel oder im Bereich des Reticulumnetzes der roten Pulpa abgelagert sein. Bei Ablagerung an den Reticulumfasern der Milzfollikel findet man makroskopisch zahlreiche grau-glasige Knötchen, die beim Vergleich mit Stärkekörnern zur Bezeichnung „Sagomilz" geführt haben (Abb. 19.1 a). Bei diffuser Amyloidablagerung an den Retikulumfasern und der Wand der Sinus der roten Pulpa wird die makroskopische Schnittfläche in Abhängigkeit vom Blutgehalt blaßgrau bis rötlich-grau. Dieser typische makroskopische Aspekt hat zur Bezeichnung von Speckmilz bzw. Schinkenmilz geführt (Abb. 19.1 b).

Nierenamyloidose: Bei der Nierenamyloidose kommt es zu Amyloidablagerungen u. a. in der Wand der Vasa afferentia und an der Basalmembran der Glomeruli. Die Amyloidablagerungen können bis zur vollständigen Verödung der Glomeruli führen; durch die Amyloidablagerungen kommt es zur vermehrten Durchlässigkeit der Glomerulusschlingen für Eiweiß mit Eiweißausscheidungen im Urin (Proteinurie) Abb.19.1 c).

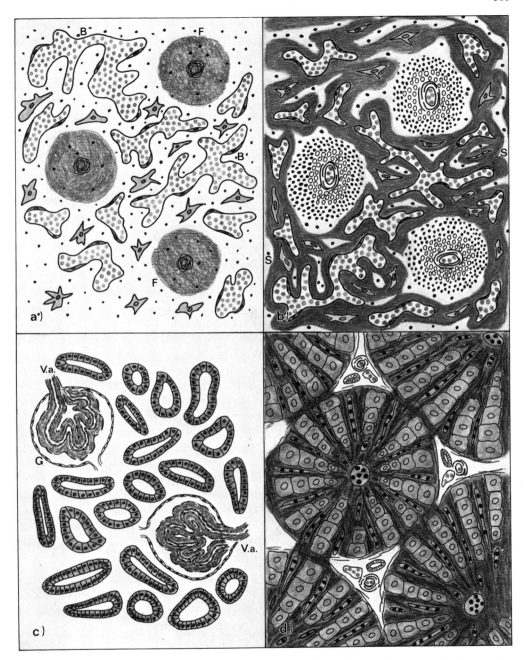

Abb. 19.1. Eiweißstoffwechselstörung. Amyloidose. **a** Sagomilz bei Ablagerung von Amyloid im Bereich der Lymphfollikel (*F*) = Malpighische Körperchen. Unauffällige Blutgefäße (*B*). **b** Schinkenmilz bei diffuser Ablagerung von Amyloid an Reticulumfasern und Wandungen der Blutgefäße (*S* = Sinus). **c** Nierenamyloidose mit Ablagerung von Amyloid in der Wand der Vasa afferentia (*V.a.*) und der Capillarschlingen der Glomeruli (*G*). **d** Leberamyloidose mit Ablagerungen von Amyloid entlang der sinusoiden Capillaren und der Wand der Zentralvene. Dystrophie und Kompression der Gefäße und Leberzellen durch Amyloid (dunkel)

Leberamyloidose: In der Leber wird Amyloid an den reticulären Fasern der Sinusoide und Zentralvenen abgelagert. Hierdurch erscheint der Dissésche Raum verbreitert. Durch die Amyloidablagerungen werden Leberzellen und Blutgefäße bis zum völligen Untergang komprimiert (Abb. 19.1 d).

19.1.2.2 *Fibrinoid*
Als *Fibrinoid* werden Ausfällungen von Bestandteilen der Zellen, der Intercellularsubstanz und des Blutplasmas bezeichnet, die einige Färbeeigenschaften wie das Fibrin aufweisen. Fibrinoid färbt sich mit Eosin intensiv rot, bei der van Gieson-Färbung ist es aber im Gegensatz zum Bindegewebe nicht rot, sondern gelblich gefärbt. Ausfällungen von Fibrinoid sind am häufigsten Folge einer Schädigung des kollagenen Fasergewebes, das bei der fibrinoiden Verquellung und fibrinoiden Nekrose degenerativ verändert wird. Diese morphologischen Befunde sind am häufigsten bei den rheumatischen Bindegewebserkrankungen (sog. Kollagenosen). Ursachen der Fibrinoidablagerungen und fibrinoiden Nekrosen bei den Kollagenosen sind Störungen im Immunsystem mit Bildungen von Immunkomplexen aus Antigen + Antikörper + Komplement.

19.1.3 *Fettstoffwechselstörungen* [H.P. 14.3.]
Unter verschiedenen pathologischen Bedingungen kommt es an bevorzugten Körperstellen, in einzelnen Organen und Geweben oder in Zellen zu einer vermehrten Ablagerung von Fetten. Hauptursachen einer Verfettung sind Ernährungs- und Stoffwechselstörungen, Sauerstoffmangel, Vergiftungen und Entzündungen.
Bei allgemeiner *Fettsucht* (Fettmast, Adipositas) durch Überernährung kommt es zur Vergrößerung und Vermehrung der schon normalerweise vorhandenen mesenchymalen Fettzellen. Die Fettdepots (Unterhautfettgewebe, großes Netz etc.) werden vergrößert, zusätzlich können sich Zellen des Zwischengewebes (Mesenchymzellen) in Fettzellen umwandeln und zu einer lokalen Fettsucht eines Organs (Lipomatose), z. B. des Herzens oder der Bauchspeicheldrüse u. a., führen.
Im Cytoplasma der Parenchymzellen liegt normalerweise das Fett in lichtoptisch nicht sichtbarer Form vor. Bei der *Verfettung* (fettige Degeneration) wird Fett im Cytoplasma in Form von kleinen oder großen Tropfen als Ausdruck einer quantitativen Vermehrung intracellulärer Fettsubstanzen nachweisbar. Die parenchymatöse, degenerative Verfettung wird bevorzugt in Leber, Herz und Niere angetroffen.

Leberverfettung/Fettleber: Die Verfettung der Leberzellen ist Ausdruck einer erhöhten Zufuhr von Fettsäuren, die den Abtransport von Triglyceriden übersteigt. Ursachen sind eine Vermehrung des Angebotes an Fett oder eine Verminderung der intracellulären Umbauvorgänge, z. B. bei Sauerstoffmangel wie bei Anämien. Histologisch kann die Verfettung klein- oder großtropfig sein. Bei der großtropfigen Verfettung werden die Zellkerne an den Rand gedrängt. Die Verfettung kann in den einzelnen Abschnitten der Leberläppchen unterschiedlich stark entwickelt sein. Verfettungen stärkeren Grades gibt es besonders beim chronischen Alkoholismus und bei vielen lebertoxisch wirkenden Medikamenten. Sind mehr als 50% der Leberparenchymzellen verfettet, so spricht man von einer *Fettleber*. Alkoholbedingte Leberschäden können sowohl zu mehr läppchenzentral als auch läppchenperipher lokalisierten Verfettungen führen. Im Paraffinschnitt nach Alkoholbehandlung stellen sich die ehemaligen intracellulären Fettablagerungen als rundlichovale strukturlose Areale dar (Abb. 19.2 a). In Gefrierschnitten sind die rundlichen Fettablagerungen durch die sog. Sudan III-Färbung als kräftig gefärbte rote intracelluläre Areale zu erkennen (Abb. 19.2 c).

Herzmuskelverfettung: Die fettige Degeneration der Herzmuskulatur ist am häufigsten Folge eines chronischen Sauerstoffmangels. Makroskopisch findet man eine streifige Gelbfärbung (Tigerung), die oft besonders deutlich an den Papillarmuskeln nachzuweisen ist. Dem makroskopischen Befund entsprechen mikroskopisch feinste intracelluläre Fettvacuolen in Herzmuskelfasern, besonders im Bereich der venösen Schenkel der capillären Endstrombahn (Abb. 19.2 c). Eine besonders starke fettige Degeneration der Herzmuskelfasern mit Sarkoplasmaverklumpungen ist in frischen Herzinfarkten bei Sauerstoffmangel durch Verstop-

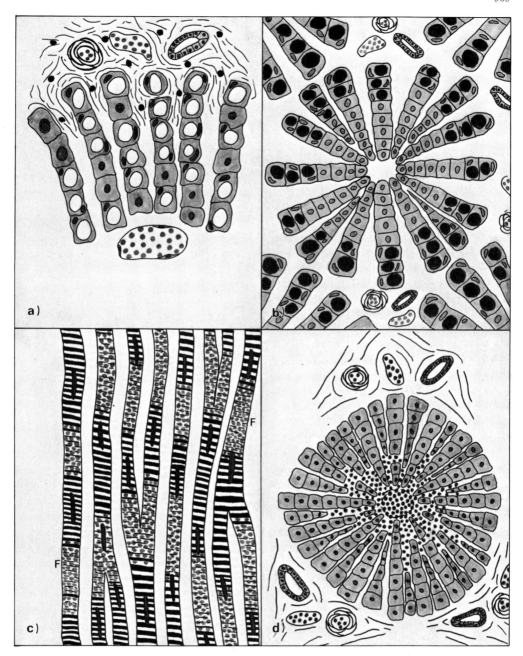

Abb. 19.2 a Fettleber. Disseminierte runde „Fettvacuolen" im Cytoplasma der Leberzellen im Paraffinschnitt nach Alkoholbehandlung. **b** Läppchenperiphere Leberzellverfettung. Rundliche Fettablagerungen (schwarz) im Cytoplasma der Leberzellen (Fettfärbung mit Sudan-III im Gefrierschnitt). **c** Herzmuskeltigerung durch zonale feintropfige hypoxische Verfettung (*F*) der Herzmuskelfasern. **d** Akute Leberstauung bei Insuffizienz des rechten Herzens. Blutfülle und Ausweitung der Zentralvenen und zentralen sinusoiden Capillaren. Verschmälerung der zentralen Abschnitte der Leberzellplatten durch Druckatrophie

fung einer Herzkranzarterie am ersten Tag des Infarktes nachzuweisen.

19.1.4 Kohlenhydratstoffwechselstörungen [H.P. 14.4.]

Die mit der Nahrung aufgenommenen Kohlenhydrate werden fast alle im Darm bis zur Glucose aufgespalten. Nach Resorption und Bluttransport wird die Glucose als Energielieferant in die Zellen aufgenommen. Bei übermäßigem Glucoseangebot wird sie als Glykogen in den Zellen besonders von Leber und Muskulatur gespeichert. Dieses kann normalerweise jederzeit wieder abgebaut werden und den Organismus mit Energie versorgen. Bei einem Defekt der Abbauenzyme (z. B. Glucose-6-Phosphatase) entstehen Glykogenspeicherkrankheiten. Hierbei wird das Glykogen übermäßig in Muskulatur, Leber, Herz und Gehirn abgelagert und ist lichtmikroskopisch und elektronenmikroskopisch als grobscholliges Glykogen im Cytoplasma nachweisbar.

Bei der häufigsten Kohlenhydratstoffwechselstörung, dem Diabetes mellitus, kommt es aufgrund des zu hohen Blutzuckerspiegels ebenfalls zu Glykogenablagerungen im Cytoplasma von Leber- und Nierenzellen.

Auch in den Zellkernen der Leberzellen wird Glykogen gespeichert. Nach Alkoholbehandlung resultieren im Paraffinschnitt typische sog. Lochkerne, die Folge der Herauslösung des Glykogens aus dem Zellkern sind. Als Folge der bei einem Diabetes mellitus gleichzeitig bestehenden Fettstoffwechselstörung findet man morphologisch häufig eine läppchenperiphere Leberzellverfettung (Abb. 19.2 b).

In der Niere kommt es als Folge der vermehrten Glucoserückresorption bei Glucosurie zu Glykogenablagerungen in den Epithelzellen. Hiervon sind besonders die Epithelzellen der Hauptstücke und der absteigenden Schenkel der Henle-Schleife befallen (sog. Armanni-Ebstein-Zellen).

Intracelluläres Glykogen ist mit der Best-Carmin-Färbung an alkoholfixierten Präparaten in Form intensiv roter scholliger Ablagerungen nachzuweisen.

19.1.5 Pigmente [H.P. 14.5.]

Unter der Bezeichnung *Pigmente* (pingere = malen) faßt man alle in Zellen und Geweben nachweisbaren, mit einer Eigenfarbe versehenen Stoffe zusammen. Die Substanzen sind in der Regel unschädlich, überwiegend in Körnchenform nachweisbar und können von Makrophagen (Histiocyten) phagocytiert werden. Bei massiver Ansammlung von Pigmenten in Geweben kommt es zu lokalen funktionellen Störungen und entzündlichen Fremdkörperreaktionen. Pigmente können von außen in den Organismus eindringen *(exogene Pigmente)* oder im Organismus gebildet werden *(endogene Pigmente)*. Letztere stellen spezifische Produkte von Zellen dar.

Exogene Pigmente

Kohlepigment: Infolge des Gehaltes der Atemluft an Kohlenstaub kommt es bei fast allen Menschen im Laufe des Lebens zu einer zunehmenden schwarzen Pigmentierung der Lungen und ihrer zugehörigen Lymphknoten. Ein Teil des in die Lungen gelangten Kohlenstaubes kann von Makrophagen resorbiert und über das Bronchialsystem ausgehustet werden. Bei massivem Anfall von Kohlenstaub, z. B. bei Kohlenbergarbeitern, wird vermehrt schwarzes Kohlenstaubpigment im interstitiellen Bindegewebe der Lunge bevorzugt in den Wandungen der Lymphbahnen der Pleura und den Lymphknoten abgelagert. Diese Lungenveränderungen bezeichnet man als Anthrakose (Anthrax = Kohle). Gelangt mit dem Kohlenstaub gleichzeitig Quarzstaub in die Lunge, so können schwerwiegende Lungenerkrankungen als Reaktion auf die exogenen Schadstoffe folgen *(Anthrakosilikose* = Steinstaublungenerkrankung). Bei Tätowierungen wird fein zerriebene schwarze Tusche unter die Haut injiziert. Die exogenen Pigmente werden von Histiocyten in der Haut phagocytiert und gespeichert.

Endogene Pigmente

In dieser Gruppe lassen sich Melaninpigmente, lipogene Pigmente, Blut- und Gallepigmente sowie anorganische Pigmente unterscheiden.

Melanin ist das Pigment der Haut, der Haare und des Auges. Es wird von Melanocyten unter Mitwirkung des Enzyms Tyrosinase als dunkle, schwarzbräunliche, körnige (granuläre) Substanz gebildet. Bei einem Tyrosinasedefekt bleibt die Pigmentbildung vollkommen aus (Albinismus). Eine Überpigmentierung mit Melanin oder melaninähnlichen Substanzen nennt man *Melanose*. Bei Einwirkung von ultraviolettem Licht und Ausfall der Funktion der Nebennierenrinde tritt Melanin vermehrt in der Haut auf. Als Melanosis coli (Dickdarmmelanose) wird eine typische, nur auf den Dickdarm beschränkte, schwarz-braune Schleimhaut-Pigmentierung bezeichnet. Sie ist Folge von Ablagerungen melaninartiger feinkörniger Pigmentschollen in Makrophagen des Schleimhautstromas und wird besonders nach Mißbrauch von Abführmitteln beobachtet. Melanin wird außerdem von gutartigen Tumoren (Muttermale = Pigmentnaevi, Sommersprossen = Epheliden) und bösartigen Tumoren (malignes Melanom) gebildet (Abb. 1 9.12 b).

Lipofuscin ist ein gelbes bis gelb-braunes, fluorescierendes Pigment, das Proteine und schwerlösliche Fette enthält. Es tritt in Parenchymzellen verschiedener Organe wie Leber, Herzmuskel und Nebenniere auf. Lipofuscin entsteht aus Phagolysosomen der Parenchymzellen und enthält mitunter noch Reste zugrundegegangener Cytoplasmastrukturen. Bei älteren Menschen ist es besonders im atrophischen Organ reichlich zu finden (sog. Alterspigment).

Hämoglobin kann z. B. bei einem akuten Blutzerfall (Hämolyse) die Nierenglomeruli passieren. Es tritt dann in Form rotbrauner Pigmentgranula in den Hauptstückepithelien der Niere und in den Lichtungen der Tubuli als grobkörnige oder hyaline Zylinder auf.

Bilirubin (Gallenfarbstoff) entsteht durch oxydativen Abbau des Hämoglobins und ähnlicher Verbindungen. Es wird in den Zellen des reticulohistiocytären Systems gebildet und als freies (indirektes) Bilirubin an Serumalbumine gebunden. In der Leber wird es mit Glucoronsäure gekoppelt und dann als wasserlösliches Diglucoronid (direktes = mit der Diazoreaktion direkt nachweisbares Bilirubin) mit der Galle in den Darm ausgeschieden. Physiologischerweise beträgt die Konzentration von Bilirubin im Blut 1 mg%. Bei Lebererkrankungen (z. B. Virushepatitis) ist die Ausscheidungsfunktion gestört und es kommt zum Anstieg des Bilirubinspiegels im Blut. Hierdurch kann Gallenfarbstoff in alle Organe gelangen, die dann mehr oder weniger stark gelblich bis gelbgrünlich gefärbt sind. Der Gallenfarbstoff wird mit Eiweiß eingedickt. Mikroskopisch findet man beim Ikterus der Organe Bilirubin in körniger Form im Cytoplasma z. B. der Leberzellen und Tubulusepithelien der Niere. In den Lichtungen der Gallekanälchen können sich grüne, zylindrische Ausgüsse bilden. Hierdurch tritt das Gallengangssystem bis in seine feinsten Verzweigungen deutlich hervor. Auch in den Harnkanälchen bilden sich derartige grüne Gallezylinder aus.

Nach massiven Blutungen mit Gewebsnekrosen, wie bei schweren Verletzungen oder einer Hirnblutung im Zusammenhang mit einem Schlaganfall, ist Bilirubin als sog. *Hämatoidin* in Form goldgelber Nadeln bzw. rhombischer Kristalle in Gewebe und Cytoplasma von Speicherzellen nachweisbar.

Hämosiderin (Eisenpigment), ein Abbauprodukt des Hämoglobins, ist eine Verbindung von anorganischem Eisen mit einer eiweißhaltigen organischen Trägersubstanz. Im Unterschied zum eisenfreien Hämatoidin entsteht Hämosiderin nur innerhalb lebender Zellen, die Eisen speichern können. Hämosiderin wird bei Blutungen, z. B. nach Verletzungen und bei Zerfall der Erythrocyten bei Blutkrankheiten (Hämolyse), gebildet. Im ungefärbten histologischen Schnitt tritt Hämosiderin in Form kleiner gelb-brauner Körnchen auf. Der histologische Nachweis gelingt durch die Berliner-Blau-Reaktion mit Ferrocyankalium und Salzsäure. Hierdurch wird das in Lysosomen von Makrophagen (Histiocyten) gespeicherte Eisen blau angefärbt. Bei bestimmten Herzerkrankungen (z. B. Mitralstenose) kommt es zu wiederholten kleinen Lungenblutungen als Folge der Lungenstauung. Das beim Blutzerfall freiwerdende Hämosiderin wird von Alveolarmakrophagen gespeichert. Die sowohl im Sputum als auch im Schnittpräparat nachweisbaren eisenhaltigen Makrophagen werden als sog. *Herzfehlerzellen* bezeichnet. Generalisierte Hämosiderinablagerungen in Parenchymzellen bezeichnet man als *Siderosen*. Dabei besteht eine Überladung des Organismus mit Eisen, das in Form von Pigmentgranula in zahlreichen Geweben abgelagert wird. Der Siderose liegt entweder eine vermehrte Eisenresorption, eine gestörte Nutzung oder ein gesteigerter Abbau von Hämoglobin mit der Freisetzung größerer Eisenmengen zugrunde. In den Leberzellen werden begleitende Siderosen als Zeichen einer gestörten Stoffwechselleistung z. B. auch bei alkoholischen Fettlebern angetroffen. Diese Eisenablagerungen sind reversibel. Bei der sog. *idiopathischen Hämochromatose* führt eine Stoffwechselstörung zur massiven Überladung der Organe, besonders der Leber, mit Eisen. Die durch die Eisenanhäufung ausgelöste toxische Leberschädigung führt im Laufe der Jahre zu einer sog. Pigmentcirrhose.

19.1.6 *Nekrose* [H.P. 14.6.]

Als Nekrose werden morphologische Veränderungen bezeichnet, die Folge des Zelltodes in einem lebenden Organismus sind. Die Nekrose kann einzelne Zellen, Gewebe, Organteile oder ganze Organe betreffen. Für die strukturellen Veränderungen der Nekrose sind intracelluläre und extracelluläre Enzyme verantwortlich. Lichtmikroskopische morphologische Zeichen der Nekrose sind an Zellkern und Cytoplasma nachweisbar. Charakteristische Kernveränderungen sind Kernpyknose, Karyorrhexis und Karyolyse. Als Kernpyknose (pyknos = starr, fest) wird eine Schrumpfung des Zellkerns durch Denaturierung der Nucleoproteide unter Flüssigkeitsverlust verstanden. Das kondensierte Chromatin zeigt in der HE-Färbung eine verstärkte Basophilie. Als Karyorrhexis (rhexis = reißen) wird die Fragmentation des Zellkernes in zahlreiche kleine, stark basophile Fragmente unter Verlust der Kernmembran bezeichnet. Die Karyolyse (lyse = Auflösung) ist Folge der Hydrolyse der Nucleoproteine mit Zerstörung der Nucleinsäuren durch lysosomale Desoxyribonucleasen. Die Cytoplasmaveränderungen sind geprägt durch einen Verlust der Basophilie mit Verstärkung der Eosinophilie. Dies beruht auf einer Denaturierung der Proteine durch lysosomale Enzyme. Durch Zerstörung der Zellmembran können intracelluläre Enzyme in das Blut gelangen und hier nachweisbar werden (z. B. erhöhte Serumenzyme bei der Virushepatitis durch Leberzellnekrosen und bei Herzinfarkt durch Muskelzellnekrosen).

Elektronenmikroskopisch sind bei der Entwicklung der Nekrose Veränderungen an den Mitochondrien mit Auflösung der Cristae und Granulaverlust, eine Vergrößerung und Vermehrung der Lysosomen sowie unterschiedliche regressive Veränderungen am endoplasmatischen Reticulum nachweisbar.

Häufigste Ursachen einer Nekrose sind örtliche Ernährungsstörungen mit Sauerstoffmangel, z. B. durch Verschluß einer Arterie wie bei der Herzmuskelnekrose beim Herzinfarkt. Weitere häufige Ursachen einer Nekrose sind mechanische Einwirkungen (z. B. Drucknekrose), thermische Schädigungen (Verbrennungen), chemische Gifte (Bakterientoxine) und ionisierende Strahlen (durch Bestrahlung bösartiger Tumoren hervorgerufene Nekrosen). Ist eine Nekrose durch Unterbrechung der arteriellen Blutzufuhr entstanden, so ist sie in der Regel blaß und man spricht von einer *ischämischen Nekrose*. Bei besonderer Blutversorgung kann es in Nekrosen zu ausgedehnteren Blutungen kommen, und man spricht von *hämorrhagischen Nekrosen*.

Bei der *Koagulationsnekrose* gerinnen die Zellproteine, werden denaturiert und verlieren ihr Wasser. Eine enzymatische Verdauung ist nicht möglich. Die Nekrosen erscheinen fest und mörtelartig. Die *käsige Nekrose* ist eine Variante der Koagulationsnekrose und wird besonders bei der Tuberkulose gefunden. Bei dieser Nekroseform werden die Zellen und andere Gewebsbestandteile in eine eosinophile amorphe Masse unter Verlust der ursprünglichen Gewebsstruktur umgewandelt.

Bei der *Kolliquationsnekrose* werden die absterbenden Zellen durch eigene und/oder fremde Enzyme verdaut und verflüssigt. Zusätzlich kommt es zum Wassereinstrom in die Nekrose. Diese Nekrose ist typisch für das an Fettsubstanzen reiche Zentralnervensystem.

Als *trockene Gangrän* (trockener Brand) wird eine massive Gewebsnekrose bezeichnet, die infolge der Flüssigkeitsabdunstung an der Oberfläche eintrocknet und unter Eisensulfidbindung braun-schwarz verfärbt wird. Diese Nekroseform tritt besonders im Bereich der Extremitäten, z. B. bei Durchblutungsstörungen (sog. Raucherbein), auf.

Bei der *feuchten Gangrän* (feuchter Brand) wird das nekrotische Material durch Fäulnisbakterien in eine weiche, zerfließliche Masse umgewandelt. Das nekrotische Gewebe ist feucht, übelriechend, schmutzig-grau verfärbt. Diese Form der Nekrose tritt ebenfalls an den Extremitäten, besonders bei gleichzeitigen Stoffwechselstörungen wie beim Diabetes mellitus, auf.

Kleine Nekrosen werden normalerweise vom umgebenden erhaltenen Gewebe demarkiert und durch Granulationsgewebe teilweise resorbiert. Als Endzustand findet man in den parenchymatösen Organen eine aus Bindegewebe gebildete *Narbe*. Nach Resorption einer Kolliquationsnekrose, z. B. im Gehirn, bleiben cystische Hohlräume übrig, die oft mit Liquor gefüllt sind. Durch Einlagerungen von Kalksalzen sind Verkalkungen in nekrotischem Gewebe relativ häufig. Dieser Befund ist typisch für käsige Nekrosen bei einer Tuberkulose. Verkalkte tuberkulöse Lungenherde sind röntgenologisch nachweisbar.

19.2 Kreislaufstörungen [H.P. 15.]

Unter dem Begriff Kreislauf wird die funktionelle Gesamtleistung von Herz als zentralem Antriebsorgan, Blut- und Lymphgefäßen als Strombahn und Blut als strömendem Medium zusammengefaßt. Bei einer Kreislaufstörung ist die normale Herzfunktion und Blutzirkulation durch Gefäße, Organe und Gewebe nicht mehr voll gewährleistet. In den mangelhaft durchbluteten Organen und Geweben kommt es zu einer Minderversorgung mit Sauerstoff und Nährstoffen; Schlackenstoffe und Kohlendioxyd werden angereichert. Bei länger anhaltenden Kreislaufstörungen kommt es zu degenerativen Schädigungen an Zellen und Geweben (s. o.). Die Ursachen für eine Kreislaufstörung können im Herzen, den Blutgefäßen oder der Blutzusammensetzung liegen. Kardiale, vasculäre und hämatogene Kreislaufstörungen sind voneinander zu unterscheiden.

19.2.1 *Kardiale Kreislaufstörungen* [H.P. 15.1.]

Häufige Ursachen für kardial bedingte Kreislaufstörungen sind Erkrankungen der Herzkranzgefäße (Coronarsklerose), abgelaufene Herzinfarkte, Herzmuskelentzündungen und Herzklappenfehler. Durch diese primär im Herzen lokalisierten Erkrankungen wird die Förderleistung des Herzens eingeschränkt, man spricht von einer *Herzinsuffizienz*. Während bei den bisher aufgeführten Herzerkrankungen vorwiegend das linke Herz und der Körperkreislauf betroffen werden, kann bei primären Lungenerkrankungen auch das rechte Herz geschädigt werden (sog. *Cor pulmonale*) und zu Kreislaufstörungen führen. Eine Herzinsuffizienz des linken Herzens nach abgelaufener Herzmuskelentzündung (Myokarditis) oder überstandenem Herzinfarkt resultiert aus einer Reduktion der spezifischen kontraktilen Herzmuskulatur mit Ersatz durch minderwertiges Narbengewebe. Bei *Herzklappenfehlern*, die überwiegend Folge rheumatischer Herzklappenerkrankungen sind, kommt es je nach Art und Lokalisation des Fehlers zu Überlastungen des Herzens mit nachfolgender Herzinsuffizienz. Bei der *Aortenklappenstenose* entwickelt die Muskulatur der linken Herzkammer eine Druckhypertrophie. Bei der *Aortenklappeninsuffizienz* (Schlußunfähigkeit der Aortenklappe) bedingt das in der Diastole zurückfließende Pendelblut eine Volumenhypertrophie der linken Herzkammer. Ähnliche Verhältnisse bestehen bei einer Insuffizienz der Mitralklappe mit Schlußunfähigkeit der Segelklappen. Bei diesen Herzklappenfehlern und bei den Zuständen nach abgelaufenem Herzinfarkt oder abgelaufener Herzmuskelentzündung entsteht eine Insuffizienz des linken Herzens. Sie ist charakterisiert durch einen Rückstau des Blutes in den linken Vorhof und die Lungen. Man spricht von einer *Lungenstauung*. Im akuten Stadium ist die Lunge makroskopisch sehr blutreich, blaurot und flüssigkeitsreich. Die Capillaren sind erweitert und mit Blut gefüllt. Aufgrund des erhöhten intravasalen hydrostatischen Druckes tritt eiweißhaltige Flüssigkeit (Transsudat) in die Alveolen über. Kommt es auch zum Austritt von Erythrocyten, so wird freiwerdendes Hämosiderin von Makrophagen resorbiert und kann in Form sog. *Herzfehlerzellen* im Auswurf erscheinen. Bei einer chronischen Lungenstauung kommt es zu einer Bindegewebsvermehrung in der Lunge mit Einlagerung von braunem Eisenpigment (sog. braune Stauungsinduration der Lunge).

Chronische Lungenerkrankungen (z. B. chronische Bronchitis) führen im Verlauf von Jahren zu einer Überlastung des rechten Herzens mit nachfolgender Insuffizienz. Diese Funktionsstörung des rechten Herzens ist gekennzeichnet durch den Blutrückstau in den großen Kreislauf. Von der Blutstauung sind besonders Gehirn und Leber befallen. Im Gehirn kommt es zu einer Ausweitung der Blutgefäße und vermehrte Flüssigkeitseinlagerung *(Gehirnödem)*. In der Leber kommt es ebenfalls zu einer Ausweitung der Blutgefäße. Mikroskopisch beginnt der Prozeß im Läppchenzentrum mit einer Erweiterung der Zentralvenen. Durch fortbestehenden Stauungsdruck werden die Leberzellen in der Nachbarschaft der Zentralvene druckatrophisch und gehen zugrunde. Die zentralen Abschnitte der Lebersinusoide werden ausgeweitet und sind prall mit Blut gefüllt (s. Abb. 19.2 d). Bei einer chronischen Stauungsleber kommt es zur Ausbildung sog. Stauungsstraßen zwischen den Zentralvenen benachbarter Leberläppchen.

Als Folge der kreislaufbedingten Ernährungsstörungen weisen die erhaltenen Leberzellen eine Verfettung auf. Das typische makroskopische Bild von gelb verfettetem restlichem Lebergewebe und dunkleren rot-braunen Stauungsstraßen auf der Leberschnittfläche hat zum Vergleich mit der Schnittfläche einer Muskatnuß (sog. Muskatnußleber) geführt.

Die chronische Stauung von Nieren kann mit einer Eiweißausscheidung (Proteinurie) einhergehen. Die bei Herzinsuffizienz chronisch gestaute Milz ist in der Regel verkleinert und als Folge von Bindegewebsvermehrung verfestigt.

19.2.2 *Vasculäre Kreislaufstörungen* [H.P. 15.2.]

Die entscheidenden Ursachen für die Entstehung vasculärer Kreislaufstörungen sind:

1. Gefäßwandveränderungen, z. B. durch Arteriosklerose oder Entzündungen mit lokalen Endotheldefekten,
2. Blutströmungsveränderungen mit abnormer Strömungsgeschwindigkeit oder Wirbelbildung und
3. Änderungen der Blutzusammensetzung, wie Änderung der Zellzahlen, z. B. bei Zellvermehrungen im Rahmen einer Leukämie, oder Änderungen der Gerinnungsfaktoren.

Die drei ursächlichen möglichen Faktoren für vasculäre Kreislaufstörungen können sich wechselseitig beeinflussen und im Zusammenwirken die Entstehung einer Thrombose begünstigen und auslösen.

19.2.2.1 *Thrombosen* [H.P. 15.2.1.]

Als Thrombose wird eine intravasculäre Blutpfropfbildung als Folge der Gerinnung von Blut innerhalb der Blutgefäße bei Lebzeiten bezeichnet. Physiologischerweise wird bei einer Verletzung der Blutgefäße ein in Phasen ablaufender Prozeß zur Blutstillung eingeleitet, der unter Einwirkung von Thrombin zur Umwandlung von wasserlöslichem Fibrinogen in wasserunlösliches Fibrin führt. Netzförmiges Fibrin überkleidet kleinere Gefäßwanddefekte und führt mit eingelagerten Blutzellen zur Abdichtung des entstandenen Gefäßdefektes. Unter pathologischen Bedingungen läuft dieser Gerinnungsvorgang innerhalb der Blutgefäße ab und es bildet sich ein Thrombus. Thromben sind am häufigsten im venösen Kreislaufsystem, hier besonders in den Venen von Waden und Becken. Bei gestörter Kreislaufzirkulation, z. B. im Rahmen längerer Bettruhe nach Operationen, bilden sich oft in den tiefen Waden Venenthromben. In oberflächlichen Wadenvenen sind Thrombosen meist Folge chronischer Venenerweiterungen (Krampfadern, Varicen) oder Entzündungsfolgen (Venenentzündung, Thrombophlebitis). In Arterien entstehen Thromben u. a. im Bereich arteriosklerotisch veränderter Gefäßwandabschnitte mit Endotheldefekten. Bevorzugte Entstehungsorte sind Teilungsstellen und Abgänge kleinerer Arterienäste. Thromben entstehen auch in entzündeten oder verletzten Arterien sowie in sackförmigen Gefäßwandausbuchtungen (Aneurysmen). Besonders häufig sind Thromben im arteriellen Gefäßsystem an den Schließungsrändern der Herzklappen (besonders Mitralklappe und Aortenklappe) im Rahmen entzündlicher rheumatischer Herzklappenerkrankungen.

Nach makroskopischen und mikroskopischen Kriterien lassen sich vier verschiedene Formen von Thromben unterscheiden:

1. Abscheidungsthromben entstehen überwiegend im Bereich von Gefäßwandläsionen mit Intimadefekten. Abscheidungsthromben sind grau-weiß bis grau-rot und zeigen an der Oberfläche eine wellenartig geriffelte Struktur. Diese wird hervorgerufen durch eine schichtenweise Anlagerung von Thrombozytenaggregaten und netzförmigem Fibrin (Abb. 19.3a u. s. Abb. 19.5a, S. 311).

2. Gerinnungsthromben entstehen durch Verlangsamung oder Stillstand der Blutströmung, die zur intravasalen Gerinnung des Blutes führt. In einem Maschenwerk von feinfädigem Fibrin sind rote und weiße Blutkörperchen in derselben Verteilung vorhanden wie im flüssigen Blut (Abb. 19.3 b). Makroskopisch sind Gerinnungs- oder Stillstandsthromben dunkelrot, fest und brüchig. Sie füllen die Gefäßlichtung in der Regel ganz aus (Abb. 19.3 b). Gerinnungsthromben sind am häufigsten im venösen Gefäßsystem.

3. Gemischte Thromben sind teils nach Art von Abscheidungsthromben, teils nach Art von Gerinnungsthromben aufgebaut. In der Regel entsteht zunächst ein Abscheidungsthrombus als sog. Kopfteil im Bereich eines Gefäßwanddefektes. Durch die im Bereich des entstandenen Abscheidungsthrombus ausgelöste Störung der Blutströmung kann sich an den Abscheidungsthrombus ein Gerinnungsthrombus als sog. Schwanzteil unmittelbar anschließen (Abb. 19.3 c).

4. Hyaline Mikrothromben bestehen aus kompaktem Fibrin oder aneinandergepreßten Thrombozyten, denen etwas Fibrin beigemengt sein kann. Diese Thromben werden besonders in den kleinen Gefäßen, Arteriolen und Capillaren sowie Venolen angetroffen. Hyaline Mikrothromben sind eine typische Folge generalisierter Zirkulationsstörungen. Diese findet man besonders nach Schockzuständen, bei denen durch Blutdruckabfall und Arteriolenconstriction die Mikrozirkulation, d.h. die Strömungsgeschwindigkeit im Capillargebiet, stark herabgesetzt ist.

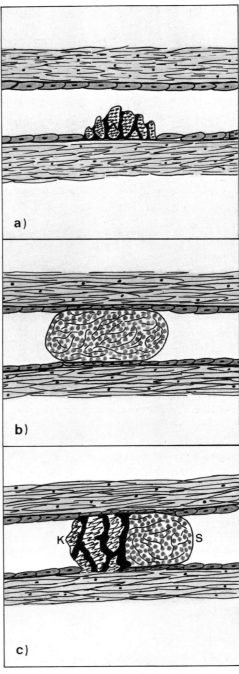

Abb. 19.3. Thrombose. **a** Frischer Abscheidungsthrombus aus Thrombocytenaggregaten und Fibrin über einem Endotheldefekt (*E*). **b** Gerinnungsthrombus aus feinnetzigem Fibrin, roten und weißen Blutzellen bei intravasaler Blutgerinnung durch Stillstand der Blutströmung. **c** Gemischter Thrombus mit Kopfteil (*K*) als Abscheidungsthrombus und Schwanzteil (*S*) als Gerinnungsthrombus

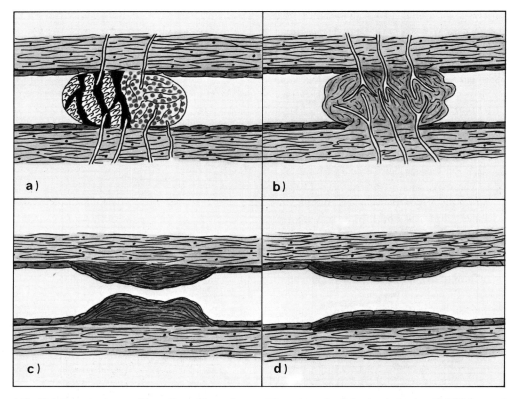

Abb. 19.4. Organisation von Thromben. **a** Einwachsen von Blutgefäßen in einen gemischten Thrombus. **b** Resorptives Granulationsgewebe im Bereich des ehemaligen Thrombus. **c** Partielle Rekanalisation eines Thrombus mit wieder durchgängiger Gefäßlichtung. **d** Flache, mit Endothel überzogene Gefäßwandnarbe als Restzustand eines organisierten und rekanalisierten Thrombus

Organisation von Thromben
Ein Thrombus kann organisiert werden, d. h. vom 2. Tag an sprossen vom Gefäßendothel Zellen in den Thrombus ein und beginnen enzymatisch Fibrin aufzulösen. Vom 5. Tag an wachsen auch faserbildende Zellen und Blutgefäße in den Thrombus ein (Abb. 19.4a). Schließlich bildet sich im Bereich des ehemaligen Thrombus ein Granulationsgewebe (Abb. 19.4b) aus. Durch weitgehende Resorption des ehemaligen thrombotischen Materials und Ausweitung der neugebildeten Blutgefäße kann es nach 4–6 Wochen wieder zur Durchgängigkeit eines Gefäßes im Bereich des ehemaligen Thrombus kommen, man spricht von Rekanalisation (Abb. 19.4c u. s. Abb. 19.5b, S. 311). Später kann man organisierte und rekanalisierte Thromben oft nur noch an flachen Gefäßwandnarben erkennen (Abb. 19.4 d). Das einwachsende Granulationsgewebe kann andererseits aber auch zu einem vollständigen narbigen Lichtungsverschluß des Gefäßes führen.

19.2.2.2 *Embolie*
Eine gefährliche Komplikation einer Thrombose ist die Embolie. Hierbei kommt es zur Ablösung von Abscheidungsthromben oder zur lokalen Mobilisation von Stillstandsthromben mit Verschleppung in ein anderes Organ. Das häufigste Beispiel ist die Lungenembolie. Hierbei gelangen Thromben aus den Venen über das rechte Herz in die Lungenarterien und führen hier zu einer Verstopfung der Lichtung. Handelt es sich um Thromben, die aus großen Venen, z. B. Beckenvenen, embolisiert werden, so führt die Lungenembolie oft zum akuten Embolietod. Kleinere Embolien führen zur Ver-

stopfung kleinerer Blutgefäße. Hierdurch werden nachgeschaltete Gewebsareale oder Organteile von der Blutversorgung abgeschnitten. Die Folge ist eine gefäßabhängige Gewebsnekrose, die als *Infarkt* bezeichnet wird. Embolien im arteriellen Gefäßsystem gehen am häufigsten von Thromben auf entzündlich veränderten Herzklappen aus und führen zu anämischen Infarkten in Gehirn, Niere, Milz etc.

19.2.2.3 *Arteriosklerose* [H.P. 15.2.2.]
Die Arteriosklerose ist eine degenerative Erkrankung des Gefäßsystems. Die Bezeichnung Arteriosklerose betont die im Rahmen der degenerativen Erkrankung auftretende Verhärtung der Arterien, die durch Arterienverkalkungen in vorgeschrittenen Stadien auftritt. Frühe Phasen der Erkrankung sind charakterisiert durch herdförmige Ansammlung von Fettsubstanzen, komplexen Kohlenhydraten, Blut und Blutbestandteilen sowie Bindegewebe in der Intima und inneren Gefäßwandschichten der Arterien. Die Erkrankung führt zu einer zunehmenden Einengung der Gefäßlichtung mit nachfolgender Minderversorgung der betreffenden Gewebe und Organabschnitte.

Die Entstehung der Arteriosklerose ist im einzelnen noch nicht voll geklärt. Gesichert ist aber, daß bestimmte sog. Risikofaktoren Entstehung und Schweregrad einer Arteriosklerose begünstigen. Zu diesen Risikofaktoren gehören besonders die Bluthochdruckkrankheit (Hyper-

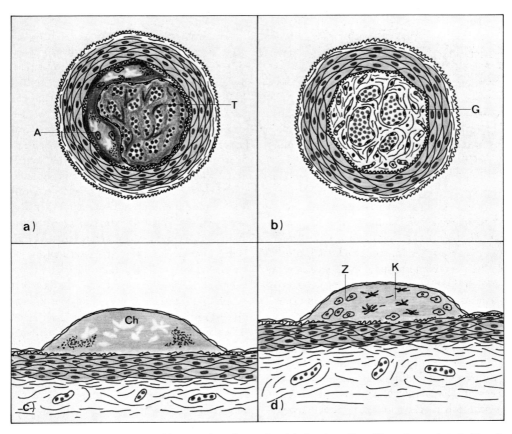

Abb. 19.5. **a** Gefäßquerschnitt mit frischem Thrombus (*T*) über einem arteriosklerotischen Intimaherd (*A*). Im Thrombus Blutzellen zwischen einem Fibrinnetz. **b** Gefäßquerschnitt mit einem älteren, partiell rekanalisierten Thrombus im Lumen. Neugebildete, von Granulationsgewebe umgebene Blutgefäße (*G*) im Bereich des ehemaligen Thrombus. **c** Arteriosklerotisches Intimabeet im Längsschnitt mit Einlagerung von Wasser (Ödem) und Fett (Cholesterinkristalle *Ch*). **d** Arteriosklerotisches Atherom mit Fettspeicherzellen, Bindegewebszellen (*Z*) und beginnender Verkalkung (*K*) im Längsschnitt

tonie), starkes Zigarettenrauchen und Stoffwechselstörungen, wie Hypercholesterinämie, fettreiche Ernährung und die Zuckerkrankheit (Diabetes mellitus). Die Entwicklung der Arteriosklerose läuft in verschiedenen charakteristischen Stadien ab:

1. Die Frühphase einer Arteriosklerose ist charakterisiert durch ein umschriebenes, fettfreies Ödem der Intima. Durch Einlagerung von Wasser und Blutplasma wird die Intima aufgequollen, sie erscheint makroskopisch glasig und ist nur schwach anfärbbar.
2. Als *Lipoidose* im Rahmen der Entwicklung einer Arteriosklerose werden feintropfige Einlagerungen von Fetten zwischen die Bindegewebsfasern der Intima bezeichnet. Die Fettsubstanzen können durch Speicherzellen phagozytiert werden. Makroskopisch findet man in den Blutgefäßen flache, polsterförmige, gelbe Intimaherde. Wegen der Ähnlichkeit dieser Gefäßwandveränderungen mit Atheromen (Grützbeutel) der Haut, spricht man auch von *Atheromatose* der Arterien (Abb. 19.5 c). Intimaödem und Atheromatose sind einerseits reversibel, können aber andererseits auch in die
3. dritte Phase, die *Sklerose,* übergehen. Hierbei kommt es zu einer Vermehrung von Grundsubstanz und Faserbildung. Im Bereich der Intima sind Bindegewebsfasern vermehrt, die oft eine hyaline Umwandlung erkennen lassen. Häufig ist eine gleichzeitige Aufsplitterung der elastischen Lamellen der Lamina elastica interna (Abb. 19.5 d).
4. Im Verkalkungsstadium werden besonders in größeren arteriosklerotischen Beeten in wechselndem Ausmaß besonders an der Basis dystrophische Verkalkungen nachweisbar. Sie führen zu einer Starrwandigkeit mit Elastizitätsminderung des Blutgefäßes in dem betroffenen Abschnitt.
5. Große atheromatöse und arteriosklerotische Gefäßwandherde können an der Oberfläche aufbrechen. Es entwickelt sich ein *atheromatöses Geschwür* als Folge ungenügender Ernährung der arteriosklerotisch veränderten Gefäßwandgebiete mit Nekrose und Entleerung der fettigen Gefäßwandherde in die Gefäßlichtung. Im Bereich aufgebrochener, ulcerierter, arteriosklerotischer Gefäßwanddefekte bilden sich oft Abscheidungsthromben (Abb. 19.5 a).

19.3 Entzündung [H.P. 16.]

Als *Entzündung* wird eine komplexe Reaktion des Gefäß-Bindegewebes auf einen gesetzten Reiz bezeichnet. Entzündliche Reaktionen dienen dazu, Schädlichkeiten auszuschalten und entstandene Gewebsdefekte im Rahmen einer entzündlichen Reaktion zu reparieren. Eine Entzündung läuft in der Regel in verschiedenen Phasen ab. Auf die Gewebsschädigung folgt eine örtliche Kreislaufschädigung. Anschließend entwickelt sich eine Exsudation, d. h. ein Austritt von Flüssigkeit und Blutzellen aus den Gefäßen in das umgebende Entzündungsfeld des Gewebes, und schließlich erfolgt eine Zellproliferation, die am Ende der Entzündung oft zu einer bindegewebigen Narbe führt.

Ursachen eines Entzündungsreizes sind besonders Mikroorganismen wie Bakterien, Viren und Pilze. Durch physikalische Reize, wie Temperaturerhöhung, energiereiche Strahlen (Bestrahlung von Tumoren!) und mechanische Schädigungen, wie bei Verletzungen, werden ebenfalls Entzündungen ausgelöst. In den Körper eingedrungene Fremdkörper (z. B Splitter) oder inhalierte Allergene (z. B. Kohlenstaub, Staub von Tierhaaren) können eine Entzündungsreaktion auslösen. Körpereigene Stoffwechselprodukte führen zu entzündlichen Reaktionen, wenn sie bei verminderter Ausscheidung im Gewebe abgelagert werden (z. B. Harnsäureablagerungen im Weichteilgewebe bei Gicht, entzündliche Reaktionen der serösen Häute bei Urämie durch Reizung der bei einer Niereninsuffizienz hier ausgeschiedenen harnpflichtigen Substanzen).

Bei einer Entzündung werden lokale Phänomene ausgelöst, die als sog. *Kardinalsymptome* der Entzündung zusammengefaßt werden. Das erste Kardinalsymptom ist „*Rubor*" = Rötung des Entzündungsherdes. Die Rötung ist Folge einer verstärkten und schnelleren Durchblutung. Das zweite Kardinalsymptom „*Calor*" = Wärme des Entzündungsherdes resultiert ebenfalls aus einer vermehrten Durchblutung mit Steigerung der Stoffwechselvorgänge. Das dritte Kardinalsymptom „*Tumor*" = Anschwellung ist Folge einer Permeabilitätsstörung der Capillaren und

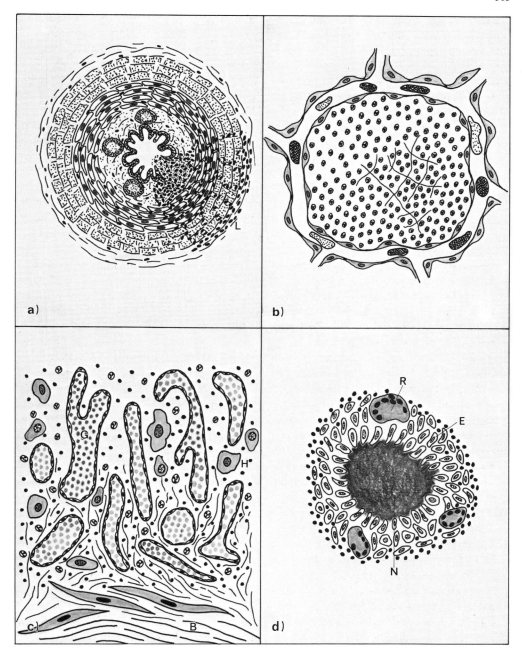

Abb. 19.6. Entzündung. **a** Akute Entzündung des Wurmfortsatzes (Appendicitis). Schleimhautdefekt und sektorförmige, alle Wandschichten betreffende entzündliche Zellinfiltration, vorwiegend aus Leukocyten (*L*). **b** Akute eitrige Lungenentzündung (Pneumonie). Anfüllung einer Alveole mit Entzündungszellen, vorwiegend Leukocyten und feinfädigem Fibrin. **c** Granulationsgewebe bei chronischen Entzündungen, bestehend aus proliferierenden Blutgefäßen (*G*), faserbildenden Bindegewebszellen (*B*), Histiocyten (*H*), Lymphocyten und Plasmazellen. **d** Tuberkel als morphologisches Substrat einer spezifischen Entzündung. Zentrale käsige Nekrose (*N*), radiärer Wall aus Epitheloidzellen (*E*), Langhanssche Riesenzellen (*R*) und Lymphocyten.

Austritt von Flüssigkeit in das Gewebe. Es entsteht das entzündliche Ödem, das zu einer Volumenvermehrung und Schwellung des Gewebes im Entzündungsbereich führt. Das vierte Kardinalsymptom „Dolor" = Schmerz, resultiert aus der Erregung sensibler Nervenendigungen. Das fünfte Kardinalsymptom, die „Functio laesa", bezeichnet die gestörte Funktion im Entzündungsfeld als Folge der aufgetretenen Schwellung und z. B. Bewegungseinschränkung zur Schmerzminderung.

Entzündungen können in akute und chronische Entzündungen sowie spezifische und unspezifische Entzündungen eingeteilt werden.

19.3.1 *Akute Entzündung* [H.P. 16.1.]

Eine akute Entzündung ist durch ein rasches Auftreten der Kardinalsymptome der Entzündung gekennzeichnet. Durch den gesetzten Reiz kommt es in wechselnd starkem Ausmaß zur Alteration der Gefäßwand mit Permeabilitätsstörungen. Je nach der Zusammensetzung des im Gewebe nachweisbaren Exsudates werden seröse, fibrinöse, eitrige und hämorrhagische Entzündungen voneinander unterschieden.

Bei der *serösen Entzündung* ist das Exsudat trübe und entspricht in seiner Zusammensetzung dem Blutserum. Das Exsudat enthält keine Zellen und ist fast frei von Fibrin. Eine akute seröse Entzündung des Bindegewebes kann spurlos wieder verschwinden, da das seröse Exsudat über die Lymphbahnen abtransportiert werden kann. Bei einer serösen Entzündung der Körperhöhlen sind Ergüsse (z. B. Brusthöhlen- = Pleuraerguß) häufig. An der Oberfläche von Schleimhäuten abgesetztes Exsudat fließt ab, wie z. B. beim Schnupfen aus der Nase. Man spricht von katarrhalischer Entzündung [katarrheo (griechisch) = herabfließen]. Das Exsudat ist hierbei oft auch mit vermehrt abgesondertem Schleim vermischt.

Bei der *akuten fibrinösen Entzündung* entspricht das Exsudat dem Blutplasma und enthält reichlich Fibrinogen, das im Gewebe zu Fibrin gerinnt. Im Bindegewebe findet man Fibrinfäden zwischen Kollagenfaserzügen. Auf Schleimhautoberflächen gerinnt das fibrinöse Exsudat zu einer festen, grau-gelben Haut, die als Pseudomembran (Scheinmembran) bezeichnet wird. Wird ein fibrinöses Exsudat nur unvollständig resorbiert, dann erfolgt eine Organisation durch ein gefäßreiches Bindegewebe (Granulationsgewebe), das später zu einem faserreichen, zellarmen Narbengewebe umgebaut wird.

Bei der *akuten eitrigen Entzündung* enthält das entzündliche Exsudat in großer Zahl aus den Gefäßen emigrierte, gelapptkernige Leukocyten. Akute eitrige Entzündungen sind besonders häufig bei bakteriellen Entzündungsursachen. Die ausgewanderten Leukocyten verfetten nach dem Kontakt mit dem schädlichen Agens und gehen zugrunde. Die Ansammlung verfetteter gelber Leukocyten wird als Eiterkörperchen bezeichnet. Zusammen mit entzündlich eingeschmolzenen, nekrotischen Gewebsresten bilden sie rahmigen, grau-gelben *Eiter*. Lokal begrenzte eitrige Entzündungen bezeichnet man als *Absceß*. Breitet sich eine eitrige Entzündung ohne scharfe Grenze zwischen Weichteilgeweben aus, so spricht man von einer *Phlegmone*. Die Eiteransammlung in einer vorgebildeten Höhle wird als *Empyem* (z. B. Pleuraempyem) bezeichnet. Beispiele häufiger akuter eitriger Entzündungen sind die akute Entzündung des Wurmfortsatzes (akute eitrige Appendicitis). Hierbei breitet sich die Entzündung nach einem Schleimhautdefekt (z. B. durch Druck eines Kotsteines) in den übrigen Wandschichten aus. Submucosa, Muskelschicht und das subseröse Gewebe sind bei der akuten eitrigen Appendicitis oft sektorförmig von Entzündungszellen mit massenhaft Granulocyten durchsetzt (Abb. 19.6 a). Bei einer akuten eitrigen Lungenentzündung (eitrige Pneumonie) sind die gewöhnlich lufthaltigen Alveolen mit einem leukocytenreichen Exsudat angefüllt (Abb. 19.6 b).

Bei der *akuten hämorrhagischen Entzündung* sind dem serösen, fibrinösen oder eitrigen Exsudat in großer Zahl Erythrocyten beigemischt. Diese Form der Entzündung wird durch eine besonders schwere Gefäßwandschädigung mit Austritt auch von Erythrocyten hervorgerufen. Exsudate einer hämorrhagischen Entzündung haben eine rötliche bis rot-braune Farbe.

19.3.2 *Chronische Entzündungen* [R.P. 16.2.]

Mit dem Abklingen des akuten Entzündungsgeschehens setzt in der Randzone der Entzündung eine Gewebsneubildung ein (Proliferation).

Das bei dieser Abräumreaktion des akuten Entzündungsfeldes auftretende Gewebe bezeichnet man als *Granulationsgewebe* oder *Organisationsgewebe* (Abb. 19.6 c). Das Granulationsgewebe ist ein unspezifisches Reparatur- und Ersatzgewebe zur Reparation von Gewebsdefekten als Entzündungsfolge. Bei der Bildung eines oft körnigen Granulationsgewebes sprossen Capillaren in das Entzündungsfeld ein. Daneben wachsen Fibroblasten und Fibrozyten ein, die über eine Faserbildung die Vernarbung einleiten. Zu den chronischen Entzündungsquellen gehören Lymphocyten, Histiocyten und Plasmazellen. Jede mit einer Nekrose einhergehende Entzündung wird durch ein Granulationsgewebe demarkiert. Ist der durch die akute Entzündung entstandene Gewebsdefekt durch das Granulationsgewebe ersetzt, so wandelt sich dieses später in ein gefäß- und zellarmes, faserreiches *Narbengewebe* um.

Chronische Entzündungen können auch als sog. primär chronische Entzündungen ohne typisches akutes Entzündungsbild ablaufen. Diese Formen einer Entzündung findet man besonders beim chronischen Rheumatismus (sog. primär chronische Polyarthritis) und bei bestimmten Verlaufsformen der durch immunologische Vorgänge ausgelösten Glomerulonephritiden.

19.3.3 *Spezifische Entzündungen* [H.P. 16.3.]

Als spezifische Entzündungen werden Erkrankungen bezeichnet, die mit einem histologisch typischen Granulationsgewebe einhergehen. Gelegentlich kann man aus dem Granulationsgewebe diagnostische Rückschlüsse auf die Art (Species) des jeweiligen Krankheitserregers ziehen. Zu den spezifischen Entzündungen gehören z. B. die Tuberkulose und die Syphilis. Diese Infektionskrankheiten gehen mit Bildung eines spezifischen Granulationsgewebes einher. Bei der Tuberkulose führen die Erreger, die säurefesten Tuberkelbakterien, im Gewebe zu einer zunächst unspezifischen exsudativen entzündlichen Reaktion mit Ausbildung einer recht typischen sog. *käsigen Nekrose*. In einer anschließenden Reaktionsphase wird die Nekrose am Rande von Histiocyten und Monocyten häufig radiär begrenzt. Die Histiocyten phagocytieren Tuberkelbakterien. Gleichzeitig verändern sie ihre Form und werden den Epithelzellen ähnlich (sog. *Epitheloidzellen*). Außerdem entwickeln sich in dem saumartigen Granulationsgewebe um die Nekrose mehrkernige Riesenzellen mit randständig angeordneten Zellkernen *(Langhanssche Riesenzellen)*. Nach außen schließt sich ein wechselnd dichter Wall aus Lymphocyten an. Dieses spezifische Granulom ist typisch für die Tuberkulose und wird als Tuberkel bezeichnet (Abb. 19.6 d).

Entzündliche *Granulome* bilden sich häufig auch um körperfremde Stoffe aus, die in den Organismus gelangt sind. Durch den Fremdkörper wird ein chronischer Reiz ausgeübt, der zur proliferativen Entzündung mit dem Ziel der Elimination des Fremdkörpers führt. Ein typisches Fremdkörpergranulom ist das silikotische Granulom der Lunge. Der mit der Luft in die Lunge gelangte Quarzstaub wird zunächst von Histiocyten phagocytiert. Später kommt es u. a. durch die Einwirkung der Kieselsäure zur Zerstörung des Lungengewebes mit Ausbildung eines „hyalin-schwieligen" Knötchens. Das voll entwickelte Granulom hat einen zellfreien Kern, der von mehreren Lagen teilweise hyalinisierten Fasergewebes umgeben wird. In der Außenzone ist das Granulom von Histiocyten und einzelnen chronischen Entzündungszellen umgeben (Abb. 19.7 a).

Um größere Fremdkörper, wie z. B. Nahtmaterial aus Kunststoff nach Operationen, entwickelt sich ein typisches Fremdkörpergranulationsgewebe. Unlösliche Fremdkörper werden von Makrophagen und Fremdkörperriesenzellen umgeben und phagocytiert und von dem Granulationsgewebe eingebettet (Abb. 19.7 b).

Bei der Gicht kommt es zu krankhaften Ablagerungen von Harnsäure (Urate) besonders im Bereich von Knorpeln der Gelenke, in Ohrknorpel und Sehnenscheiden. Um die im Gewebe abgelagerten büschelförmigen und doppelbrechenden Uratkristalle entwickelt sich ein Granulationsgewebe aus Histiocyten, Fremdkörperriesenzellen und Bindegewebszellen (Abb. 19.7 c). Es entwickeln sich kleinere und größere Knoten, die als Gichttophi bezeichnet werden.

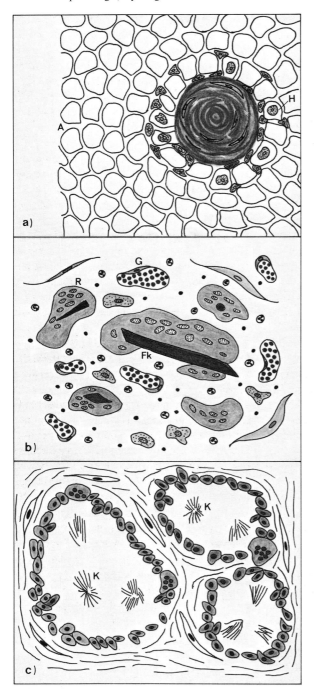

Abb. 19.7. Granulome. **a** Silikosegranulom. Konzentrisches, aus hyalinisiertem Fasergewebe aufgebautes Granulom als Reaktion auf eingeatmete Quarzkristalle im Lungengewebe (A = Alveolen, H = Histiocyten). **b** Fremdkörpergranulom. Mehrkernige Fremdkörperriesenzellen (*R*) um nadelförmige Fremdkörper (*Fk*) und neugebildete Blutgefäße (*G*). **c** Gichttophus. Ansammlung von Histiocyten und mehrkernigen Riesenzellen um abgelagerte Uratkristalle (*K*) in Bindegewebe und Knorpel

19.3.4 *Unspezifische Entzündungen*
[H.P. 16.4.]

Die meisten pathogenen Reize führen zu Entzündungsformen, wie sie bei der akuten Entzündung in Form einer serösen, fibrinösen, eitrigen oder hämorrhagischen entzündlichen Reaktion beschrieben sind. Diese Entzündungsformen werden als unspezifisch bezeichnet, weil man aus dem Entzündungsbild nicht sicher auf die Entzündungsursache (z. B. Species des Erregers) schließen kann.

Eine Entzündung der Magenschleimhaut kann z. B. durch exogene oder endogene Noxen ausgelöst werden. Zu den exogenen Noxen gehören besonders konzentrierter Alkohol, Verätzungen und Verbrennungen sowie Giftwirkungen von Bakterien. Morphologisch ist bei einer *akuten Gastritis* das bindegewebige Stroma der Schleimhaut von zahlreichen Entzündungszellen, insbesondere Granulozyten, durchsetzt. Bei einer schweren akuten Entzündung kann es zu oberflächlichen Epitheldefekten des die Schleimhaut vor der Salzsäure schützenden Deckepithels kommen. Derartige Defekte werden als *Schleimhauterosionen* bezeichnet (Abb. 19.8 a).

Bei fortbestehender chronischer Schädigung der Magenschleimhaut spricht man von einer *chronischen Gastritis*. Hierbei sind im Schleimhautstroma vermehrt chronische Entzündungszellen, besonders Lymphocyten und Plasmazellen, morphologisch nachweisbar. Folgen einer chronischen und rezidivierenden Entzündung der Magenschleimhaut ist eine Schleimhautatrophie mit Verschmälerung der Schleimhaut durch Reduktion der Drüsenschläuche.

Chronisch-rezidivierende Entzündungen der Magenschleimhaut können zu ausgedehnteren Schleimhautdefekten führen. Als *Magengeschwür* (Ulcus ventriculi) wird ein Defekt des Magens bezeichnet, der über die Schleimhaut hinaus bis mindestens in die Muscularis propria reicht (Abb. 19.8 b). Ein Magenulcus entsteht meistens nach einer Verschiebung des Gleichgewichtes zwischen der angreifenden Wirkung des hoch konzentrierten sauren Magensaftes und dem Schutzmechanismus der schleimbildenden Schleimhaut.

Histologisch zeigt ein *Magenulcus* eine typische Schichtung. Von innen nach außen findet man am Ulcusrand zunächst eine Nekrosezone mit Zelldetritus (Gewebstrümmer) aus nekrotischem Zellmaterial, Fibrin und Granulocyten. Die nächste Schicht nach außen wird als fibrinoide Verquellung bezeichnet. Diese typische Veränderung am Geschwürsgrund entsteht durch die Einwirkung des Magensaftes auf kollagene Faserstrukturen. Nach außen schließt sich ein Granulationsgewebe an, das in ein wechselnd stark vascularisiertes Narbengewebe übergeht. Die Umgebung eines Magengeschwürs kann eine wechselnd starke entzündliche Zellinfiltration aufweisen. Von den erhaltenen Schleimhautanteilen am Ulcusrand kann der entstandene Schleimhautdefekt wieder gedeckt werden. Der ehemalige Defekt der Muscularis propria kann aber nur im Rahmen einer Defektheilung durch kollagenes Narbengewebe behoben werden und bleibt lebenslang meist in Form einer sternförmigen Narbe nachweisbar.

19.4 Progressive Veränderungen [H.P. 17.]

Im Gegensatz zu den degenerativen Veränderungen handelt es sich bei den progressiven Veränderungen um eine Vermehrung des Zell- und Bindegewebswachstums. Die aktiven Aufbauleistungen stehen hierbei im Vordergrund. Unter progressiven Veränderungen versteht man nicht das Wachstum nur bis zur normalen Zell- oder Organgröße, sondern ein Wachstum über die Norm hinaus. Allerdings bleibt das verstärkte Wachstum von der auslösenden Ursache abhängig. Fällt der Wachstumsreiz weg, so kann das Organ sich wieder auf seine ursprüngliche Größe zurückbilden. Durch die Abhängigkeit des Wachstums von der auslösenden Ursache unterscheiden sich die progressiven Wachstumsveränderungen von den Geschwülsten, die unkontrolliert (autochthon) und unbeeinflußt wachsen.

19.4.1 *Hypertrophie* [H.P. 17.1.]

Gewebe mit sog. stabilen Zellen (stabiles Gewebe) reagieren auf eine funktionelle Mehrbeanspruchung mit einer Vergrößerung der Einzelzellen, die zur Vergrößerung des ganzen Organs führt. Hypertrophie bedeutet also eine volumenmäßige Vergrößerung eines Organs ohne zahlenmäßige Vermehrung der Zellen. Typische Beispiele sind die Hypertrophie der Mus-

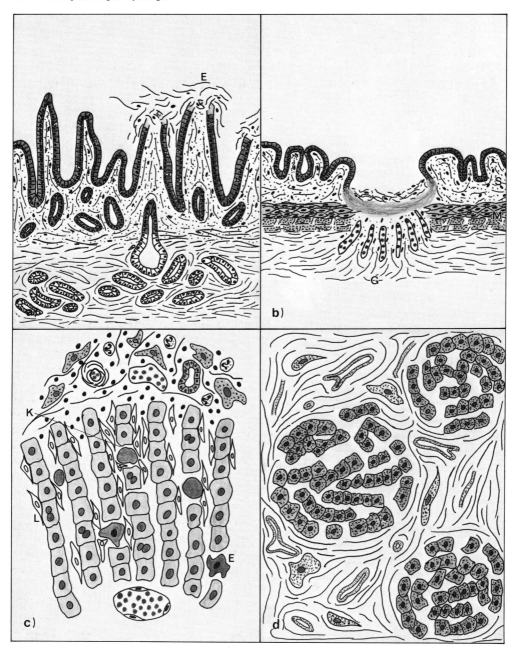

Abb. 19.8. Unspezifische Entzündung, Regeneration. **a** Schleimhauterosion (*E*) mit Defekt des Oberflächenepithels, angelagertem fädigen Fibrin und Entzündungszellen. **b** Magenulcus, Kraterförmiger Defekt der Schleimhaut, Submucosa (*S*) und Tunica muscularis propria (*M*). Granulationsgewebe (*G*) am Ulcusgrund. **c** Virushepatitis. Frische Einzelzellnekrosen (*E*) durch Virusschädigung. Doppelkernige Leberzellen (*L*) als Zeichen verstärkter Regeneration zum Ersatz untergegangener Leberzellen. Abräumung der nekrotischen Leberzellen durch proliferierte Kupffersche Sternzellen (*K*). **d** Lebercirrhose. Unvollständige Regeneration des Lebergewebes. Knotiger Umbau des Leberparenchyms zu rundlichen Pseudoläppchen mit ungeordneten Leberzellplatten. Starke Bindegewebsvermehrung zwischen den Regeneratknoten

kulatur bei gesteigerter Belastung, wie z. B. beim Uterus einer Schwangeren oder beim Herz eines Sportlers. Die Mehrfunktion bewirkt eine Vermehrung der funktionell wichtigen Einzelteile im Zytoplasma, nämlich der Myofibrillen, Mitochondrien und Zellkerne.

19.4.2 *Hyperplasie* [H.P. 17.2.]

Unter Hyperplasie versteht man eine Organvergrößerung, die durch eine zahlenmäßige Vermehrung der Einzelzellen zustandekommt. Gewebe mit sog. labilen Zellen (Wechselgewebe), die ihre ursprüngliche Fähigkeit zur Teilung uneingeschränkt während des ganzen Lebens behalten, reagieren auf eine funktionelle Mehrbeanspruchung neben einer Hypertrophie mit einer Hyperplasie. Durch die Mehrfunktion wird der Beginn der DNA-Synthese mit nachfolgender Zellteilung ausgelöst. Hormone können z. B. bei verstärkter oder verlängerter Einwirkung auf Empfängerzellen Ursache von Hyperplasien sein. Typische Beispiele sind die Schilddrüsenhyperplasie bei vermehrter Stimulation im Rahmen von Jodmangelzuständen. Weitere Beispiele sind die Hyperplasie der Vorsteherdrüse (Prostatahyperplasie) beim Mann im Alter durch die veränderte Hormonsituation, und die Hyperplasie der Brustdrüse der Frau in der Schwangerschaft.

19.4.3 *Regeneration* [H.P. 17.3.]

Unter Regeneration versteht man den Ersatz verlorengegangenen Gewebes durch neugebildetes Gewebe. Die Möglichkeit zur Wiederherstellung eines durch z. B. Entzündungen oder Verletzungen untergegangenen Gewebes hängt von der Proliferationsfähigkeit des betroffenen Gewebes, d. h. der Fähigkeit zur erneuten Zellteilung, ab. Unterschiede in der Regeneration bestehen schon beim physiologischen Zellersatz. Sie erklären unterschiedliche Fähigkeiten zur Regeneration bzw. Reparation einzelner Organe nach erfolgtem Zellverlust.

Die physiologische Regeneration im Organismus findet als einmalige Regeneration z. B. bei Ersatz des Milchgebisses durch das bleibende Gebiß statt. Ein Beispiel für die cyclische Regeneration ist die Erneuerung der Uterusschleimhaut bei der geschlechtsreifen Frau. Eine permanente Regeneration findet sich in den Wechselgeweben wie z. B. Haut, Schleimhäuten und blutbildendem System.

Die *pathologische Regeneration* bzw. Reparation führt oft zu einer unvollständigen Regeneration, da der Organ- oder Gewebsdefekt durch ein andersartiges Ersatzgewebe ausgeglichen wird. Eine vollständige Regeneration ist nur möglich, wenn der Defekt in einem proliferationsfähigen Gewebe auftritt und die Schädigung nur die spezifischen Parenchymzellen betrifft. Solange nicht auch das Gefäß-Bindegewebe betroffen ist, kann durch Regeneration der normale Zustand wieder hergestellt werden.

Ein typisches Beispiel ist die *vollständige Regeneration* der Leber nach einer abgelaufenen Virushepatitis. Die durch die Schädigung von Viren hervorgerufenen Einzelzellnekrosen im Leberparenchym können durch eine vermehrte Teilung der erhaltenen Leberzellen nach etwa zwei Monaten vollständig ausgeglichen sein (Abb. 19.8 c).

Eine nicht ausgeheilte, chronisch schwelende Virushepatitis führt bei Untergang ausgedehnter Leberzellareale zur *unvollständigen Regeneration* des Lebergewebes. Als Folge der chronischen Entzündung mit pathologischer Regeneration kommt es im Verlauf von Jahren zur Ausbildung einer *Lebercirrhose*. Wesentlicher Befund einer Lebercirrhose ist der knotige Umbau des ehemals gut gegliederten läppchenartig gebauten Lebergewebes zu Pseudoläppchen. Diese knotigen Leberzellregenerate zeigen im Unterschied zum normalen Leberläppchen keine Zentralvene und keine regelmäßige Ausrichtung der Leberzellplatten mehr. Die Pseudoläppchen sind allseitig von einem unterschiedlich stark vascularisierten bindegewebigen Fasergewebe umgeben, das am häufigsten aus dem Bindegewebe der portalen Felder vorgewachsen ist (Abb. 19.8 d). Der Umbau des Lebergewebes führt zu erheblichen Störungen des Blut- und Gallenkreislaufs.

Eine *unvollständige Regeneration* tritt auch in Zusammenhang mit der Wundheilung nach Verletzungen auf, wenn der Verletzungsdefekt die Epithelgrenze überschreitet. Zunächst wird der Wunddefekt durch geronnenes Blut überbrückt. Am Rande der frischen Wunde bildet sich ein Nekrosesaum aus. Der Wundverschluß erfolgt über die Ausbildung eines Granulationsgewebes mit Proliferation von Blutgefäßen, Bindegewebszellen und Ansammlung von Histiocyten, einzelnen Granulocyten und Lymphocyten sowie Plasmazellen. Zwischen den Capillarsprossen des Granulationsgewebes wächst vom Defektrand frisches zellreiches Bindegewebe gegen den Defekt vor und füllt diesen schließlich vollkommen aus. Endstadium der unvollständigen Regeneration in Form einer *Defektheilung* ist die Narbe. Das zunächst zellreiche, lockere Bindegewebe im Bereich des ehemaligen Defektes wird zellärmer, die Intercellularsubstanz und Fasergewebe werden vermehrt. Das kollagenfaserreiche Narbengewebe ersetzt schließlich das ehemalige ortständige Gewebe im Defektbereich.

19.5 Geschwulstlehre [H.P. 18.]

19.5.1 *Tumorkennzeichen* [H.P. 18.1.]
Der Begriff Tumor (Geschwulst) bezeichnet ein überschießendes Wachstum, das mit dem normalen Gewebe nicht mehr koordiniert ist. Das Wachstum in Tumoren hält auch an, wenn der auslösende Reiz nicht mehr wirksam ist. Hierdurch unterscheidet sich der Tumor von der Regeneration. Hauptmerkmal eines Tumors ist sein autonomes Wachstum, d. h. eine Verselbständigung des Wachstumsprozesses. Die Begriffe Geschwulst, Tumor oder Neoplasma werden gleichwertig gebraucht und beinhalten zunächst noch keine Aussage über das biologische Verhalten der Krankheit. Pathologischanatomisch und klinisch können *gutartige* und *bösartige* Tumoren unterschieden werden.

19.5.2 *Merkmale gutartiger Tumoren* [H.P. 18.2.]
sind meist langsames Wachstum, scharfe Begrenzung durch eine Bindegewebskapsel, kein infiltrierendes Wachstum und keine Metastasen. Histologisch sind gutartige Tumoren meist hochdifferenziert, d. h. sie ahmen das Zellbild der Gewebe, von denen sie ausgehen, nach. Auch cytologisch entsprechen Zellgröße, Kernformen und Cytoplasmastrukturen weitgehend den normalen Ursprungszellen. Mitosen sind selten.

19.5.3 *Merkmale bösartiger Tumoren* [H.P. 18.3]
sind demgegenüber ausgezeichnet durch ein rasches Wachstum mit unscharfer Begrenzung zum Nachbargewebe und infiltrierendem und zerstörendem Wachstum. Differenzierung und Zellanordnung in bösartigen Tumoren sind meist sehr unterschiedlich und ungeordnet. Cytologisch sind bösartige Tumorzellen durch vielfältige Kern- und Cytoplasmaveränderungen ausgezeichnet (vgl. Abschn. Zytologie, S. 325). Im Vordergrund stehen die Zeichen der Zellatypie. Hierzu gehören besonders Kernveränderungen mit unterschiedlich großen Zellkernen (Anisonucleose), unterschiedlichen Kernformen (Polymorphie) und verstärkter Anfärbbarkeit der Zellkerne (Hyperchromasie). Die Kern-Plasma-Relation ist in bösartigen Tumoren zugunsten der Zellkerne verschoben. Kernkörperchen sind in Zahl und Größe abnorm und Mitosen sind häufig.

19.5.4 *Metastasierungen* [H.P. 18.4.]
Bei infiltrierendem Wachstum bösartiger Tumoren gelangen Tumorzellen in Lymphgefäße und Blutgefäße. Sie werden mit dem Lymph- und Blutstrom verschleppt und setzen hierdurch in anderen benachbarten und entfernten Organen Tochtergeschwülste (Metastasen). Häufigste Beispiele sind Lymphknotenmetastasen in den Achsellymphknoten beim häufigsten Krebs der Frau, dem Mammacarcinom. Der häufigste Krebs beim Mann, der Lungenkrebs, setzt oft hämatogene Metastasen in Leber, Knochen, Nebennieren und Gehirn.

19.5.5 *Systematik der Tumoren*
Histologische Merkmale der Tumoren bilden die wesentliche Grundlage für eine systematische Einteilung der Tumoren. Zu den epithelialen Tumoren werden Tumoren gezählt, die sich aus dem inneren und äußeren Keimblatt bilden. *Gutartige epitheliale Tumoren* sind Adenome, Polypen und Papillome.
Beispiele: Beim kolloidalen gutartigen *Adenom* der Schilddrüse findet man unterschiedlich große, scharf begrenzte Schilddrüsenknoten. Mikroskopisch sind diese Knoten aus wechselnd großen, von gleichförmigem Epithel ausgekleideten Follikeln aufgebaut. Die einzelnen Follikel sind scharf gegen das angrenzende

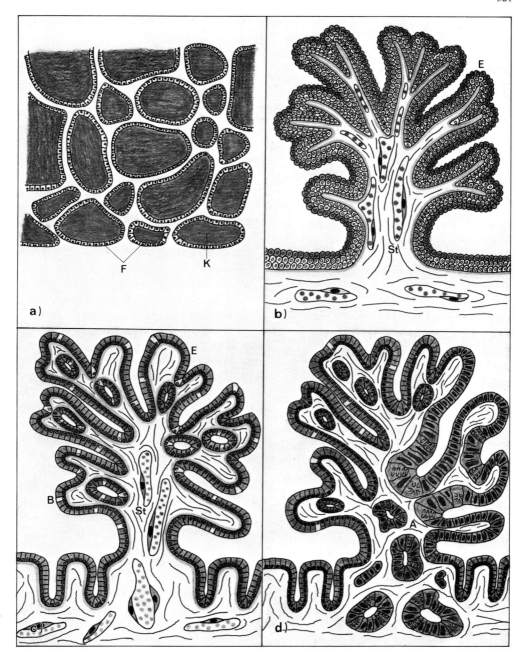

Abb. 19.9. Tumoren. **a** Teil eines Schilddrüsenadenoms. Unterschiedlich große, von gleichförmigem Epithel ausgekleidete Follikel (*F*) mit eingedicktem, gespeicherten Kolloid (*K*). **b** Papillom der Harnblase. Baumartig verzweigter bindegewebiger Grundstock (*St*) mit Überkleidung durch ein mehrreihiges, gleichförmiges Übergangsepithel (*E*). **c** Dickdarmpolyp mit baumartig verzweigtem, gefäßführendem Bindegewebsstiel (*St*). Gleichförmige Zylinderepithelien (*E*) und unregelmäßig verteilte einzelne Becherzellen (*B*) an der Oberfläche. **d** Adenocarcinom im Bereich eines Schleimhautpolypen. Starke herdförmige Atypien mit Dyskaryosen und Mitosen im Drüsenepithel. Infiltrierende Ausbreitung atypischer Drüsen im bindegewebigen Stroma des Stiles (*A*)

Stromagewebe abgesetzt und enthalten oft eingedicktes Kolloid (Abb. 19.9 a). Gutartige epitheliale Tumoren, die vom Plattenepithel oder vom Uroepithel ausgehen, werden als *Papillome* bezeichnet. Beim Harnblasenpapillom findet man in der Harnblase einen baumartig verzweigten Tumor. Er wird von einem schmalen, gefäßführenden Bindegewebsstiel gebildet. Auf diesem Bindegewebe liegt ein mehrreihiges Übergangsepithel mit gleichmäßig differenzierten Epithelzellen (Abb. 19.9 b). Als *Polypen* werden gutartige epitheliale Tumoren bezeichnet, die sich von der Schleimhaut aus in die Lichtung eines Ganges oder eines Hohlsystems entwickeln. Polypen sind besonders häufig im Magen-Darm-Trakt, besonders im Dickdarm. Ein gutartiger Polyp ist wie ein Papillom aus einem gefäßführenden Bindegewebsstiel aufgebaut. An der Oberfläche trägt der Schleimhautpolyp hohes zylindrisches Epithel (Abb. 19.9 c).

Bösartige epitheliale Tumoren werden als Carcinome (Krebs) bezeichnet. Carcinome können das Organmuster des Ausgangsgewebes in wechselndem Differenzierungsgrad nachahmen. Man spricht dann von gut oder schlecht differenzierten bösartigen Tumoren. Bösartige Tumoren der Drüsen heißen Adenocarcinome. Sie sind wiederum besonders häufig im Magen-Darm-Trakt. Im Unterschied zum gutartigen Schleimhautpolypen zeigt das Adenocarcinom des Dickdarms im Epithel erhebliche Atypien, gehäuft Mitosen, und die atypischen drüsigen Strukturen wachsen infiltrierend in das Stroma des Polypen ein (Abb. 19.9 d).

Ist in einem Carcinom die Differenzierung des Plattenepithels noch deutlich zu erkennen, so spricht man von einem *Plattenepithelcarcinom*. Diese Carcinomform ist besonders häufig im Bereich der Portio des Uterus, am Stimmband und im Oesophagus. Diese Organe tragen normalerweise als Oberflächenepithel ein mehrschichtiges Plattenepithel. Innerhalb eines Plattenepithelcarcinoms sind weitere Differenzierungen des Tumors zu unterscheiden. Unverhornte Plattenepithelcarcinome wachsen in der Regel schneller und haben eine schlechtere Prognose als Plattenepithelcarcinome, die mit einer Verhornung in Form von kugeligen Hornperlen innerhalb der wechselnd breiten atypischen Epithelverbände einhergehen (Abb. 19.10 a u. Abb. 19.10 b).

Gutartige *mesenchymale Tumoren* leiten sich vom mittleren Keimblatt, dem Mesoderm, her. Auch hier richtet sich die Bezeichnung nach dem vom Tumor hauptsächlich gebildeten Gewebstyp. Häufigster gutartiger mesenchymaler Tumor ist die gutartige Fettgewebsgeschwulst, das Lipom (Abb. 19.10 c). Bei dieser Neubildung liegen große Fettzellen dicht beieinander. Die Zellkerne werden durch die intracelluläre Fetteinlagerung halbmondförmig an den Rand gedrängt. Lipome sind von einer scharfen Faserkapsel gegen das umgebende Gewebe abgegrenzt und haben eine fettig-weiche Konsistenz. Sie sind am häufigsten im Unterhautfettgewebe.

Gutartige *Tumoren der Blutgefäße* werden als Hämangiome bezeichnet (Abb. 19.10 d). Diese Tumoren ahmen den Bau normaler Gefäße nach und können sowohl Arterien als auch Capillaren oder Venen enthalten. Gutartige Angiome (Blutschwamm) sind besonders häufig in der Haut und in der Leber. Die Gefäßwandungen bestehen oft nur aus einer einfachen Endothellage. Die gewucherten Blutgefäße liegen zwischen Bindegewebsfasern und Fettzellen (Abb. 19.10 d).

Gutartige Tumoren des faserbildenden Bindegewebes werden als *Fibrome* bezeichnet (Abb. 19.11 a). Gutartige Tumoren aus gewucherten Zellen der Schwann-Scheide heißen *Neurinome*. Hierbei sind spindelige Zellen mit stiftchenförmigen Zellkernen gewuchert. Ein typisches Zeichen eines Neurinoms sind Zellkerne, die in Palisadenstellung angeordnet sind (Abb. 19.11 b). Bösartige mesenchymale Tumoren werden als *Sarkome* bezeichnet. Auch bei den Sarkomen richtet sich die Bezeichnung nach dem Ursprungsgewebe, aus dem die bösartigen mesenchymalen Tumoren entstanden sind. Man unterscheidet Fibrosarkome aus entarteten Fibroblasten (Abb. 19.11 c), Liposarkome aus entarteten Fettzellen und Myosarkome aus entarteten Muskelzellen. Relativ häufig kann man in bösartigen mesenchymalen Tumoren nicht mehr sicher auf das Ursprungsgewebe schließen. Man spricht dann von *undifferenzierten Sarkomen*, die in der Regel sehr bösartig sind. Spindelzellige Sarkome bestehen aus entdiffe-

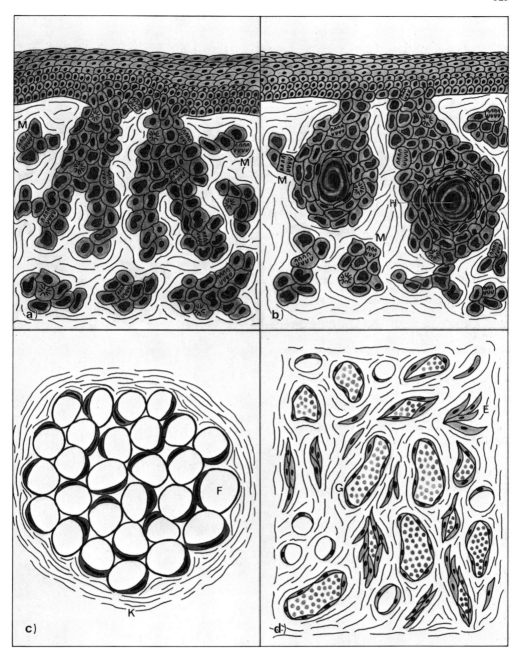

Abb. 19.10. Tumoren. **a** Nicht-verhornendes, bösartiges Plattenepithelcarcinom. Stromainfiltration durch unterschiedlich große Komplexe atypischer epithelialer Zellen mit starken Dyskaryosen und zahlreichen Mitosen (*M*), ausgehend vom Plattenepithel. **b** Bösartiges, verhornendes Plattenepithelcarcinom. Atypische, infiltrierend wachsende Epithelstränge mit zentralen, konzentrisch geschichteten Hornperlen (*H*), ausgehend vom Plattenepithel. **c** Gutartiges Lipom, bestehend aus gleichförmigen, typischen Fettzellen (*F*). Scharfe Begrenzung des Tumors durch eine Faserkapsel (*K*). **d** Gutartiges Hämangiom, bestehend aus gefäßartigen Hohlräumen (*G*) mit Endothelauskleidung. Einzelne solide Endothelverbände (*E*) auch ohne erkennbare Gefäßlichtung in lockerem Bindegewebe

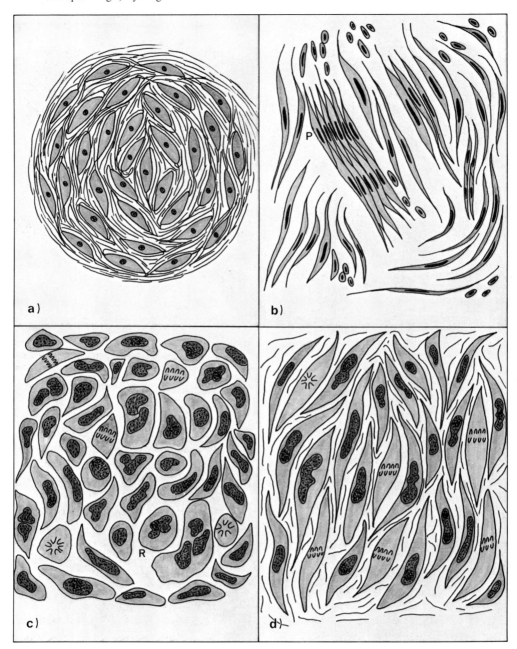

Abb. 19.11. Tumoren. **a** Gutartiges Fibrom, bestehend aus gleichförmigen Fibroblasten und Fibrozyten mit Faserbildung. **b** Gutartiges Neurinom, bestehend aus gewucherten Schwannschen Zellen mit stiftchenförmigen, herdförmig in Palisadenstellung (*P*) angeordneten Zellkernen. **c** Bösartiges, polymorphzelliges Sarkom mit massiven Kern- und Zellatypien, Mitosen und mehrkernigen Tumor-Riesenzellen (*R*). **d** Bösartiges Spindelzellensarkom, bestehend aus langen atypischen mesenchymalen Zellen mit Dyskaryosen und Mitosen

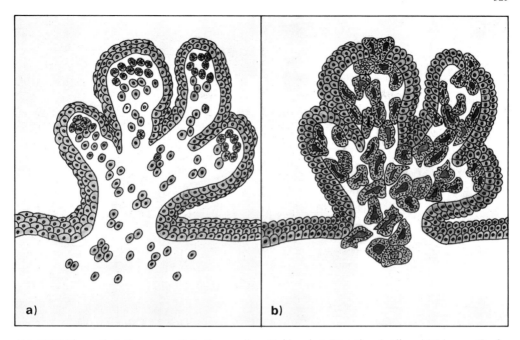

Abb. 19.12. Pigmentierte Tumoren. **a** Gutartiger papillärer Naevuszell-Naevus (gestieltes Muttermal). Zellnester teilweise pigmentierter gutartiger Naevuszellen in der Lederhaut mit papillärer Vorwölbung der Epidermis. **b** Bösartiges (malignes) Melanom. Große, polymorphe, atypische, pigmentierte Tumorzellen mit Infiltration des Plattenepithels der Epidermis und der Lederhaut

renzierten spindeligen Mesenchymzellen (Abb. 19.11d). Das polymorphzellige Sarkom ist durch massive Kern- und Zellatypien mit Auftreten von Riesenzellen und zahlreichen Mitosen gekennzeichnet (Abb. 19.11 d). Diese nur niedrig differenzierten Sarkome sind besonders bösartig, sie neigen zu ausgedehnten lokalen Gewebszerstörungen und setzen frühzeitig Metastasen. Ein besonders bösartiger Tumor ist das *maligne Melanom*, das sich von den pigmentbildenden Zellen besonders der Haut herleitet. Gelegentlich entwickelt sich ein malignes Melanom aus einem zunächst gutartigen *Pigmentnaevus* (pigmentiertes Hautmal, vgl. Pigmente). Beim Pigmentnaevus ist die Epidermis der Cutis durch die pigmentierten Zellen der Neubildung im korealen Bindegewebe papillär nach außen vorgewölbt (Abb. 19.12 a).

Hat ein bösartiger Tumor zu Metastasen z. B. in den regionären Lymphknoten geführt, so kann man u. U. aus dem histologischen Lymphknotenbefund auf den Primärtumor rückschließen. Dies ist z. B. bei einem pigmentierten malignen Melanom (Abb. 19.12 b) möglich, wenn in einer Lymphknotenmetastase auch polymorphe, mit braunem Melaninpigment beladene Tumorzellen nachzuweisen sind. Die vier häufigsten bösartigen Tumoren beim Mann sind heute das Carcinom des Bronchus, gefolgt vom Carcinom des Magens, des Darmes und der Prostata. Die vier häufigsten Carcinome der Frau sind Carcinome der Brustdrüse, des Magens, der Gebärmutter und des Darmes.

19.6 Cytologie [H.P. 19.]

Die Cytodiagnostik spielt heute besonders bei der Früherkennung bösartiger Tumoren eine große Rolle. Die Untersuchung von abgelösten Oberflächenepithelien (Exfoliativcytologie) wird erfolgreich bei Vorsorgeuntersuchungen zur Krebssuche eingesetzt. Die Untersuchungsmethoden basieren auf der Tatsache, daß an einzelnen Zellen cytologische Kennzeichen eines bösartigen Zellwachstums bzw. Vorstufen eines Krebses diagnostiziert werden können. Wert und Aussagekraft cytologischer Präparate hängen entscheidend von der Gewinnung des Zellmaterials und seiner Aufarbeitung ab.

19.6.1 *Gewinnung von Zellmaterial*
Für cytologische Untersuchungen geeignetes Zellmaterial kann mit Watteträgern oder kleinen Bürsten von erreichbaren Epitheloberflächen abgestrichen werden oder aus Ergüssen und Spülflüssigkeiten sowie Sputum, Urin und Liquor gewonnen werden. Als weitere Gewinnungsmethode hat sich in den letzten Jahren die Feinnadelbiopsie mit Ansaugen von Zellmaterial durch kleine Nadeln in eine Spritze bewährt.
Portio- und Cervixabstrich: Das mit einem Watteträger von der Oberfläche des äußeren Muttermundes oder des Gebärmutterhalses entnommene Zellmaterial wird auf einem beschrifteten Objektträger abgerollt (nicht wischen!). Anschließend müssen die Präparate durch einen Spray oder Aufbewahrung in Äthanol oder Methanol fixiert werden, da eine Eintrocknung des Präparates die spätere Anfärbung mit der Papanicolaou-Färbung erheblich erschwert und zu Fehldiagnosen führen kann.
Bei der cytologischen Untersuchung von Ergüssen (Brusthöhlen- oder Bauchhöhlenerguß), Urin und Liquor sollte das Zellmaterial durch Zentrifugieren oder Sedimentation angereichert werden. Das Sediment muß zu gleichen Teilen mit Fixierungsmittel – in der Regel Äthanol oder Methylalkohol in Konzentrationen von 70%–90% – versetzt werden. Durch die Fixierung können bakterielle Verunreinigungen und autolytische Zellveränderungen verhindert werden, und die mikroskopische Beurteilung der Präparate wird verbessert. Die Objektträger, auf denen das Material abgerollt oder aufgetropft wird, sollten vor Gebrauch in Äther, Aceton oder Chloroform gereinigt werden.
Als Färbung hat sich für Trockenpräparate besonders die May-Grünwald-Giemsa-Färbung bewährt. Für die Papanicolaou-Färbung, die besonders bei gynäkologischen Abstrichen angewandt wird, müssen die Ausstrichpräparate vor dem Versand 20 Minuten in Methylalkohol fixieren. Heute kann die Fixierung auch durch handelsübliche Sprays erfolgen.

19.6.2 *Exfoliative Cytologie* [H.P. 19.1.]
Sie stellt die einfachste Methode der Zellgewinnung und cytologischen Untersuchung dar. Das Untersuchungsgut wird durch Abstreichen von Zellen der Körperoberflächen gewonnen. Diese Methode wird besonders bei den gynäkologischen Vorsorgeuntersuchungen durch Abstrich des Oberflächenepithels von Scheide, äußerem Muttermund und Gebärmutterhalsregion (Endo- und Ektocervix) angewandt.

19.6.3 *Punktats- und Aspirationscytologie* [H.P. 19.2.]
Hierbei handelt es sich um die Untersuchung von Zellen, die mit einer Punktionsnadel aspiriert worden sind. Fast alle Organe sind heute einer Punktion mit Gewinnung von Zellmaterial für eine Cytodiagnostik zugänglich.

19.7 Gynäkologische Cytologie [C. 20.]

19.7.1 *Epitheliale Bestandteile im Vaginal- und Cervixabstrich* [C. 20.1.]
Das Oberflächenepithel von Vagina und Portio besteht aus einem mehrschichtigen, nicht-verhornenden Plattenepithel. Bei der geschlechtsreifen Frau läßt sich normalerweise eine typische Schichtung (Stratifikation) der ca. 20 Zellagen unterscheiden. Die Höhe des Epithelaufbaues ist abhängig vom Einfluß der Ovarialhormone. In den einzelnen Zellschichten werden 4 typische Zellformen unterschieden: Basalzellen, Parabasalzellen, Intermediärzellen und Superficialzellen (Abb. 19.13 a u. b). Die Basalzellen bilden die unterste Zellschicht und liegen dem bindegewebigen Stroma an. Es sind die kleinsten Zellen mit runden Zellformen und $\varnothing$ von 12–20 μm. Ihr Cytoplasma ist in der Papanicolaou-Färbung hellblau bis blau-violett. Die Parabasalzellen bilden die zweite Zellschicht. Sie sind ebenfalls rund, deutlich größer als Basalzellen (15–25 μm $\varnothing$) und zeigen gelegentlich stachelförmige Zellausläufer.
Bei den Intermediärzellen werden kleine Intermediärzellen (20–40 μm $\varnothing$) in tieferen Epithelschichten und große Intermediärzellen (40–80 μm $\varnothing$) in mehr oberflächlichen Epithelschichten unterschieden. Intermediärzellen entstehen durch fortlaufende Differenzierung aus den Parabasalzellen. Intermediärzellen haben

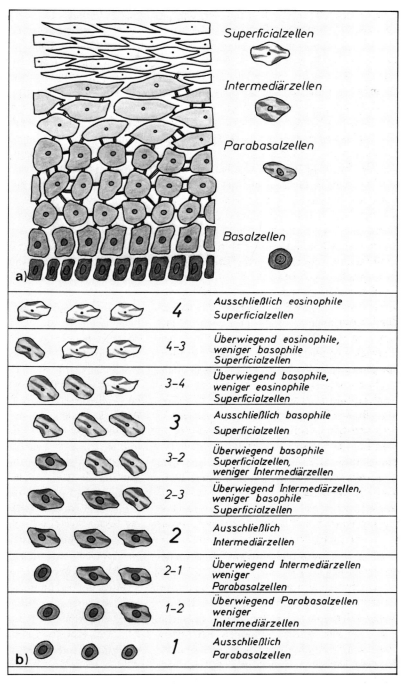

Abb. 19.13. a Schematische Darstellung vom schichtenweisen Aufbau des Vaginalepithels bei der geschlechtsreifen Frau (oben). **b** Cytologische Gradeinteilung (Grad I—IV) nach SCHMITT (1953). Angabe des cytologischen Abstrich-Befundes in Abhängigkeit des hormonal gesteuerten Funktionszustandes (Proliferationsgrad) des Vaginalepithels (unten)

polygonale Formen und ihre Größen schwanken deutlich. Kleine Intermediärzellen färben sich in der Papanicolaou-Färbung hellblau bis violett an. In großen Intermediärzellen kann das Cytoplasma sowohl hellblau als auch rötlich in der Papanicolaou-Färbung angefärbt sein.
Die Superficialzellen bilden die oberste Schicht des Vaginal- und Portioepithels. Superficialzellen sind die größten Zellen des Plattenepithels mit polygonalen Zellformen. Besonderes Kriterium sind kleine, dichte (pyknotische) Zellkerne. Superficialzellen haben Zelldurchmesser von 40–60 µm. Das Cytoplasma der Superficialzellen kann, abhängig vom Reifegrad, in der Papanicolaou-Färbung rötlich (eosinophil) oder hellblau (cyanophil) gefärbt sein.

Epitheliale Bestandteile im Cervixabstrich
Das Oberflächenepithel der 2–5 mm dicken Cervixschleimhaut besteht aus hochzylindrischen, schleimbildenden Epithelien, die auch die verzweigten Drüsenschläuche auskleiden. Im Portio- und Vaginalabstrich können endocervicale sekretorische, becherähnliche Zellen vorkommen. Eine weitere Zellform sind Epithelzellen mit einem Bürstensatz von Flimmerhaaren (Flimmerzellen). Die Endocervixzellen liegen häufig noch in Zellverbänden und in Palisadenform zusammen. Abstriche aus dem Cervixbereich enthalten häufig größere Mengen von Cervixschleim.

19.7.2 *Nicht-epitheliale Bestandteile* [C. 20.2.]
Fast in jedem Abstrichpräparat aus dem Bereich von Vagina, Portio und Cervix findet man Blutzellen in unterschiedlicher Zahl. Besonders häufig sind polymorphkernige Leukocyten, daneben werden wenige Lymphocyten, gelegentlich auch Plasmazellen, gefunden. Bei Abstrichen zum Zeitpunkt der Menstruation sowie bei Epitheldefekten sind zahlreiche Erythrocyten bis zu ausgedehnteren Blutbeimengungen im Abstrich nicht ungewöhnlich. Gelegentlich findet man weiterhin Histiocyten mit auffallend schaumigem, hellem Cytoplasma und unscharfen Zellrändern.

19.7.3 *Hormonal bedingte Zellbilder in verschiedenen Lebensaltern* [C. 20.3.]
Der normale cytologische und histologische Befund des Oberflächenepithels von Vagina und Portio schwankt in den verschiedenen Lebensabschnitten einer Frau in Abhängigkeit von der Hormonproduktion. Beim Neugeborenen kann das Epithel noch unter dem Einfluß der Hormone der Mutter bis hin zur Schicht der Intermediärzellen aufgebaut sein. Bei der geschlechtsreifen Frau kommt es unter dem Einfluß der Ovarialhormone in der ersten Cyclusphase als Folge der Wirkung des Follikelhormons zur Proliferation des Epithels. In der zweiten Cyclusphase wird unter Einfluß des Gelbkörperhormons bei Fortbestehen der Zellproliferation eine vermehrte Zelldesquamation auch im cytologischen Abstrichpräparat nachweisbar. Nach Übergangsbildern mit insuffizienter Hormonproduktion im Klimakterium bildet sich nach der Menopause bei Nachlassen der Wirkung der Ovarialhormone das Oberflächenepithel im Senium wieder zurück.
Das cytologische Zellbild im geschlechtsreifen Alter ist in der Follikelphase geprägt von Superficialzellen und großen Intermediärzellen (s. Abb. 19.13 a u. b). In der ersten Cyclusphase (Follikelphase) herrschen flach ausgebreitete und meist einzeln liegende Superficial- und Intermediärzellen mit eosinophilem Cytoplasma und bläschenförmigen bis pyknotischen Zellkernen vor. In der zweiten Cyclusphase, der postovulatorischen Gelbkörperphase, zeigen die Zellen des Oberflächenepithels eine fortschreitende charakteristische Ein- und Umfaltung der Zellränder. Diese Veränderung ist Folge eines Turgorverlustes der Zellen.
Typisch im Verlauf der Gelbkörperphase sind eine zunehmende Zellumfaltung, Haufenbildung und Abnahme eosinophiler Oberflächenepithelien zugunsten basophiler Zellen.
Bei Eintritt einer Schwangerschaft werden die Auflockerungsvorgänge am Epithel wegen des starken Einflusses des Gelbkörperhormons besonders deutlich. Im Abstrich werden in großer Zahl Superficialzellen mit bläschenförmigen Zellkernen und besonders starker Fältelung und Einrollung des Cytoplasmas nachweisbar. Das Cytoplasma nimmt dann häufig eine violette Farbe an.

Im Klimakterium werden unterschiedliche Zellbilder als Folge der nachlassenden Hormonproduktion gefunden. Die cytologischen Bilder sind geprägt von einer reduzierten Einwirkung des Follikelhormons mit mangelhafter Ausreifung der Zellen zu Intermediär- und Superficialzellen. Derartige Mischbilder gehen schließlich über in Zellbilder mit fehlender Zellproliferation. Während im Klimakterium vorwiegend Parabasal- und Intermediärzellen das Ausstrichbild beherrschen, sind nach Erlöschen der Hormonwirkung in der Menopause im Abstrich nur noch Parabasalzellen wechselnder Größe mit einzelnen Basalzellen zu finden.
Therapeutisch zugeführte Hormone (auch Ovulationshemmer) wirken ebenfalls auf das Vaginalepithel. Die Veränderungen sind abhängig vom jeweiligen Hormonanteil des Präparates. Mischbilder sind häufig.
Eine Kurzinformation der hormonabhängigen Zellzusammensetzung im Vaginalabstrich kann durch die von Schmitt 1953 vorgeschlagene Gradeinteilung erfolgen (s. Abb. 19.13 b). Hiernach liegen bei Grad 1 fast ausschließlich Parabasalzellen, bei Grad 4 fast ausschließlich Superficialzellen vor.

19.7.4 *Zeichen der Entzündung* [C. 20.4.]
Entzündliche Veränderungen im cytologischen Abstrichpräparat sind häufig. Bei akuten Entzündungen fallen die Abstriche durch ihre große Zahl an polymorphkernigen Leukocyten auf. Bei chronischen Entzündungen sind Lymphocyten, einzelne Plasmazellen und Histiocyten vermehrt. Ursachen der entzündlichen Veränderungen sind Bakterien, Trichomonaden und Pilze. Die Entzündung führt auch zu degenerativen Veränderungen am Oberflächenepithel von Vagina, Portio und Cervix. Die Zellen haben oft verwaschene unscharfe Zellränder, das Cytoplasma zeigt eine Pseudoeosinophilie, und die Zellkerne weisen Unregelmäßigkeiten im Vergleich zu normalen Zellen auf.

19.7.4.1 *Infektionen im Bereich der Vagina* [C. 20.4.1.]
Trichomonadenkolpitis: Sie ist eine der häufigsten Infektionen der Vagina. Die Übertragung des Erregers (Trichomonas vaginalis aus der Gattung der Flagellaten) erfolgt bei der Kohabitation. Die Erreger können im Ausstrich neben den normalerweise zahlreichen physiologischen Döderlein-Bakterien angetroffen werden. Die ca. 30 μ großen Trichomonaden sind im Ausstrich als ovale, grau-blau gefärbte, einzeln oder in kleinen Gruppen zwischen den Epithelzellen liegende Strukturen zu erkennen. Wegen der Eigenbeweglichkeit sind Trichomonaden einfacher und sicherer im frischen Nativpräparat zu erkennen.
Soorkolpitis: Auch Pilze, wie Candida albicans, können zu einer Entzündung im Bereich der Vagina führen. Im Ausstrichpräparat sind Mycelien (Pilzhyphen) mit feinfädigen gegliederten Strukturen nachweisbar.
Infektionen im Bereich der Vagina werden besonders bei prädisponierenden Vorerkrankungen wie Diabetes mellitus und anderen Stoffwechselstörungen gefunden. Auch nach langdauernder antibiotischer und kontrazeptiver Hormontherapie sind Pilzinfektionen der Vagina gehäuft.

19.7.4.2 *Reinheitsgrade der Vagina* [C. 20.4.2.]
Nach der Zusammensetzung der Bakterienflora in der Vagina und der vorhandenen Zellart werden bei der erwachsenen Frau 4 Reinheitsgrade mit fließenden Übergängen vom physiologischen zum pathologischen Bild unterschieden.
Reinheitsgrad I: Fast nur Döderlein-Stäbchen und Oberflächenepithelien.
Reinheitsgrad II: Zusätzlich einzelne Bakterien in Form von Kokken und gramnegativen Stäbchen sowie Leukocyten (Mischflora).
Reinheitsgrad III: Nur wenige Döderlein-Stäbchen, starke Vermehrung von Kokken und gramnegativen Stäbchen sowie Leukocyten.
Reinheitsgrad IV: Keine Döderlein-Flora mehr. Überwuchern durch grampositive und gramnegative Bakterien, viele Leukocyten.

19.7.4.3 *Zellschädigungen* [C. 20.4.3.]
Besonders im Rahmen von entzündlichen Veränderungen kommt es zu vielfältigen Zellschädigungen des mehrschichtigen Plattenepithels von Vagina und Portio sowie des Zylinderepithels im Cervixbereich. Typische Strukturmerkmale an den Zellkernen sind Unregelmäßigkeiten der Kernformen. Die Zellkerne können ver-

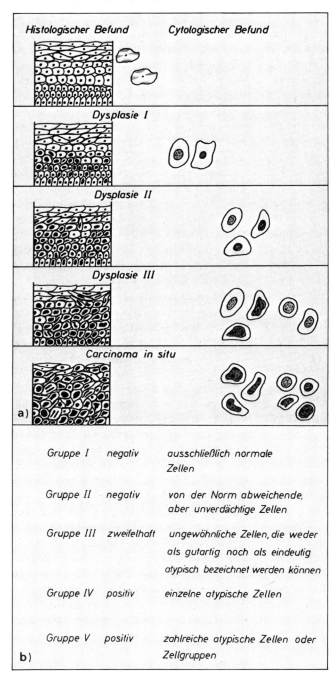

Abb. 19.14. a Schema histologischer Befunde von Dysplasien Grad I–III und Carcinoma in situ mit Zuordnung cytologischer, atypischer Befunde. **b** Gruppeneinteilung cytologischer Abstrichbefunde nach Papanicolaou Gruppe I bis Gruppe V, besonders für die gynäkologische Vorsorgeuntersuchung

größert und entrundet sein, im Bereich der Kernmembranen ist das Chromatin verdichtet. Auch unregelmäßige Chromatinverteilungen mit Verklumpungen im Chromatingerüst und dadurch hervorgerufene vermehrte Anfärbbarkeit (Hyperchromasie) der Kerne sind typische Folgen entzündlicher Zellschädigungen. Das Cytoplasma weist häufig eine Pseudoeosinophilie mit perinucleären Aufhellungsbezirken auf. Daneben findet man feinvacuoläre und schaumige Cytoplasmabefunde. Bei stärkeren Entzündungen werden Zelleinwanderungen von Granulocyten in die Epithelzellen beobachtet. Häufiger Befund an entzündlich veränderten endocervicalen Zellen sind sog. nackte vergrößerte Zellkerne mit deutlichen Nucleolen. Bei derartigen Degenerationserscheinungen ist das Cytoplasma der Zellen weitgehend aufgelöst. Bei starker Zellschädigung mit vermehrter Abschilferung des Oberflächenepithels sind in den Ausstrichpräparaten gehäuft Zellen der tieferen Schichten mit parabasalen und basalen Zellen zu finden.

19.7.5 *Dysplasien* [C. 20.5.]

Im normalen Plattenepithel der Portio findet man eine charakteristische Schichtung mit gleichmäßiger Ausreifung der Zellen. Bei Dysplasien des Portioepithels, die in vielen Fällen Vorstadien eines späteren Carcinoms sind, kommt es zu einem zunehmenden Verlust der typischen Epithelschichtung. Leichtgradige Dysplasien (Dysplasie I), mittelschwere Dysplasien (Dysplasie II) und schwere Dysplasien (Dysplasie III) sind zu unterscheiden. Im histologischen Bild ist die Epithelschichtung bei der Dysplasie I erhalten. Die Basalzellreihe ist verbreitert (2–3 reihig) und enthält einzelne atypische Zellen mit Kernpolymorphie und Hyperchromasie. Cytologisch findet man bei der Dysplasie leichten Grades vergrößerte Zellkerne mit vergröberter Chromatinstruktur in Superficial- und großen Intermediärzellen (Abb. 19.14 a).

Die mittelschwere Dysplasie ist histologisch charakterisiert durch polymorphe und hyperchromatische Kerne in den tiefen $^2/_3$ des Epithels. Die Zahl der Zellatypien nimmt bei insgesamt noch erhaltener Epithelschichtung zu. Mitosen sind vermehrt. Im cytologischen Ausstrich findet man entsprechend dysplastische Zellen mit Dyskaryosen (Kernanomalien) aus den mittleren und basalen Schichten des Plattenepithels. Die Zellkerne sind vergrößert, und die Verschiebung der Kern-Plasma-Relation zugunsten der Zellkerne ist ausgeprägter.

Die Dysplasie schweren Grades (Dysplasie III) zeigt nur noch an der Oberfläche des mehrschichtigen Epithels ausdifferenzierte Zellen. In allen übrigen Epithelschichten sind Dyskaryosen mit hyperchromatischen und polymorphen Zellkernen sowie Mitosen gehäuft. Cytologisch findet man neben Zellen mit Dyskaryosen der mittleren Schicht auch zahlreiche Zellen aus den tieferen Epithelschichten. Die Veränderungen von Form und Struktur der Zellkerne und die Hyperchromasie sind deutlich entwickelt (Abb. 19.14 a).

Von einem Carcinoma in situ der Portio spricht man, wenn das mehrschichtige Epithel in seiner ganzen Höhe vollständig durch atypische Zellen ersetzt ist, die Basalmembran als Grenze zum darunterliegenden Stroma aber noch intakt ist.

19.7.6 *Kriterien von Tumorzellen* [C. 20.6.]

Tumorzellen sind morphologisch charakterisiert durch vielfältige Kern- und Cytoplasmaveränderungen. Bei der cytologischen Diagnostik stehen die Zeichen der Zellatypie im Vordergrund. Die wichtigsten Kriterien der Atypie sind Kernveränderungen. Die Zellkerne atypischer Zellen sind im Gegensatz zu normalen Zellen unterschiedlich groß (Anisonucleose). Die Form der Zellkerne atypischer Zellen ist stark unterschiedlich (Polymorphie der Zellkerne). Es werden eckige, ovale, gelappte und bizarre Zellkerne beobachtet. Zellkerne atypischer Zellen färben sich bei den gewöhnlichen Färbemethoden dunkler bis tief schwarz an (Hyperchromasie). Dieses Zeichen der Atypie ist Folge eines erhöhten Chromatingehaltes. Zusätzlich ist die Chromatinsubstanz innerhalb der polymorphen Zellkerne unregelmäßig verteilt. Weiteres Zeichen der Kernatypie sind deutlich vergrößerte Nucleolen, die auch in der Mehrzahl innerhalb desselben Kernes angetroffen werden. Ein weiteres Kriterium von Tumorzellen ist die Verschiebung der Kern-Plasmarelation zugunsten der Zellkerne. Mitosen und

332 Histopathologie, Cytologie

mehrkernige Tumorzellen gehören mit zu den Kriterien der Atypie.

Die Veränderungen am Cytoplasma sind weniger ausgeprägt. Aber auch hier sind typische Zeichen der Atypie die unterschiedliche Größe (Anisocytose) und die unterschiedliche Form mit eckigen, spindeligen und ovalen Cytoplasmastrukturen (Polymorphie).

19.7.7 *Gruppeneinteilungen nach Papanicolaou* (Abb. 19.14 b) [C. 20.7.]

Nach der von Papanicolaou vorgeschlagenen Gruppeneinteilung für die cytologische Diagnostik, besonders in Zusammenhang mit der Krebsfährtensuche, werden 5 Gruppen unterschieden.

Gruppe 1 = ausschließlich normale Zellen = unverdächtig (negativ).
Gruppe 2 = einige abnorme, aber unverdächtige Zellen = unverdächtig (negativ).
Gruppe 3 = Zellen, die weder als eindeutig gutartig noch als atypisch bezeichnet werden können = zweifelhaft.
Gruppe 4 = einzelne atypische Zellen oder Zellgruppen = Verdacht auf bösartiges Wachstum (positiv).
Gruppe 5 = zahlreiche atypische Zellen oder Zellgruppen = Verdacht auf bösartiges Wachstum (positiv).

Diese von Papanicolaou vorgeschlagene Gruppeneinteilung wurde durch die diagnostische Gruppeneinteilung für die Differentialcytologie der Münchener Schule erweitert und als Richtlinien der Deutschen Gesellschaft für Cytologie empfohlen. Bei dieser Gruppeneinteilung (Abb. 19.14 b) werden in den Gruppen 3 und 4 Unterteilungen nach cytologischen Kriterien entsprechend den cytologischen Kriterien der Dysplasien und Tumorzellen vorgenommen.

19.8 Nicht-gynäkologische Cytologie [C. 21.]
19.8.1 *Weitere Möglichkeiten der Cytodiagnostik*

Die cytologische Diagnostik hat heute neben der Gynäkologie in fast allen medizinischen Fachgebieten ihren festen Platz. Bei der Cytodiagnostik des Respirationstraktes gelangen Pleuraergüsse, Sputa, Bürstenabstriche und Spülflüssigkeit aus dem Bronchialsystem sowie Aspirationsmaterial von Lungentumoren zur cytologischen Untersuchung. Auch bei der Diagnostik von Schilddrüsenerkrankungen, Mamma- und Prostatatumoren sowie Lymphknotenerkrankungen erlangt die cytologische Analyse als diagnostische Maßnahme und Kontrolle von Therapieeffekten immer größere Bedeutung. Bei der differentialdiagnostischen Beurteilung von degenerativen oder entzündlichen Zellanomalien sowie gutartigen oder bösartigen Tumoren werden im wesentlichen dieselben, für die gynäkologische Cytologie dargestellten, Kriterien anomaler und atypischer Zellbilder herangezogen. Besondere Bedeutung erlangt die Cytodiagnostik mittels der Feinnadelbiopsie durch die meist ambulant durchführbare Untersuchungsmethode mit niedrigen Komplikationsraten und mehrmaliger Wiederholbarkeit, wie z. B. bei Mamma- und Prostatatumoren.

Nomenklatur der Cervixcytologie entsprechend den *Richtlinien der Deutschen Gesellschaft für Cytologie*

Gruppe	Cytologischer Befund	Weitere Maßnahmen
I	Normales Zellbild	
II	Entzündliche, regenerative, metaplastische oder degenerative Veränderungen, Hyper- und Parakeratosezellen	Evtl. Abstrichwiederholung
IIIa.	Schwere entzündliche oder degenerative Veränderungen und/oder schlecht erhaltenes Zellmaterial; Dysplasie, Ca in situ oder invasives Carcinom des Endometriums nach der Menopause	Kurzfristige cytologische Kontrolle, wenn nötig nach Aufhellungsbehandlung, evtl. auch histologische Klärung
IIIb.	Zellen einer Dysplasie leichten bis mäßigen Grades	Cytologische Kontrolle in 3 Monaten
IVa.	Zellen einer schweren Dysplasie oder eines Ca in situ	
IVb.	Zellen einer schweren Dysplasie oder eines Ca in situ, invasives Carcinom nicht sicher auszuschließen	Histologische Klärung
V	Zellen eines invasiven Cervixcarcinoms oder anderer maligner Tumoren	
	Technisch unbrauchbar (z.B. zu wenig Material, unzureichende Fixierung)	Sofortige Wiederholung

Literaturverzeichnis

BARGMANN, W.: Histologie und Mikroskopische Anatomie des Menschen. Stuttgart: Thieme 1977
BENNINGHOFF, GOERTTLER: Lehrbuch der Anatomie des Menschen. München, Berlin, Wien: Urban und Schwarzenberg 1975
BLOOM, W., FAWCETT, D.W.: A textbook of histology. Philadelphia, London, Toronto: Saunders 1975
BOURNE, G.H.: The structure and function of nervous tissue. New York: Academic Press 1968
BUCHER, O.: Cytologie, Histologie und mikroskopische Anatomie des Menschen. Bern, Stuttgart, Wien: Huber 1977
CLARA, M., HERSCHEL, K., FERNER, H.: Atlas der normalen mikroskopischen Anatomie. München: Urban und Schwarzenberg 1974
CZIHAK, G., LANGER, H., ZIEGLIER, H.: Biologie. Berlin, Heidelberg, New York: Springer 1976
EDER, M., GEDIGK, P.: Lehrbuch der Allgemeinen Pathologie und der Pathologischen Anatomie. 30. Aufl. Berlin, Heidelberg, New York: Springer 1977
FAWCETT, D.W.: Atlas zur Elektronenmikroskopie der Zelle. München: Urban und Schwarzenberg 1973
FREEMAN, W.H., BRACEGIRDLE, B.: An atlas of histology. London: Heinemann 1974
FORSSMANN, W.G., HEYM, CHR.: Grundriß der Neuroanatomie. Berlin, Heidelberg, New York: Springer 1975
GRAUMANN, W., NEUMANN, K.-H.: Handbuch der Histochemie. Stuttgart: Fischer 1958
GRUNDMANN, E.: Einführung in die Allgemeine Pathologie. Stuttgart, New York: Fischer 1979
HAM, A.W.: Histology. Philadelphia, Toronto: Lippincott 1974
HERRATH, E., VON, KÜHNEL, W.: Taschenatlas der Zytologie und mikroskopischen Anatomie. Stuttgart: Thieme 1977
HIRSCH, G., RUSKA, H., SITTE, P. (Hrsg.): Grundlagen der Cytologie. Jena: VEB Gustav Fischer Verlag 1973
HOLZNER, J.H.: Allgemeine Pathologie. Arbeitsbuch. 2. Aufl. München, Berlin, Wien: Urban und Schwarzenberg 1976
JUNQUEIRA, I.C., CARNEIRO, J., CONTOPOULOS, A.N.: Basis histology. Los Altos: Lange 1975
JOST, J.O., KNOCHE, H.: Leitfaden der Hämatologie und Blutgruppenserologie. Stuttgart: Fischer 1977
KNOCHE, H., ADDICKS, K.: Morphologische Grundlagen des peripheren vegetativen Nervensystems. Bd. 1. Vegetatives Nervengewebe und Gefäßsystem, Bd. 2. Aus: Klinische Pathologie des vegetativen Nervensystems von A. STURM und W. BIRKMAYER. Stuttgart: Fischer 1977
KNÖRR, K., BELLER, F.K., LAURITZEN, CH.: Lehrbuch der Gynäkologie. Berlin, Heidelberg, New York: Springer 1972
LANGMANN, J.: Medizinische Embryologie. Stuttgart: Thieme 1976
LEESON, C.R., LEESON, TH.S.: Histology. Philadelphia, London: Saunders 1966
LENTZ, TH.L.: Cell fine structure. Philadelphia, London: Saunders 1971
LEONHARDT, H.: Histologie, Zytologie und Mikroanatomie des Menschen. Stuttgart: Thieme 1977
MAYERSBACH, H. VON: Grundriß der Histologie des Menschen. Stuttgart: Fischer 1973
PAPPAS, G.D., PURPURA, D.P.: Structure and function of synapses. New York: Raven Press 1972
PORTER, K.R., BONNEVILLE, M.A.: Einführung in die Feinstruktur von Zellen und Geweben. Berlin, Heidelberg, New York: Springer 1965
ROMEIS, B.: Mikroskopische Technik. München: Oldenbourg 1968
SCHADE, J.P.: Die Funktion des Nervensystems. Stuttgart: Fischer 1971
SCHUMACHER, G.-G.: Embryonale Entwicklung des Menschen. Stuttgart: Fischer 1974
SOBOTTA, J.: Histologie und mikroskopische Anatomie. München: Urban und Schwarzenberg 1929
SOOST, H.-J.: Lehrbuch der klinischen Zytodiagnostik. Stuttgart: Thieme 1974
STARCK, D.: Embryologie. Stuttgart: Thieme 1975
STEGNER, H.-E.: Gynäkologische Zytologie. Grundlagen der Praxis. Stuttgart: Enke 1973
STÖHR, PH. JR.: Lehrbuch der Histologie. Berlin, Göttingen, Heidelberg: Springer 1951

Sachverzeichnis

Erscheint die Seitenzahl im Kursivdruck, so ist dort die ausführliche Beschreibung des Sachwortes zu finden.

A. arcuata 188
A. centralis 144
A. centralis retinae 274
A. corticalis radiata 188
A. hepatica 176, 182
A. interlobularis 176, 182
A. pulmonalis 145
A. renalis 185
A. spinalis anterior 255
Aa. helicinae 211
Aa. umbilicales 231
Abführungsmittelmißbrauch 305
Abscheidungsthrombus 309
Absceß 322
Acervuli 242
Achsenzylinder 89
Acidophile Zellen 64, 234, 236
Acrosin 203
Actin 74
Actinfilamente 74, 76
Adenocarcinom 322
Adenohypophyse 234
Adenom 320
Adipositas 302
äußere plexiforme Schicht 273
äußeres Ohr 276, 282
agranuläres endoplasmatisches Reticulum 8
Akrosom 203
akuter Blutzerfall 305
– Embolietod 310
Akute Entzündung 314
– Gastritis 317
– eitrige Appendicitis 314
– – Lungenentzündung 314
Albinismus 305
Alkoholkonsum, chronischer 299, 302, 306
Allocortex 256
Alterspigment 305
Alveolarepithelzelle Typ I 146
Alveolarepithelzelle Typ II 146
Alveolarphagozyt 146
Alveolarsepten 146
Alveolengänge 142, 145
Alveolenwand 146
amakrine Zellen 273
Amitose 23, 25
Amnionepithel 227
Ampulle 278

Amyloid 300
– Färbeeigenschaften 300
– perikollagene Form 300
–, periretikuläre Form 300
Amyloidose, Leber 302
–, Milz 300
–, Niere 300
–, sekundäre 300
anämischer Infarkt 311
Anastomosen 133
Aneurysma 308
Angiome 332
Angiotensin I u. II 193
Angulus irideocornealis 271
Anisonucleose 320, 321
Anisocytose 322
Anorganische Pigmente 304
Anthrakose 304
Anthrakosilikose 304
Antrum folliculi 215
Aortenklappeninsuffizienz 307
Aortenklappenstenose 307
Appendicitis, eitrige, akute 314
Appendix 149, 174
Aplasie 27
apokrine Drüsen 41
Arachnoidea 259
Arbeitskern 1
Arbor vitae 260
Armanni-Ebstein' Zellen 304
Arterien 122, 125
– vom elastischen Typ 128
– – muskulären Typ 126
Arterienverkalkung 311
Arteriolae afferentes 188
– rectae 188
Arteriolen 122, 125
Arteriolohyalinose, vasculäre 300
Arteriosklerose 308, 311, 312
arterio-venöse Anastomosen 122, 129
Aspirationscytologie 326
Aspirationsmaterial 332
A-Streifen (Anisotrope Zone) 76
Atherom 312
Atheromatose 312
Atmungsorgane 138
Atresie 216
Atrio-Ventrikularbündel 122
Atrio-Ventrikularknoten 122

Atrophie 28
Auerbach' Plexus 159, 161
Augapfel 266
Auge 266
Augenbindehaut 275
Augenkammer 266
Augenlid 275
Ausführungsgänge 44
Ausführungsgangsystem 44
Autochthones Wachstum 317
Autolysosomen 12
autonomes Wachstum 320
autophagische Vacuole 12
Autophagosomen 12
Autosomen 3
Axon 84, 86, 89
A-Zellen 167, 170, 185

Bakterientoxine 306
Balkenarterien 114
Banden 4
Barr-Körperchen 4
Barthaare 292
basaler Trophoblast 230
Basalmembran 17, 31
Basalzellen 34, 226, 326, 328
Basophile Zellen 234, 236
– Zone 64
Bauchspeicheldrüse 149, 182
Bilirubin 305
Bindegewebserkrankungen, rheumatische 302
Bluthochdruck 300, 311
Blutpigmente 304
Blutschwamm 322
Blutstillung 308
Blutzerfall, akuter 305
bösartige Tumoren 320
Brand, feuchter 306
–, trockener 306
braune Stauungsinduration der Lunge 307
Bronchialcarcinom 325
Bronchitis, chronische 308
Brustdrüsencarcinom 325
Brustdrüsenhyperplasie 319
Brusthöhlenerguß 314
Bürstenabstrich 332
Becherzellen 34, 168
Belegzellen 164, 167
Bergmann' Gliazellen 265

Sachverzeichnis

Bewegungserscheinungen der Zelle 21
– – –, amöboide Eigenbewegung 21
– – –, Bewegung der Kinocilien 21
– – –, Brown' Molekularbewegung 21
– – –, innere Plasmabewegung 21
Bifurcatio tracheae 142
Binde- und Stützgewebe 45
Bindegewebsfasern 53
Bindegewebsknorpel 66
Bindegewebszellen 45
Binnenzellen 252
Bläschendrüse 198, 207
Blutgefäße 122
Blut-Hoden-Schranke 201
Blut-Luft-Barriere 148
B-Lymphocyten 52, 114, 115
B-Lymphocyten-Regionen 52
Bogengänge 276, 278
Bouton 97
Bowman-Drüsen 285
– Kapsel 188, 192
– Membran 149, 172
Bronchialbaum 142
Bronchiolen 145
Bronchi lobares 142
– principales 142
– segmentales 142
Bronchioli respiratorii 142, 145
Brunner-Drüsen 170
Bulbus oculi 266
Bursaaequivalent 52, 120
Bürstensaum 19
Bürstenzelle 146
B-Zellen 185
B-Zellregion 144, 115

Calices renalis 186
Callusbildung 71
Cambiumschicht 70
Canaliculi 67, 69
Canalis radicis 158
Candida albicans 329
Calor 312
Capillaren 122
Capillarsprossen 125
Capsula articularis 60
– fibrosa 186
Carcinom 322
Carcinoma in situ 331
Cardia 149, 164
Cardiadrüsen 163
Caveolae intracellulares 74
Cavum folliculi 215
Centriolen 13
Centroacinäre Zellen 185
Centromer 3

Centroplasma 13
Centrosphäre 13
Cerebellum 260
Cerumen 282
Cervixabstrich 326
Cervixschleim 328
Chemoreceptorareale 134
Chondriom 6
Chondrocyten 64
Chondroitinsulfat 65
Chondron 64
Chorioidea 266, 268
Chorionplatte 227
Chromatin 1, 3
Chromatiden 3
Chromosomen 1, 3
Chromonemen 3
chromophile Zellen 236
chromophobe Zellen 236
chronische Bronchitis 308
– Entzündung 314, 329
– Gastritis 317
– Lungenerkrankungen 308
– Stauungsleber 308
Chronischer Rheumatismus 315
Claudius-Zellen 280
Clitoris 213, 227
Clones 200
Coated-Vesikel 10
Cochlea 278
Colon 149, 172
Columna anterior 250
– lateralis 250
– posterior 250
– renalis 186
Conheim-Felderung
Conjunctiva 275
Corium 286, 290
Cornea 268
Cornu anterius 254, 250
– laterale 250, 254
– posterius 254, 250
Corona ciliaris 270
Corona dentis 155
Corona radiata 216
Cor pulmonale 307
Corpus albicans 219
– cavernosum recti 176
– cavernosum penis 211
– ciliare 266, 268, 270, 275
– graviditatis 219
– luteum 218
– luteum 218
– menstruationis 219
– mammae 295
– pineale 240
Corpuscula renis 186, 188, 190
Corpus rubrum 288
– spongiosum 211
– vitreum 266, 275
Corpusdrüsen 163, 164

Cortex 256
Corti-Organ 280
Cotyledo 227
Councilman Körperchen 299
Cowper-Drüsen 198, 211
Crista ampullaris 278
Cumulus oophorus 216
Cupula ampullaris 278
Cuticularsaum 19
Cutis 286
Cyclische Regeneration 313
Cytodiagnostik 326, 332
Cytologie 332
–, gynäkologische 326
Cytopempsis 18
Cytoplasma 1, 4, 299
Cytomembranen 8
Cytosen 17
Cytosklelet 13
Cytotrophoblast 228, 230
C-Zellen 185, 244

Darmcarcinom 322
Decidua basalis 230
Deciduazellen 225
Deckzellen 35, 192
Defektheilung 320
Degeneration 28, 299
–, vacuolige 299
Degenerative Verfettung 302
Dendriten 84, 89
Dentin 155
Descemet Membran 268
Desmosomen 21, 23, 29
–, Halbdesmosomen 29
Desquamation 225
Desquamationsphase 222, 224
Detritus 120
Diabetes mellitus 300, 304, 307, 312, 329
Diapedese 50
Diaphragma 3, 188, 192
Dickdarmmelanose 305
Differenzierung 27
Diktyosom 10
Diplosomen 13
Disci intercalares 81
Döderlein Bakterien 329
Dogiel Typ I Zelle 161
Dogiel Typ II Zelle 161
Dolor 314
Drosselvenen 133
Druck, hydrostatischer 299
Druckhypertrophie 307
Drucknekrose 306
Drüsengewebe 36
Ductus biliferus 176
– choledochus 182
– cochlearis 276, 278, 279
– cysticus 182

- deferens 198, 207
- epididymidis 206
- hepaticus 182
- lactiferi 296
- papillares 186, 194
- semicirculares 276, 278
- thoracicus 131

Ductuli efferentes 198, 205
Dünndarm 149, 168
Duftdrüsen 295
Duodenum 149, 170
Dura mater 259
Dyskaryosen 331
Dysplasien des Portioepithels 331
Dysplasie I–III 331
D-Zellen 167, 185

Ebner, v. Drüse 151
EC-Zellen 167, 170
EC-like-Zellen (EC L) Zelle 167
Eierstock 213
Einheitsmembran 16
Eileiter 213, 129
Eisenpigment 305
Eiter 314
Eiterkörperchen 314
Eitrige Entzündung 314
Eiweißstoffwechselstörungen 299
Eizelle 1, 215, 216
Ekkrine Drüsen 41
elastische Fasern 53, 54
elastischer Knorpel 64, 66
Elementarfibrillen 76
Elementarmembran 16
Embolie 310
Eminentia mediana 239
Empyem 314
Endarterien 133
Endkolben 98
Endocervixzellen 328
Endocyt 178
Endocytose 17, 18
endoepitheliale Drüsen 39
endogene Pigmente 304
Endokard 121
endokrine Drüsen 36, 232
Endolymphe 276
Endometrium 220
Endomitose 23
Endomysium 81
Endoneuralscheide 103
Endoneurium 103
endoplasmatisches Reticulum 3, 6
enterochromaffine Zellen 167, 168
Enterocyten 168
Entero-Glukagon-Zelle 167

enteroreceptive Erregung 84
Entzündungen 302
Entzündung, akute 314, 329
–, chronische 314, 329
–, eitrige 314
–, fibrinöse 314
–, hämorrhagische 314
–, katarrhalische 314
–, seröse 314
–, spezifische 315
–, unspezifische 317
entzündliches Granulom 315
entzündliches Ödem 312
Eosin-Körper 261, 262
Ependymzellen 103, 106
Epicyten 192
Epidermis 286
Epididymis 198, 205
Epiglottis 141
Epikard 121, 122
Epimysium 81
Epineurium 102
Epiorchium 198
Epiphyse 240
Epithelgewebe 30
einschichtiges isoprismatisches Epithel 30, 31
– hochprismatisches Epithel 30, 31
– Plattenepithel 30, 31
–, mehrschichtiges Plattenepithel 31, 33
–, –, prismatisches Epithel 31, 34
–, zweireihiges u. mehrreihiges Epithel 31, 34
–, Übergangsepithel 31, 34
epitheliale Tumoren 320, 322
Epithelkörperchen 244
Epitheloidzellen 315
Erguß 299, 314
Erregungsbildungsfasern 83
Erregungs-Bildungssystem 122
Erregungsleitungsfasern 83
Erregungsleitungssystem 122
Euchromatin 3
Eucyten 1
Eukaryonten 1
Exfoliativcytologie 326
Exocytose 18
Exoepitheliale Drüsen 40
exogene Pigmente 304
exokrine Drüsen 39
Exsudation 314
exteroreceptive Reize 84
extrafusale Muskelfasern 81
extramurale Drüsen 40
Extrusion 18
–, apokrine 19
–, ekkrine 18
–, holokrine 19

Fanañas Zellen 265
Faserknorpel 64, 66
Feinnadelbiopsie 326
Felderhaut 288
Fettspeicherzelle 178
Fettgewebe 61
–, braunes Fett 61
–, plurivacuoläres Fett 61
–, univacuoläres Fett 61
–, weißes Fett 61
Fettdepots 302
Fettgewebsgeschwulst 302
Fettleber 302
Fettmast 302
Fettstoffwechselstörungen 302
Fettsucht, allgemeine 302
–, lokale 302
Fettzellen 47, 302
feuchter Brand 307
feuchtes Gangrän 307
Fibroblasten 45, 47
Fibrocyten 47
Filamentgleithypothese 78
Fibrin 308
fibrinöse Entzündung 314
Fibrinogen 308
Fibrinoid 299, 302
–, Färbeeigenschaften 302
fibrinoide Nekrose 302
– Verquellung 302
Fibrome 322
Fibrosarkome 322
Flimmerzellen 328
Follikelepithelzellen 242
Follikelhormon 328, 129
Follikelphase 328
Follikelreifung 215
Follikelsprung 222
Folliculi lymphatici aggregati 170, 172
Fontana-Räume 270
Formen des Bindegewebes 55
Fossulae tonsillares 120
Fovea centralis 271, 274
freie Bindegewebszellen 47
Fremdkörpergranulom 315
Fremdkörperreaktion 304
Früherkennung 325
Functio laesa 314
Fundus 149, 165
Funiculus spermaticus 207
– umbilicalis 231
Fundusdrüsen 163, 165

Gallenblase 149, 182
Gallencapillaren 178
Gallenfarbstoff 305
Gallengang 176
Gallenpigment 305
Gallenzylinder 305
gallertiges Bindegewebe 55

Ganglion spinale 256
Ganglion spirale cochleae 281
Gangrän, feuchte 307
–, trockene 306
Gap junction 28
Gaster 149, *163*
Gastritis, akute 317
–, chronische 317
Gaumen 149, 150
Gebärmutter 213, 220
Gebärmuttercarcinom 325
Gedächtniszellen 52
Gefäßplexus 133
Gefäßpol *190*, 192
Geflechtartiges Knochengewebe 67
Gehirn 256
Gehirnödem 308
Gehörorgan 278
gelber Fleck 274
gelbes Knochenmark 73
Gelbkörperhormon 328
Gelbkörperphase 328
Gelenkkapsel 60
gemischte Drüsen 43
gemischter Thrombus 308
Generallamellen 67
GEP-System 39
Germinoblasten 117
Germinocyten 117
Gerinnungsthrombus 309
Geruchsorgan 282
Geschlechtsorgane 198
Geschmacksgrübchen 151
Geschmacksknospen 151, 285
Geschmacksorgan 285
Geschmacksstiftchen 285
Geschwulst 320
Gewebe 27
Gicht 312, 315
Gichttophie 315
Gingiva 149, *158*
Glandula bulbo-urethralis 198, 211
– mammaria 295
– oesophagea *161*
– parathyreoidea 244
– parotis 149, *153*
– sublingualis 149, *155*
– submandibularis 149, *155*
– suprarenalis 245
– vesiculosa 198, *207*
– vestibularis maioris 213, *227*
Glandulae ceruminosae 282
– gastricae *163*
– uterinae 220
Glans penis 213
Glanzstreifen *81*
Glashaus 216
Glaskörper 266, *275*
Gleichgewichtsorgan 276

Gliafilamente *13*
Gliagewebe 103
–, periphere Glia 103, *106*
–, zentrale Glia *103*
Glisson-Dreiecke 176
– Kapsel 176
– Trias 176
Glomeruli cerebelli 261, 262
Glomerulonephritis 315
Glomerulus 188, *192*
Glomus caroticum *134*
Golgi-Apparat 8
Golgi-Bläschen 10
Golgi-Cysternen 10
Golgi-Epithelialzellen 265
Golgi-Mazzoni-Körperchen *111*
Golgi-Zellen 262
Gonosomen 3
Goormaghtigh-Zellhaufen *193*
Graaf-Follikel 216
Gradeinteilung nach Schmitt 329
Granulosafältelung 213
Granulosaluteinzellen 213
große Schweißdrüse mit apokriner Extrusion 295
Großhirnrinde 256
Glykogen *14*
Glykolipide *16*
Glykoproteine *16*
Glucose 315
Glukosurie 304
Glykogen 304
Glykogenspeicherkrankheit 304
Glykokalix 10, *16*, 19, 33
Grundlamellen 67
Grundplasma 4, 5
Grundsubstanz 53
Granuläres endoplasmatisches Reticulum 8
Granulationsgewebe 307, *310*, 315
Granulocyten 45, *50*
–, basophile 50
–, eosinophile 50
–, neutrophile 50
Granulom, entzündliches 315
–, silikotisches 315
Grützbeutel 312
Gruppeneinteilung Papanicolaou 332
Gutartige Tumoren 320
Gyrus praecentralis 256
G-Zellen *167*, 170

Haarbalg 292
Haarcuticula 292
Haare 292
Haarentwicklung 292

Haarpapille 292
Haarschaft 292
Haarwachstum 293
Haarwulst 293
Haarwurzel 292
Haarwurzelscheide 292
Haarzwiebel 292
Haar-Zellen 276, 278, 280
Hämangiome 324
Hämatogene Kreislaufstörungen 308
Hämatoidin 305
Hämoglobin 305
Hämolyse 305
Hämorrhagische Entzündung 314
Hämorrhagische Nekrose 307
Hämosiderin 14, *305*
Haftzotten 227
Harnapparat 186
Harnblase 186, *195*
Harnleiter 186, *195*
Harnpol *190*, 192
Harnröhre 186
Hassal-Körperchen *118*
Hauptstück *193*
Hauptzellen 164
Haut 286
Havers-Kanälchen 67
– Lamellen 67
Hensen-Zellen 280
Hepar 176
Hepatocyten 177, *180*
Henle-Schleife *190*, *193*
Herringkörper 239
Herz 121
Herzfehlerzellen 305, 307
Herzinfarkt 299, 302, 306, 307
Herzinsuffizienz 307
Herzklappen 121
Herzklappenfehler 307
Herzmuskelgewebe *81*
Herzmuskelentzündung 307
Herzmuskelverfettung 302
Herzskelet 121
Heterochromatin 3
Heterolysosomen *12*
Heterophagie *12*
Heterophagische Vacuole *12*
Heterophagosomen *12*
Heterosomen 3
Hinterhorn 250
Hinterhornsäule 250
Hippocampusformation 256
Histiocyten 45, *47*, 304
Hoden 198
holokrine Drüsen 42
Horizontalzellen 273
Hornhaut 268
Hortega-Zellen 103, *105*
Howship-Lacunen 72

Hoyer-Grosser-Organe *129*
Hüllzellen *106*
Hülsencapillaren *114*
Hunter-Schreger-Streifen *158*
Hyalin, bindegewebiges *300*
–, epitheliales *299*
–, Mikrothromben *300*
–, vasculäres *300*
–, Zylinder *305*
hyaliner Knorpel *64*
Hyaloplasma *4*
Hyaluronidase *203*
hydropische Schwellung *299*
hydrostatischer Druck *299*
Hydroxylapatit 155, *158*
Hyperplasie *27*
Hypoplasie *27*
Hypercholesterinämie *312*
Hyperplasie *319*
Hypertonie *311*
Hypertrophie *27, 317*
Hypophyse *234*
Hypophysenhinterlappen 234, *238*
Hypophysenhöhle *238*
Hypophysenstiel *238*, 234
Hypophysenvorderlappen *234*
Hypothalamus-Hypophysensystem *232*
H-Zone (Hensen-Zone) *76*

Ikterus *305*
Ileum 149, *172*
Immunkomplex *302*
Immunocyten *52*
Immunsystem *63*, *302*
Infarkt, anämischer *311*
–, hämorrhagischer *311*
infiltrierendes Wachstum *320*
inhibitorische Synapse *97*
Initialsegment *89*
Innenohr *276*
innere plexiforme Schicht *273*
innerer Tunnel *281, 282*
Innervation *95*
Inselapparat *244*
Integumentum *286*
interanuläres Segment *91*
Intercellularsubstanz 1, 27, *53*
Interchromatin *3*
Interglobulardentin *155*
Intermediärzellen *328, 329, 331*
Interphasenkern *1*
Internodium *91*
interstitielles Ödem *299*
Interterritorium *64*
intervillöse Räume *227*
Intestinum tenue *149*
Intimaödem *312*
intraepitheliale Nervenendigungen *108*

intrafusale Muskelfasern *81*
Intrinsic factor *167*
Intumescentia cervicalis *255*
–, lumbalis *255*
Involution *242*
ionisierende Strahlen *306*
Iris *266, 268, 270*
Irisstroma *270*
Ischaemiephase *224*
Ischämische Nekrose *306*
Isocortex *256*
I-Streifen (isotrope Zone) *76*

Jejunum 149, *172*

käsige Nekrose *306*
Kammerwasser *266*
kardiale Kreislaufstörungen *312, 314*
Kardialsymptome der Entzündungen *312, 314*
Karyolymphe 1, *4*
Karyolyse *306*, 26
Karyorrhexis *306*, 26
Kehlkopf *139*
Kehlkopfdeckel *141*
Keimbläschen *215*
Keimepithel *198*, 213
Keimfleck *215*
Keimzellen *200*
Keratin *289*
Keratohyalingranula *289*
Keratosomen 289, *33*
Kerckring-Falten *68*
Kernanomalien *331*
Kernhyperchromasie *320, 331*
Kernkörperchen 1, *4*, 320, 331
Kernmembran 1, *3*
Kern-Plasma-Relation 1, *320, 331*
Kernpolymorphie *320, 331*
Kernporen *3*
Kernpyknose *306*
Kernschwellung, funktionelle *1*
Kernveränderungen *320, 331*
Kinetik *21*
Kinocilien *19*
Kittlinien *69*
Kitzler 213, *227*
Kleinhirn *260*
Klimakterium *328*
Knochengewebe *67*
Knochenhöhlen *69*
Knochenmark *72*
Knochenmarksriesenzellen *2*
Knochenumbau *72*
Knorpelgewebe *64*
Knorpelhof *64*
Knorpelhöhle *64*

Knorpelkapsel *64*
Koagulationsnekrose *299, 306*
Kohlenhydratstoffwechselstörungen *304*
Kohlepigment *304*
Kolliquationsnekrose *306*
Kollagenfasern 53, *54*
Kollagenfibrillen *54*
Kollagenese *54*
Kollagensynthese *54*
Kollagenosen *306*
Kollaterale *89*
Kollateralgefäße *133*
Kolloidzelle *244*
Korbzellen 153, *260*
Koronarsklerose *307*
Kraftlinien *170*
Krampfadern *308*
Krause-Endkolben 108, *110*
Kreislaufschock *300*
Kreislaufstörungen *307*
Kristaller-Schleimpfropf *222*
Kryptorchismus *205*
Kupffer, v. Sternzelle *178*

Labia majora u. minora 213, *227*
Labyrinth, häutiges *276*
–, knöchernes *276*
Lacunae Morgagni *213*
Lacunen *64, 67*
Lamina basalis *17*
– choriocapillaris *269*
– cribrosa *266, 274*
– densa rara interna *192*
– fibrosa *60*
– granularis externa 257, *273*
– granularis interna 258, *273*
– limitans externa *268*
– limitans interna *268*
– limitans gliae superficialis *256*
– molecularis *257*
– multiformis *258*
– pyramidalis interna *258*
– pyramidalis externa *257*
– rara externa *192*
– spiralis ossea *278*
– vitrea *269*
Lamellenknochen *67*
Langerhans-Inseln 183, 185, *244*
Langhans-Fibrinoid *230*
– Riesenzellen *302*
– Zellen *228*
Lanugohaare *292*
Leber 149, *176*
Leberamyloidose *302*
Leberläppchen *177*
Lebersinus *177*
Leberzellplatten 177, *178*
Leberschaden, alkoholbedingt *302*
–, toxisch *302*

Leberverfettung 302, 304
Leberzirrhose 308
Leichtgradige Dysplasie 331
Leistenhaut 289
Lemnocyten 106
Leydig-Zwischenzellen 198, 205
Ligamentum vocale 139
Limbus spiralis 280
Linksherzinsuffizienz 307
Linse 275
Linsenepithel 275
Linsenkapsel 275
Linsensubstanz 275
Lipide 14
Lipochrome 61
Lipofuscin 305
Lipofuscingranula 14, 80
Lipogene Pigmente 312
Lipoidose 312
Lipom 322
Lipomatose 302
Liposarkom 322
Lippen 149
Lippensaum 150
Littre-Drüsen 213
Lochkerne 304
lockeres Bindegewebe 57
Lungenembolie 310
Lungenentzündung, akute, eitrige 314
Lungenerkrankungen, chronische 308
–, primäre 307
Lungenkrebs 320
Lungenstauung 307
Luftröhre 141
L-System (Longitudinalsystem) 79, 83
lymphatische Organe 112
– –, lymphoepitheliale Organe 112
– –, lymphoreticuläre Organe 112
Lymphknoten 112, 115
Lymphknotenmetastasen 320
Lymphocyten 1, 45, 50
Lymphocytenreceptor 63
Lymphoepithelialer Rachenring 120
Lymphonoduli aggregati 170
Lysosomen 10
–, Primärlysosomen 10, 12
–, Sekundärlysosomen 10, 12
–, Telolysosomen 10, 12

Macula adhaerens 21, 23, 29
– densa 192, 193
– germinativa 215
– lutea 274
– sacculi 276
– statica 276

Magen 149, 163
Magencarcinom 325
Magendrüsen 163
Magengeschwür 317
Magengrübchen 163
Magenschleimhautatrophie 317
Magenulcus 317
Makrophagen 63, 304
Malignes Melanom 305, 325
Mallory-Körperchen 299
Malpighi-Körperchen 188, 190
Mammacarcinom 320
Mandelpfröpfe 120
Mantelzellen 106
Marginalsinus 117
Markreifung 92
Markscheide 89
Markscheidenbildung 92
Marksinus 117
Mastdarm 176
Mastzellen 45, 53
Medulla spinalis 250
mehrkernige Tumorzellen 332
Meibom-Drüsen 275
Meiose 23, 25
Meissner-Plexus 164, 159
– Tastkörperchen 108, 290
Melanin 304
Melaningranula 14
Melaninpigment 304
Melanoblasten 14
Melanocyten 288
Melanom, malignes 305, 325
Melanose 305
Melanosis coli 305
Membrana limitans externa 271, 273
– – interna 274
– pellucida 215
– reticularis 280
– tympani 282
Membranvesiculation 17
Memory-cells 52, 117
Menopause 328, 329
Menstruations – Decidua – Zellen 222
Merkel-Tastscheiben 108
Mesangium 192
Mesangiumzellen 192
Mesangiocyten 192
Mesangiummatrix 192
Mesaxon 92, 93
Mesenchym 55
Mesenchymzelle 45
Messenger-RNA 13
Mesogliocyt 105
Mesothel 47
Mesothelzellen 159
Mesotendineum 60
Metachromasie 300
Metaplasma 13

Metastasen 320, 325
Mikrobodies 12
Mikrophagen 62
Mikrothromben, hyaline 300, 309
Mikrotubuli 13
Mikrozirkulationsstörungen 300
Mikrovilli 19
Milchdrüse 295
Milchgänge 296
Milchgebiß 319
Milz 112
Milzknötchen 112
Milzkreislauf 114
Milzparenchym 112
Milzpulpa 112
Milzamyloidose 300
Mitochondrien 5, 299
– vom Cristaetyp 5
– – Prismentyp 5
– – Sacculustyp 5
– – Tubulustyp 5
Mitose 23, 320, 331
Mitralinsuffizienz 307
Mitralstenose 305
Mittelschwere Dysplasie 331
Mittelohr 276
Mittelstück 194
Modiolus 287
Moll-Drüsen 275
Monocyten 45, 50
Morgagni-Tasche 139
Morphokinese 248
Motoneuron 254
α-Motoneuron 254
γ-Motoneuron 254
Motorische Endplatte 98
– Vorderhornzelle 250, 254
M-Streifen (Mittelstreifen, Mesophragma) 76
Müller-Stützzellen 271, 273
Multivesicularbodies 12
Mundhöhle 149
Mundspeicheldrüsen 149, 153
Muköse Drüsenendkammern 43
Musculus ciliaris 270, 275
– dilatator pupillae 270
– erector pili 270
– genioglossus 153
– hyoglossus 153
– longitudinalis transversus 153
– verticalis 153
– sphincter ani internus 176
– sphincter pupillae 270
– tarsalis 275
Muskelgewebe 74
–, glattes 74
–, quergestreiftes 74, 81
Muskelspindeln 79, 108, 110
Muskatnußleber 308

Muskelhypertrophie 317
Muttermale 305
Myelin 91
Myelinscheide 91
Myelogenese 92
Myocyten 74
Myoepithelzellen (Korbzellen) 43, 153, 294
Myofibrillen 13, 74
Myofilamente 13, 74, 76
myoide Zellen 198
Myokard 121
Myokarditis 307
Myolemm 75
Myometrium 220, 221
Myoneurale Synapse 95, 98, 100
Myosarkom 322
Myosin 74
Myzelien 329

Nabelschnur 231
Nägel 293
Nagelbett 293
Nagelpfalz 293
Nageltasche 293
Nagelwall 293
Nagelwurzel 293
Narbengewebe 315, 317
Nasenhöhle 138
Nebenhoden 198, 205
Nasennebenhöhlen 138
Nebenniere 245
Nebennierenmark 248
Nebennierenrinde 245
Nebenschilddrüse 244
Nebenzellen 164, 167
Nekrose 306
Nekrose, fibrinoide 302
–, hämorrhagische 306
–, ischämische 306
–, käsige 306
Nervus acusticus 280
– cochlearis 278
– opticus 274
Neoplasma 320
Nephron 188, 190
Nervenendigungen an den Haaren 108
Nervengewebe 84
Nervenzellen 84
Nervenzellformen 84
–, bipolare Nervenzellen 85
–, multipolare 85
–, pseudo-unipolare 85
–, unipolare Nervenzellen 84
Netzhaut 266, 271
Neurit 84, 89, 86
Neuroblasten 84
Neurofibrillen 86
Nervenfasern 89
–, markhaltige 89

–, marklose 89, 93
–, nackte Axone 95
Neurofilamente 13
Neurinom 322
neuroendotheliale Kontakte 95, 100
neuroepitheliale Kontakte 98
Neurofilamente 87
neuroglanuläre Synapse 95, 98
Neurohormone 239
Neurohypophyse 234, 238
Neuron 84, 86, 101
–, aminerges 101
–, cholinerges 101
–, gabaerges 101
–, glycinerges 101
–, motorisches 101
–, peptiderges 101
–, purinerges 101
–, sensibles 101
–, sensorisches 101
Neurosekrete 239
Neurotubuli 87
Nexus 28
Niere 186
Nierenamyloidose 300
Nierenbecken 195
Niereninsuffizienz 312
Nierenpapille 194
Nierenverfettung 302
Nischenzellen 146
Nissl-Substanzen 87
Nissl-Schollen 86
Nitabuch-Fibrinstreifen 230
Nomenklatur Cervixcytologie 333
Nucleus 1
– dentatus 260
– emboliformis 260
– fartigius 260
– globiformis 260
– gigantocellularis 86
– intermedio – lateralis 254
– intermedio – medialis 254
– niger 86
– paraventricularis 239
– pulposus
– ruber 86
– supra opticus 239
Nucleolonema 4
Nucleolus 1, 4
Nucleolus – Organisator 4
Nucleoporen 3
Nuel-Raum 282

Oberflächendifferenzierung der Zelle 19
Odontoblasten 155, 158
Ödem, entzündliches 312
–, interstitielles 299
Ösophagus 149, 161

Ohrmuschel 282
Oligodendrogliazellen 86, 92, 95, 103, 105
Oocyte I 215
Oocyte II 216
Opticusfaserschicht 274
Opticusganglienzellschicht 273
Ora serrata 266, 270
Organisationsgewebe 315
Osteoblasten 70, 71
Osteoclasten 72
Osteocyten 67
Osteoid 72
Osteone 67
Ovarium 213
Ovarialhormone 326, 328
Ovolemm 215, 216
Ovula Nabothi 222
Ovum 218
Ovulation 217
Ovulationshemmer 329
Oxiphile Zone 64

Palpebra 275
Paneth-Körnerzellen 168
Pankreas 182, 149
Papanicolaou Färbung 226, 328
– Gradeinteilung I–V 332
Papillae circumvallatae 151
– filiformes 151
– foliatae 151
Papilla renalis 186
– n. optici 271, 274
Papillom 322
Paracorticale Zone 115
Parabasalzellen 226, 326
Paradentium 158
– 158
Parafolliculäre Zellen 242, 244
Paraganglien 134
–, chromaffine 134
–, nicht chromaffine 134
Paraplasmatische Substanzen 14
Parenchym 27
Parenchymatöse Verfettung 302
Parenchyminseln 261, 262
Pars amorpha 4
– contorta 186, 188, 193
– fibrosa 4
– granulosa 4
– intermedia 238
– optica retinae 271
– recta 186, 188, 194
– tuberalis 238
Pathologische Regeneration 319
Penis 198, 211
Pelvis renalis 195
Perichondrium 64
Perikard 121
Perikaryon 84, 86

Perilymphatischer Raum 276
Perimetrium 220
Perimysium externum 81
– internum 81
Perineuralepithel 103
Perineurium 103
perinucleärer Raum 3
Periodontium 149, 158
Periost 70
periphere Glia 103, 106
periportales Feld 176, 178
Peritendineum externum 59
– internum 59
permanente Regeneration 319
Permeabilitätsstörung 312, 314
Peroxysomen 12
Peyer-Plaques 170, 172
Pfeiler-Zellen 280
Pfortaderläppchen 178
Phagocytose 18
Phagolysosomen 305
Phalangen-Zellen 280
Physiologischer Zellersatz 319
Phlegmone 314
Pia mater 259
Pigmente 14
–, endogene 304
–, exogene 304
–, lipogene 304
Pigmentnaevus 325
Pigmentepithel 271
Pigmentzirrhose 306
Pilzhyphen 329
Pinealocyten 240
Pinealzellen 240
Pinocytose 18
Pinselarteriolen 114
Pituicyten 238
Pit-Zellen 178
Placenta 227
– fetalis 227
– materna 227, 230
Placentarinfarkt 231
Placentaschranke 230
Plasmalemm 1, 15
Plasmazellen 45, 52
Plasmodium 27
Plattenepithelcarcinom 322
Pleuraempyem 314
Pleuraerguß 314
Plexus chorioideus 260
– myentericus 159, 161
– submucosus 159
Plicae adiposae 60
– ciliares 270
– circulares 168, 172
– palmatae 221
Plica ventricularis 139
– vocalis 139
Pneumocyt I u. II 146
Podocyten 192

Polstervenen 133
postcapillare Venen 122, 125
Polyarthritis, primär chronische 315
Polymorphzelliges Sarkom 325
Polyp 322
Polyploidie 1
Polyribosomen 13
Polysomen 13
Pools 200
Portioepithel 328
Portioabstrich 326, 328
Postsynaptische Membran 97
Praesynaptische Membran 97
Pressoreceptoren 137
Pressoreceptorareale 134
primäre Lungenerkrankungen 307
Primärfollikel 213, 215
Primärtumor 325
Primitivkanälchen 67, 69
Primordialfollikel 215
Processus ciliares 268, 270, 271
– vermiformis 174
progressive Veränderungen 317
Proliferation 28, 315
Proliferationsknospen 230
Proliferationsphase 222
Prostata 198, 207
Prostatacarcinom 325
Prostatasteine 208
Proteinurie 300, 308
Proteoglykane 53, 64
Protoplasma 1
Pseudoeosinophilie 329, 331
Pseudoläppchen der Leber 319
Pseudomembran 314
Pulpa 155
Pulpaarterien 144
Punktatcytologie 326
Purkinje Zellen 260
Pylorusdrüsen 163, 167
Pyramiden 186

Quarzstaub 304

Radix anterior 255
– posterior 255
Randsinus 117, 230
Raucherbein 306
Ranvier Knoten 91
– Schnürring 91
Rectum 149, 176
Reduktionsteilung 25
Regenbogenhaut 266, 270
Regeneration 28, 319
– cyclische 319
–, pathologische 319
–, permanente 319
–, unvollständige 319
– vollständige 319

Regio olfactoria 138, 282
– pylorica 149, 167
– respiratoria 138
Reinheitsgrade der Vagina 329
Reissner-Membran 278, 280
Rekanalisation von Thromben 310
Releasing – factors 233
Ren 186
Renculi 186
Renin 192
Renshaw-Zellen 254
RES 63
Residualbodies 12
Resorption 304
Resorptionssaum 19
Rete testis 198
Reticuläres Bindegewebe 55
Reticulinfasern 53, 55
Reticulo-endotheliales System 63
Reticulo-histiocytäres System 63, 305
Reticulumzelle 45, 114
Retina 266, 271
Retrosternaler Fettkörper 120
Retzius-Streifen 158
Rheumatismus, chronischer 315
rheumatische Bindegewebserkrankungen 302
RHS 63, 112
Ribosomen 3, 12
Riechschleimhaut 138
Riechzellen 282
Riesenzellen 315
Risikofaktoren 311
Rohr-Fibrinoid 230
rote Muskelfasern 79
rotes Knochenmark 72
Rubor 312
Ruffini-Körperchen 108, 110
Rückenmark 250
Rückenmarkswurzeln 255

Sacculus 276
Samenblase 198, 207
Samenleiter 198, 207
Sammelrohr 186, 188, 194
Sarkolemm 75
Sarkome, pleomorph
–, zellige 325
–, spindelzellige 322
–, undifferenzierte 322
Sarkomer 76
Sarkoplasma 75
Satelliten 13
Satellitenzellen 76, 106
Sauerstoffmangel 302, 306
Scala vestibuli 279
– tympani 279

Schaltlamellen 69
Schaltstücke 44
Scheide 213, *213*
Scheidencuticula 292
Schilddrüse 242
Schilddrüsenadenom *320*
Schilddrüsenfollikel 242
Schilddrüsenhyperplasie *319*
Schilddrüsenkolloid 242
Schleimbeutel 60
Schlemm-Kanal 268, *271*
Schlund *149*
Schlußleistennetz 28
Schmelz 149, 155
Schmidt-Lanterman Einkerbungen 92
Schneckengang 276
Schinkenmilz 300
Schnupfen *314*
Schwann-Zellen *106*, 84
Schweißdrüsen mit ekkriner Extrusion *293*
Schwellung, hydropische *299*
-, trübe *299*
Sehnengewebe 59
Sehnenscheiden 60
Sehnenspindeln 108, *111*
Sehnenzellen (Flügelzellen) 59
Sehnerv 266, 274
Seitenhorn 250
Seitenhornsäule 250
Sekretionsphase 224
Sekretrohre (Streifenstücke) 44, 153
Sekundärfollikel 115, *215*
Sekundärknötchen 115
Senium *328*
Septula testis *198*
Serosa *161*
seröse Endkammern 42
- Endstücke *153*
- Entzündung *314*
- Halbmonde 155
Sertoli-Stützzellen 198
Sex-Chromatin 4, 87
Sharpeysche Fasern 70, 158
Siderosen *305*
silikotisches Granulom *315*
Sinnesorgane 266
Sinus *133*
Sinusknoten 122
Sinus lactiferi 296
Sinussystem 122
- des Lymphknotens 117
Sinus venosus sclerae 268, *271*
Sinusoide 114, 133
Sklerose *312*
Soma 84, 86
somatomotorische Nervenfasern 84
- Wurzelzelle 250

somatosensible Nervenfasern 84
Sommersprossen *305*
Soorkolpitis *329*
Speckmilz *300*
Speiseröhre 149, *161*
Spermatogenese 198, *201*
Spermatogonien *200*, 203
-, A- *200*, 203
-, B- *200*, 203
Spermatogonien A „dark" 201, 200
- - „pale" 201, 200
Spermatocyte 203
-, primäre 203
-, sekundäre 203
Spermatozoon 203
Spermiohistogenese 203
Spermium 203
Sperrarterie 133
Speziallamellen 67
spezifische Entzündung *315*
spezifisches Abwehrsystem
Spinalganglion 256
Spindelzelliges Sarkom *322*
Spinocelluläres Bindegewebe 60
Spiralarterien 230
Spülflüssigkeit *332*
stabiles Gewebe *317*
stabile Zellen *317*
Stäbchen *271*
Stäbchensaum *19*
Stachelsaumvesikel *10*
Stato-akustisches Organ 276
Statolithenmembran *278*
Statokonien *278*
Staubzellen 146
Stauungsleber, chronische *308*
Stauungsinduration, Lunge *307*
Stauungsstraßen *308*
Stereocilien *19*, 207
Sternzellen 260
Stiftchenzellen 220
Stilling-Clark-Säule 254
Stillstandsthrombus *309*
Stofftransport *17*
-, Transmembrantransport *17*
-, Membranflußmechanismen *17*
straffes Bindegewebe 57
Strahlen, ionisierende *306*
Strahlenkörper 266, *270*
Strangzellen 252
Stratifikation *326*
Stratum basale 286
- circulare 282
- corneum 286, 289
- fibrosum 60
- ganglionare retinae 274
- ganglionare n. optici 274
- gangliosum 260

- germinativum 286, *288*
- granulosum 286, 288, 260, 261
- lucidum 286, *289*
- papillare 290
- pigmenti 274
- radiatum 282
- reticulare 290
- spinosum 286, *288*
- subcutaneum 290
- synoviale 60
Stria vascularis 280
Stroma *112*, 27
Stroma ovarii *213*
Stomata *117*
Stützgewebe 64, 62
Subcutis 286, 290
Subperichondriale Zone 64
Substantia adamantina 149, *155*
- alba 256, 250, 254
- compacta 67
- corticalis 67, 256, 260, 186
- eburnea 155
- gelatinosa *254*, 260
- grisea 250, 260, 256
- medullaris 265
- ossea 149, *158*
- propria 268
- spongiosa 67
Subsynaptische Membran 97
Superficialzellen *326, 328, 329, 225, 226*
Sulcus terminalis *152*
Surfactant 146
sympatisches Ganglion 256
Synapsen 95
  Axo-axonale Synapsen 95, 97
  Axo-dentritische Synapsen 95
  Axo-somatische Synapsen 95, 97
Synapse en passage *100*
Synaptischer Spalt 97
Syncytiotrophoblast 227, 228
Syncytium 27
Synovia 60
Synovialmembran 47
Syphilis *315*

Taenien *173*
Talgdrüsen *293*
Tarsus 275
Tätowierung *304*
Teilungskern *1*
Telodendron 86
Telophragma 76
Terminale Cysternen *79*
Terminalhaare 292
Territorium 64
Tertiärfollikel 213, 215, 216
Testis 198
Theca folliculi 215
- - externa 216

Theca folliculi interna 216
Thecaluteinzellen 219
Thromben 300
Thrombin 308
Thrombohyalin 300
Thrombophlebitis 308
Thrombose 308
Thymocyten 118
Thymus 112, 118
Thymusinvolution 120
Tight junction 28
Tigroid-Schollen 86
T-Lymphocyten 52, 118
T-Lymphocyten-Regionen 52
Tochtergeschwülste 320
Tomes' Fasern 155, 158
Tonofibrillen 13
Tonofilamente 13
Tonsilla lingualis 120
– palatina 149, 120
Tonsillen 112
Trabekel 112
Trabekelarterien 114
Tractus dorso-lateralis 254
Tractus hypothalamo-hypophyslus 239
Tractus tubero-infundibularis 240
Trajectorien 70
Tränendrüse 275
Transformation, vacuolige 299
Transmittersegmente 100
–, intercaläre 100
–, terminale 100
Transmittersubstanzen 87
Transitstrecke 53
Transsudat 307
Transversalsystem 79
Trichomonadenkolpititis 329
Trichterlappen 234, 238
Tripletten 13
trockener Brand 306
trockene Gangrän 306
trübe Schwellung 299
Trommelfell 282
Tropomyosinfilamente (2-Filamente) 78
Truncus lymphaceus 131
T-System 79, 78, 83
Tuba uterina 213, 219
Tuberkelbakterien 315
Tuberkulose 315
Tubuli contorti 186
Tubulöse Drüsen 40
Tubulo-acinöse Drüsen 40
Tubulo-alveoläre Drüsen 40
Tubulo-verzweigte Drüsen 40
Tubulus contortus I 193, 190
Tubulus contortus II 194
Tubulus seminiferus 198
Tumor 312

Tumoren, bösartige 320
–, epitheliale 322
–, gutartige 320
–, mesenchymale 322
Tumoren der Blutgefäße 322
Tumorkennzeichen 320
Tumorzellen 331
–, mehrkernige 332
Tunica adventitia 159
– albuginea 198, 213
– dartos 213
– externa 266
– interna 266, 271
– media 266, 268
– muscularis 159
– serosa 159
– submucosa 159
– vasculosa 266
Typ-I-Zellen 134
Typ-II-Zellen 134
Tyrosinase 304
T.-Zellregion 115, 117

Überernährung 302
Übergangsepithel 195
Überleitungsstücke 186, 193
Uferzellen 117
Ulcus ventriculi 317
Undifferenziertes Sarkom 322
Unipotenz 27
Unit-Membrane 16
unspezifische Entzündung 317
unspezifisches Abwehrsystem 62
Unterhautfettgewebe 286, 290, 302
Untersuchungen von Ergüssen 332
– – Liquor 332
– – Urin 332
unvollständige Regeneration 319
Urämie 312
Ursprungskegel 86
Ursprungskonus 86
Uterus 213, 220
Utriculus 276
Uvea 266, 268
Uvula 149, 150

vacuolige Degeneration 299
– Transformation 299
Vagina 213, 225
Vaginalepithel 328
Vaginae synoviales 60
Vas afferens 188, 190
– efferens 188
Vasa privata 133
– publica 133

– vasorum 133
vasculäre Arteriohyalinase 300
– Kreislaufstörungen 308
Vater-Pacini-Lamellenkörperchen 108, 110, 290
Varizen 308
Vena centralis retinae 274
– interlobularis 176, 182
– portae 176, 182
Venen 122, 128
Venenklappen 128
Venenthromben 308
Venenentzündung 308
Ventriculus 149, 163
Ventrikel 259
Verbindungsstück 194
Verbrennung 308
Verfettung 302
–, degenerative 302
– der Leber 302
– der Niere 302
–, großtropfige 302
–, kleintropfige 302
–, parenchymatöse 302
Vergiftungen 302
Verhornungsprozess 33
Verkalkungen 307
Verkalkungen, dystrophische 307
Verquellung, fibrinoide 302
Vescica fellea 182
Vesicula germinativa 215
Vesikel 97
–, granuläre 97
–, leere 97
Vestibulum laryngis 139
– nasi 138
Villi intestinales 168
– synoviales 60
Virchow-Robin-Raum 259
Virushepatitis 299, 305, 306, 319
viscero-motorische Nervenfaser 84
viscero-sensible Nervenfaser 84
viscero-motorische Wurzelzelle 250, 252
Vorderhorn 250
Vorderhornsäule 250
Volkmann-Kanäle 69
vollständige Regeneration 319
Volumenhypertrophie 307
Vorsorgeuntersuchung, gynäkologische 326
Vorsteherdrüse 198, 207
V. umbilicalis 231
Vv. arcuatae 188
Vv. corticales radiatae 188
Vv. interlobulares 188
Vv. interlobares 188
Vv. recti

Wachstum 27
–, autochthones *317*
–, autonomes *320*
–, infiltrierendes *320*
–, zerstörendes *320*
Wangen 149, *150*
Warthon-Sulze 55
Wechselgewebe 319
weiße Muskelfasern 79
weißer Fleck 274
Wundheilung *319*
Wundernetz *133*
Wurmfortsatz *174*
Wurzelhaut 155, *158*
Wurzelscheide, äußere 292
Wurzelscheide, innere 292

X + Y Chromosomen 3

Zähne 149, *155*
Zahnbein 149, 155

Zahnfleisch 149, *158*
Zahnhals 155
Zapfen *271*
Zahnpulpa 149, 158
Zellatypien *320*, *331*
Zelldetritus *317*
Zelle 1
Zellkern 1
Zellkontakte *21*, 28
Zellmembran 15
Zellödem *332*
Zellorganellen 5
Zellpolymorphile *332*
Zellproliferation *312*
Zellschädigung *329*
Zellteilung 23
Zement 149, 158
Zentralkanal 250
Zentralkörperchen *13*
zentrales Nervensystem *250*
Zigarettenrauchen *312*

Zirbeldrüse *240*
Zona basalis 220, 221
– compacta *222*
– fasciculata 245
– funktionalis 220
– glomerulosa 245
– infima *258*
– reticularis 248
– spongiosa *222*, *254*
– terminalis *254*
Zonula adhaerens 21, *22*, 28
– occludens 21, *22*, 28
Zottenstroma 227
Z-Streifen (Zwischenscheibe) 76
Zunge 149, 151
Zungenbälge 153
Zwischenlamellen *67*, 69
Zwischenlappen *238*
Zwischensinus *117*
Zwischenzellsubstanz 1
Zylinder, hyaline 305

R. Neth

Blutbild und Urinstatus

Unter Mitarbeit von Heidi Aust und dem Stationslaboratorium der Universitätskinderklinik Hamburg-Eppendorf

1979. 23 zum Teil farbige Abbildungen, 8 Tabellen. X, 78 Seiten
DM 35,–
Mengenpreis ab 20 Exemplare: DM 28,–
ISBN 3-540-09353-2

Inhaltsübersicht: Zusammenfassung praxisgerechter Untersuchungen: Notwendige Untersuchungen. Wünschenswerte zusätzliche Untersuchungen. Benötigte Geräte. – Blutbild: Einführung. Hämatokritbestimmung. Leukozytenzählung. Blutausstrich. Thrombozytenzählung. Retikulozytenzählung. – Anhang zum Blutbild: Erythrozyten-Normalwerte bei Neugeborenen, Säuglingen, Kindern und Erwachsenen. Leukozyten-Normalwerte bei Neugeborenen, Säuglingen, Kindern und Erwachsenen. Checkliste zur Beurteilung normaler und pathologischer Ausstrichpräparate peripherer Blutzellen. Morphologische Charakteristika pathologisch veränderter peripherer Blutzellen. Morphologische Charakteristika der Granulopoese. Morphologische Charakteristika der Erythropoese. Morphologische Charakteristika der Lymphopoese, Monozyten und Plasmazellen. – Blutsenkungsgeschwindigkeit. – Urinstatus: Einführung. Zuckernachweis. Blutnachweis. Leukozytenzählung. Keimzählung. Nitritnachweis. Eiweißbestimmung. Urobilinogennachweis. – Sachverzeichnis.

Blutbild und Urinstatus nehmen in der Diagnostik und der Vorsorgeuntersuchung einen hohen Stellenwert ein, da der Arzt diese Bestimmungen bei weit über 50% seiner Patienten in der Praxis und bei 100% der stationären Patienten durchführt.

Diagnostische Wertigkeit und die Fehlermöglichkeiten der einzelnen Methoden werden in diesem Buch genau angeführt. Darüber hinaus werden besonders bei der Beurteilung des Blutbilds die neuen Erkenntnisse der biologischen Grundlagenforschung, die eine zellbiologische Betrachtung der Störungen bei der Blutzellneubildung und dem Blutzellabbau ermöglichen, mit berücksichtigt. Hierdurch kann man sich bei der täglichen Arbeit Einblick in die neuesten Erkenntnisse der modernen zellbiologischen Forschung verschaffen und auf diesem Wege, im Rahmen der Sicherstellung der Krankenversorgung, Krankheitsbilder und die Wirkung von Medikamenten und toxischen Substanzen am Arbeitsplatz und in der allgemeinen Umwelt auf den Zellstoffwechsel besser begreifen lernen.

Mit Hilfe der hier dargestellten einfachen Untersuchungsmethoden erhält der Arzt im kleinen Labor der eigenen Praxis, im Gegensatz zu einem entfernt gelegenen Zentrallabor, schnell und meist auch finanziell weniger aufwendig notwendige diagnostische Hinweise.

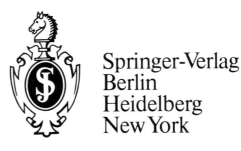

Springer-Verlag
Berlin
Heidelberg
New York

Bücher für MTA's

R. Janker
Röntgen-Aufnahmetechnik
Teil I. Allgemeine Grundlagen und Einstellungen
Von A. Stangen, D. Günther
10., überarbeitete Auflage 1977. 292 Abbildungen, zahlreiche Tabellen. 438 Seiten
Gebunden DM 48,–
ISBN 3-540-08239-5

R. Janker
Röntgenbilder
Atlas der normierten Aufnahmen. Röntgenaufnahmetechnik, Teil II
Bearbeitet von H. Hallerbach, A. Stangen
9., unveränderte Auflage 1976. 222 Abbildungen. 238 Seiten
Gebunden DM 48,–
ISBN 3-540-07664-6

M. Michler, J. Benedum
Einführung in die medizinische Fachsprache
Medizinische Terminologie für Mediziner und Zahnmediziner auf der Grundlage des Lateinischen und Griechischen. Unter Mitarbeit von I. Michler
1972. 20 Abbildungen. XIII, 352 Seiten
DM 32,–
ISBN 3-540-05898-2

W. Rick
Klinische Chemie und Mikroskopie
Eine Einführung
5., überarbeitete Auflage 1977. 56 Abbildungen (davon 13 Farbtafeln), 29 Tabellen.
XVI, 426 Seiten
DM 26,–
ISBN 3-540-08219-0

G. Weiss
Diagnostische Bewertung von Laborbefunden
Mit einem Geleitwort von A. Schretzenmayr
4. Auflage 1976. XII, 494 Seiten
Gebunden DM 64,–
ISBN 3-540-79800-5

G. Weiss
Laboruntersuchungen nach Symptomen und Krankheiten
Mit differentialdiagnostischen Tabellen.
Unter Mitarbeit von G. Scheurer, N. Schneemann, J.-D. Summa, K. H. Welsch, U. Wertz
2., korrigierte Auflage 1979. XII, 908 Seiten
Gebunden DM 68,–
ISBN 3-540-09768-6

E. A. Zimmer, M. Brossy
Lehrbuch der röntgendiagnostischen Technik
für Röntgenassistentinnen und Ärzte
2., neubearbeitete Auflage 1974. 680 Einzelabbildungen. XVI, 474 Seiten
Vergriffen. Neuauflage in Vorbereitung

E. A. Zimmer, M. Zimmer-Brossy
Röntgen-Fehleinstellungen
erkennen und vermeiden
2., völlig neubearbeitete Auflage 1979.
200 Abbildungen. X, 190 Seiten
DM 59,–
Mengenpreis ab 20 Exemplare: DM 47,20
ISBN 3-540-09181-5

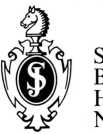

Springer-Verlag
Berlin
Heidelberg
New York